脱　发
Alopecia

原　著　MARIYA MITEVA
主　译　周　城
副主译　杨顶权　杨淑霞
主　审　张建中

北京大学医学出版社

TUOFA

图书在版编目（CIP）数据

脱发 / 周城主译；（美）玛瑞亚·米特瓦
（MARIYA MITEVA）原著 . —北京：北京大学医学出版社，
2020.11（2023.3 重印）
书名原文：Alopecia
ISBN 978-7-5659-2267-1

Ⅰ.①脱… Ⅱ.①周…②玛… Ⅲ.①秃病－防治
Ⅳ.① R758.71

中国版本图书馆 CIP 数据核字（2020）第 178140 号

北京市版权局著作权合同登记号：图字：01-2020-4536

ELSEVIER
Elsevier（Singapore）Pte Ltd.
3 Killiney Road，#08-01 Winsland House I，Singapore 239519
Tel：（65）6349-0200；Fax：（65）6733-1817

脱 发

主　　译：周　城
出版发行：北京大学医学出版社
地　　址：（100191）北京市海淀区学院路 38 号　北京大学医学部院内
电　　话：发行部 010-82802230；图书邮购 010-82802495
网　　址：http://www.pumpress.com.cn
E-mail：booksale@bjmu.edu.cn
印　　刷：北京金康利印刷有限公司
经　　销：新华书店
责任编辑：王智敏　　责任校对：靳新强　　责任印制：李　啸
开　　本：787 mm×1092 mm　1/16　印张：20.75　字数：520 千字
版　　次：2020 年 11 月第 1 版　2023 年 3 月第 2 次印刷
书　　号：ISBN 978-7-5659-2267-1
定　　价：189.00 元
版权所有，违者必究
（凡属质量问题请与本社发行部联系退换）

主审简介

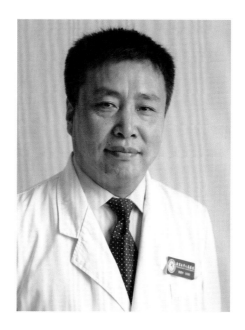

    张建中，北京大学人民医院皮肤科主任，中华医学会皮肤性病学分会第十三届主任委员，中国康复医学会皮肤性病学分会主任委员，亚洲皮肤科学会理事，国际特应性皮炎研究会理事，世界华人医师协会皮肤科医师协会副会长，中国医师协会皮肤科医师分会副会长，中国整形美容协会整形美容与再生医学分会副会长，中华医学会皮肤性病学分会特应性皮炎（湿疹）研究中心首席专家、毛发学组组长。任《中华皮肤科杂志》《临床皮肤科杂志》等杂志副主编，*Journal of American Academy of Dermatology*、*Chinese Medical Journal*、*SKINmed* 等杂志编委。对特应性皮炎、银屑病、毛发病等有深入研究，在国际上首次报告"特应性皮炎样移植物抗宿主病"，首次报告 *RPL21* 基因是先天性少发症的致病基因，提出了特应性皮炎诊断的"中国标准"。在国内首先发现游泳池肉芽肿病，组织我国多个皮肤病诊疗指南的制定，主编我国第一部卫健委规划长学制教材《皮肤性病学》，牵头研发了我国 1.1 类新药苯维莫德，牵头几十项皮肤病药物临床试验。发表论文 500 余篇，主编和参编著作 50 多部，培养研究生 50 多名。获中华医学会奖、国际皮肤科联盟杰出贡献奖、国家科技进步二等奖等多个奖项，2018 年获"国家名医"称号。

主译简介

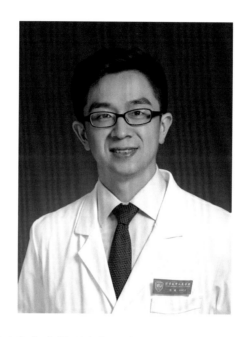

  周城，北京大学人民医院皮肤科副主任医师，副教授，硕士生导师。2001 年进入北京大学医学部临床医学八年制专业学习，2009 年获北京大学医学博士学位并留校工作。历任北京大学人民医院皮肤科住院医师、主治医师、副主任医师、副教授。2015 年至 2016 年在美国 Ackerman 皮肤病理研究所和美国南卡医科大学皮肤科进行访学和研究。

  擅长毛发疾病、皮肤美容、皮肤病理及皮肤镜。现为中国康复医学会皮肤病康复专业委员会毛发疾病康复学组组长，中华医学会皮肤性病学分会毛发学组委员兼秘书，中华医学会皮肤性病学分会青年委员会委员，中国医师协会皮肤科医师分会青年委员会委员，北京市医学会皮肤性病学分会委员。曾在国际上首次定位克隆了遗传性单纯性少毛症 2 型的致病基因 *RPL21*，明确诊断了国内首例 Kindler 综合征，在国内首次报道常染色体隐性遗传念珠状发和先天性少毛症 11 型，研究曾获国家自然科学基金资助 3 项。主译《毛发镜图谱——皮肤镜在毛发和头皮疾病中的应用》《皮肤镜图谱》(第 2 版)，作为第一作者或责任作者发表 SCI 论文 18 篇。

副主译简介

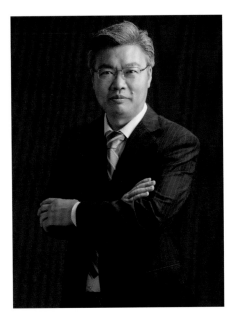

杨顶权，主任医师、美容主诊医师，教授、硕士生导师、中日友好医院毛发专病医联体负责人、毛发医学中心主任、皮肤病与性病科党支部书记兼副主任，中日友好医院皮肤健康研究所副所长。

兼任中国整形美容协会常务理事兼中医美容分会会长、毛发医学分会常务理事、抗衰老分会常务理事，中华医学会皮肤性病学分会毛发病学组委员、整形外科学分会毛发移植学组委员，中国医师协会皮肤科医师分会皮肤外科专委会委员、美容与整形医师分会毛发移植学组委员，中华中医药学会皮肤分会委员兼毛发学组副组长。擅长毛发疾病、瘢痕疙瘩、痤疮、慢性湿疹、银屑病、皮肤肿瘤等疑难皮肤病和医学美容的临床及科研工作。目前主持国家自然科学基金2项、省部级课题2项，发表论文100余篇，其中SCI论文10篇。2018年获首届医美行业科技人物奖突出贡献奖。

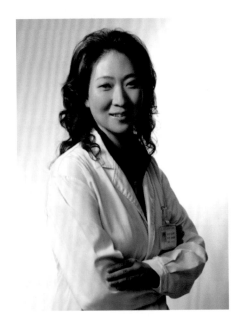

杨淑霞，北京大学第一医院皮肤科主任医师，医学博士。毕业于北京大学医学部，曾先后分别在日本东京虎之门病院、德国慕尼黑大学皮肤病医院、迈阿密大学医院交流学习。

擅长毛发疾病、甲病、皮肤肿瘤及皮肤外科手术，注重医学科普工作。任中华医学会皮肤性病学分会毛发病学组委员，中国中西医结合学会皮肤性病学会毛发学组委员，中国医师协会皮肤科医师分会皮肤外科亚专业委员，中国非公立医疗机构协会皮肤专委会毛发分委会委员，中国康复医学会皮肤病专业毛发学组副组长，北京中西医结合学会皮肤病专业委员会毛发学组副组长，中国整形美容协会微创与皮肤整形美容分会毛发移植学组委员，亚洲医学美容协会毛发学组常委。任《临床皮肤科杂志》等专业杂志审稿专家。主译《毛发病理学及相关临床表现图谱》（第2版），副主译《简明甲病学》。

译者名单

主　　译　周　城（北京大学人民医院）

副 主 译　杨顶权（中日友好医院）

　　　　　杨淑霞（北京大学第一医院）

主译助理　李翔倩（北京大学人民医院）

译　　者　（按姓氏汉语拼音为序）

陈柏孚（北京大学人民医院）　　　　　田　晶（首都医科大学附属北京儿童医院）

杜旭峰（无锡市人民医院）　　　　　　王　芳（北京大学人民医院）

付思祺（中南大学湘雅二医院）　　　　王祥稣（北京大学人民医院）

黄海艳（北京大学深圳医院）　　　　　王艳云（郑州大学附属郑州中心医院）

纪　超（福建医科大学附属第一医院）　王雨馨（北京大学人民医院）

李　吉（中南大学湘雅医院）　　　　　魏爱华（首都医科大学附属北京同仁医院）

李　锘（中日友好医院）　　　　　　　温广东（北京大学人民医院）

李翔倩（北京大学人民医院）　　　　　吴亚桐（中日友好医院）

刘业强（上海市皮肤病医院）　　　　　徐　峰（复旦大学附属华山医院）

柳小婧（上海市皮肤病医院）　　　　　徐　婧（首都儿科研究所附属儿童医院）

罗　颖（南方医科大学皮肤病医院）　　徐学刚（中国医科大学附属第一医院）

吕中法（浙江大学医学院附属第二医院）薛汝增（南方医科大学皮肤病医院）

马晓蕾（北京大学国际医院）　　　　　姚雪妍（北京大学人民医院）

慕彰磊（北京大学人民医院）　　　　　叶艳婷（中山大学附属第一医院）

皮龙泉（延边大学附属医院）　　　　　于　聪（北京大学人民医院）

孙青苗（浙江大学医学院附属第一医院）赵恒光（重庆医科大学附属大学城医院）

孙蔚凌（江苏省人民医院）

原著者名单

Ralf Paus, MD, FRSB
Professor of Dermatology
Director
Dermatology Medicine & Science Training Program
Department of Dermatology & Cutaneous Surgery
University of Miami Miller School of Medicine
Miami, FL, United States
Professor of Cutaneous Medicine
Director of Research
Centre for Dermatology Research
University of Manchester
Manchester, United Kingdom

Penelope A. Hirt, MD
Research Fellow
Department of Dermatology & Cutaneous Surgery
University of Miami Miller School of Medicine
Miami, FL, United States

Antonella Tosti, MD
Fredric Brandt Endowed Professor of Dermatology
Miller School of Medicine
University of Miami
Miami, FL, United States

Matilde Iorizzo, MD, PhD
Dermatology Private Practice
Bellinzona, Switzerland

Luis Garza, MD, PhD
Associate Professor
Department of Dermatology
Johns Hopkins School of Medicine
Baltimore, MD, United States

Rachel Sennett, MD, PhD
Resident, Mount Sinai St. Luke's and West
Icahn School of Medicine at Mount Sinai
New York, NY, United States

Rodney Sinclair, MBBS, MD, FACD
Chairman
Department of Dermatology
Epworth Hospital
Melbourne, VIC, Australia

Aisleen Diaz, BS
Ponce Health Sciences University School of Medicine
Ponce, PR, United States

William C. Cranwell, MBBS(Hons), BMedSc(Hons), MPH&TM
Clinical Research Fellow
Department of Dermatology
Sinclair Dermatology
Melbourne, VIC, Australia

Rodrigo Pirmez, MD
Dermatologist
Hair Diseases Unit
Instituto de Dermatologia Professor Rubem David Azulay
Santa Casa da Misericórdia do Rio de Janeiro
Rio de Janeiro, Brazil

Ralph M. Trüeb, MD
Professor
Center for Dermatology and Hair Diseases
Wallisellen, Switzerland

Ncoza C. Dlova, MBChB(UKZN), FCDerm(SA), PhD(UKZN)
Professor
Head of Dermatology
Dean School of Clinical Medicine
Nelson R Mandela School of Medicine
University of KwaZulu Natal
Durban, South Africa

Nonhlanhla P. Khumalo, MBChB, FCDerm, PhD
Professor
Head of Dermatology
Groote Schuur
University of Cape Town
Cape Town, South Africa

Renée A. Beach, MD, FRCPC
Assistant Clinical Professor
Dermatology
Women's College Hospital
University of Toronto
Toronto, Canada

Paradi Mirmirani, MD
Regional Director
Hair Disorders
Dermatology
The Permanente Medical Group
Vallejo, CA, United States

Yanna Kelly, MD
Dermatologist
Ada Trindade Dermatology Clinic
São Paulo, SP, Brazil

Lynne J. Goldberg, MD
Jag Bhawan Professor of Dermatology and Pathology &
  Laboratory Medicine
Boston University School of Medicine
Boston, MA, United States

Sergio Vañó-Galván, MD, PhD
Professor
Head of Trichology Unit
Dermatology Department
Ramon y Cajal Hospital
Madrid, Spain

Sebastian Verne, MD
Research Fellow
Department of Dermatology and Cutaneous Surgery
University of Miami Miller School of Medicine
Miami, FL, United States

Lawrence A. Schachner, MD
Department of Dermatology and Cutaneous Surgery
Miller School of Medicine
University of Miami
Miami, FL, United States

**Kiasha Govender, MbChB(UKZN), FCDerm(SA),
  Mmed(Dermatology)**
Consultant Dermatologist
King Edward Hospital
Durban, South Africa
Honorary Lecturer
Nelson R Mandela School of Medicine
Durban, South Africa

Kate E. Oberlin, MD
Chief Resident
Department of Dermatology and Cutaneous Surgery
Miller School of Medicine
University of Miami
Miami, FL, United States

Nayoung Lee, MD
Chief Resident
Dermatology and Cutaneous Surgery
University of Miami
Miami, FL, United States

Laila El-Shabrawi-Caelen, MD
Professor
Department of Dermatology
Medical University
Graz, Austria

Debora C. de Farias, MD
Dermatologist
Universidade Federal de Santa Catarina
Florianópolis, Brazil

Rita Rodrigues-Barata, MD
Dermatologist
Dermatology Department
Ramon y Cajal Hospital
Madrid, Spain

David Saceda-Corralo, MD, PhD
Dermatologist
Dermatology Department
Ramon y Cajal Hospital
Madrid, Spain

Bianca M. Piraccini, PhD
Professor
Dermatology
Department of Experimental, Diagnostic and Specialty
  Medicine
University of Bologna
Bologna, Italy

Michela Starace, MD
Dermatology
Department of Experimental, Diagnostic and Specialty
  Medicine
University of Bologna
Bologna, Italy

Aurora Alessandrini, MD
Dermatology
Department of Experimental, Diagnostic and Specialty
  Medicine
University of Bologna
Bologna, Italy

Aron G. Nusbaum, MD
Dermatologist
Miami Hair & Skin Institute
Miami, FL, United States

Anna J. Nichols, MD, PhD
Department of Dermatology & Cutaneous Surgery
University of Miami Miller School of Medicine
Miami, FL, United States

Jose A. Jaller, MD
Research Fellow
Department of Dermatology and Cutaneous Surgery
Miller School of Medicine
University of Miami
Miami, FL, United States

Giselle Martins, MD
Dermatologist
Dermatology Department
Santa Casa Hospital
Porto Alegre, Brazil

Gil Yosipovitch, MD
Professor of Dermatology
Director Miami Itch Center
Department of Dermatology & Cutaneous
    Surgery
University of Miami
Miami, FL, United States

Natasha A. Mesinkovska, MD, PhD
Assistant Professor of Dermatology and
    Dermatopathology
University of California Irvine
Irvine, CA, United States

Nisha S. Desai, MD
Assistant Professor of Dermatology
Oregon Health & Science University
Portland, OR, United States

Robin Unger, MD
Assistant Professor
Dermatology
Mt. Sinai Hospital
New York City, NY, United States

Dorota Korta, MD, PhD
Dermatology
University of California Irvine
Irvine, CA, United States

Ruel Adajar, MD
Assistant
Hair Transplant
Walter Unger MD PC
New York, NY, United States

Jade Fettig, MD
Department of Dermatology
Boston University School of Medicine
Boston, MA, United States

Daniel Callaghan III, MD
Department of Dermatology
Boston University School of Medicine
Boston, MA, United States

Laura Miguel-Gomez, MD, PhD
Dermatologist
Dermatology Department
Ramon y Cajal Hospital
Madrid, Spain

Jannett Nguyen, MD
Dermatology
University of California Irvine
Irvine, CA, United States

Suchismita Paul, MD
Chief Resident
Department of Dermatology and Cutaneous Surgery
University of Miami
Miami, FL, United States

Maria Fernanda Reis Gavazzoni Dias, MD, PhD
Professor of Dermatology
Department of Dermatology at Fluminense Federal
    University
Chair of the Alopecia Outpatient Clinic at Antonio
    Pedro Federal Hospital
Niterói, Rio de Janeiro, Brazil

Flor MacQuhae, MD
Research Fellow
Department of Dermatology and Cutaneous Surgery
University of Miami Miller School of Medicine
Miami, FL, United States

中文版序

由周城教授主译，杨顶权教授、杨淑霞教授副主译，张建中教授主审的《脱发》中文版和大家见面了，很高兴能向广大的皮肤科同道们推荐这本译著。

在皮肤科领域，脱发是个相对"年轻"的专业方向。近年来，由于人们越来越重视毛发健康，毛发医学也得到了飞快的发展，然而长期以来，我们都缺乏一本脱发领域的专著，这本译著的出现可以说是应运而生，令人欣喜。

正如本书的主编 Mariya Miteva 教授所说，这本书是由全球最优秀的毛发专家共同撰写的，能把这些专家聚集一堂共同完成一本著作实属难得。本书内容丰富，条理清晰，能够使读者了解到毛发的基础知识、毛发疾病的临床表现、前沿的研究数据以及最新的治疗方式，是一本可以反复阅读的工具书。这本书还有一个特点，即书中有大量高质量的图片和精心制作的表格，对每位致力于脱发临床诊疗和研究工作的医生来说都是不可多得的宝贵资料。

本书的译者们均为国内各大医院皮肤科优秀的青年专家，他们对于毛发研究充满热情，在翻译工作中也体现出孜孜以求的精神，对于前沿概念反复斟酌其中文译法，力求"信、达、雅"，使得本书成为一本高水平的译著。译稿的审校专家们均为国内知名的毛发专家，主审张建中教授在百忙之中对书稿进行了悉心审校，他们精益求精的工作态度是本书的质量保证。

近年来，我深深感受到有越来越多的皮肤科医生对毛发领域产生兴趣，相信本书一定会受到致力于脱发诊疗及研究的同道们的欢迎。任何工作只要去做，难免会遇到种种问题，特别是翻译专业性非常强的英文专著，难免存在不足甚至是错误之处。希望同行们在阅读本书时能够发现问题，并反馈给译者，以期日后改正。

陆前进
2020 年 10 月 8 日于长沙

译者前言

在经济欠发达的年代，脱发对大部分人来说都是无需放在心上的小疾，现如今则成为困扰很多人的"头"等大事，也是年轻人讨论的焦点健康问题之一。

随着患者治疗脱发的需求日益迫切，也有越来越多的皮肤科同道开始重视脱发相关疾病的诊治。国内有不少优秀的中英文皮肤科专业书籍，但是关于脱发的讲解相对较少，不够系统和全面，目前尚缺少一本脱发疾病的专著。

2019年，在巴塞罗那参加第十一届世界毛发研究大会（World Congress of Hair Research）时，展厅里新书推荐展架上的一本新鲜出炉的书《Alopecia》吸引了我的目光。会后，我将此书细细阅读了一遍，收获颇丰，因此想将其尽快分享给国内的同道们。

这本书的主编 Mariya Miteva 教授，是美国知名的毛发疾病专家。本书是她与全世界四十余位著名的毛发专家共同完成的匠心之作，值得每一位皮肤科毛发专业医生反复阅读。这本书具有几大特点：

1. 病种全面，内容丰富。涵盖了各类脱发疾病，包括常见病及罕见病，且对毛发功能性护理产品、营养品及最新的药物临床试验等内容均有涉及，可以说是一本非常全面的毛发专业工具书，可置于案头，时常翻阅。

2. 深入浅出，便于理解。脱发病因复杂、病种繁多，学习和理解起来并不容易。本书将基础与临床相结合，深入浅出地探讨了脱发的病因学、病理学，以及临床表现特征和规律，知识脉络十分清晰，有助于读者对于毛发疾病的深入理解。

3. 内容新颖，图文并茂。内容紧跟前沿，包括每种脱发疾病的最新基础研究发现，毛发镜及病理表现，循证医学证据等。全书不仅有大量的临床、毛发镜及病理照片，还通过大量精美的表格对脱发疾病的诊断特征、鉴别诊断及治疗药物进行了总结，易于读者记忆和应用。

感谢参与本书翻译的各位同道们，众人拾柴火焰高，是大家的共同努力才能让这本书的中译本及时问世。毛发疾病的专业名词非常多，很多尚无标准的中文名称，感谢北京大学第一医院杨淑霞教授、中日友好医院杨顶权教授在本书专业名词的翻译和审校工作中付出的心血。特别感谢我的导师，北京大学人民医院皮肤科主任张建中教授对译稿的悉心审校，他严谨治学的态度使我们获益良多。本书的主译助理李翔倩医生，在整理和校对文稿中付出了大量的劳动。北京大学医学出版社的王智敏老师作为责任编辑，对工作精益求精，不辞辛苦，在此深表感谢。

最后，衷心希望这本书让大家开卷有益。由于译者众多，每位译者对于原著的理解难免有所差异，加之本人水平有限，难免存在疏漏不足，也真诚希望能够得到各位同道的批评指正和宝贵建议。

周　城
2020 年 10 月 1 日

原著前言

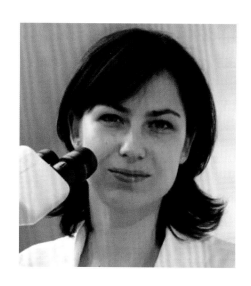

　　《脱发》是世界上一群最优秀的毛发专家共同努力编写的有关头发疾病及其治疗方法等信息的书籍。它被设计成一本手册，包含了大多数常见毛发疾病的临床、毛发镜和病理表现。

　　本书共29章，带给读者从毛囊、毛发生物学和毛发周期的基础知识到最先进的管理和新的治疗方式。

　　此版的亮点包括：

- 健康毛发、毛发病理学以及毛发和头皮皮肤镜（毛发镜）检查的**基本知识**，并提供了高质量的图片。
- 最常见的非瘢痕和瘢痕性脱发的**最新**信息以及专家的建议。
- **热点话题**，如头皮瘙痒、脱发的新的非适应证的治疗方式、临床试验中的治疗脱发的药物、毛发药妆品和毛发营养补充品。

- 关于毛发风化和药物引起的头发变化的**实用信息**。
- 关于脱发的各个方面的**研究数据**。

　　我想感谢所有与我合作编写本书的朋友。我们每天花数小时来诊断、治疗和帮助那些目前无法治愈的毛发疾病患者。伟大的路易斯·巴斯德曾说过"机会偏爱有准备的人"，如果我们换一种说法，那就是我们的思想已经准备好了，现在是时候去找到治疗脱发的方法了！

Mariya Miteva，MD
皮肤科助理教授
皮肤科与皮肤外科
迈阿密大学米勒医学院
美国佛罗里达州迈阿密

（王祥稣　译）

目　录

第 1 章

健康毛发（解剖、生物学、形态发生、周期和功能）

PENELOPE A. HIRT，MD • RALF PAUS，MD，FRSB
（柳小婧 译 杨晓双 吕中法 周城 审）

引言

人类毛囊（hair follicle，HF）是一个复杂的微小器官，其形态学有一定的特征性，涉及多种胚胎学起源的细胞类型。人类毛囊是如何在生理和病理状态下发挥作用，具体机制仍知之甚少，我们的大部分知识来自对体外人头皮毛囊器官培养模型的研究[1]，以及通过对小鼠模型的毛发研究而形成的认识。这种对人类毛囊生物学的了解不足，部分解释了为什么从治疗的角度来看，许多毛发疾病仍无法得到有效控制。此外，我们对人类毛囊周期的调节和失调的遗传基础知识的了解还远远不够。

毛发研究始于 19 世纪前后，人们发现真菌是引起头癣的病因，同时对马拉色菌在头皮脂溢性皮炎中的作用也进行了一番阐述[2]。随后，科学家们在许多突变小鼠中发现的毛发表型长期有效地推动着毛发的基础生物学研究[3]。但总体上促进毛发研究的关键在于后续的小鼠毛囊上皮干细胞（epithelial HF stem cells，HFSCs）的发现[4]以及在毛囊发育和周期中对上皮-间质相互作用的研究[2]。20 世纪 80 年代和 20 世纪 90 年代，米诺地尔和非那雄胺分别被用于治疗雄激素性秃发，这一发展极大地推进了人类毛发研究[2]。最近，Janus 激酶抑制剂被引入斑秃的治疗[5-6]，是治疗干预推动人类毛发研究的又一佐证。预计不久的将来，类似案例将接踵而至。

本章综述了毛发生物学的基本知识和原理，重点介绍了人头皮毛囊。

胚胎学

哺乳动物全身毛囊的分布及表型（长头发和短眉毛）早在胚胎时期已由基因决定[7]。有趣的是，控制哺乳动物毛囊基因表达所需的分子信号同源物都是在果蝇中首先被发现的[7-10]。子宫内早期表达的基因，通过产生不同梯度的抑制性和刺激性分子，决定了毛囊在表皮发育的部位及毛囊的发育类型，由此形成了毛囊的精确定位和分布[7-12]。

据悉出生时人体表面有约 500 万个毛囊[7]。一个人一生中只发生一次毛囊的形成，因此，哺乳动物出生时就有固定数量的毛囊[7]。但在特殊情况下，例如严重的皮肤创伤会使某些哺乳动物发生后天性的毛囊再生[13-14]。除此之外，毛囊大小和毛干的形成在雄激素等激素的影响下也会随着时间发生变化[7-10, 15]。

人类毛囊的形成大约在妊娠第 3 个月开始，始于眉毛和头皮区域，并逐渐向骶尾部发展[16]。毛囊发育是神经外胚层-中胚层相互作用的结果，需要毛囊特有干细胞群的参与，包括上皮干细胞、神经嵴和间充质干细胞[11, 16-18]。

胎儿皮肤发育早期，原始表皮一些特定区域逐渐发育，进而形成毛囊[14]。毛囊发育建立在表皮与其下间充质之间相互作用的基

1

础之上[16, 19-20]。这种相互作用为表皮-间充质交换（过程中）所固有，因此毛囊的产生并不需要完整的激素或神经环路[20]。这解释了为什么可以用胎儿皮肤进行体外毛囊重建[14, 21]。

毛囊生长具有周期性，目前已建立了几种模型用于解释这种现象[11-12]：

毛囊形成的各阶段

毛囊形成分为9个不同的阶段（0～8）[20]（图1.1）。真皮诱导期（第0～1阶段）；在小鼠实验中，该阶段潜在的分子调节机制已经阐明，但在人胎儿皮肤中仍不清楚[20]。从诱导期形成毛囊基板，到器官形成（第2～5阶段），细胞分化成熟（第6～8阶段），每个阶段都需要特定分子的相互作用[20]。

表皮下的间充质细胞聚集是毛囊形成的第一步[20]。特定的成纤维细胞与表皮相互作用后发生变形，诱导毛囊基板在上皮特定的规律间隔区域内局灶性生长（第0～1阶段）（图1.1）[7, 16, 20]。一旦表皮角质形成细胞开始局灶性增殖并垂直向下生长，毛囊基板的形态学特征就基本显现出来了[20]。基板形成之后，具有诱导特性的特定成纤维细胞在其下间充质中逐渐聚集[16]。上皮毛囊基板与间充质凝聚物之间的相互作用，可诱导彼此增殖，

进而促进来自于中胚层毛乳头（dermal papilla, DP）的形成和外胚层基板向下生长[16]。

第2阶段的特征是毛芽形成，这是由于细胞周期蛋白D1上调引起的角质形成细胞增殖所致[16]。第3～4阶段为毛钉期，角质形成细胞开始内陷包裹DP，随后是球状毛钉期（第5～8阶段），此时上皮分化出现明显分层，毛囊的形态学特征逐渐形成（图1.1）[16]。

第5阶段，是毛囊发育的关键时期，在此阶段作为毛囊中最早具有终末分化能力的上皮细胞即毛囊角质形成细胞开始形成中央管，随后分化为内毛根鞘（inner root sheath, IRS）（图1.1）[16]。在管的中心，这些终末分化的毛囊角质形成细胞将分化为毛干[16]。外毛根鞘（outer root sheath, ORS）细胞呈圆柱状包围IRS[16]。因此，IRS的形成是毛干有序形成的先决条件，是毛囊形态发生的决定性步骤[7, 15-16]。

在第5阶段还有其他重要事件，例如免疫细胞迁移至远端毛囊上皮部位和毛囊周围间充质区域[16]。朗格汉斯细胞和T细胞迁移到远端毛囊上皮（小鼠中主要是γδT细胞，人类主要是αβT细胞）[16]。肥大细胞和巨噬细胞迁移至毛囊周围间质，即毛囊的结缔组织鞘（又称真皮鞘）[16]。目前观点认为趋化因子如白介素（IL）8等细胞因子的分泌及

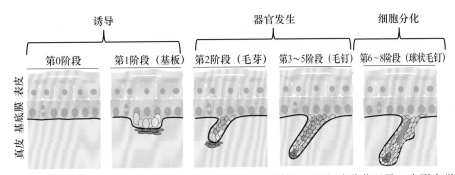

图1.1　胚胎毛囊（HF）发育。毛囊发育分为三期：诱导期，器官发生和细胞分化以及8个形态学阶段。诱导期（左栏）：为毛囊基板形成之前的第0阶段，表皮和真皮之间相互作用使局部激活因素强于抑制因素，由此形成诱导微环境。随后阶段，毛囊基板的形态逐渐形成，并开始向下生长，同时真皮凝聚体和毛乳头前体也逐渐形成。器官发生（中间栏）和细胞分化（右栏）：在第3～8阶段中，毛囊的方向确定（毛钉阶段），并形成不同的毛囊细胞群（球状毛钉）[Image modified from Schneider MR, Schmidt-Ullrich R, Paus R. The hair follicle as a dynamic miniorgan. Curr Biol. 2009；19（3）：R132-R142.]

毛囊角质形成细胞独特的黏附分子表达模式可能在决定免疫细胞向毛囊的归巢过程中起重要作用[16]。因此，仍需更多的研究来揭示此阶段的具体调控机制。另外，在第 5 阶段，毛囊色素单元开始产生黑色素，部分毛囊远端上皮细胞分化为皮脂腺细胞或顶泌汗腺的前体细胞[16]。

毛囊胚胎发生的分子和遗传学基础

许多分子通过表皮和真皮的相互作用参与毛囊发育的调控。其中包括 Wnt 家族成员，其活性受到 Wnt 拮抗剂（例如 Dkk-1，sonic hedgehog）的严格调控；除此之外，还有转化生长因子（transforming growth factor，TGF）β / 骨形成蛋白（bone morphogenetic protein，BMP）家族、成纤维细胞生长因子（fibroblast growth factor，FGF）和 TNF 家族[11-12, 16, 19-20]。

并非每个表皮角质形成细胞都会变成毛囊角质形成细胞，由此可以用来解释规则排列的毛囊之间无毛区域的存在[11-12, 20]。目前认为此区域由毛囊激活剂和抑制剂的局部梯度变化控制[11-12, 16, 20, 22]。Wnt、Eda-A1 和 Noggin 是毛囊基板的诱导信号，而 BMPs 是毛囊的抑制信号[12, 20]。

针对毛囊诱导和形态发生的分子调控研究目前主要在小鼠中进行[16]；因此，对于人毛囊发育过程中是否也存在相同的调控机制这一问题人们仍需保持严谨的态度。从一系列人类罕见遗传病中发现的毛囊发育相关基因看来[23]，目前的普遍观点认为包括人类皮肤在内的各种哺乳动物之间的重要调控机制实际上都是有区别的。

Wnt 信号的激活对于毛囊基板形成的启动是必不可少的[24]。在保护性毛发中，EdaA1/EdaR 和转录因子 NF-κB 的活性可诱导局部表皮细胞增殖[19, 25-26]。Wnt/β-catenin 和 Noggin/Lef-1 通过抑制黏附分子 E-cadherin 的表达[16, 27]从而减少局部细胞黏附，为正常基板向下生长提供必要条件[16, 28]。BMP 和 Wnt 对毛囊周期的调节也很重要，这些信号分子往往会产生相反的作用[12]。

形态发生阶段结束后，毛囊便形成一个具有周期性再生特点的下部区域（包括隆突区）和一个"永久"的浅表区域。然而，实际上这只是一种基于简单的组织化学分析的假象，因为即使是毛囊的"永久"部分，包括毛囊隆突，也会经历毛发周期依赖性的再生事件，如局灶性细胞凋亡[29]。

毛囊一旦完全形成，即进入第一个真正的生长周期。毛囊生长周期开始于短暂的退行阶段（退行期），然后处于相对静止的状态（休止期），最后恢复其毛干的发生（生长期）[20, 30]。人类毛囊周期在子宫内和第一根胎毛掉入羊水中就已经开始。而在小鼠中，毛囊在出生后两周才进入毛囊周期，时间要比人类晚得多[29]。

众所周知，在出生后早期，调节性 T（Treg）细胞在皮肤中聚集，而无菌新生儿皮肤的 Treg 细胞很少[31]。Scharschmidt 等最近的研究表明，毛囊发育会诱导 Treg 细胞在新生小鼠皮肤中聚集，而这种聚集主要局限在毛囊中[31]。与此同时，他们还观察到共生微生物会促进 Treg 细胞的聚集[31]。Ccl20 是一种源自毛囊的微生物菌群依赖的趋化因子，发现其受体 Ccr6 在新生儿皮肤中的 Treg 细胞表达[31]。由此推测，Ccl20-Ccr6 途径介导了体内和体外 Treg 细胞的迁移[31]。此外，最近发现 Treg 细胞实际上是鼠类毛囊周期的重要调节因子[32]，这些发现表明 Treg 细胞及其与皮肤微生物组的相互作用，是小鼠毛囊周期的新调节因子。此外，既往报道的参与调节的细胞还包括毛周肥大细胞、巨噬细胞和γδT 细胞[33-35]。尽管如此，目前尚不清楚这些免疫细胞在何种条件下以及在多大程度上对人类毛囊周期进行调控。

毛囊皮脂腺单位的解剖和细胞学

从解剖学上讲，传统上将毛囊分为三个部分：毛囊下部（毛球和毛球上部），峡部（包括隆突部）和漏斗部（图 1.2）[20]。然而，这只是对毛囊简单粗略的划分，毛囊实际上具有三个以上功能不同的上皮层次[36-38]。

人们很早就发现，在毛母质（生长期毛球的主要增殖细胞）中，可以在毛乳头的最宽部分画一条水平线，即 Auber 临界水平（又称 Auber 线）（图 1.2）。该功能线界定了毛球是毛囊增殖最活跃的区域[36]。

毛囊的结构主要以其圆柱形为特征，围绕中央毛干有两个主要的上皮组织柱（ORS，IRS），由此形成了严格分隔的上皮组织柱的核心（图 1.2）。（毛干和 IRS）两层互锁的小皮形成滑动板，通过该滑动板，向上移动的毛干被引导至皮肤表面。

这种复杂的结构巧妙地解决了生物进化过程中的一个问题，即首先要使相对较软的上皮组织柱向下长入真皮（在毛囊形态发生中以及每个新的生长期内），再将两个中央终末分化组织柱（IRS 和毛干）的生长方向改为向上生长。这些组织柱最中心的部分被进一步加工成坚硬的、富有弹性的蛋白纤维即毛干。毛干必须顺利地从皮肤内长出，否则会形成异物肉芽肿[14, 39]。IRS 是一种致密的圆柱状组织，可影响毛干的包裹和弯曲程度[40]，但其功能目前还未完全阐明。由此可见，毛囊上皮的互锁圆柱体是生物结构学上的一个奇迹。

毛球主要由毛母质角质形成细胞组成，其向表皮增殖并进行终末分化。毛球底部的洋葱状凹陷被称为毛乳头（dermal papilla，

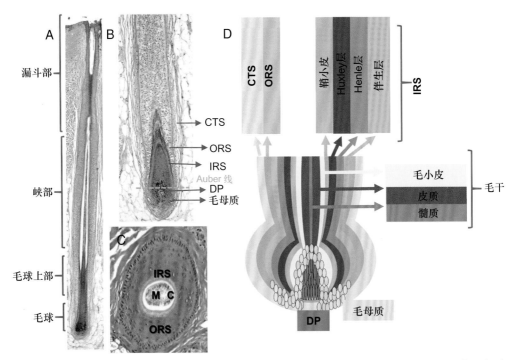

图 1.2　毛囊（HF）的形态。（**A**）人头皮毛囊生长期的矢状切面，显示毛囊的三个部分——毛囊下部（毛球和毛球上部），峡部和漏斗部；（**B**）生长期毛囊下部的矢状切面，可显示毛乳头（DP）所在的毛球，呈洋葱状凹陷，主要由诱导性成纤维细胞组成。毛球上部是具有外毛根鞘（ORS）、内毛根鞘（IRS）和结缔组织鞘（CTS）的同心圆排列。在 DP 的最宽直径（Auber 线）以下，毛母质角质形成细胞增殖最为活跃；（**C**）峡部的轴向切面可见被 IRS 和 ORS 包围的毛干，分为髓质（medulla，M）和皮质（cortex，C）；（**D**）毛球中 ORS、IRS 和毛干的同心层轴向示意图。IRS 由四层组成：伴生层（companion layer，CL），Henle 层，Huxley 层和鞘小皮。CL 细胞与 Henle 层紧密结合，但与 ORS 并没有紧密结合

DP）（图 1.2）。

人的毛乳头主要由诱导性成纤维细胞组成，这些成纤维细胞包裹中央毛细血管祥，并嵌入细胞外基质中。相较于毛囊之间的真皮基质，这种细胞外基质与经典的基底膜型基质更为相似，其作用可能是为了促进 DP 成纤维细胞与毛母质角质形成细胞之间的相互作用[12, 31]。DP 中的细胞分裂仅在毛囊生长早期发生，因此十分罕见[31]。

毛球上部的结构特征是围绕毛干的同心层，即 IRS、ORS、透明膜和结缔组织鞘（真皮鞘）[7]。毛母质细胞在坚硬的 IRS 作用下形成最终形态（图 1.2）。

毛母质细胞的特征是核圆，核仁突出，有丝分裂率高[36, 41]。但在人类毛囊中的复杂调控作用仍然未知。CIP/KIP 家族成员蛋白（p21CIP1，p27KIP1 和 p57KIP2）的作用具体表现为：通过辅助调节细胞周期中的复制、分化、生长 / 停滞和凋亡过程，来刺激生长期Ⅵ毛球的生长和毛干的形成[36]。

黑素细胞散布在毛母质角质形成细胞的最内层[7]，且与表皮黑素细胞和毛囊色素单元存在许多方面的不同[42-43]。这些黑素细胞产生黑色素，即毛发色素，沉积在毛干的皮质中。

毛球上方的 ORS 细胞具有清晰的细胞表型且富含糖原，其基底层细胞呈栅栏状排列[41]。关于 ORS 中储存的糖原是否能够满足毛囊的代谢需求这一问题仍需要持续深入的研究。ORS 角质形成细胞不仅产生调节人类毛囊周期的关键生长因子，包括促进和延长生长期的胰岛素样生长因子（insulin-like growth factor，IGF）1 型（IGF1）以及诱导退行期的 TGF β1 和 TGF β2[20]，而且还含有丰富的高代谢活性的线粒体[44-45]。生理上，ORS 角质形成细胞还可表达一系列不同的角蛋白（即角蛋白 6 和 16）、黏附分子、细胞因子、生长因子和生长因子受体[7-8, 46]以及各

种神经激素、神经肽、神经递质和神经营养因子[47]。综上所述，ORS 角质形成细胞很可能是毛囊的"动力之源"，是除 DP 之外的第二个毛囊活性主要调节中心。

在毛囊损伤或上皮细胞丢失的情况下，尽管 ORS 细胞可以从毛囊中发生迁移或者诱发上皮再生[7]，但其迁移和分化的方向似乎始终是向心的，即水平朝向 IRS。更值得注意的是，ORS 实际上并非处于终末分化状态，关于 ORS 细胞由基底层向最内层分化的最终结果我们目前仍然知之甚少。除此之外，ORS 还含有黑素细胞、朗格汉斯细胞和 Merkel 细胞（皮肤专门的神经分泌和机械感觉细胞）[7]。

此外，位于 ORS 远端的一个特殊区域，称为**隆突**，是储存上皮和黑素细胞干细胞的特殊位置（图 1.2）。它由一群具有上皮干细胞特性的独特细胞组成，是毛囊内周期最慢且寿命最长的上皮细胞。这些细胞位于立毛肌（APM）插入隆突部位的附近[4, 7]。与通常的认知相反，人类毛囊隆突部并没有形态学上的特殊结构（与鼠类显著的毛囊隆突部相比），但仍可以通过 ORS 的粗隆状突起识别[48]。免疫组织化学显示隆突中的毛囊上皮干细胞细胞角蛋白 15 和 CD200 呈阳性，间隙连接蛋白 connexin 43 呈阴性[38]。隆突中的上皮干细胞有可能是表皮和皮脂腺细胞的储藏库[4, 49]。同时也是人类毛囊上皮干细胞群的存在部位[37-38]。此外，黑素细胞干细胞也存在于隆突部位[50]，而无色素黑素干细胞则是沿 ORS 散在分布[43]。

隆突继续延续形成**峡部**的下部（图 1.2）。峡部的下界为立毛肌（APM）插入处，上界为皮脂腺导管开口。在此水平上，IRS 角化脱落，ORS 与漏斗部上皮融合而逐渐变薄。**漏斗部**是皮脂腺导管开口的上方区域，与毛囊口相连[20, 51]（图 1.2）。漏斗部细胞角化形成中间一层颗粒层，即所谓的漏斗状或表皮样角化[41]。

该区域可能在部分毛囊相关皮肤病的发病机制中发挥重要作用，但目前尚不清楚[51]。

毛囊的免疫成分

毛囊是一个复杂的免疫系统，包括免疫豁免的基质和隆突细胞，这些细胞不表达Ⅰ类主要组织相容性复合物（major histocompatibility complex，MHC），由此形成了免疫抑制微环境[7, 15, 52-54]。这一特性使毛囊自身抗原激活自身反应性T细胞的风险大大降低[7, 15, 52, 54]，并且抑制了自然杀伤细胞和其他抵御"危险信号"的皮肤固有免疫细胞在该区域的活动[54]。小鼠研究发现，毛囊间质中还含有一些重要的免疫细胞，例如毛囊周围巨噬细胞、肥大细胞、Treg细胞、γδT细胞等，这些细胞不仅仅能发挥免疫效应，还显著影响毛囊功能[7, 15, 32-35, 52]。

实际上，毛囊免疫豁免功能障碍是毛囊自身免疫性疾病发展的重要前提。例如，毛球免疫豁免的丧失是斑秃发生的先决条件[55]，而隆突免疫豁免的丧失是扁平苔藓等瘢痕性秃发病理生理学表现的关键因素[56]。此外，小鼠皮肤中免疫细胞的组成、数量、位置和活性

在毛囊周期中的变化非常显著，如休止期表现为免疫活化，而生长期为免疫抑制[53, 57]。例如，小鼠皮肤的Ⅳ型免疫应答只能发生在毛发休止期而不是生长期[53, 57]。此外，β-防御素家族成员在休止期的表达要高于生长期[58]。小鼠毛发中IL-1α和IL-1β（毛发生长抑制性细胞因子）的mRNA水平在休止期达到峰值[59]。有趣的是，小鼠研究发现依赖毛发周期的趋化因子从毛囊上皮的特定区域释放出来，可以控制小鼠皮肤内朗格汉斯细胞的迁移[30, 60]。尽管尚未有过正式报道，但人类皮肤中也会发生类似现象，因此，毛囊周期会对人类皮肤的免疫状态产生相关的影响。

毛囊皮脂腺单位的其他成分

毛囊皮脂腺单位是指与毛囊相关的其他结构的统称，包括立毛肌（APM）、皮脂腺和顶泌汗腺（图1.3）。实际上这个名称并不准确，至少在人的头皮中确实如此，如：与毛囊紧密相关的外泌汗腺导管，位于隆突的下方，毛囊和外泌汗腺导管均紧密嵌入皮下脂肪细胞团，这也可能是毛囊单位不可或缺的组分[61]。因此，一定程度上，这也可用来部分解释为

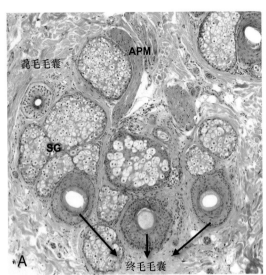
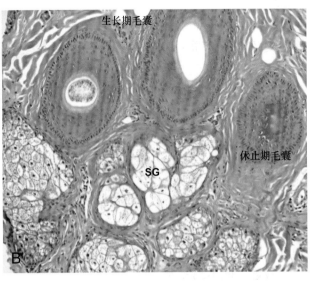

图1.3　毛囊皮脂腺单位的组织学。（**A**）毛囊皮脂腺单位由立毛肌（APM）、皮脂腺（SG）和顶泌汗腺组成。但是与传统观点不同的是外泌汗腺的导管也可能是毛囊单位的构成部分[61]。图中亦可见毳毛毛囊（HF）和终毛毛囊。（**B**）可见生长期和休止期毛囊形态的不同（Images courtesy of Mariya Miteva）

什么毛囊单位的提取已经成为现代毛发移植中的一项优越技术[62]。

立毛肌给予毛囊垂直的拉力，使毛发呈直立状态。不同于其他肌肉，它通常在隆突部水平围绕着毛囊悬吊，并附着在毛囊干细胞上，通常在一个独立的毛囊单位中立毛肌可环绕两个或三个毛囊[63-64]（图 1.3）。雄激素性秃发中可见立毛肌近端附着消失或微小化，一定程度上也预示着脱发是不可逆的[64]。APM 远端具有一个 "C" 形结构，该结构位于真皮-表皮交界处，并锚定于 ORS 的基底膜[64]，说明该区域是富含毛囊干细胞的上皮突起部位（"毛囊隆突"）[48]。

皮脂腺导管在 IRS 末端插入至 ORS 上侧（远端）。在毛囊上皮细胞和皮脂腺上皮分化细胞的连接处，皮脂腺内容物，如皮脂等（皮脂是终末分化的皮脂细胞全分泌的产物）排入毛管，该区域又称为 "神经性" 毛囊区域（如前所述，又称为 "漏斗部"），位于峡部和皮脂腺导管插入处的上方。此处病变在寻常痤疮和反向痤疮/化脓性汗腺炎的发生发展中起着关键作用[51, 65]。

不容忽视的是，毛囊皮脂腺单位还是一个感觉器官，与中枢神经系统（CNS）功能密切整合，可在正常生理或病理状态下接收来自 CNS 的神经营养和神经炎症信号[66-71]。例如人类毛囊 ORS 及毛囊隆突干细胞区均含有丰富的神经纤维及感受机械刺激的 Merkel 细胞[66-71]。此外，毛囊上皮细胞也可通过分泌神经营养因子调控毛囊神经支配并影响小鼠和人类毛囊的发育和生长[66-71]。研究证明在小鼠中，毛囊神经支配的节律性重塑也依赖于毛囊周期[66-71]。同时，P 物质、神经生长因子依赖的神经源性炎症以及肥大细胞的作用均可抑制毛发生长[66-71]。

最近，Jonsson 等研究了人类的毛囊密度（HFD）与情感触觉之间的关系[72]。通过抚摸受试者前臂，评定其对抚摸的愉悦度、强度及敏锐度[72]。其中，HFD 通过氰基丙烯酸酯皮肤剥离法测定[72]。研究表明，女性对情感接触刺激的感受更为愉悦，触觉敏锐度也更高。女性的 HFD 也比男性高，这可能跟体型和体重上的差异有关[72]。

该领域最近的一个特别令人振奋的进展是，人毛囊不仅可以通过感觉神经纤维和 Merkel 细胞，还可以通过表达对可见光敏感的蛋白质来感知环境。Buscone 等通过检测皮肤不同区域和生长期毛囊中光受体 OPN2（视紫红质）和 OPN3（泛视蛋白、脑视蛋白）的表达[73]，发现用 3.2 J/cm^2、中心波长 453 nm 的蓝光照射可延长离体毛囊的生长期[73]。相比之下，应用 3.2 J/cm^2、689 nm 的红光照射毛囊却对离体毛发的生长没有显著影响[73]。除此之外，在 ORS 细胞中沉默 OPN3 基因可改变表达和基因表达模式，消除蓝光（3.2 J/cm^2，453 nm）对 ORS 细胞的增殖作用[73]。该实验证明了 OPN2 和 OPN3 在人毛囊中的表达，453 nm 激光可能通过与 OPN3 相互作用促进离体毛发的生长。因此，人头皮毛囊具有不依赖神经感觉回路而直接感知可见光的功能。

毛囊的类型

人体除无毛皮肤区域外，均覆盖有毛囊。人体存在多种类型的毛发——胎毛、毳毛和终毛（图 1.3）。

胎毛是在胎儿中形成的第一批体毛。胎毛纤细、柔软且通常不含色素。一般在出生前脱落，也可以持续存在于生后前几周[14]。胎毛是毳毛的一种，但通常比成人毳毛长[14]。

毳毛毛干短而纤细，含有少量色素，通常没有髓质，没有立毛肌（图 1.3）[14, 74-75]。毳毛毛囊虽小，但可以有较大的皮脂腺（面部）[14, 74]。除嘴唇、耳后区域、掌跖皮肤、部分外生殖器区域、脐和瘢痕组织外，儿童时期的大部分体表均有毳毛发育的存在。毳毛毛囊被定义为小毛囊，其延伸深度不超过真皮上部，毛干宽度不超过其IRS[14]。在儿童和成年女性中最容易观察到毳毛。

与毳毛相比，终毛浓密且长，颜色较深（图1.3）。雄激素对人体毛囊/毛干的分布模式至关重要[14]。青少年性成熟的特点之一为青春期体毛生长，通常男性比女性更明显。随着性成熟和雄激素的作用，部分人类毛囊的形态从毳毛毛囊转变为终毛毛囊[14]。终毛因身体不同区域及对雄激素的敏感性不同而异，分为：雄激素依赖性（腋毛），雄激素不敏感（眉毛），不依赖雄激素但对雄激素敏感（易感人群的顶部头皮）[14]。

中间发是由处于终毛-毳毛或毳毛-终毛的转化过程中的毛囊所产生的[76]。

毛囊周期

每个毛囊均经历连续的三个阶段：生长期（生长），退行期（消退）和休止期（静止）（图1.4）。大量生长因子及其受体对于正常的毛囊周期至关重要[7, 46, 77]。毛囊周期的调节尚未阐明，由毛囊内自主分子控制系统控制[44, 78-79]，会随外周生物钟活动而发生变化[80]。毛囊持续不断地对内部和外部环境信号进行接收、转导、分析和处理，从而调控毛囊周期、毛干生长和毛发色素化[14, 20, 44, 78-79]。这些信号是通过皮肤、全身和环境的方式传递的[47]。生物钟系统也参与了毛囊周期的调控，因此在毛囊周期不同阶段的中央生物钟可触发神经内分泌调节系统[47]。例如，脱毛是根据季节性气候变化而发生的[47]。

毛囊周期已在小鼠中得到了全面的阐述[81]；本章着重于人类头皮皮肤中的毛囊周期[39]。

生长期

生长期是毛囊的生长阶段，始于休止期末期[7]。位于隆突部下方的次生生发细胞开始再

生下部毛囊。这些细胞必须接受信号刺激来增殖、分化为上皮细胞系，并形成毛干[7, 14, 17, 49]。

生长期各阶段

生长期被分为6个子阶段[14, 39, 82]（图1.4）。除了生长期VI（持续时间决定了毛干的长度）外，身体不同部位的毛囊生长I～V期各阶段的长度没有差异[14, 83]。

在生长期I中，毛囊看起来与休止期毛囊非常相似，但次生毛芽变成三角形或新月形，并开始延伸和包裹DP（DP仍然聚集呈球形，可能含有黑色素团块）[39]（图1.4）细胞的转录激活始于生长期I，特别是毛乳头细胞和次生毛芽，后者为休止期毛囊底部的上皮细胞团块[14]。

在生长期II中，次生毛芽增殖变厚并延长。近端部分形成新的毛母质，后者不含色素，呈新月形，仅部分包裹球形DP[39]。整个毛囊位于真皮/脂肪交界处的上方[39]。隆突部的上皮仍含有黑色素沉积物[39]（图1.4）。

在生长期III中，毛母质的厚度约为4～5层细胞[39]，至少包裹了60%的DP，DP变大并呈椭圆形[39]。在此阶段，毛囊发育出毛干，IRS和毛球到达并伸入脂肪层[39]（图1.4）。可以根据毛干形态区分生长期III的三个子阶段：生长期IIIa，IIIb和IIIc[39]。值得注意的是，毛囊色素单元生成毛囊黑色素始于生长期IIIc，但此时毛干仍缺乏可见的色素[84]。在生长期IIIa中，毛干中皮质仍不明显。而生长期IIIb和IIIc，毛干可见皮质。在生长期IIIc中，毛干很长，大约是毛母质长度的两倍[39]（图1.4）。最后，毛囊隆突部上皮仍保留了褶状外观，而DP仍含有少许黑色素团块[39]。

在生长期IV中，毛干完全发育成熟，含有可见的髓质、皮质和毛小皮，并且发梢达到皮脂腺导管的水平[39]（图1.4）。同样，黑素生成被完全激活，毛干颜色变深[39]。毛球向下延伸到皮下脂肪层的上方。毛芽以表皮

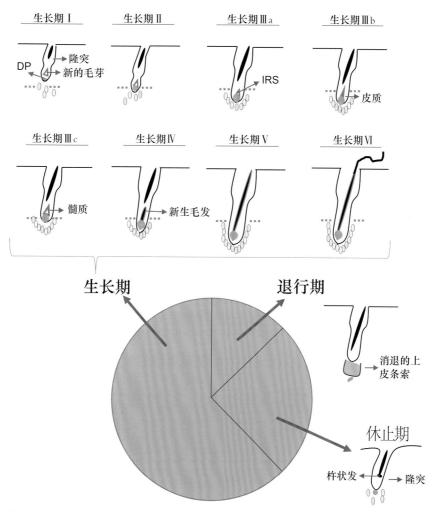

图 1.4　毛囊周期的各个阶段。毛囊周期分为三个阶段：生长期（生长阶段），退行期（消退阶段）和休止期（静止阶段）。**生长期**又分为六个阶段：生长期 I，可见一个小的 DP，一个三角形次生毛芽，毛芽底部开始增殖；生长期 II，DP 的茎部较宽（与休止期和生长期 I 相比较），次生毛芽也增大；生长期 III，可见增大的椭圆形 DP（与生长期 II 相比），新形成的小的毛母质（4～5 层细胞厚度），小的 IRS 和不含色素的毛干。另外，新形成的毛球进入脂肪层。生长期 III 又被细分为三个子阶段；生长期 IV 的特征是突出的毛母质，分层的 ORS 和达到皮脂腺水平的成熟毛干；生长期 V，DP 增大呈洋葱状，色素明显增加（与生长期 IV 相比），成熟毛干到达毛管。生长期 VI，毛囊达到最大化，毛干顶端延伸至皮肤表面上方。**退行期**即退化阶段，在此阶段，毛囊底部可循环的部分被降解，从而使 DP 紧贴近端，接近毛囊隆突部位。**休止期**的特点是 DP 极小，次生毛芽短而缺乏凋亡细胞。休止期毛囊全部位于真皮中。

DP，毛乳头；IRS，内毛根鞘 [Image modified from Schneider MR，Schmidt-Ullrich R，Paus R. The hair follicle as a dynamic miniorgan. Curr Biol. 2009；19（3）：R132-R142；Oh JW，Kloepper J，Langan EA，et al. A guide to studying human hair follicle cycling in vivo. J Invest Dermatol. 2016；136（1）：34-44.]

突的形式延伸至真皮并到达其预定的深度[14]（图 1.4）。一旦次级毛芽达到最大深度，就会折返生长，位于中央柱上的细胞向远端（向外）移动，形成 IRS 和毛干[14]。

　　在生长期 V 中，结缔组织鞘逐渐消失，毛球进一步伸入脂肪层，毛干顶端最终进入毛管，DP 形成洋葱状[39]（图 1.4）。最后，Auber 线水平下出现色素[39]。

　　在生长期 VI 中，毛球位于真皮脂肪层深处，皮肤表面可见毛干[39]。同时，毛母质中黑色素的含量达到最高。与生长期 V 相比，此时 DP 在细胞外基质中最为富集[39]（图 1.4）。

调控通路 / 分子

虽然调节鼠类毛囊周期的分子通路逐渐明确，但对人毛囊中相应的分子通路仍知之甚少，目前人们普遍认为许多调控机制在小鼠和人类之间是类似的。在生长期早期，毛母质干细胞的子细胞（短暂扩增细胞）在整个生长期中都可保持有活化的 Wnt 信号和 β-catenin[20]。皮质前毛母质细胞停止增生并开始终末分化[20]。目前发现许多调节因子参与调控毛囊周期，例如 IRS 形成相关的 GATA3、Cutl1 和 BMP；与 ORS 相关的 Sox9 和 SHH；以及毛干发育相关的 Wnt/β-catenin、VDR、Notch、BMPs 和 Foxn1[20, 86]。而目前认为生长期的终止主要由成纤维细胞生长因子 5、TGFβ1 和 TGFβ2 的上调，以及 IGF-1 的下调所决定[7, 87]。

毛囊干细胞是生长期发育过程中的主要功能细胞

毛囊是一个再生系统，因此必须含有干细胞。既往人们认为干细胞位于毛囊毛球处，因为此处可见明显的细胞分裂[14, 88]。但目前已确定，隆突部（位于峡部水平）是鼠类和人类上皮毛囊干细胞（HFSC）的主要存在部位。在人类毛囊的其他区域也存在部分上皮祖细胞群[17, 20, 37-38, 89-91]。

在小鼠体内进行的细胞标记增强了我们对干细胞功能的了解[17, 92]。HFSC 可向两个方向移动：向上和向下。向上移动指从隆突进入表皮，是对表皮损伤修复的反应。向下移动则发生在每个毛囊周期起始，受 DP 周期性信号诱导[17]。

"隆突激活假设"指出，在生长期开始时，HFSC 的亚群被激活，迁移到毛囊基底部后，生成的细胞变为短暂激活的毛母质细胞。体内研究证实了这些干细胞能够形成成熟毛囊、皮脂腺和表皮细胞的所有细胞谱系[20, 93-94]。因此，严重损伤可导致干细胞的永久性缺失，无法再生新的细胞，临床上造成脱发[20, 95-96]。在产生新的毛发生成细胞后，干细胞恢复到休眠状态。值得一提的是，干细胞长期休眠以及寿命的延长使其易于发生多种基因突变，形成致癌原，从而发展成肿瘤[20, 89, 92]。此外，如果隆突部受到损伤，仍有少部分分化的细胞增殖并重新定植到毛囊基底部，称为次生毛芽[97]。这可能是干细胞通过诱导其子代细胞恢复其干细胞表型来维持其完整性的一种反应机制[92]。

退行期

在退行期，毛囊的退化过程由大多数毛囊角质形成细胞的程序性细胞死亡（凋亡）驱动，并不影响干细胞[7, 29]。退行期毛囊黑素生成完成，毛囊色素单元中部分分化的黑素细胞发生凋亡[7, 98]，而隆突中的 HFSC 不发生凋亡[20]。最终，毛囊下部缩小并凝集成上皮条索，DP 向上移动，停在毛囊隆突和次生毛芽的下方[14, 20, 81, 85, 99]（图 1.4）。

退行期各阶段

退行期在小鼠中分为 8 个子阶段，从生长期后期开始，到休止期早期结束[14, 81]。在人类中，退行期一般分为三个子阶段：退行期早期（小鼠中的 I ~ IV 期），退行期中期（小鼠中的 V ~ VI 期）和退行期晚期（小鼠中的 VII ~ VIII 期）[39, 81]。

退行期始于基底膜部位乳头状成纤维细胞团的逐渐回缩[14]。在**退行期早期**，基质和 DP 的体积减小，毛囊色素生成完全停止[39]。DP 凝集呈杏仁状。黑素生成终止导致毛干近端脱色[39, 43, 84]，并且 DP 中可能存在部分黑素失禁[14]。毛球上皮细胞分裂停止，退行期毛囊内大量上皮细胞开始凋亡[14]。

在**退行期中期**，毛囊下部逐渐回缩，上皮条索逐渐消退，残留毛母质只有一到两层细胞，仅部分包裹浓缩的 DP[39]。杵状发位于真皮/脂肪交界处，形如"刷子"[39]。此过程后，透明层和其下结缔组织鞘增厚，毛乳头向远端凝集[14, 39, 43, 100]。随后，IRS 消退并消失[39]。

在**退行期晚期**，毛母质消失，DP 凝集成球形，上皮条索变短（约为中期毛囊长度的一半）[39]。此外，增厚的结缔组织鞘体积增大（"真皮条带"）[39]。在退行期晚期，萎缩的皮脂腺中也可以发现凋亡细胞[39]。退行期的最终目标是清除旧的"毛干工厂"，并确保毛囊干细胞能形成新的毛囊[14]。

在生长期向退行期的转化过程中，毛囊周围有激活的肥大细胞浸润[101]。另外，大鼠的退行期早期（而非小鼠），有少许单核细胞浸润[102]。目前，这些促炎细胞的作用还不完全清楚。据悉，此类细胞的作用可能是用于吞噬退缩毛球中的多余基底膜和（或）毛囊下部的凋亡细胞[14]。不管怎样，越来越多的观点认为，这些免疫细胞与毛囊周期调控的密切程度远超既往所想（如前所述）。

调控通路/分子

退行期是一个高度受控的过程。调控人类毛囊进入退行期的信号尚不完全清楚，但这些信号肯定与毛囊角质形成细胞的凋亡机制以及调控退行期组织重塑过程的基因相关[14, 28-29, 103-104]。因此，凋亡级联反应相关分子会在毛囊中表达并活化。例如，在小鼠中，IL-1β 转化酶在近端毛囊细胞内表达[29]。Bcl-2 表达于周围间质的早期上皮和与毛乳头相邻的毛母质上皮[28-29, 103-104]。退行期前以及整个生长期–退行期转化期间，毛囊上皮中均发现了 TGF-β1 的转录[14]。退行期还存在 TNF-β 的转录表达[105]。此外，c-myc、c-myb 和 c-jun（与其他系统中的细胞凋亡诱导相关的转录因子）[14]在退行期前或退行期间也随之发生变化[105]。生长期后期和退化期热休克蛋白（HSP27、HSP60 和 HSP72）的表达表明这些蛋白质介入退行过程[14]。

在器官培养的人毛囊中，IGF-1、胰岛素、TGFβ-1 和 -2、17-β 雌二醇、双氢睾酮（dihydrotestosterone，DHT）、甲状腺激素、促甲状腺激素释放激素（thyrotropin-releasing hormone，TRH）、促肾上腺皮质激素释放激素（corticotropin-releasing hormone，CRH）、促肾上腺皮质激素（adrenocorticotrophin，ACTH）、P-钙黏蛋白介导的信号、谷氨酰胺、毛发周期依赖性的毛囊内时钟活动、NF-κB 活性以及许多其他信号传导通路的变化均被证明与生长期–退行期的转化调控有关[47, 80, 106-108]。此外，环境因素（如与压力相关的神经肽）、化学物质、创伤和地塞米松均可诱导毛囊进入退行期。

休止期

退行期晚期和休止期早期，毛干发展为杵状发，并最终从毛囊脱落（通常是在洗发或梳理毛发的过程中）；此过程也发生在脱出期的主动调节过程中（在后面的部分中讨论）[7]。休止期毛囊的比例随身体部位的不同而有很大不同：躯干部位 40%～50% 的毛囊处于休止期，而传统上认为只有 5%～20% 的头皮毛囊处于休止期[7]。

过去，人们认为休止期是一个静止时期。现在人们已经认识到，休止期毛囊仍具有多方面的生物活性，在维持毛发纤维的"活性"及抵御脱发均表现出复杂的生物学活性[30]。此外，休止期毛囊的活动与基因表达活动相吻合。根据毛囊对周围真皮脂肪细胞诱导刺激的反应性不同可将休止期分为两个子阶段：毛囊"不应期"和毛囊"反应期"[20]。休止期中，DP 停留在毛囊的两个主要干细胞群（即：次生毛芽和毛囊隆突）下方，从而为毛囊干细胞和毛囊诱导成纤维细胞之间的相互作用提供有利条件[20, 79]。

随着退行期结束，IRS 逐渐变短成为休止期毛干底端周围一条带[14]。ORS 和毛小皮接触区域开始出现毛鞘角化，为毛干下部增加了一个环形基底支撑。退行期毛干下端嵌入角化细胞中，并与毛鞘囊结合[14, 109]。最后，退行期毛干基底部折叠进入皮脂腺导管下方的毛根鞘囊，毛管直接暴露于ORS，继而发生毛根鞘角化。随后包被细胞在垂直方向上增大、脱核并形成致密的含K17的角蛋白，嵌入并锚定于毛干[110]（图1.4），而此过程并无颗粒层形成。

在头皮终末毛囊中，休止期通常持续数月[111]，而在生理情况下，头皮终末毛囊的5%～20%处于休止期。然而，最近的研究对此提出了质疑，因为临床检查方法（如毛发图和毛发摄像）无法可靠地区分退行期晚期和休止期毛囊。因此，退行期毛囊的比例甚至可能高于休止期毛囊[39]。

调控通路/分子

休止期不应期以BMP2/4的上调和活化为特征[20, 112]。在感受态期，隆突部的干细胞对生长期诱导因子高度敏感[20, 112]，BMP信号通路关闭，而生长期开始前Wnt/β-catenin信号通路打开[20]。

休止期的终止很可能受抑制-反抑制系统的调控，该系统已在其他地方进行了回顾。当干细胞激活剂的浓度达到阈值后，毛囊生长期便开始了[30, 78-79, 81, 112-121]。

早期和中期休止期的隆突干细胞和休止期"不应期"的次生毛芽细胞均处于静止状态。这种状态是通过DP细胞分泌的BMP4，K6阳性毳细胞释放的BMP6和FGF18，及皮下脂肪细胞分泌的BMP6所维持的信号传导实现的[30, 118]。然而，对于所有毛发周期的调控，尚不清楚这些鼠类毛囊生物学的观念是否适用于人类毛囊。

脱出期

脱出期为休止期毛囊的杵状毛干从毛囊中自发脱落（可能是主动释放）的过程[122]。

虽然我们可以通过外力机械作用被动清除旧的毛干，但科学家们也在小鼠实验中指出毛干脱落实际上是一种外生性的主动过程[14, 122]。由于脱出期独立于三个传统公认的毛发周期阶段而发生，同时杵状毛干脱落的时间是可变的[123]，因此关于脱出期是否是一个独立的毛发周期阶段，或者仅仅是一个毛干的主动脱落过程这一观点尚存争议。

动物普遍具有一种毛发保护机制即在新毛发再生之前尽可能地减少旧毛发的脱落。因此，新毛发常常会先于旧毛发脱落之前长出[14]。而毛发脱出期的发生实际上与休止期和生长期并无明显关系，由此可知脱出期这一过程可能受不同机制的调节。据报道，动物的性周期与脱毛之间也是存在相关性的。例如，在绵羊中，引起脱毛的因素很多，包括：光照（主要因素）、温度、营养、激素和遗传因素[14]。除此之外，每根毛发在脱落前都会在特定时间段内生长到特定的、位置相关的预定长度。这一现象可用于解释脱发不但受系统性因素（例如内分泌信号）和环境动力学（光照、温度和营养）的影响，而且还与毛囊区域的局部调控息息相关。

Higgins等发现拔毛后残留在杵状毛发上的组织数量与自然脱落所需时间之间呈正相关[123]。在小鼠生长期早期，所有脱出期杵状毛发均有附着物质，其中66%附着大量细胞物质[123]。生长期后期，从毛囊中拔出的外生性杵状纤维中有81%很少或基本没有细胞附着[123]。根据这些现象，我们将脱出期细分为"早期脱出期"和"晚期脱出期"，而杵状毛发的脱落则表明晚期脱出期的结束[123]。

杵状发附着部位的周围富含桥粒（桥粒芯蛋白）和K14的细胞[14]。DG3的丢失可能无法阐明脱出期的机制[124]，但它却可以表明紧密连接对于休止期毛干固着的重要性[14]。随后的研究提出纤溶酶原激活剂/抑制剂可在杵状发附着部位的细胞中富集[125]，糜蛋白酶也在皮脂腺和毛管中表达[126]。溶酶体蛋白酶如组织蛋白酶 L 在小鼠中参与了脱出期的调节[127]。因此，蛋白水解通路也有可能参与了杵状发的形成和脱落[14, 127]。

使用蛋白酶抑制剂治疗的获得性免疫缺陷患者发生脱发可能是另一个支持酶在脱出期中发挥作用的证据。脱发可能与蛋白酶–抗蛋白酶系统对脱出期的调控有关[14]。脂质结合可能也起一定作用，因为基于脂质对于毛小皮细胞的黏附是必需的，所以脂质结合可能也在脱出期阶段起到一定的作用[14]。

脱出期异常可能参与数种皮肤病的发生。例如小棘毛壅症，其病变是因为前几个周期残留的毛干使毛囊漏斗部发生扩张引起的，其机制可能与脱出期的异常延迟有关[14]。

Kenogen 期

Kenogen 期（来自希腊语 κενός，意思是"空的"）为杵状发排出后的休止期空毛囊时期[111, 128-129]。当一根毛发在脱出期中脱落后，已处于生长期Ⅳ期的毛囊会迅速取代它[111]。然而，这种现象在生理条件下并不会发生，由此可见毛囊进入所谓的"kenogen 期"时，其确切持续时间的差异似乎很大，尤其是存在男性型或女性型秃发时，该时期持续时间会很长[111, 129-130]。

不同解剖位置毛囊周期的差异

每个阶段的毛囊周期长度与各个身体部位有关。与其他哺乳动物不同，人类毛发生长和脱落以镶嵌模式发生，并且不同步。某段时间内，各个部位均存在一定比例的毛发均处于三大主要的毛囊周期内。如头皮的生长期可持续 4 至 7 年，退行期 2 至 3 周，休止期约为数月[83]。近期研究观点则认为，上述传统观点仍待重新评估[39]。

毛干的长度是由毛发生长期的长短所决定的[7]。因此，人体不同部位的毛囊会产生不同长度的毛干[7]。头皮毛囊的生长期比其他身体部位的毛囊长得多。头皮上的毛发每天生长约 0.3 ~ 0.4 mm 或每年约 6 英寸（约 15.24 cm）。与头皮 4 ~ 7 年的生长期相比较，身体其他区域（如眉毛、手、耳朵、胸部、手臂和腿）的毛囊的生长期较短，为 4 ~ 7 个月[83]。

Seago 等研究了手臂和腿部毛囊的生理后得出毛囊是雄激素依赖性的结论[131]。他们观测到男性大腿毛囊的毛发生长速度明显高于女性；女性大腿上休止期毛发比例明显高于男性[131]；男性大腿上毛发的生长期持续时间长于女性；但在手臂上并没有以上的性别差异。同时，作者发现男性大腿上完全长出的毛发长度是女性的 3 倍[131]。男性毛发的生长速率是女性的 12 倍，这是因为男性该部位的生长期是女性 25 倍的缘故[131]。同理，因为男性上臂毛发生长期的持续时间比女性长 13 倍，因此男性上臂的毛发比女性长 14 倍[131]。

Loussoran 等进行了一项纵向研究，旨在测量和比较五大洲内无脱发病史青壮年的毛发生长情况。他们观察到，年龄在 26 岁以上的受试者的毛发生长速度略有下降（下降 0.4 厘米 / 年，$P < 0.001$）[132]。与女性相比，男性在颈背部的毛发生长速度少了 0.1 毫米 / 月（$P < 0.001$），且男女的毛发在头顶部的生长速度均偏快，比在枕部和颞部的毛发生长速度快了几微米 / 年（$P < 0.001$）[132]。

毛囊周期过程中的代谢及氧化损伤

一般情况下，人类头皮毛囊生长期的代谢为有氧糖酵解和谷氨酰胺分解[133]，在此基础上还存在着大量的线粒体能量代谢[44]。最近，Lemasters 等通过线粒体和氧化代谢研究了毛囊的能量供应。观测指标包括线粒体膜电位（ΔΨ）、细胞活力、活性氧分子（reactive oxygen species，ROS）和分泌颗粒[45]。研究表明，生长期毛囊下部的上皮细胞具有较高的活力，存在线粒体极化[45]。ROS 和 ΔΨ 在毛干外层皮质 / 毛小皮形成部位最强[45]。相比之下，在 DP 成纤维细胞中，极化线粒体产生很少的 ROS[45]。

此外，人类毛囊可通过复杂的程序来调节氧化损伤。例如，表达 ROS 清除酶（如过氧化氢酶），合成褪黑素[47]，以及表达 Nrf2（人核因子红细胞 2 相关因子 2）。Nrf2 是一系列调控细胞氧化还原稳态的基因的"主调节器"。目前认为 Nrf2 可能在氧化还原平衡受损的疾病中具有治疗作用[134]。

毛发形态和毛干组成

毛发在毛球中时，其卷曲度便已明确，除此之外，毛发卷曲度还与毛母质中的不对称性、IRS 的曲率以及毛干角蛋白特定组成的不同有关[40, 135-136]。根据毛囊形态的不同，某些结构蛋白的表达也有所不同，包括 K38[136-137]、K82[136] 和胰岛素样生长因子结合蛋白 5[135, 138]。EGFR 和 IFNα-2b[139] 通路抑制剂可在体内改变毛发形态[135, 140]。卷曲的毛发横断面呈椭圆形，因此毛发具有双向弯曲的刚性[40]。

Alibardi 报道了毛发角蛋白、两种高硫角蛋白相关蛋白和巯基氧化酶在人毛发中的定位[141]。他发现富含硫的 KAP1 主要位于皮质，并且弥漫分布在分化的毛小皮细胞中。巯基氧化酶则广泛存在于分化的皮质细胞中，毛小皮细胞中较少，而髓质和 IRS 中并不存在[141]。富含硫的 K26 蛋白仅在外毛小皮和内毛小皮中得以发现[141]。

毛囊黑素生成

黑素生成是黑素细胞在黑素小体中产生黑色素的复杂过程。黑色素有两种截然不同的类型：黑色至棕色的真黑素和黄色至红棕色的褐黑素[142]。真黑素与褐黑素的比例决定了毛发、皮肤和眼睛的颜色[142]。两种色素均来自相同的由酪氨酸合成的前体[143]。与表皮黑素细胞中的连续性黑素生成过程不同，毛囊中黑素生成仅发生在生长期 III ～ VI[20]，并且与表皮有一些相同的调控机制[144-146]。人毛囊黑素生成也有一些在表皮中未发现的特有调控机制，例如与 TRH 的刺激有关[144]。

不同人种的头皮特征

毛囊和毛干的特征因种族而异。Loussouran 等测量并比较了五大洲没有脱发病史的青年的毛发生长状况[132]。该项研究包括了 24 个不同的人类种族，测量了 2249 名年轻男女（18 ～ 35 岁）头皮的三个不同头皮区域（顶部、枕部和颞部）毛发的生长方式[132]，并评估了后枕部区域的自然发色[因该区域内发色不易受紫外线（UV）影响而引起脱色]与 1/ 黑色至 10/ 浅金色进行比对[132]。同时，还比对了 8 种不同类型的发型（从 1/ 直发到 8/ 高度卷曲发）[83]。

结果发现，总毛发密度范围为每厘米 233±74 根（法国）到每厘米 153±30 根（南非）（$P < 0.001$）[132]。有趣的是，男性毛发密度较低，仅在顶部区域比女性少 19 根 /cm² （$P < 0.001$）。比较三个头皮区域毛发密度显示：颞部＜枕部＜顶部（$P < 0.001$）。T%（休止期毛发密度占毛发密度的比率）范围为（8±6）%（丹麦）到（14±7）%（泰国）（$P < 0.001$）[132]。研究也记录了平均毛发生长速度范围为（272±37）μm/ 24 h（南非）到（426±39）μm/24 h（韩国）（$P < 0.001$）[132]。

毛发直径的中位范围为（69±8）μm（法国）至（89±7）μm（中国）（$P < 0.001$）[132]；这反映了亚洲人毛发直径较大[132]。在三个头皮区域之间未观察到毛发直径的显著差异[132]。

最后两个参数是毛发的颜色和卷曲度。在该研究中，有 74% 的受试者表现出深色调（1 ～ 4）的毛发，而浅色（8 ～ 10）的毛发只占 4%[132]。当毛发色调在 6 以上时，休止期毛发呈下降的趋势［从（11±5）% 至（7±4）%，$P < 0.001$］。同样，色调大于 6 的毛发的直径值明显低于色调小于 6 的毛发，分别为（72±9）μm 和（81±10）μm（$P < 0.001$）[132]。

Commo 等人拟检测来自不同种族和不同年龄的人含真黑素的毛发中黑色素的含量和组成[147]。他们发现，非裔美国人的毛发中黑色素的含量（总黑色素值）明显较高，其次是东亚和高加索人[147]。

不同年龄段的人类头皮

随着年龄的增长，包括皮肤和毛发在内的人体所有器官的最佳功能和储备能力逐渐下降[148]。毛发为头皮提供部分天然的紫外线保护；因此，秃头不仅表现出外在的衰老特征，还会表现出内在的衰老[149]。

Matsumara 等研究了 HFSC 在衰老过程中的作用[150]。他们观察到，在野生型小鼠和人毛，HFSC 的丢失与毛囊微小化和脱发有关[150]。分析体内 HFSC 的生物过程发现，HFSC 的 DNA 损伤应答会引起ⅩⅦ型胶原蛋白（COL17A1/BP180）的水解，而它们都是维持 HFSC 生存的关键分子[150]。作者还发现 COL17A1 在调节 HFSC 的衰老过程中起着重要作用[150]。

头皮衰老的研究方法包括头皮活检[151]、微距摄像[152]和毛发摄像[153]。衰老的特征包括：脱发、白发、褪色、头皮水分减少，经皮水丢失减少，毛发密度和直径减小，毛发稀疏，皮脂分泌减少，头皮屑减少和红发增多[154]。

毛发密度随着年龄的增长而降低。Sinclair 等人对 928 名年龄在 13 至 84 岁之间的女性进行了头皮活检[152]，发现毛囊总数每年减少 0.093（$P < 0.001$）[152]。

毛囊衰老的另一个特征是一定年龄后毛发直径减小。从婴儿期到十几岁，毛发的直径会随着年龄的增长而增加，从 20 岁到 49 岁的时候，毛发的直径不会发生变化，而在 50 岁以后的毛发的直径减小[151]。许多不同种族的人群中均发现了这种现象[151]。在韩国女性中，平均毛发直径在 20 多岁时最高，一直保持稳定直至 50 岁，然后才显著下降[151]。日本女性的毛发直径可一直增加到 40 多岁，然后才随着年龄的增长而下降[151]。

相比之下，皮脂腺的数量和大小并没有随着年龄的增长而改变，而皮脂的产生在成年后减少了约 60%[152, 155]。在 40 岁以上的女性中，存在严重头皮屑的人数较前减少[151]。

毛发变白是人类衰老最明显的特征。毛发变白的机制尚未完全了解。当前的理解是，黑素细胞干细胞自我维持能力的缺陷导致了不可逆的变灰进程[156]。黑素细胞干细胞与 HFSCs 存在于相同部位。Zhang 等的结果表明，β-catenin 在黑素细胞中表达，并且其含量在老年小鼠的生长期和休止期皮肤内显著高于幼年小鼠[157]。Zhang 等还提出 Wnt 信号增强会促进黑素细胞的过度分化，导致黑素细胞干细胞疲劳，最终使老年小鼠的毛发变白[157]。

随着年龄的增长，外分泌腺数量也会减少 15%；活跃的黑素细胞每十年减少 10% ～ 20%；朗格汉斯细胞减少 20% ～ 50%；真皮厚度减少 20%；肥大细胞减少 50%；Pacinian 和 Meissner 神经末梢器官小体减少 66%[158]。

衰老还与男性和女性型秃发（male and female pattern hair loss，MPHL 和 FPHL）的发生率增加有关。MPHL 和 FPHL 中毛囊的变化非常相似，并且均以毛囊微小化而告终。常见表现包括逐渐缩短的生长期和延长的休止期（仅在男性中）[159]。如何将 MPHL 和 FPHL 与固有毛囊衰老区分开，以及两者如何演变成所谓的"衰老性脱发"尚存争议[160-161]。有趣的是，与无脱发男性的毛囊 DP 细胞相比，MPHL 患者毛囊的成纤维细胞可表达细胞衰老晚期的标志物[162]。

人与小鼠毛囊形态和周期的差异

如前所述，小鼠和人类毛囊形态之间存在明显差异，尤其是对于人头皮毛囊而言。最明显的区别在于毛囊的长度和大小。与只有 1 mm 长的小鼠毛囊相比，人类头皮毛囊长得多，约为 5 mm[92]。此外，退行期人毛囊下部的组织体积减少了 80%，每个毛囊只容纳一根毛发[89]。而且，人类毛囊的生长可达数年而不是数周[89]。

啮齿动物还拥有独特的毛囊，如触须毛囊，而人无类似的毛囊。触须毛囊较毛发毛囊大；有独特的循环周期；被大的感觉神经支配，这些神经的神经元与感觉皮质相通；并被充血的海绵窦所包围[89, 92, 163]。

在小鼠中，毛囊大约在产后 17 天进入周期[20]。此时，毛囊会自发地经历退行期[20]。第一次退行期持续 2～3 天，随后进入第一次休止期，持续数天，而第二个休止期通常超过 3 周，并随毛囊周期递增[20]。毛囊形态特征的形成持续发生在小鼠出生后的早期，这就是为什么它通常被误解为"第一生长期"，但真正的毛囊生长期是出生后 4 周才出现的[20]。在小鼠中，毛发毛囊周期的起始峰是高度同步的，但是随着时间推移，毛囊周期内不同组（"域"）显示出不同的毛囊周期模式，随着年龄增加，它们变得更加分散和不同步[20, 112]。

相比之下，人毛囊早在出生前即在子宫内，就将其第一个"测试毛干"（胎毛）掉入羊水中。在人类胎儿皮肤中，毛囊周期会在个体毛囊内按照其自身的（"镶嵌式"）周期模式进行同步，并在出生后立即变得不同步[20]。成人毛囊在一定条件下可发生部分和暂时性重新同步，例如在重要激素水平异常、

系统性疾病、化疗以及自体后枕头皮毛囊移植到额颞皮肤后。

鼠类和人类毛囊之间的另一个重要区别是，小鼠通常在毛囊周期整个过程中保持毛干的存在，而人类则没有。因此，即使小鼠的毛发周期异常也不一定会导致脱发。有趣的是，鼠类脱发即表明脱发区域的毛囊受到了一定程度的损害，从而阻碍了毛干在毛管中的锚定[164]。

毛囊神经内分泌学

毛囊不仅是各种神经介质的重要靶点，其自身也能够合成神经介质[47]。这些内源性和毛囊内合成的神经激素、神经肽和神经递质可能参与调控毛囊周期并将其和环境刺激相连。毛囊上皮中表达丰富的神经介质反映了其与 CNS 有共同的神经外胚层胚胎学起源[47]。神经介质可以以激素原形式产生，如阿黑皮素原（proopiomelanocortin，POMC），并在毛囊内加工成它们各自的神经肽［例如，α-黑素细胞刺激素（α-melanocyte stimulating hormone，αMSH），ACTH 和 β-内啡肽］或直接从细胞内转录的基因（例如 TRH[38]，CRH 和催乳素）翻译而来[44, 47]。神经介质也可以通过酶促合成（例如褪黑激素）[47]。

先前的研究指出哺乳动物皮肤中存在下丘脑-垂体-肾上腺（hypothalamic-pituitary-adrenal，HPA）轴[100, 165-167]。目前，对这种外周 HPA 轴的功能尚未完全了解。体内小鼠毛囊证据表明，毛囊表达 CRH 及其受体，对糖皮质激素高度敏感[47, 168-170]。此外，在人类毛囊器官培养中，可观察到功能完整的外周 HPA 轴系统[47, 171]。与在下丘脑中一样，毛囊上皮转录 CRH 及其受体，人类毛囊上皮的特定区域表达 CRH 蛋白[47, 169-172]。毛囊受 CRH 刺激会上调 POMC 转录和表达并进一步加工成黑素皮质素（和垂体中与 ACTH 和

αMSH 相同）。此外，ACTH 可刺激毛囊内皮质醇的合成[47]。有趣的是，与 HPA 轴一样，皮质醇刺激后毛囊可负反馈下调毛囊内 CRH 蛋白的表达[47, 171]。

外周 HPA 轴可对应激进行快速反应[47, 167, 171, 173]。UV 诱导的应激下调了人类毛囊中 ACTH 的表达[47, 174]。此外，POMC 衍生产物（ACTH 和 αMSH），β- 内啡肽甚至 POMC 本身都是色素刺激性神经肽激素，影响表皮和毛囊的黑素细胞[42, 47, 175]。黑色素的产生反映了一种应激反应机制，因为黑色素可吸收 UV 辐射，是一种有效的自由基清除剂[47, 176]。

除诱导色素沉着外，ACTH 还对毛囊发挥其他作用。ACTH 的产生与毛发周期有关，并会诱导小鼠的生长期和休止期的提前终止。ACTH 可发挥肥大细胞促分泌素的作用来介导其对毛囊生长期的影响[35, 47, 101]。此外，CRH 也是人的毛发生长抑制剂[47, 171, 173] 和强效的肥大细胞促分泌素，可以激活毛囊真皮鞘中的肥大细胞，并促进毛囊间充质中肥大细胞祖细胞的成熟[47, 101]。此外，生长期的毛球和隆突部区域已明确是相对的免疫豁免区域，这有助于避免毛囊相关自身抗原被免疫识别而发生自身免疫反应，尤其是在毛囊干细胞区和生长期毛球内合成色素的毛干内。有趣的是，神经肽 αMSH 具有强大的免疫抑制作用，并且在抑制毛囊角质形成细胞的 MHC Ⅰ类表达从而维持毛囊免疫豁免中发挥关键作用[47, 177-178]。

除肾上腺激素外，甲状腺激素（T3 和 T4）也参与人毛囊的生物调节[38]。其主要参与毛囊生长期延长，色素沉着，毛母质细胞增殖和调节毛囊内角蛋白表达[47, 179]。T3 和 T4 刺激 K15 表达并原位调节人毛囊上皮干细胞的其他功能[47, 181]。人头皮毛囊转录 TSH 受体（TSH-R），其蛋白主要表达在毛囊间充质[38]。TSH-R 刺激促进了特定的角蛋白和

TSH 靶基因的转录，如编码甲状腺球蛋白和甲状腺转录因子 1[47, 181]。这表明人毛囊表现出了类似甲状腺对 TSH 的反应。此外，T3、T4、TSH 和 TRH 都可离体刺激人头皮毛囊的线粒体活性[44]。

另外，睾酮和 DHT 通过雄激素受体起作用，青春期雄激素依赖性区域（如胡须）中毛囊体积增加，在老年男性中这些区域可能出现毛囊微小化（导致雄激素性秃发）[7, 182]。Miranda 等人研究表明，女性的面部中央毛囊在受到比男性更高水平的雄激素刺激后可产生更多的毛发，这表明这些毛囊中存在着雄激素受体[182]。

小结

在本章中，我们回顾了人类毛囊生理学的主要方面，并从小鼠毛囊的生物学、人类胚胎期的毛囊发育，到其形态的成熟、周期分子调控，以及不同种族、衰老的差异等方面获得了很多信息。然而，尽管进行了一个多世纪的系统研究，我们对人毛囊在生理和病理状态下的功能仍知之甚少，这在一定程度上解释了为什么从治疗的角度来看，许多毛发疾病仍难以得到有效控制。近几十年来，毛发研究吸引了许多生命科学家的跨学科关注和研究，我们对这种复杂的（微小）器官的理解逐步增加，并在不断发现治疗干预的新靶点。

参考文献

1. Langan EA, Philpott MP, Kloepper JE, Paus R. Human hair follicle organ culture: theory, application and perspectives. *Exp Dermatol*. 2015;24(12):903–911.

2. Messenger AG, Botchkareva NV. Unraveling the secret life of the hair follicle: from fungi to innovative hair loss therapies. *Exp Dermatol*. 2017;26(6):471.

3. Nakamura M, Schneider MR, Schmidt-Ullrich R, Paus R. Mutant laboratory mice with abnormalities in hair follicle morphogenesis, cycling, and/or structure: an update. *J Dermatol Sci*. 2013;69(1):6–29.

4. Cotsarelis G, Sun TT, Lavker RM. Label-retaining cells

reside in the bulge area of pilosebaceous unit: implications for follicular stem cells, hair cycle, and skin carcinogenesis. *Cell*. 1990;61(7):1329–1337.

5. Liu LY, Craiglow BG, Dai F, King BA. Tofacitinib for the treatment of severe alopecia areata and variants: a study of 90 patients. *J Am Acad Dermatol*. 2017;76(1):22–28.

6. Xing L, Dai Z, Jabbari A, et al. Alopecia areata is driven by cytotoxic T lymphocytes and is reversed by JAK inhibition. *Nat Med*. 2014;20(9):1043–1049.

7. Paus R, Cotsarelis G. The biology of hair follicles. *N Engl J Med*. 1999;341(7):491–497.

8. Chuong CM, Jung HS, Noden D, Widelitz RB. Lineage and pluripotentiality of epithelial precursor cells in developing chicken skin. *Biochem Cell Biol*. 1998;76(6):1069–1077.

9. Kratochwil K, Dull M, Farinas I, Galceran J, Grosschedl R. Lef1 expression is activated by BMP-4 and regulates inductive tissue interactions in tooth and hair development. *Genes Dev*. 1996;10(11):1382–1394.

10. Zhou P, Byrne C, Jacobs J, Fuchs E. Lymphoid enhancer factor 1 directs hair follicle patterning and epithelial cell fate. *Genes Dev*. 1995;9(6):700–713.

11. Glover JD, Wells KL, Matthaus F, et al. Hierarchical patterning modes orchestrate hair follicle morphogenesis. *PLoS Biol*. 2017;15(7):e2002117.

12. Wang Q, Oh JW, Lee HL, et al. A multi-scale model for hair follicles reveals heterogeneous domains driving rapid spatiotemporal hair growth patterning. *Elife*. 2017;6.

13. Hansen LS, Coggle JE, Wells J, Charles MW. The influence of the hair cycle on the thickness of mouse skin. *Anat Rec*. 1984;210(4):569–573.

14. Stenn KS, Paus R. Controls of hair follicle cycling. *Physiol Rev*. 2001;81(1):449–494.

15. Paus R, Foitzik K, Welker P, Bulfone-Paus S, Eichmuller S. Transforming growth factor-beta receptor type I and type II expression during murine hair follicle development and cycling. *J Invest Dermatol*. 1997;109(4):518–526.

16. Schmidt-Ullrich R, Paus R. Molecular principles of hair follicle induction and morphogenesis. *Bioessays*. 2005;27(3):247–261.

17. Christiano AM. Epithelial stem cells: stepping out of their niche. *Cell*. 2004;118(5):530–532.

18. Sieber-Blum M, Grim M, Hu YF, Szeder V. Pluripotent neural crest stem cells in the adult hair follicle. *Dev Dyn*. 2004;231(2):258–269.

19. Mikkola ML. Genetic basis of skin appendage development. *Semin Cell Dev Biol*. 2007;18(2):225–236.

20. Schneider MR, Schmidt-Ullrich R, Paus R. The hair follicle as a dynamic miniorgan. *Curr Biol*. 2009;19(3):R132–R142.

21. Hardy MH. The development of mouse hair in vitro with some observations on pigmentation. *J Anat*. 1949;83(4):364–384, 363 p.

22. Maini PK, Baker RE, Chuong CM. Developmental biology. The Turing model comes of molecular age. *Science*. 2006;314(5804):1397–1398.

23. Duverger O, Morasso MI. To grow or not to grow: hair morphogenesis and human genetic hair disorders. *Semin Cell Dev Biol*. 2014;25–26:22–33.

24. Andl T, Reddy ST, Gaddapara T, Millar SE. WNT signals are required for the initiation of hair follicle development. *Dev Cell*. 2002;2(5):643–653.

25. Headon DJ, Overbeek PA. Involvement of a novel Tnf receptor homologue in hair follicle induction. *Nat Genet*. 1999;22(4):370–374.

26. Schmidt-Ullrich R, Aebischer T, Hulsken J, Birchmeier W, Klemm U, Scheidereit C. Requirement of NF-kappaB/Rel for the development of hair follicles and other epidermal appendices. *Development*. 2001;128(19):3843–3853.

27. Jamora C, DasGupta R, Kocieniewski P, Fuchs E. Links between signal transduction, transcription and adhesion in epithelial bud development. *Nature*. 2003; 422(6929):317–322.

28. Magerl M, Tobin DJ, Muller-Rover S, et al. Patterns of proliferation and apoptosis during murine hair follicle morphogenesis. *J Invest Dermatol*. 2001;116(6):947–955.

29. Lindner G, Botchkarev VA, Botchkareva NV, Ling G, van der Veen C, Paus R. Analysis of apoptosis during hair follicle regression (catagen). *Am J Pathol*. 1997;151(6):1601–1617.

30. Geyfman M, Plikus MV, Treffeisen E, Andersen B, Paus R. Resting no more: re-defining telogen, the maintenance stage of the hair growth cycle. *Biol Rev Camb Philos Soc*. 2015;90(4):1179–1196.

31. Scharschmidt TC, Vasquez KS, Pauli ML, et al. Commensal microbes and hair follicle morphogenesis coordinately drive Treg migration into neonatal skin. *Cell Host Microbe*. 2017;21(4):467–477.e465.

32. Ali N, Zirak B, Rodriguez RS, et al. Regulatory T cells in skin facilitate epithelial stem cell differentiation. *Cell*. 2017;169(6):1119–1129.e1111.

33. Castellana D, Paus R, Perez-Moreno M. Macrophages contribute to the cyclic activation of adult hair follicle stem cells. *PLoS Biol*. 2014;12(12):e1002002.

34. Kloepper JE, Kawai K, Bertolini M, Kanekura T, Paus R. Loss of gammadelta T cells results in hair cycling defects. *J Invest Dermatol*. 2013;133(6):1666–1669.

35. Paus R, Maurer M, Slominski A, Czarnetzki BM. Mast cell involvement in murine hair growth. *Dev Biol*. 1994;163(1):230–240.

36. Purba TS, Brunken L, Peake M, et al. Characterisation of cell cycle arrest and terminal differentiation in a maximally proliferative human epithelial tissue: lessons from the human hair follicle matrix. *Eur J Cell Biol*. 2017;96(6):632–641.

37. Purba TS, Peake M, Farjo B, et al. Divergent proliferation patterns of distinct human hair follicle epithelial progenitor niches in situ and their differential responsiveness to prostaglandin D2. *Sci Rep*. 2017;7(1):15197.

38. Purba TS, Haslam IS, Poblet E, et al. Human epithelial hair follicle stem cells and their progeny: current state of knowledge, the widening gap in translational research and future challenges. *Bioessays*. 2014;36(5):513–525.

39. Oh JW, Kloepper J, Langan EA, et al. A guide to studying human hair follicle cycling in vivo. *J Invest Dermatol*. 2016;136(1):34–44.

40. Westgate GE, Ginger RS, Green MR. The biology and genetics of curly hair. *Exp Dermatol*. 2017;26(6):483–490.

41. Ho J, Bhawan J. Folliculosebaceous neoplasms: a review of clinical and histological features. *J Dermatol*. 2017;44(3):259–278.

42. Paus R. A neuroendocrinological perspective on human hair follicle pigmentation. *Pigment Cell Melanoma Res*. 2011;24(1):89–106.

43. Tobin DJ. The cell biology of human hair follicle pigmentation. *Pigment Cell Melanoma Res*. 2011;24(1):75–88.

44. Vidali S, Knuever J, Lerchner J, et al. Hypothalamic-pituitary-thyroid axis hormones stimulate mitochondrial function and biogenesis in human hair follicles. *J Invest Dermatol*. 2014;134(1):33–42.

45. Lemasters JJ, Ramshesh VK, Lovelace GL, et al. Compartmentation of mitochondrial and oxidative metabolism in growing hair follicles: a ring of fire. *J Invest Dermatol*. 2017;137(7):1434–1444.

46. Danilenko DM, Ring BD, Pierce GF. Growth factors and cytokines in hair follicle development and cycling: recent insights from animal models and the potentials for clinical therapy. *Mol Med Today*. 1996;2(11):460–467.

47. Paus R, Langan EA, Vidali S, Ramot Y, Andersen B. Neuroendocrinology of the hair follicle: principles and clinical perspectives. *Trends Mol Med*. 2014;20(10):559–570.

48. Tiede S, Kloepper JE, Whiting DA, Paus R. The 'follicular trochanter': an epithelial compartment of the human hair follicle bulge region in need of further characterization. *Br J Dermatol*. 2007;157(5):1013–1016.

49. Rochat A, Kobayashi K, Barrandon Y. Location of stem cells of human hair follicles by clonal analysis. *Cell*. 1994;76(6):1063–1073.

50. Tanimura S, Tadokoro Y, Inomata K, et al. Hair follicle stem cells provide a functional niche for melanocyte stem cells. *Cell Stem Cell*. 2011;8(2):177–187.

51. Schneider MR, Paus R. Deciphering the functions of the hair follicle infundibulum in skin physiology and disease. *Cell Tissue Res*. 2014;358(3):697–704.

52. Paus R, van der Veen C, Eichmuller S, et al. Generation and cyclic remodeling of the hair follicle immune system in mice. *J Invest Dermatol*. 1998;111(1):7–18.

53. Paus R, Nickoloff BJ, Ito T. A 'hairy' privilege. *Trends Immunol*. 2005;26(1):32–40.

54. Paus R, Bulfone-Paus S, Bertolini M. Hair follicle immune privilege revisited: the key to alopecia areata management. *J Invest Dermatol Symp Proc*. 2018;19(1):S12–S17.

55. Gilhar A, Etzioni A, Paus R. Alopecia areata. *N Engl J Med*. 2012;366(16):1515–1525.

56. Harries MJ, Meyer K, Chaudhry I, et al. Lichen planopilaris is characterized by immune privilege collapse of the hair follicle's epithelial stem cell niche. *J Pathol*. 2013;231(2):236–247.

57. Hofmann U, Tokura Y, Ruckert R, Paus R. The anagen hair cycle induces systemic immunosuppression of contact hypersensitivity in mice. *Cell Immunol*. 1998;184(1):65–73.

58. Geyfman M, Gordon W, Paus R, Andersen B. Identification of telogen markers underscores that telogen is far from a quiescent hair cycle phase. *J Invest Dermatol*. 2012;132(3 Pt 1):721–724.

59. Hoffmann R, Happle R, Paus R. Elements of the interleukin-1 signaling system show hair cycle-dependent gene expression in murine skin. *Eur J Dermatol*. 1998;8(7):475–477.

60. Nagao K, Kobayashi T, Moro K, et al. Stress-induced production of chemokines by hair follicles regulates the trafficking of dendritic cells in skin. *Nat Immunol*. 2012;13(8):744–752.

61. Poblet E, Jimenez-Acosta F, Hardman JA, Escario E, Paus R. Is the eccrine gland an integral, functionally important component of the human scalp pilosebaceous unit? *Exp Dermatol*. 2016;25(2):149–150.

62. Avram MR, Finney R, Rogers N. Hair transplantation controversies. *Dermatol Surg*. 2017;43(suppl 2):S158–S162.

63. Poblet E, Ortega F, Jimenez F. The arrector pili muscle and the follicular unit of the scalp: a microscopic anatomy study. *Dermatol Surg*. 2002;28(9):800–803.

64. Torkamani N, Rufaut N, Jones L, Sinclair R. The arrector pili muscle, the bridge between the follicular stem cell niche and the interfollicular epidermis. *Anat Sci Int*. 2017;92(1):151–158.

65. Hinde E, Haslam IS, Schneider MR, et al. A practical guide for the study of human and murine sebaceous glands in situ. *Exp Dermatol*. 2013;22(10):631–637.

66. Botchkarev VA, Botchkareva NV, Peters EM, Paus R. Epithelial growth control by neurotrophins: leads and lessons from the hair follicle. *Prog Brain Res*. 2004;146:493–513.

67. Paus R, Arck P. Neuroendocrine perspectives in alopecia areata: does stress play a role? *J Invest Dermatol*. 2009;129(6):1324–1326.

68. Paus R, Peters EM, Eichmuller S, Botchkarev VA. Neural mechanisms of hair growth control. *J Investig Dermatol Symp Proc*. 1997;2(1):61–68.

69. Peters EM, Arck PC, Paus R. Hair growth inhibition by psychoemotional stress: a mouse model for neural mechanisms in hair growth control. *Exp Dermatol*. 2006;15(1):1–13.

70. Peters EM, Hansen MG, Overall RW, et al. Control of human hair growth by neurotrophins: brain-derived neurotrophic factor inhibits hair shaft elongation, induces catagen, and stimulates follicular transforming growth factor beta2 expression. *J Invest Dermatol*. 2005;124(4):675–685.

71. Peters EM, Liotiri S, Bodo E, et al. Probing the effects of stress mediators on the human hair follicle: substance P holds central position. *Am J Pathol*. 2007;171(6):1872–1886.

72. Jonsson EH, Bendas J, Weidner K, et al. The relation between human hair follicle density and touch perception. *Sci Rep*. 2017;7(1):2499.

73. Buscone S, Mardaryev AN, Raafs B, et al. A new path in defining light parameters for hair growth: discovery and modulation of photoreceptors in human hair follicle. *Lasers Surg Med*. 2017;49(7):705–718.

74. Blume U, Ferracin J, Verschoore M, Czernielewski JM, Schaefer H. Physiology of the vellus hair follicle: hair growth and sebum excretion. *Br J Dermatol*. 1991;124(1):21–28.

75. Headington JT. Transverse microscopic anatomy of the human scalp. A basis for a morphometric approach to disorders of the hair follicle. *Arch Dermatol*. 1984;120(4):449–456.

76. Miranda BH, Tobin DJ, Sharpe DT, Randall VA. Intermediate hair follicles: a new more clinically relevant model for hair growth investigations. *Br J Dermatol*. 2010;163(2):287–295.

77. Tobin DJ, Gunin A, Magerl M, Paus R. Plasticity and cytokinetic dynamics of the hair follicle mesenchyme during the hair growth cycle: implications for growth control and hair follicle transformations. *J Investig Dermatol Symp Proc*. 2003;8(1):80–86.

78. Al-Nuaimi Y, Goodfellow M, Paus R, Baier G. A prototypic mathematical model of the human hair cycle. *J Theor Biol*. 2012;310:143–159.

79. Paus R, Foitzik K. In search of the "hair cycle clock": a guided tour. *Differentiation*. 2004;72(9–10):489–511.

80. Al-Nuaimi Y, Hardman JA, Biro T, et al. A meeting of two chronobiological systems: circadian proteins Period1 and BMAL1 modulate the human hair cycle clock. *J Invest Dermatol*. 2014;134(3):610–619.

81. Muller-Rover S, Handjiski B, van der Veen C, et al. A comprehensive guide for the accurate classification of murine hair follicles in distinct hair cycle stages. *J Invest Dermatol*. 2001;117(1):3–15.

82. Muller-Rover S, Peters EJ, Botchkarev VA, Panteleyev A, Paus R. Distinct patterns of NCAM expression are associated with defined stages of murine hair follicle morphogenesis and regression. *J Histochem Cytochem*. 1998;46(12):1401–1410.

83. Saitoh M, Uzuka M, Sakamoto M. Human hair cycle. *J Invest Dermatol*. 1970;54(1):65–81.

84. Slominski A, Wortsman J, Plonka PM, Schallreuter KU, Paus R, Tobin DJ. Hair follicle pigmentation. *J Invest Dermatol*. 2005;124(1):13–21.

85. Krieger K, Millar SE, Mikuda N, et al. NF-kappab participates in mouse hair cycle control and plays distinct roles in the various pelage hair follicle types. *J Invest Dermatol*. 2017.

86. Nguyen H, Rendl M, Fuchs E. Tcf3 governs stem cell features and represses cell fate determination in skin. *Cell*. 2006;127(1):171–183.

87. Rosenquist TA, Martin GR. Fibroblast growth factor signalling in the hair growth cycle: expression of the fibroblast growth factor receptor and ligand genes in the murine hair follicle. *Dev Dyn*. 1996;205(4):379–386.

88. Alexeev V, Igoucheva O, Domashenko A, Cotsarelis G, Yoon K. Localized in vivo genotypic and phenotypic correction of the albino mutation in skin by RNA-DNA oligonucleotide. *Nat Biotechnol*. 2000;18(1):43–47.

89. Cotsarelis G. Epithelial stem cells: a folliculocentric view. *J Invest Dermatol*. 2006;126(7):1459–1468.

90. Fuchs E, Tumbar T, Guasch G. Socializing with the neighbors: stem cells and their niche. *Cell*. 2004;116(6):769–778.

91. Purba TS, Haslam IS, Shahmalak A, Bhogal RK, Paus R. Mapping the expression of epithelial hair follicle stem cell-related transcription factors LHX2 and SOX9 in the human hair follicle. *Exp Dermatol*. 2015;24(6):462–467.

92. Cotsarelis G. Gene expression profiling gets to the root of human hair follicle stem cells. *J Clin Invest*. 2006;116(1):19–22.

93. Oshima H, Rochat A, Kedzia C, Kobayashi K, Barrandon Y. Morphogenesis and renewal of hair follicles from adult multipotent stem cells. *Cell*. 2001;104(2):233–245.

94. Morris RJ, Liu Y, Marles L, et al. Capturing and profiling adult hair follicle stem cells. *Nat Biotechnol*. 2004;22(4):411–417.

95. Harries MJ, Meyer KC, Paus R. Hair loss as a result of cutaneous autoimmunity: frontiers in the immunopathogenesis of primary cicatricial alopecia. *Autoimmun Rev*. 2009;8(6):478–483.

96. Mobini N, Tam S, Kamino H. Possible role of the bulge region in the pathogenesis of inflammatory scarring alopecia: lichen planopilaris as the prototype. *J Cutan Pathol*. 2005;32(10):675–679.

97. Ito M, Kizawa K, Toyoda M, Morohashi M. Label-retaining cells in the bulge region are directed to cell death after plucking, followed by healing from the surviving hair germ. *J Invest Dermatol*. 2002;119(6):1310–1316.

98. Slominski A, Paus R, Plonka P, et al. Melanogenesis during the anagen-catagen-telogen transformation of the murine hair cycle. *J Invest Dermatol*. 1994;102(6):862–869.

99. Ito M, Kizawa K, Hamada K, Cotsarelis G. Hair follicle stem cells in the lower bulge form the secondary germ, a biochemically distinct but functionally equivalent progenitor cell population, at the termination of catagen. *Differentiation*. 2004;72(9–10):548–557.

100. Slominski A, Wortsman J, Tobin DJ. The cutaneous serotoninergic/melatoninergic system: securing a place under the sun. *FASEB J*. 2005;19(2):176–194.

101. Maurer M, Fischer E, Handjiski B, et al. Activated skin mast cells are involved in murine hair follicle regression (catagen). *Lab Invest*. 1997;77(4):319–332.

102. Westgate GE, Craggs RI, Gibson WT. Immune privilege in hair growth. *J Invest Dermatol*. 1991;97(3):417–420.

103. LeBrun DP, Warnke RA, Cleary ML. Expression of bcl-2 in fetal tissues suggests a role in morphogenesis. *Am J Pathol*. 1993;142(3):743–753.

104. Stenn KS, Lawrence L, Veis D, Korsmeyer S, Seiberg M. Expression of the bcl-2 protooncogene in the cycling adult mouse hair follicle. *J Invest Dermatol*. 1994;103(1):107–111.

105. Seiberg M, Marthinuss J, Stenn KS. Changes in expression of apoptosis-associated genes in skin mark early catagen. *J Invest Dermatol*. 1995;104(1):78–82.

106. Kloepper JE, Baris OR, Reuter K, et al. Mitochondrial function in murine skin epithelium is crucial for hair follicle morphogenesis and epithelial-mesenchymal interactions. *J Invest Dermatol*. 2015;135(3):679–689.

107. Ohnemus U, Uenalan M, Inzunza J, Gustafsson JA, Paus R. The hair follicle as an estrogen target and source. *Endocr Rev*. 2006;27(6):677–706.

108. Samuelov L, Sprecher E, Tsuruta D, Biro T, Kloepper JE, Paus R. P-cadherin regulates human hair growth and cycling via canonical Wnt signaling and transforming growth factor-beta2. *J Invest Dermatol*. 2012;132(10):2332–2341.

109. Vandevelde C, Allaerts W. Trichilemmal keratinisation: a causal factor in loosening the murine telogen club hair from the trichilemmal sac. *J Anat*. 1984;138(Pt 4):745–756.

110. Pinkus H, Iwasaki T, Mishima Y. Outer root sheath keratinization in anagen and catagen of the mammalian hair follicle. A seventh distinct type of keratinization in the hair follicle: trichilemmal keratinization. *J Anat*. 1981;133(Pt 1):19–35.

111. Rebora A. Pathogenesis of androgenetic alopecia. *J Am Acad Dermatol*. 2004;50(5):777–779.

112. Plikus MV, Mayer JA, de la Cruz D, et al. Cyclic dermal BMP signalling regulates stem cell activation during hair regeneration. *Nature*. 2008;451(7176):340–344.

113. Chase HB. Growth of the hair. *Physiol Rev*. 1954;34(1):113–126.

114. Paus R, Stenn KS, Link RE. Telogen skin contains an inhibitor of hair growth. *Br J Dermatol*. 1990;122(6):777–784.

115. Petho-Schramm A, Muller HJ, Paus R. FGF5 and the murine hair cycle. *Arch Dermatol Res*. 1996;288(5–6):264–266.

116. Suzuki S, Ota Y, Ozawa K, Imamura T. Dual-mode regulation of hair growth cycle by two Fgf-5 gene products. *J Invest Dermatol*. 2000;114(3):456–463.

117. Weger N, Schlake T. Igfbp3 modulates cell proliferation in the hair follicle. *J Invest Dermatol*. 2005;125(4):847–849.

118. Woo WM, Oro AE. SnapShot: hair follicle stem cells. *Cell*. 2011;146(2):334–334.e332.

119. Lindner G, Menrad A, Gherardi E, et al. Involvement of hepatocyte growth factor/scatter factor and met receptor signaling in hair follicle morphogenesis and cycling. *FASEB J*. 2000;14(2):319–332.

120. Bullough WS, Laurence EB. Epidermal chalone and

mitotic control in the Vx2 epidermal tumour. *Nature*. 1968;220(5163):134–135.

121. Marks F, Richter KH. A request for a more serious approach to the chalone concept. *Br J Dermatol*. 1984;111(suppl 27):58–63.

122. Stenn K. Exogen is an active, separately controlled phase of the hair growth cycle. *J Am Acad Dermatol*. 2005;52(2):374–375.

123. Higgins CA, Westgate GE, Jahoda CA. From telogen to exogen: mechanisms underlying formation and subsequent loss of the hair club fiber. *J Invest Dermatol*. 2009;129(9):2100–2108.

124. Koch PJ, Mahoney MG, Cotsarelis G, Rothenberger K, Lavker RM, Stanley JR. Desmoglein 3 anchors telogen hair in the follicle. *J Cell Sci*. 1998;111(Pt 17):2529–2537.

125. Lavker RM, Risse B, Brown H, et al. Localization of plasminogen activator inhibitor type 2 (PAI-2) in hair and nail: implications for terminal differentiation. *J Invest Dermatol*. 1998;110(6):917–922.

126. Ekholm E, Sondell B, Stranden P, Brattsand M, Egelrud T. Expression of stratum corneum chymotryptic enzyme in human sebaceous follicles. *Acta Derm Venereol*. 1998;78(5):343–347.

127. Tobin DJ, Foitzik K, Reinheckel T, et al. The lysosomal protease cathepsin L is an important regulator of keratinocyte and melanocyte differentiation during hair follicle morphogenesis and cycling. *Am J Pathol*. 2002;160(5):1807–1821.

128. Pierard-Franchimont C, Pierard GE. Teloptosis, a turning point in hair shedding biorhythms. *Dermatology*. 2001;203(2):115–117.

129. Rebora A, Guarrera M. Kenogen. A new phase of the hair cycle? *Dermatology*. 2002;205(2):108–110.

130. Guarrera M, Rebora A. Kenogen in female androgenetic alopecia. A longitudinal study. *Dermatology*. 2005;210(1):18–20.

131. Seago SV, Ebling FJ. The hair cycle on the human thigh and upper arm. *Br J Dermatol*. 1985;113(1):9–16.

132. Loussouarn G, Lozano I, Panhard S, Collaudin C, El Rawadi C, Genain G. Diversity in human hair growth, diameter, colour and shape. An in vivo study on young adults from 24 different ethnic groups observed in the five continents. *Eur J Dermatol*. 2016;26(2):144–154.

133. Kealey T, Williams R, Philpott MP. The human hair follicle engages in glutaminolysis and aerobic glycolysis: implications for skin, splanchnic and neoplastic metabolism. *Skin Pharmacol*. 1994;7(1–2):41–46.

134. Haslam IS, Jadkauskaite L, Szabo IL, et al. Oxidative damage control in a human (mini-) organ: Nrf2 activation protects against oxidative stress-induced hair growth inhibition. *J Invest Dermatol*. 2017;137(2):295–304.

135. Bernard BA. The hair follicle enigma. *Exp Dermatol*. 2017;26(6):472–477.

136. Thibaut S, Gaillard O, Bouhanna P, Cannell DW, Bernard BA. Human hair shape is programmed from the bulb. *Br J Dermatol*. 2005;152(4):632–638.

137. Thibaut S, Barbarat P, Leroy F, Bernard BA. Human hair keratin network and curvature. *Int J Dermatol*. 2007;46(suppl 1):7–10.

138. Sriwiriyanont P, Hachiya A, Pickens WL, et al. Effects of IGF-binding protein 5 in dysregulating the shape of human hair. *J Invest Dermatol*. 2011;131(2):320–328.

139. Bessis D, Luong MS, Blanc P, et al. Straight hair associated with interferon-alfa plus ribavirin in hepatitis C infection. *Br J Dermatol*. 2002;147(2):392–393.

140. Agero AL, Dusza SW, Benvenuto-Andrade C, Busam KJ, Myskowski P, Halpern AC. Dermatologic side effects associated with the epidermal growth factor receptor inhibitors. *J Am Acad Dermatol*. 2006;55(4):657–670.

141. Alibardi L. Ultrastructural localization of hair keratins, high sulfur keratin-associated proteins and sulfhydryl oxidase in the human hair. *Anat Sci Int*. 2017;92(2):248–261.

142. Ito S, Wakamatsu K. Quantitative analysis of eumelanin and pheomelanin in humans, mice, and other animals: a comparative review. *Pigment Cell Res*. 2003;16(5):523–531.

143. Simon JD, Peles D, Wakamatsu K, Ito S. Current challenges in understanding melanogenesis: bridging chemistry, biological control, morphology, and function. *Pigment Cell Melanoma Res*. 2009;22(5):563–579.

144. Gaspar E, Nguyen-Thi KT, Hardenbicker C, et al. Thyrotropin-releasing hormone selectively stimulates human hair follicle pigmentation. *J Invest Dermatol*. 2011;131(12):2368–2377.

145. Hardman JA, Tobin DJ, Haslam IS, et al. The peripheral clock regulates human pigmentation. *J Invest Dermatol*. 2015;135(4):1053–1064.

146. Samuelov L, Sprecher E, Sugawara K, et al. Topobiology of human pigmentation: P-cadherin selectively stimulates hair follicle melanogenesis. *J Invest Dermatol*. 2013;133(6):1591–1600.

147. Commo S, Wakamatsu K, Lozano I, et al. Age-dependent changes in eumelanin composition in hairs of various ethnic origins. *Int J Cosmet Sci*. 2012;34(1):102–107.

148. Kim SN, Lee SY, Choi MH, et al. Characteristic features of ageing in Korean women's hair and scalp. *Br J Dermatol*. 2013;168(6):1215–1223.

149. Sinclair RD. Management of male pattern hair loss. *Cutis*. 2001;68(1):35–40.

150. Matsumura H, Mohri Y, Binh NT, et al. Hair follicle aging is driven by transepidermal elimination of stem cells via COL17A1 proteolysis. *Science*. 2016;351(6273):aad4395.

151. Sinclair R, Chapman A, Magee J. The lack of significant changes in scalp hair follicle density with advancing age. *Br J Dermatol*. 2005;152(4):646–649.

152. Birch MP, Messenger JF, Messenger AG. Hair density, hair diameter and the prevalence of female pattern hair loss. *Br J Dermatol*. 2001;144(2):297–304.

153. Robbins C, Mirmirani P, Messenger AG, et al. What women want - quantifying the perception of hair amount: an analysis of hair diameter and density changes with age in caucasian women. *Br J Dermatol*. 2012;167(2):324–332.

154. Kim JE, Lee JH, Choi KH, et al. Phototrichogram analysis of normal scalp hair characteristics with aging. *Eur J Dermatol*. 2013;23(6):849–856.

155. Jacobsen E, Billings JK, Frantz RA, Kinney CK, Stewart ME, Downing DT. Age-related changes in sebaceous wax ester secretion rates in men and women. *J Invest Dermatol*. 1985;85(5):483–485.

156. Nishimura EK, Granter SR, Fisher DE. Mechanisms of hair graying: incomplete melanocyte stem cell maintenance in the niche. *Science*. 2005;307(5710):720–724.

157. Zhang Z, Lei M, Xin H, et al. Wnt/beta-catenin signaling promotes aging-associated hair graying in mice. *Oncotarget*. 2017;8(41):69316–69327.

158. Yaar M, Gilchrest BA. Ageing of skin. In: Freidberg EM, Eisen AZ, Wolff K, et al., eds. *Fitzpatrick's Dermatology in General Practice*. New York: McGraw-Hill; 1999:1697–1706.

159. Olsen EA, Messenger AG, Shapiro J, et al. Evaluation and treatment of male and female pattern hair loss. *J Am Acad Dermatol*. 2005;52(2):301–311.

160. Torres F. Androgenetic, diffuse and senescent alopecia in men: practical evaluation and management. *Curr Probl Dermatol*. 2015;47:33–44.

161. Whiting DA. How real is senescent alopecia? A histopathologic approach. *Clin Dermatol*. 2011;29(1):49–53.

162. Upton JH, Hannen RF, Bahta AW, Farjo N, Farjo B, Philpott MP. Oxidative stress-associated senescence in dermal papilla cells of men with androgenetic alopecia. *J Invest Dermatol*. 2015;135(5):1244–1252.

163. Bertolini M, Meyer KC, Slominski R, Kobayashi K, Ludwig RJ, Paus R. The immune system of mouse vibrissae follicles: cellular composition and indications of immune privilege. *Exp Dermatol*. 2013;22(9):593–598.

164. Sundberg JP, Peters EM, Paus R. Analysis of hair follicles in mutant laboratory mice. *J Investig Dermatol Symp Proc*. 2005;10(3):264–270.

165. Slominski A, Paus R, Mazurkiewicz J. Proopiomelanocortin expression in the skin during induced hair growth in mice. *Experientia*. 1992;48(1):50–54.

166. Slominski A, Wortsman J, Kohn L, et al. Expression of hypothalamic-pituitary-thyroid axis related genes in the human skin. *J Invest Dermatol*. 2002;119(6):1449–1455.

167. Slominski A, Wortsman J, Luger T, Paus R, Solomon S. Corticotropin releasing hormone and proopiomelanocortin involvement in the cutaneous response to stress. *Physiol Rev*. 2000;80(3):979–1020.

168. Paus R, Heinzelmann T, Schultz KD, Furkert J, Fechner K, Czarnetzki BM. Hair growth induction by substance P. *Lab Invest*. 1994;71(1):134–140.

169. Ito N, Ito T, Betterman A, Paus R. The human hair bulb is a source and target of CRH. *J Invest Dermatol*. 2004;122(1):235–237.

170. Slominski A, Pisarchik A, Tobin DJ, Mazurkiewicz JE, Wortsman J. Differential expression of a cutaneous corticotropin-releasing hormone system. *Endocrinology*. 2004;145(2):941–950.

171. Ito N, Ito T, Kromminga A, et al. Human hair follicles display a functional equivalent of the hypothalamic-pituitary-adrenal axis and synthesize cortisol. *FASEB J*. 2005;19(10):1332–1334.

172. Kauser S, Slominski A, Wei ET, Tobin DJ. Modulation of the human hair follicle pigmentary unit by corticotropin-releasing hormone and urocortin peptides. *FASEB J*. 2006;20(7):882–895.

173. Slominski AT, Zmijewski MA, Zbytek B, Tobin DJ, Theoharides TC, Rivier J. Key role of CRF in the skin stress response system. *Endocr Rev*. 2013;34(6):827–884.

174. Lu Z, Fischer TW, Hasse S, et al. Profiling the response of human hair follicles to ultraviolet radiation. *J Invest Dermatol*. 2009;129(7):1790–1804.

175. Rousseau K, Kauser S, Pritchard LE, et al. Proopiomelanocortin (POMC), the ACTH/melanocortin precursor, is secreted by human epidermal keratinocytes and melanocytes and stimulates melanogenesis. *FASEB J*. 2007;21(8):1844–1856.

176. Paus R. Migrating melanocyte stem cells: masters of disaster? *Nat Med*. 2013;19(7):818–819.

177. Brzoska T, Luger TA, Maaser C, Abels C, Bohm M. Alpha-melanocyte-stimulating hormone and related tripeptides: biochemistry, antiinflammatory and protective effects in vitro and in vivo, and future perspectives for the treatment of immune-mediated inflammatory diseases. *Endocr Rev*. 2008;29(5):581–602.

178. Ito T, Ito N, Bettermann A, Tokura Y, Takigawa M, Paus R. Collapse and restoration of MHC class-I-dependent immune privilege: exploiting the human hair follicle as a model. *Am J Pathol*. 2004;164(2):623–634.

179. van Beek N, Bodo E, Kromminga A, et al. Thyroid hormones directly alter human hair follicle functions: anagen prolongation and stimulation of both hair matrix keratinocyte proliferation and hair pigmentation. *J Clin Endocrinol Metab*. 2008;93(11):4381–4388.

180. Tiede S, Bohm K, Meier N, Funk W, Paus R. Endocrine controls of primary adult human stem cell biology: thyroid hormones stimulate keratin 15 expression, apoptosis, and differentiation in human hair follicle epithelial stem cells in situ and in vitro. *Eur J Cell Biol*. 2010;89(10):769–777.

181. Bodo E, Kromminga A, Biro T, et al. Human female hair follicles are a direct, nonclassical target for thyroid-stimulating hormone. *J Invest Dermatol*. 2009;129(5):1126–1139.

182. Miranda BH, Charlesworth MR, Tobin DJ, Sharpe DT, Randall VA. Androgens trigger different growth responses in genetically identical human hair follicles in organ culture that reflect their epigenetic diversity in life. *FASEB J*. 2017.

第 2 章

毛发病理：基础知识

MARIYA MITEVA，MD

（罗颖 译 杨淑霞 周城 审）

头皮活检

　　头皮活检通常应用于毛发门诊中对疾病的诊断和瘢痕性秃发中对疾病活动度的评估。尽管数据显示获取三个活检标本进行水平切片的患者，诊断的准确率为 98%，而一个活检标本水平切片的准确率为 79%[1]，通常还是只取一个或两个标本。斑片型非瘢痕性秃发一般从秃发斑处取材，而弥漫性非瘢痕性秃发通常可从头皮顶部或中部取材，因为这些区域被认为是评估毛囊微小化的最佳部位，尤其是在早期女性型脱发中[2]。如果患者习惯将头发中分，则通常在发缝旁 1 ～ 2 cm 处行活检以避免瘢痕暴露。因为毛囊计数以 4 mm 环钻钻孔活检标本为基础，所以采用直径 4 mm 环钻用于非瘢痕性秃发的取材。在瘢痕性秃发中，可借助皮肤镜来挑选活检部位（皮肤镜引导头皮活检）以获得最佳标本[3]。使用这一技术，通常 3 mm 的环钻就足够诊断所需了，尤其是对前额纤维性秃发患者从毛发边缘进行活检时。

水平（横）切片

　　由于毛囊解剖结构的复杂性和毛发周期的不同分期，使头皮活检的组织病理学分析变得复杂[4]。尽管垂直切片是皮肤活检的常规方法，水平切片在对毛囊直径和毛发周期的评估上更有价值[5]。水平和垂直切片各有优缺点，因此应该结合一起进行分析。如果只获得了一个活检标本，则应选择水平切片，

可以完成对非瘢痕性秃发毛囊结构的评估和毛囊的计数，以及对瘢痕性秃发局灶性病变的检测[6]。水平切片有数种处理方法，已有多篇具有指导意义的相关文章出版[1, 4, 7-13]。大多数文章都是以 Headington 在 1984 发表的水平切片技术为基础，将环钻活检标本一分为二，一起进行包埋切片（图 2.1）。对于选择何处作为标本最佳切开部位目前仍存在争议[4, 8, 14]，但通常用毛囊峡部水平来评估毛囊结构和皮脂腺是否存在，以及计算毛囊数量和比例。当获取的标本中包含了 10 ～ 14 个毛囊单位（由疏松的胶原网络勾勒出的六边形结构，包含 3 ～ 4 个终毛和一个毳毛毛囊，附有皮脂腺和立毛肌），说明毛囊结构没有破坏。如果标本被正确地一分为二，通常 20 个切片就足以评估整个毛囊的长度[13]。

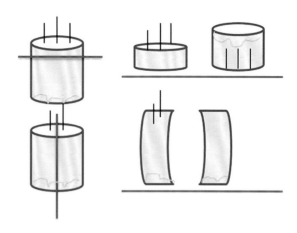

图 2.1　Headington 技术示意图：水平切片（上一行）与垂直切片的比较。水平切片可通过数个层面对一个 4 mm 环钻活检标本中的所有毛囊进行评估

毛囊和毛发计数：基础知识

根据水平切面中毛囊的形态特征，用易于记忆的物体、植物和动物图形来比喻则更容易理解[15]。

毛囊是产生毛干（角化的无生命的物质）的上皮结构，包括生长期和退行期的不同阶段。根据毛发直径将毛囊分为三个组：终毛——直径大于 0.06 mm；中间发——直径介于 0.03 mm 至 0.06mm 之间，毳毛——直径小于 0.03 mm。毛囊的生长阶段被称为生长期，**生长期毛囊**约占所有毛囊的85%。其特点是毛囊的上皮层呈同心性排列，包括内毛根鞘（呈粉红色的致密层，在峡部水平角化）、外毛根鞘（含有糖原的苍白细胞）和结缔组织鞘（由 I 型胶原为主的疏松胶原、血管和成纤维细胞组成的薄层结构）（图 2.2A）。

退行期毛囊处于退化的过渡阶段，持续约 2 ～ 3 周。在正常头皮的所有毛囊中不足 1%。在退行期中，毛干向上退缩，含有凋亡细胞的外毛根鞘收缩（图 2.2B）。

休止期毛囊处于退化阶段，持续约 3 个月；休止期的杵状毛干位于隆突水平，约占正常头皮毛囊总数的15%。逐渐松脱的毛干表现为位于皱缩的外毛根鞘中间明亮的退化的锯齿状角蛋白团（图 2.2C）。休止期生发单位（telogen germinal unit，TGU）位于休止期毛囊的下端，由略扭曲的毛鞘组成，周围为栅栏状分布的基底样细胞（图 2.2D）。所有的退行期和休止期毛囊一起计数（休止期计数）。

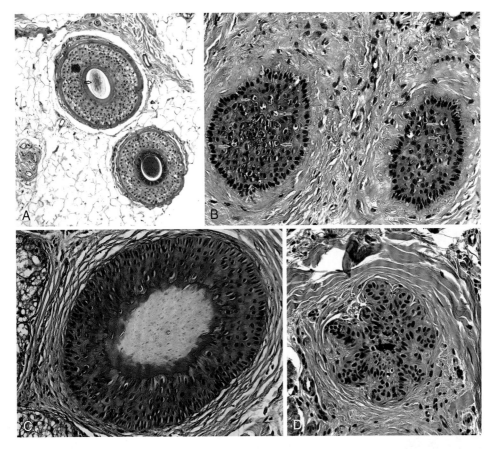

图 2.2 （**A**）生长期毛囊，皮下组织内毛球上水平：中间为毛干及其髓质、皮质、毛小皮（黑色箭头）；外毛根鞘位于内毛根鞘（红色箭头）和结缔组织鞘（蓝色箭头）之间。（**B**）退行期毛囊。注意毛干消失并出现大量凋亡细胞（黄色箭头）。（**C**）休止期毛囊。注意退化的毛干中央明亮的角化团块，像红色火焰。（**D**）休止期生发单位。此栅栏状薄层毛囊上皮残余物像一片矮伞形树的叶子

终毛的根部位于皮下组织或真皮深层，而毳毛的根部于真皮上层。毳毛毛囊有极细的毛干，无髓质，无色素（图 2.3A）。

毛囊（纤维）条索是残留的纤维血管螺旋结构，代表了毛囊位于隆突下方的下三分之一非永久性区域[16]，可见许多小血管和灰色的毛鞘玻璃膜残留物（图 2.3B）。它们不包含在毛囊计数中。在晚期雄激素性秃发（AGA）中，条索可能包含 Arao-Perkins 小体，代表弹性物质退化后的小聚集体[17]；在斑秃和拔毛癖中，可能包含色素管型[18]，而在瘢痕性秃发中，则包含毛干的碎片[19]。

沿毛囊长度的不同层面

- **毛球**：毛母质细胞和黑素细胞包围着毛乳头（成纤维细胞和血管）（图 2.4A）；非裔美国人的毛球呈高尔夫球杆形状（图 2.4B）。
- **峡部**：皮脂腺导管和立毛肌的附着部位（图 2.4C）。
- **漏斗部**：毛囊在表皮的开口，包含 2 ～ 3 根毛干；漏斗部的表皮含有颗粒层及网篮状角蛋白，与毛囊间表皮相连续（图 2.4D）。

毛囊计数

毛囊计数应在每个层面进行，并报告从毛球水平到漏斗部检测到的所有毛囊的总数。终毛与毳毛毛囊的比值以数值表述，休止期毛囊计数以百分比表示。需要注意同一毛囊不可在不同平面进行两次或多次计数。在作为正常对照的中部头皮 4 mm 环钻活检中，毛囊密度大约为 10 ～ 14 个毛囊单位，40 根头发（3 个毛囊 /mm^2），其中包括 35 根终毛（生长期 93.5% 和休止期 6.5%）、5 根毳毛和大约 2 个纤维条索[16]。不同种族之间的毛囊计数存在差异，非洲裔美国人正常头皮的活检标本显示毛囊密度比高加索人低得多，毛囊总数约为 21.5±5.0[20]，来自亚洲人的毛囊密度甚至低于非洲裔美国人（毛囊总数为 16.1±3.6）[21]。

表 2.1 是水平切片报告中常规内容的总结。

非瘢痕性秃发

非瘢痕性秃发的特征是保留毛囊结构，毛囊单位由终毛和毳毛毛囊，以及皮脂腺组成。

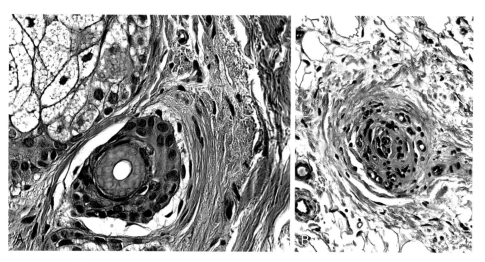

图 2.3 （**A**）毳毛毛囊：毛干非常细（由于组织处理过程中毛干脱落，在这个切面中未见毛干）；与图 2.2A 中的生长期终毛相比。（**B**）皮下的纤维条索；斑秃的组织切片显示小血管和色素管型

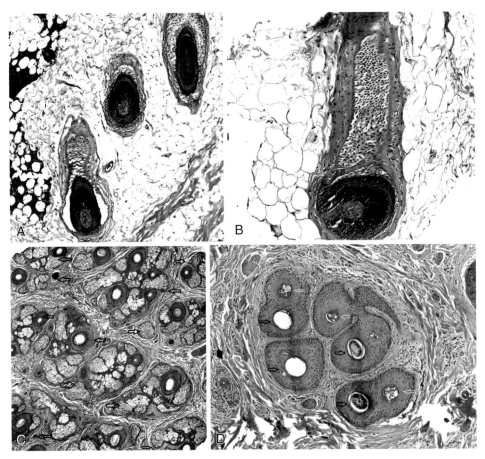

图 2.4 （**A**）生长期终毛毛囊的球部位于皮下组织内。（**B**）非裔美国人的毛球不对称，向一侧扭曲，类似于高尔夫球杆。（**C**）峡部水平：注意由薄层胶原间质分隔的毛囊单位（黑色箭头）。每个单位包括终毛、毳毛和皮脂腺小叶。（**D**）在漏斗部水平，两个或三个毛囊经常在表面融合并开口在一起（像骷髅状或猴子脸）。在这种情况下，漏斗部开口包含毛干（黑色箭头）、皮脂腺导管（黄色箭头）和顶端汗管开口（蓝色箭头）

表 2.1　基于正常头皮平均计数的水平切片活检报告	
毛囊单位	12
毛囊密度	38
生长期终毛毛囊	31
退行期和休止期终毛毛囊	2
毳毛毛囊（生长期＋休止期）	5
纤维条索	2
终毛：毳毛比值	≥4：1
休止期计数（％）	最高达 15%

斑秃

斑秃的组织病理学特征就如 Whiting 在 2003 年所描述，取决于疾病所处的阶段[22]。

急性期，继续生长的生长期终毛毛囊的特征是毛球周围淋巴细胞浸润（被称为"蜂群"征），在病程早期的终毛毛球周围和反复发作的毳毛毛球周围均可见到这种现象[22]（图 2.5A）。浸润细胞包括 CD4[+] 和 CD8[+] T 细胞，其中 CD8[+] NKG2D[+] T 细胞占主导地位。休止期毛囊数量增加，因为受累的生长期毛囊经过退行期进入休止期，导致生长期／休止期的比例降低（图 2.5A）。毛发镜观察到的营养不良毛发，包括惊叹号样发，实际上是休止期毛囊。在扩张的毛囊漏斗部和纤维条索中还可见粗糙的无定形黑素团块状的色素管型[18]（图 2.5B）。事实上，微小化毛发／毳毛毛发管道中的色素管型被认为是斑秃与拔

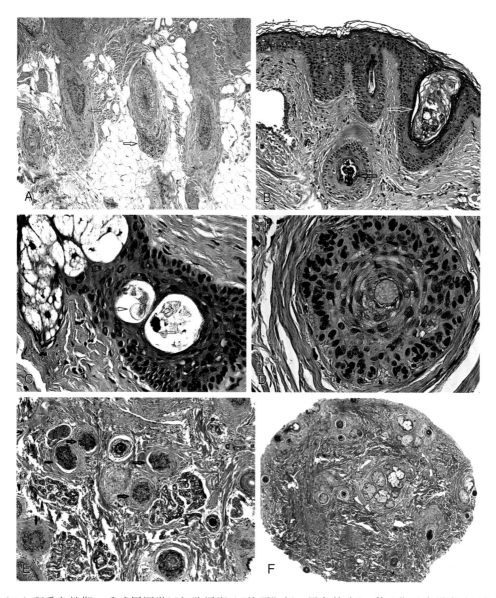

图 2.5 （**A**）斑秃急性期：毛球周围淋巴细胞浸润（"蜂群"征，黑色箭头），休止期毛囊增多（红色箭头）。（**B**）从纤维条索到毛囊漏斗部的任何切面的毛囊中都可以看到色素管型：注意毛囊开口处棕色的黑色素团块（黑色箭头）。邻近扩张的漏斗部（红色箭头）中包含角蛋白和皮脂，与毛发镜上的黄点征相对应。（**C**）在毳毛毛囊（黑色箭头）中发现色素管型（红色箭头）是斑秃的线索，因为在拔毛癖中，色素管型仅仅是由对终毛毛囊的创伤造成的。（**D**）侏儒态毛囊是具有生长期 / 退行期和休止期特征的小毛囊：在这个毛囊中，毛通道被内毛根鞘残余物充满。（**E**）亚急性期斑秃的特征是休止期计数增加（休止期毛囊和休止期生发单位用黑色箭头标记）。一个侏儒毛囊用黄色箭头标记。（**F**）慢性期斑秃的特征是毛囊密度显著降低，终毛：毳毛比值降低。在这个标本只有 13 个毳毛毛囊

毛癣的诊断线索[18]（图 2.5C）。侏儒态毛囊（nanogen follicles）在斑秃中可能很多：可以在真皮中上层检测到这些微小的毛囊，它们具有生长期、退行期和休止期的混合特征，其周期循环较快，可残留粉红色的内毛根鞘，但没有毛干[23]（图 2.5D）。

在**亚急性期**，随着生长期毛囊数目的减少和退行期毛囊数量的增多，毛囊的密度下降。因此，休止期计数可显著增加，其中包含退行期、休止期毛囊和休止期生发单位

（TGUs）（图 2.5E）。纤维条索内可持续存在淋巴细胞和嗜酸性粒细胞等炎性细胞浸润。

在**慢性期**，终毛数目下降和微小化毛囊数目增加，导致终毛与毳毛比例明显下降至平均 1.3 : 1，活检表现可类似于 AGA（图 2.5F）。在真皮上部微小化毛囊的毛球周围常没有炎性细胞或仅有轻度炎性细胞浸润。这一现象在恢复期斑秃复发的早期也可以见到[24]。慢性期斑秃的水平切面活检有助于判断预后，因为平均毛发计数少于一个毛囊/mm²时，认为毛发再生的可能性不大[24]。

隐匿性斑秃

诊断很复杂，诊断依据包括：（1）临床表现为女性突发弥漫性脱发，没有支持急性休止期脱发的临床和实验室证据；（2）拉发试验呈强阳性，脱落毛发为早期休止期毛发；（3）组织学表现为毛囊单位数不变，但是毛囊密度降低，伴休止期计数增加（平均 37%），以及因毛囊微小化而使终毛：毳毛比值达到临界值（3.3 : 1）[25]（图 2.6A，表 2.2）。病理的诊断需要结合水平切面。常见的表现包括毛囊漏斗部扩张，以及休止期生发单位（TGU）数量增加，和（或）呈圆形、不规则形或多边形的小基底样细胞聚集；缺乏发干；在外毛根鞘中无凋亡细胞，称为"小休止期毛囊"

（图 2.6B）。这些是休止期毛囊在退化的毛球上方和角化的杵状结构之间切开的截面表现。据 Rebora 的理论，当斑秃发生于休止期毛发比例高的患者时，可表现为隐匿性斑秃。在这种情况下，早期的生长期Ⅵ期毛囊很少，因此只有个别生长期毛囊可以受到破坏从而产生弥漫性脱发而非斑片状脱发[26]。

慢性休止期脱发

水平切片与正常头皮的组织学表现没有区别。毛囊密度没有改变或略有下降，终

表 2.2 女性弥漫性非瘢痕性秃发头皮活检的水平切片中毛发计数和比例[25]			
毛囊计数	CTE（n = 21）	AGA（n = 25）	AAI（n = 46）
毛囊单位	11	10	10
终毛毛囊	28	17	19
毳毛/微小化毛囊	3	8	8
纤维条索	4	6	6
生长期：休止期比例（%）	85.3 : 14.7	84 : 16	63 : 37
终毛：毳毛比例（%）	10.8 : 1	2.4 : 1	3.3 : 1

AAI，隐匿性斑秃；AGA，雄激素性秃发；CTE，慢性休止期脱发

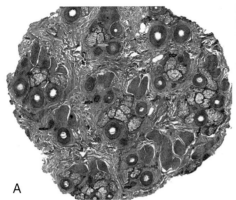
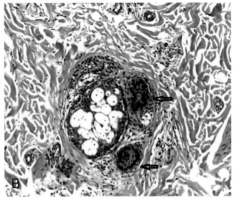

图 2.6 （**A**）此为隐匿性斑秃的组织学表现，休止期毛囊数量增加（黄色箭头），毛囊峡部及以上水平小的休止期毛囊（黑色箭头），以及临界的微小化毛囊（生长期终毛用红色箭头标记，毳毛毛囊用蓝色箭头标记）。（**B**）显示位于毛囊峡部的两个小休止期毛囊

毛：毳毛的比例正常甚至增加，为 9：1，休止期计数正常（达 15%）（图 2.7，表 2.2）[27]。急性休止期脱发活检罕见，终毛：毳毛的比例正常，但休止期计数增高。

雄激素性秃发

这是皮肤病理学实践中最常见的毛发活检。主要病理改变是毛囊的微小化（图 2.8A，表 2.2）。男性活检样本中，终毛：毳毛的比例低于于 4：1[8]。219 例女性 AGA 患者的活检显示水平切片上终毛：毳毛的比例为 2.2：1[2]。休止期计数可能会略微增加到约 19% ～ 20%。雄激素性秃发（AGA）活检在毛囊漏斗部水平的切片显示毛囊周围淋巴细胞浸润和轻度的纤维化，这可能被误认为是瘢痕性秃发的特征，并被误诊为毛发扁平苔藓（lichen planopilaris，LPP）（图 2.8B）。这个特点与毛发镜中的毛周征相对应[28]。AGA 晚期病例显示局灶性毛发缺失（不可再生的纤维条索数量增加），这也可能被当做瘢痕性

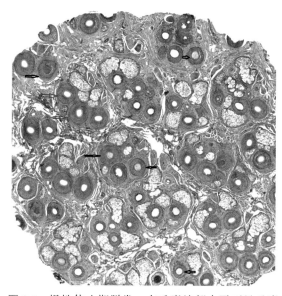

图 2.7　慢性休止期脱发：在毛囊峡部水平可见毛囊密度正常（"拥挤的切片"：休止期毛囊的例子用黑色箭头标示，生长期毛囊用红色箭头标示，毳毛毛囊用黄色箭头标示）同时没有毛囊微小化的表现。休止期计数通常高达 15%；在急性休止期脱发中，休止期计数可能增加

秃发的特征而过度诊断（图 2.8C）。

最近的一项研究表明，在斑秃中，立毛肌和微小化毛囊的隆突之间仍然保持接触，而在 AGA 中，立毛肌和毛囊隆突之间失去接触。这也许解释了 AA 完全再生的可能性。在 AGA 中，失去接触可能反映了干细胞生物学的变化，这也是不可逆转的微小化的基础。

拔毛癖

拔毛癖活检的水平切片显示，休止期计数增加到 70%，其中大部分是退行期毛囊（图 2.9A）。它们通常群集分布，这也反映了拔毛癖的临床机制，终毛很少是一根一根地被拔掉，而是成束地被拔掉。鉴别诊断包括斑秃，尤其是亚急性期斑秃，以及压力性秃发。诊断线索包括：（1）约 40% 的活检可见毛发软化（毛囊管道中可见碎裂或扭曲的毛干）[30]；内毛根鞘脱落，或在毛干缺如的毛囊中出现内毛根鞘塌陷，填满中间的空隙（图 2.9B）。（2）色素管型是黑色的色素块，通常扭曲的、线性的（"拉链状"）和"纽扣状"的色素聚集，100% 的活检组织中在毛囊从毛乳头和受伤的毛球到毛囊开口的不同层面都有这种现象[8]（图 2.9C）。毛发镜检查报告的"喷洒的"发粉可能对应的就是毛囊漏斗中的色素管型。（3）汉堡征是指垂直方向的裂隙，其中填充了蛋白质物质和红细胞，水平切片中就像小圆面包中的肉片[32]。这些特征也可以在慢性单纯性苔藓的活检组织中看到（见"慢性单纯性苔藓"部分）。

瘢痕性秃发

原发性瘢痕性秃发的病理学特征是毛囊结构改变，伴毛囊密度减少和毛囊单位缺失（毛囊脱失），包括皮脂腺的缺如。皮肤镜引导下的活检有助于识别最佳活检部位，水平切片在检测出局灶病变方面优于垂直切片。早期活动性疾病中存在毛囊性炎症，根据主

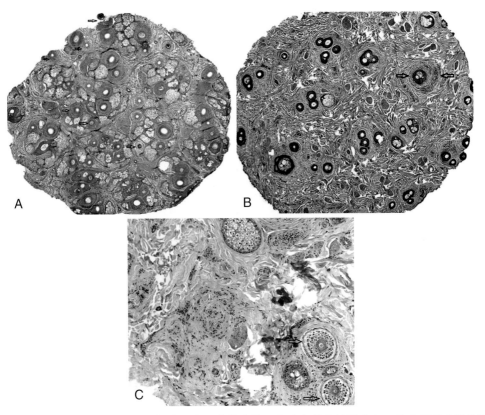

图 2.8 （**A**）雄激素性秃发：在毛囊峡部水平有毛囊微小化。在这个特殊的标本中，毳毛毛囊（黑色箭头）数量增加，终毛：毳毛的比例降至 1:1。生长期终毛毛囊用红色箭头标记，休止期终毛毛囊用黄色箭头标记。（**B**）雄激素性秃发在毛囊漏斗部水平的经典表现：这个水平可以出现轻度纤维增生和淋巴细胞浸润，不应被误诊断为扁平苔藓。（**C**）晚期雄激素性秃发显示缺失毛囊单位的区域（局灶性毛发缺失，蓝色箭头），这一点和瘢痕性秃发中真正的毛囊性瘢痕很难区分。在本切片的毛囊峡部水平，可见两个毳毛毛囊（黑色箭头）和一个纤维条索（红色箭头）

要的细胞类型，可主要为淋巴细胞性（原发性淋巴细胞性瘢痕性秃发），或是混合细胞类型的（原发性中性粒细胞性瘢痕性秃发）。横切面上的两个诊断线索是"眼和眼镜"征，指在峡部或其下方层面，融合的毛囊结构让人联想到猫头鹰的大眼睛（受累的相邻毛囊，其结缔组织鞘融合）或眼镜（受累的相邻毛囊，其外毛根鞘融合）[33]。

盘状红斑狼疮

头皮活检的垂直切面类似于皮肤病变的活检表现。在水平切面上有不同层面的表现。在毛球层面，皮下脂肪中可见血管周围和附属器周围（汗腺和毛囊周围）淋巴细胞和浆细胞样树突状细胞浸润。这些细胞经常呈生发中心样聚集，并可含有扩张的血管，通常富含红细胞和红细胞外溢（图 2.10A 和 B）。该现象与毛发镜检查中的毛囊性红点征相关[34]。炎症浸润亦可累及毛囊上部，表现为界面皮炎模式（图 2.10C）。皮脂腺缺如，但没有在 LPP 中常见的显著的毛囊周围纤维化，尽管最近的一项研究报道了盘状红斑狼疮头皮活检组织的水平切片中有 18% 为 LPP 亚型[35]。几乎在所有病例中都有真皮表皮交界的界面改变，伴色素失禁和基底膜增厚（图 2.10C）[35]。毛囊漏斗部角栓形成（图 2.10D）。真皮和皮下由于黏蛋白弥漫性沉积而显得苍白而疏松，特殊染色更能突出显示。在 LPP

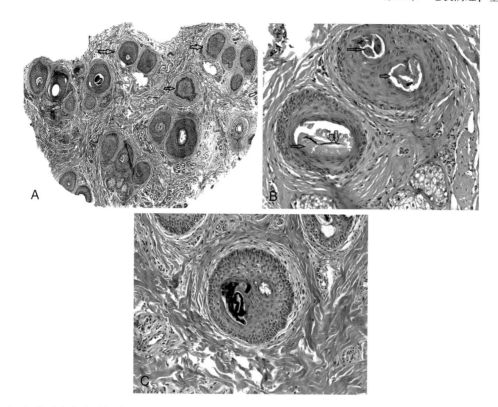

图 2.9 （**A**）拔毛癖的水平切片显示群集的退行期 / 休止期毛囊（黑色箭头）数量增加。伴有各种形状的色素管型（红色箭头）。（**B**）拔毛癖中的毛发软化：在毛发通道内只能看到毛干碎片及其内毛根鞘（黑色箭头）。有一个像"拉链"的黑色色素管型（红色箭头）。（**C**）拔毛癖的色素管型具有特殊的形状

中，黏蛋白沉积与毛囊周围纤维化相关，不累及毛囊间真皮[36]。生长期：休止期数量比正常或降低[35, 37]。

毛发扁平苔藓和前额纤维性秃发

　　LPP 和 FFA 是淋巴细胞性瘢痕性秃发，具有相似的病理特征，但是临床表现不同[38]。有毛囊结构改变，伴毛囊缺失区域和皮脂腺缺如。主要病理改变是毛囊周围淋巴细胞苔藓样浸润，在毛囊较低层面上也可见到，但这种改变在毛囊峡部最明显[6]（图 2.11A）。浸润以界面模式侵入外毛根鞘。有毛囊周围同心性纤维化伴黏蛋白增多，称为黏蛋白性纤维化[5]。在病变轻微的病例中，进行水平切片和皮肤镜引导下的头皮活检有助于诊断[39]（图 2.11B）。一些病理发现有助于区分 LPP 和 FFA：（1）FFA 通常在外毛根鞘中有更

多的凋亡细胞[40]（图 2.12A）；（2）最近发表的文章指出，与 LPP 相比，FFA 的炎症和纤维化经常可延伸到峡部以下进入真皮甚至真皮下（分别为 93% 和 62%）[41]（图 2.12B）；（3）FFA 的炎症通常较轻[40]，并影响生长期、休止期和毳毛毛囊（"毛囊三联征"，图 2.12B）[42]；（4）FFA 中受累的毛囊更易在外毛根鞘和结缔组织鞘之间出现裂隙和炎性浸润（未发表的数据）（图 2.12A）。

中央离心性瘢痕性秃发

　　这是专门针对非洲裔美国妇女的诊断。非裔美国人的头皮活检显示高尔夫球杆形毛球、椭圆形的毛干、不对称的外毛根鞘和成对的毛囊[19]。在中央离心性瘢痕性秃发中，水平切面可见毛囊结构改变伴毛囊缺失区域。毛囊密度降低并且在大多数情况下，终毛：

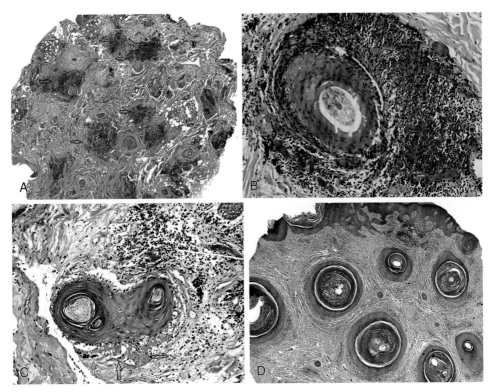

图 2.10 （A）盘状红斑狼疮：在毛球上方水平，血管和附属器周围可见淋巴细胞和浆细胞样细胞的结节样（生发中心样）聚集（黑色箭头）。大多数毛囊处于休止期。（B）盘状红斑狼疮中的"毛囊红点征"：炎症聚集中有扩张的血管和红细胞外渗。（C）盘状红斑狼疮：累及毛囊上皮的界面皮炎：显著的基底细胞空泡化变性（黄色箭头），色素失禁（蓝色箭头）和基底膜增厚（黑色箭头），注意疏松淡染的黏蛋白基质，伴扩张的血管和轻度炎症浸润。（D）盘状红斑狼疮的毛囊漏斗部常被角栓堵塞

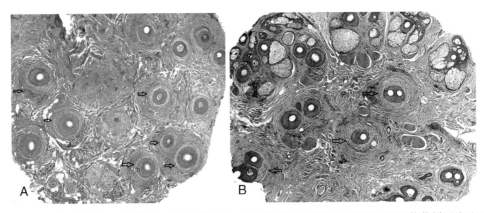

图 2.11 （A）毛发扁平苔藓：毛囊缺如（黄色箭头），几乎所有毛囊都有毛周淋巴细胞苔藓样浸润和毛周纤维化。皮脂腺缺如。（B）本例毛发扁平苔藓显示水平切片能够发现局灶性特征从而在诊断上具有优越性：受累的毛囊结构（"眼镜"征）用黑色箭头标记。注意病变周围的毛囊结构，包括皮脂腺完整保留

毳毛的比例缩减至大约 2∶1[43]。受累毛囊显示毛囊周围同心性纤维化，很少伴有极轻微的毛囊周围淋巴细胞苔藓样浸润（图 2.13A）。经常相邻两根毛囊的外毛根鞘融合并被同心性纤维化围绕，而形成"眼镜"样外观（图 2.13B）。皮脂腺局灶性保留并经常围绕毳毛毛囊[43]（图 2.13C）。裸露的毛干（小的毛发碎片）在真皮中可游离存在或位于上皮样肉芽

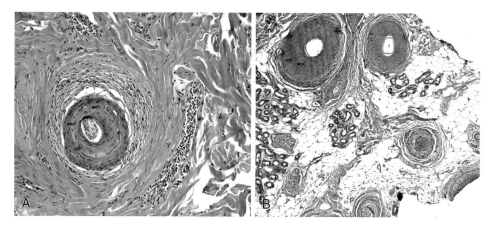

图 2.12　（**A**）前额纤维性秃发常表现为外毛根鞘凋亡细胞数量增加（黑色箭头）。注意毛囊上皮与同心性纤维化之间（红色箭头）和纤维化各层之间（黄色箭头）的裂隙。（**B**）这个前额纤维性秃发病例中，炎症延伸到真皮下，并累及生长期毛囊（黑色箭头指向凋亡细胞）和休止期毛囊（红色箭头）。纤维条索内可见毛干碎片（蓝色箭头）

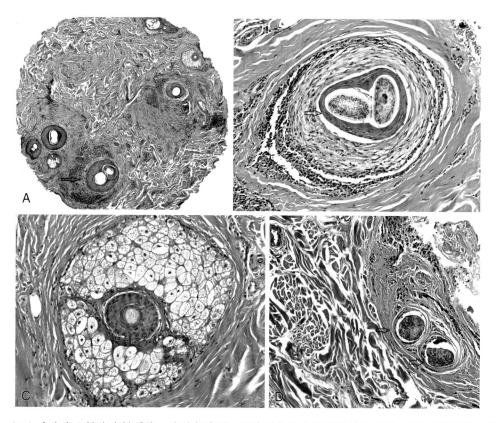

图 2.13　（**A**）中央离心性瘢痕性秃发：在峡部水平，毛囊结构改变伴毛囊缺失区域。复合毛囊结构（眼镜征，黑色箭头）或单个毛囊（红色箭头）显示毛囊周围苔藓样浸润和纤维化。局部残留的皮脂腺小叶"拥抱"一个毳毛毛囊（黄色箭头）。（**B**）中央离心性瘢痕的眼镜征：内毛根鞘缺如，只剩下非常薄的外毛根鞘（黑色箭头）。在外毛根鞘和苔藓样浸润之间有同心性层状纤维化（红色箭头）。（**C**）在中央离心性瘢痕性秃发的水平切片中，通常有孤立的毛囊单位存留，是由皮脂腺小叶呈"拥抱状"围绕着一个毳毛毛囊。（**D**）在中央离心性瘢痕性秃发的活组织切片中经常可以发现位于真皮和皮下组织的裸露（碎片状）毛干

肿中（图 2.13D）。多数情况下可见到未受累毛囊的内毛根鞘过早脱落[44]，以及毛发管道内层状角化过度 / 角化不全。

牵拉性脱发

疾病的早期显示毛囊结构可以整体保留，仅局灶性毛囊脱失区域和退行期 / 休止期计数增加。在疾病后期，皮脂腺完好的背景下分布有毛囊脱失区域（图 2.14A）。与原发性淋巴细胞性瘢痕性秃发的不同是皮脂腺保留并缺乏毛囊周围炎症和纤维化。一项关于 LPP 和牵拉性脱发的头皮活检组织中朗格汉斯细胞与 T 淋巴细胞比例的研究显示 LPP 组的比率为 1.28，而牵拉性脱发组为 0.59，支持

LPP 的发病机制中存在免疫成分的概念，而大多数牵拉性脱发主要与免疫无关[45]。在牵拉性脱发中终毛与毳毛的比例显著降低，毳毛毛囊的数量超过终毛毛囊[19]。在一些病例中，仅有皮脂腺标志着毛囊单位的位置（图 2.14B）。

秃发性毛囊炎

毛囊周围以及毛囊间致密混合炎性细胞浸润（淋巴细胞，组织细胞，中性粒细胞和浆细胞）。主要表现是不同数量（通常超过 4 个）的毛囊的外毛根鞘融合而形成的复合毛囊结构（对应于丛状毛发）（图 2.15A）。这一特征在漏斗部水平最容易被发现，因为在此水平受累毛

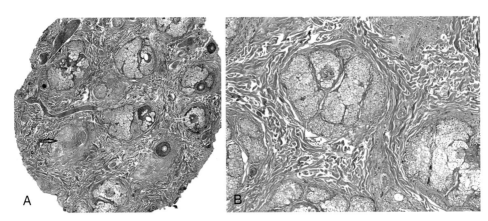

图 2.14 （**A**）牵拉性脱发。在毛囊峡部水平有局灶性毛囊脱失（黑色箭头）和正常的皮脂腺。毳毛毛囊（黄色箭头）数量超过终毛毛囊。注意毛囊周围无炎症和纤维化。（**B**）在这个牵拉性脱发本本中，仅有皮脂腺标志着毛囊单位的位置，无毛囊残留

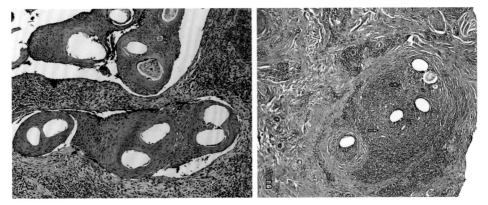

图 2.15 （**A**）秃发性毛囊炎。在这个标本中，在毛囊漏斗部水平上，有两个复合毛囊结构，分别由 6 个和 5 个毛囊组成，它们的外毛根鞘相互融合，并被密集的混合细胞炎症包绕。（**B**）秃发性毛囊炎中，可见裸毛干（红色箭头）被混合细胞炎症包绕或位于肉芽肿内（黑色箭头）

囊的漏斗部发生融合。毛囊开口可被痂屑堵塞伴中性粒细胞聚集（嗜中性脓疱）[46]。

受累的毛囊单位有毛囊周围纤维化和皮脂腺缺如。毛囊下半部通常不被炎症影响[46]。晚期可见含有毛发碎片（裸毛干）的异物巨细胞（图 2.15B），并有显著的毛囊脱失。

头皮分割性蜂窝织炎

疾病早期的活检显示真皮深层和皮下组织内致密的弥漫性混合炎性细胞浸润，浸润处还可见巨细胞，水肿，扩张的血管和红细胞外渗。大部分的毛囊都处于休止期，这个阶段内皮脂腺可能仍被保留（图 2.16A）。如果在这个早期阶段及时治疗，毛发可再生[47]。病程晚期则显示毛囊消失，皮脂腺缺如，窦道形成（真皮脓肿周围被上皮性结构包围）（图 2.16B），以及真皮中包裹裸毛干的上皮样肉芽肿。鉴别诊断包括炎症性头癣（脓癣）；在头皮分割性蜂窝织炎标本中的混合炎性细胞浸润主要在下部，而脓癣的炎症却是从表面一直延伸到皮下组织[48]。

项部瘢痕疙瘩性痤疮

项部瘢痕疙瘩性痤疮的标本通常是切除

有症状的皮损而获得的，也因此是垂直切片进行评估的。真皮中可见包裹着毛干碎片的大面积的瘢痕胶原基质。可见到局灶性淋巴细胞、中性粒细胞、组织细胞和许多浆细胞浸润（图 2.17）。

头皮糜烂性脓疱性皮病

头皮糜烂性脓疱性皮病（erosive pustular dermatosis of the scalp，EPDS）的病理是非特异性的，通常被认为是排除性诊断。真皮内可见弥漫的致密的混合炎性细胞浸润，毛囊间表皮可见角质层下脓疱。最近对 20 例 EPDS 病例的研究发现，随病程发展存在三种不同的病理模式[49]。病程少于 1 年的斑块中，毛囊密度正常，伴有退行期计数增加。表皮呈银屑病样改变，真皮内混合炎性细胞浸润伴轻度纤维化。疾病后期，如果病程超过 2 年，表现为层状、致密的角化过度和表皮变薄；毛囊脱失和皮脂腺缺如；轻度混合性炎症浸润；以及真皮内弥漫性和严重的纤维化。中间阶段一般持续 1 到 2 年，表现为瘢痕性秃发的"过渡"阶段。

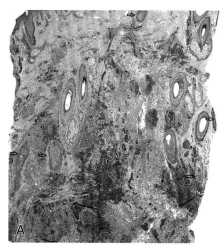
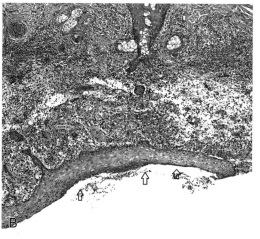

图 2.16 （A）头皮分割性蜂窝织炎：在垂直切片中，真皮深层（峡部以下）和皮下组织内可见非常致密的混合炎性细胞浸润，伴水肿和血管外红细胞。休止期毛囊增加（黑色箭头）。（B）头皮分割性蜂窝织炎：真皮窦道（黑色箭头）；有肉芽肿性浸润（黄色箭头）和肉芽组织伴水肿（蓝色箭头）

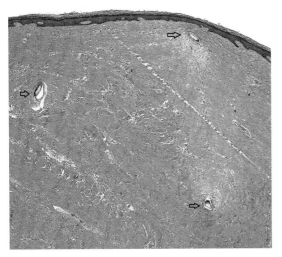

图 2.17　项部瘢痕疙瘩性痤疮：瘢痕疙瘩基质中可见裸毛干（黑色箭头）周围环绕着轻度炎症浸润

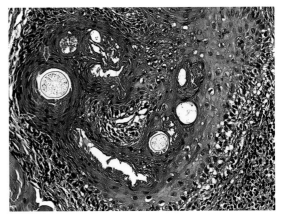

图 2.18　脂溢性皮炎在漏斗部的水平切面，数个毛囊口融合并在表皮同开一口。毛囊上皮呈海绵水肿（红色箭头）伴漏斗部角化不全（黄色箭头）。皮脂腺导管开口扩张（蓝色箭头）。真皮浅层炎症细胞浸润

其他

脂溢性皮炎

典型的脂溢性皮炎很少做活检，一般是对其他原发性毛发疾病（主要是 AGA）进行头皮活检时，作为一个伴发疾病而被发现的。主要改变是棘层肥厚（有时是银屑样增生）伴有海绵状水肿，毛囊漏斗部和漏斗部周围（"肩"）角化不全（图 2.18）。真皮浅层轻度的血管周围淋巴细胞浸润。角质层中可见酵母形式的糠秕孢子菌，皮脂腺肥大及导管扩张。

头皮银屑病

头皮银屑病的典型斑块也很少被活检。表现为银屑病样棘层肥厚（均匀增生），伴融合性角化不全，角质层内中性粒细胞（Munro 微脓肿），及真皮浅层血管扩张伴血管周围炎性细胞浸润。在表皮中可见坏死的角质形成细胞。皮脂腺萎缩[50]，呈细的上皮性支架（幔状结构）或小团皮脂腺发育不良小叶（图 2.19A）。水平切片中休止期计数增加（图 2.19B）。肿瘤坏死因子 α 抑制剂治疗后出现银屑病性秃发（斑秃样）反应的患者，头皮活检中发现以嗜酸性粒细胞和浆细胞为主的

炎性细胞浸润[51]。

慢性单纯性苔藓

在水平切面中，通常保留了正常的毛囊结构和终毛 / 毳毛比例。皮脂腺的体积和数量通常会减少（未公开发表的数据）。在毛囊漏斗水平，外毛根鞘呈锯齿状棘层增生与中间毛发管一起类似于齿轮样外观[52]（图 2.20A）。毛囊漏斗部开口处角化过度。由于反复摩擦及搔抓，经常出现毛干碎裂。可以检测到"汉堡征"（图 2.20B）。如果切片正好通过毛囊漏斗部，毛囊间表皮可见厚的正角化和类似肢端皮肤的角化过度。

头癣

在由发外真菌感染（犬小孢子菌）引起的头癣中，菌丝和孢子覆盖毛干的外表面，导致毛小皮破坏。在由发内真菌感染（断发毛癣菌）引起的头癣中，毛干内部仅被圆形和盒状关节孢子侵入而不是菌丝（图 2.21A）。

由犬小孢子菌、须毛癣菌、断发毛癣菌、红色毛癣菌和石膏样小孢子菌引起的炎症性头癣（脓癣）中，脓肿从表面延伸到真皮和皮下组织，由致密的混合炎性细胞组成：中性

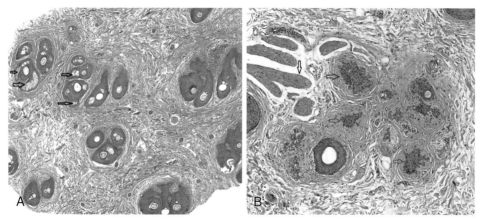

图 2.19　（**A**）在头皮银屑病毛囊峡部层面的水平切片中，只有局灶性皮脂腺发育不全（黑色箭头）。毛囊上皮可见棘层肥厚。（**B**）在这例头皮银屑病的毛囊峡部层面的水平切片中（立毛肌用黑色箭头标出），这个毛囊单位由休止期毛囊（红色箭头）和萎缩的皮脂腺（黄色箭头）组成

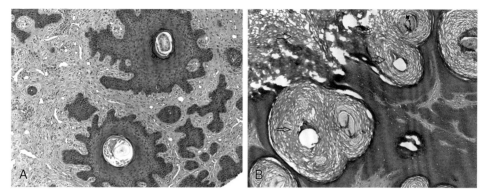

图 2.20　（**A**）慢性单纯性苔藓：毛囊漏斗部水平切片显示，毛囊上皮的棘层肥厚呈锯齿状，中央可见毛发通道，形似齿轮。（**B**）慢性单纯性苔藓的漏斗部：毛囊和毛囊间可见正角化亢进和角化过度（黑色箭头）。注意"汉堡征"（红色箭头）

粒细胞，浆细胞，嗜酸性粒细胞，淋巴细胞和组织细胞，以及巨细胞。浸润累及毛囊和周围的真皮和皮下组织（化脓性肉芽肿性毛囊炎）（图 2.21B 和 C）。高达 50% 病例的特殊染色可出现假阴性。

梅毒性脱发

　　对二期梅毒非瘢痕性脱发的虫蚀状斑片行头皮活检，可见生长期毛囊数量减少，退行期和休止期毛囊数量增加，其病理与急性期斑秃难以区分，因为这两种疾病均存在毛球周围淋巴细胞浸润、毛囊漏斗部扩张和色素管型[53]（图 2.22）。在梅毒性脱发中，毛囊

周围及血管周围均可见炎症浸润。散在浆细胞可作为诊断的依据。在一项对梅毒患者虫蚀状脱发的头皮活检的研究中发现，上述表现占 75%[53]。免疫组化可显示毛囊内的梅毒螺旋体。

化疗后永久性秃发

　　大多数已报告的永久性秃发病例是在使用白消安和多烯紫杉醇后。最近的一项研究发现，在骨髓移植前使用白消安的儿童中，发病率为 16%[54]。使用多烯紫杉醇后的发病率未知。过去的几年里，越来越多这样的病例在理发时被发现并报道。病理表现呈非

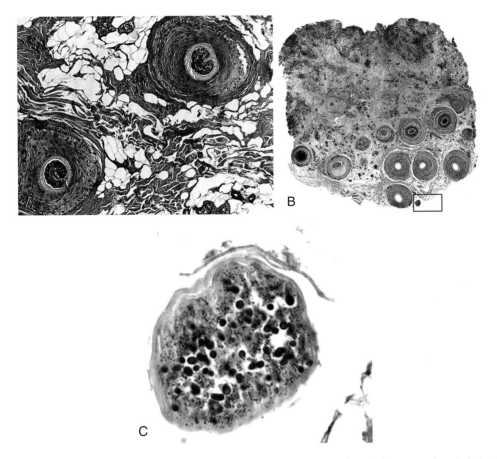

图 2.21 （**A**）由毛癣菌引起的头癣：注意发干内的孢子。（**B**）炎症性头癣（脓癣，kerion）：在真皮下部和皮下有致密的混合炎症细胞浸润，与头皮分割性蜂窝织炎的模式相似。本病例在多次连续切片后，只有一根发干内孢子 PAS 染色呈阳性（方框内）。（**C**）脓癣受累发干内孢子 PAS 染色呈阳性

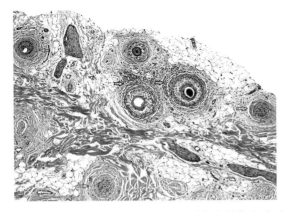

图 2.22 梅毒虫蚀性秃发的水平切片与急性期斑秃无明显区别。毛球周围淋巴细胞呈蜂群样浸润（黑色箭头），休止期毛囊计数增加（红色箭头）。经血清学检查确诊后再次阅片，在一些纤维条索中发现单个浆细胞，这可为诊断线索

特异性，需要结合临床和水平切片进行评估。整体表现为非瘢痕性模式，毛囊单位数量正常，无纤维化（图 2.23A）。毛发计数显示终毛毛囊数量减少，伴休止期计数增加，及毳毛样的微小化毛囊数量增加，终毛和毳毛比值为 1:1[55]。在某些病例中可见毛囊上皮呈分支条索样，即 TGU（休止期生发单位）样结构（图 2.23B）。在网状真皮和皮下组织内，纤维条索数目增加。如果没有准确的临床信息，化疗后永久性秃发的病理表现可能会被误诊为 AGA。

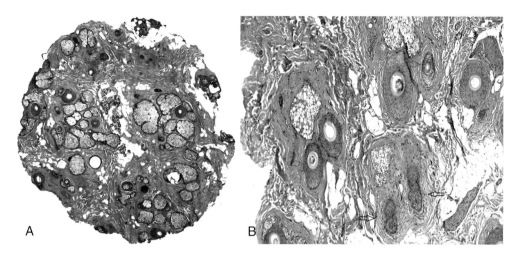

图 2.23 （**A**）多烯紫杉醇化疗后的永久性秃发：毛囊峡部水平切面中，毛囊密度降低，但毛囊整体结构保留，伴毳毛和休止期毛囊的数量明显增加。这种病理表现可以诊断为雄激素性秃发。（**B**）在许多化疗后永久性秃发的标本中，休止期毛囊（黑色箭头）成群增加；毳毛毛囊用红色箭头标记

参考文献

1. Sinclair R, Jolley D, Mallari R, Magee J. The reliability of horizontally sectioned scalp biopsies in the diagnosis of chronic diffuse telogen hair loss in women. *J Am Acad Dermatol*. 2004;51(2):189–199.

2. Whiting DA. Scalp biopsy as a diagnostic and prognostic tool in androgenetic alopecia. *Dermatol Ther*. 1998;8: 24–33.

3. Miteva M, Tosti A. Dermoscopy guided scalp biopsy in cicatricial alopecia. *J Eur Acad Dermatology Venereol JEADV*. 2013;27(10):1299–1303.

4. Headington JT. Transverse microscopic anatomy of the human scalp. A basis for a morphometric approach to disorders of the hair follicle. *Arch Dermatol*. 1984;120(4): 449–456.

5. Stefanato CM. Histopathology of alopecia: a clinicopathological approach to diagnosis. *Histopathology*. 2010;56(1): 24–38.

6. Sperling LC. Scarring alopecia and the dermatopathologist. *J Cutan Pathol*. 2001;28(7):333–342.

7. Whiting D, ed. *The Structure of the Human Hair Follicle. Light Microscopy of Vertical and Horizontal Sections of Scalp Biopsies*. New Jersey: Canfield Publishing; 2004.

8. Whiting DA. Diagnostic and predictive value of horizontal sections of scalp biopsy specimens in male pattern androgenetic alopecia. *J Am Acad Dermatol*. 1993;28(5 Pt 1): 755–763.

9. Whiting DA. Histopathology of alopecia areata in horizontal sections of scalp biopsies. *J Invest Dermatol*. 1995;104(5 suppl):S26–S27.

10. Sinclair R, Jolley D, Mallari R, et al. Morphological approach to hair disorders. *J Investig Dermatol Symp Proc*. 2003;8(1):56–64.

11. Sperling LC, ed. *An Atlas of Hair Pathology with Clinical Correlations*. Vol. 1. New York: The Parthenon Publishing Group; 2003.

12. Templeton SF, Solomon AR. Scarring alopecia: a classification based on microscopic criteria. *J Cutan Pathol*. 1994;21(2):97–109.

13. Frishberg DP, Sperling LC, Guthrie VM. Transverse scalp sections: a proposed method for laboratory processing. *J Am Acad Dermatol*. 1996;35(2 Pt 1):220–222.

14. Solomon AR. The transversely sectioned scalp biopsy specimen: the technique and an algorithm for its use in the diagnosis of alopecia. *Adv Dermatol*. 1994;9:127–157. discussion 158.

15. Miteva M. A comprehensive approach to hair pathology of horizontal sections. *Am J Dermatopathol*. 2013;35(5): 529–540.

16. Horenstein MG, Jacob JS. Follicular streamers (stelae) in scarring and non-scarring alopecia. *J Cutan Pathol*. 2008;35(12):1115–1120.

17. Alopecia Pinkus H. Clinicopathologic correlations. *Int J Dermatol*. 1980;19(5):245–253.

18. Miteva M, Romanelli P, Tosti A. Pigmented casts. *Am J Dermatopathol*. 2014;36(1):58–63.

19. Miteva M, Tosti A. 'A detective look' at hair biopsies from African-American patients. *Br J Dermatol*. 2012;166(6): 1289–1294.

20. Sperling LC. Hair density in African Americans. *Arch Dermatol*. 1999;135(6):656–658.

21. Lee HJ, Ha SJ, Lee JH, Kim JW, Kim HO, Whiting DA. Hair counts from scalp biopsy specimens in Asians. *J Am Acad Dermatol*. 2002;46(2):218–221.

22. Whiting DA. Histopathologic features of alopecia areata: a new look. *Arch Dermatol*. 2003;139(12):1555–1559.

23. Sperling LC. *An Atlas of Hair Pathology with Clinical Correlations*. New York: Parthenon Publishing; 2003.

24. Dy LC, Whiting DA. Histopathology of alopecia areata, acute and chronic: why is it important to the clinician? *Dermatol Ther*. 2011;24(3):369–374.

25. Miteva M, Misciali C, Fanti PA, Tosti A. Histopathologic features of alopecia areata incognito: a review of 46 cases. *J Cutan Pathol*. 2012;39(6):596–602.

26. Rebora A. Alopecia areata incognita: a hypothesis. *Dermatologica*. 1987;174(5):214–218.

27. Whiting DA. Chronic telogen effluvium: increased scalp

hair shedding in middle-aged women. *J Am Acad Dermatol.* 1996;35(6):899–906.

28. Deloche C, de Lacharrière O, Misciali C, et al. Histological features of peripilar signs associated with androgenetic alopecia. *Arch Dermatol Res.* 2004;295(10):422–428.

29. Yazdabadi A, Whiting D, Rufaut N, Sinclair R. Miniaturized hairs maintain contact with the arrector pili muscle in alopecia areata but not in androgenetic alopecia: a model for reversible miniaturization and potential for hair regrowth. *Int J Trichol.* 2012;4(3):154–157.

30. Lachapelle JM, Pierard GE. Traumatic alopecia in trichotillomania: a pathogenic interpretation of histologic lesions in the pilosebaceous unit. *J Cutan Pathol.* 1977;4(2):51–67.

31. Rakowska A, Slowinska M, Olszewska M, Rudnicka L. New trichoscopy findings in trichotillomania: flame hairs, V-sign, hook hairs, hair powder, tulip hairs. *Acta Dermatovenereologica.* 2014;94(3):303–306.

32. Royer MC, Sperling LC. Splitting hairs: the 'hamburger sign' in trichotillomania. *J Cutan Pathol.* 2006;33(suppl 2):63–64.

33. Miteva M, Torres F, Tosti A. The 'eyes' or 'goggles' as a clue to the histopathological diagnosis of primary lymphocytic cicatricial alopecia. *Br J Dermatol.* 2012;166(2):454–455.

34. Tosti A, Torres F, Misciali C, et al. Follicular red dots: a novel dermoscopic pattern observed in scalp discoid lupus erythematosus. *Arch Dermatol.* 2009;145(12):1406–1409.

35. Chung HJ, Goldberg LJ. Histologic features of chronic cutaneous lupus erythematosus of the scalp using horizontal sectioning: emphasis on follicular findings. *J Am Acad Dermatol.* 2017;77(2):349–355.

36. LaSenna C, Miteva M. Special stains and immunohistochemical stains in hair pathology. *Am J Dermatopathol.* 2016;38(5):327–337.

37. Whiting DA. Cicatricial alopecia: clinico-pathological findings and treatment. *Clin Dermatol.* 2001;19(2):211–225.

38. Kossard S, Lee MS, Wilkinson B. Postmenopausal frontal fibrosing alopecia: a frontal variant of lichen planopilaris. *J Am Acad Dermatol.* 1997;36(1):59–66.

39. Baquerizo Nole KL, Nusbaum B, Pinto GM, Miteva M. Lichen planopilaris in the androgenetic alopecia area: a pitfall for hair transplantation. *Skin Appendage Dis.* 2015;1(1):49–53.

40. Poblet E, Jimenez F, Pascual A, Pique E. Frontal fibrosing alopecia versus lichen planopilaris: a clinicopathological study. *Int J Dermatol.* 2006;45(4):375–380.

41. Wong D, Goldberg LJ. The depth of inflammation in frontal fibrosing alopecia and lichen planopilaris: a potential distinguishing feature. *J Am Acad Dermatol.* 2017;76(6):1183–1184.

42. Miteva M, Tosti A. The follicular triad: a pathological clue to the diagnosis of early frontal fibrosing alopecia. *Br J Dermatol.* 2012;166(2):440–442.

43. Miteva M, Tosti A. Pathologic diagnosis of central centrifugal cicatricial alopecia on horizontal sections. *Am J Dermatopathol.* 2014;36(11):859–864; quiz 865–857.

44. Sperling LC, Sau P. The follicular degeneration syndrome in black patients. 'Hot comb alopecia' revisited and revised. *Arch Dermatol.* 1992;128(1):68–74.

45. Hutchens KA, Balfour EM, Smoller BR. Comparison between Langerhans cell concentration in lichen planopilaris and traction alopecia with possible immunologic implications. *Am J Dermatopathol.* 2011;33(3):277–280.

46. Annessi G. Tufted folliculitis of the scalp: a distinctive clinicohistological variant of folliculitis decalvans. *Br J Dermatol.* 1998;138(5):799–805.

47. Tosti A, Torres F, Miteva M. Dermoscopy of early dissecting cellulitis of the scalp simulates alopecia areata. *Actas Dermo-sifiliográficas.* 2013;104(1):92–93.

48. Isa-Isa R, Arenas R, Isa M. Inflammatory tinea capitis: kerion, dermatophytic granuloma, and mycetoma. *Clin Dermatol.* 2010;28(2):133–136.

49. Starace M, Loi C, Bruni F, et al. Erosive pustular dermatosis of the scalp: clinical, trichoscopic, and histopathologic features of 20 cases. *J Am Acad Dermatol.* 2017;76(6). 1109–1114. e1102.

50. Werner B, Brenner FM, Boer A. Histopathologic study of scalp psoriasis: peculiar features including sebaceous gland atrophy. *Am J Dermatopathol.* 2008;30(2):93–100.

51. Doyle LA, Sperling LC, Baksh S, et al. Psoriatic alopecia/alopecia areata-like reactions secondary to anti-tumor necrosis factor-alpha therapy: a novel cause of noncicatricial alopecia. *Am J Dermatopathol.* 2011;33(2):161–166.

52. Quaresma MV, Marino Alvarez AM, Miteva M. Dermatoscopic-pathologic correlation of lichen simplex chronicus on the scalp: 'broom fibres, gear wheels and hamburgers'. *J Eur Acad Dermatol Venereol JEADV.* 2016;30(2):343–345.

53. Jordaan HF, Louw M. The moth-eaten alopecia of secondary syphilis. A histopathological study of 12 patients. *Am J Dermatopathol.* 1995;17(2):158–162.

54. Bresters D, Wanders DCM, Louwerens M, Ball LM, Fiocco M, van Doorn R. Permanent diffuse alopecia after haematopoietic stem cell transplantation in childhood. *Bone Marrow Transplant.* 2017;52(7):984–988.

55. Miteva M, Misciali C, Fanti PA, Vincenzi C, Romanelli P, Tosti A. Permanent alopecia after systemic chemotherapy: a clinicopathological study of 10 cases. *Am J Dermatopathol.* 2011;33(4):345–350.

第 3 章

毛发及头皮的皮肤镜检查（毛发镜）

RODRIGO PIRMEZ，MD • ANTONELLA TOSTI，MD

（姚雪妍　周城　译　杨淑霞　审）

引言

皮肤镜已广泛应用于色素性皮肤疾病的评估。近来，皮肤镜被进一步用于毛发及头皮疾病的评估，使肉眼不易观察到的形态结构更加直观，如毛干直径、形态变化，以及毛囊周围及毛囊间特征的变化[1]。2006年，"毛发镜"这个名称首次被提议特指用于毛发和头皮疾病诊断的皮肤镜[2]。

毛发镜的临床运用

毛发镜是一种很容易获得的、简便易行的临床检测手段，市场上有很多可购买的手持设备可供选择。这种检查无创、简单、快速，对诊断非常有帮助，还可以与其他诊断工具结合使用。有研究证实，借助毛发镜的指导更有利于头皮活检操作——相关疾病的典型表现可以被更快速、准确地识别，从而选择最佳的活检部位，使病理检查更为精确[3-4]。

毛发镜检查在随访方面同样有价值，可以使临床医生监测疾病的活动表现，并相应地调整药物方案（图3.1）[5]。部分学者认为，与其他传统手段相比，毛发镜在脱发患者的随访中可能更有优越性。Seo J 等[6]的研究表明，同样接受类固醇局部注射治疗的斑秃（alopecia areata，AA）患者中，借助毛发镜监测病情活动的患者比采用拉发试验的患者接受激素注射的量更少，发生皮肤萎缩的风险也更小[6]。同时，部分毛发镜表现也具有一定的预后价值。例如，盘状狼疮患者如果出现毛囊性红点（follicular red dots，FRDs），则应给予更积极的治疗，因为这一特点提示毛发再生的可能性[7]。另一方面，缺乏毛囊开口的白色或者粉红色区域（图3.2）为瘢痕形成，即使治疗，患者的毛发也很少或没有机会再生。

目前，毛发镜的应用已经扩展到原发性毛发和头皮疾病之外，继发于其他皮肤疾病和系统性疾病的头皮损害的毛发镜特征也被一一发现[8-11]。该方法的其他用途包括评估

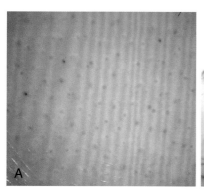
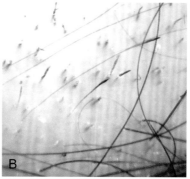
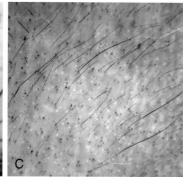

图 3.1　斑秃（AA）不同阶段的毛发镜影像。（**A**）白种人患者斑秃稳定期的黄点。（**B**）AA 活动期的典型毛发镜特征：黑点、断发及惊叹号样发。（**C**）黑人 AA 患者对治疗有反应，出现短的再生发。注意毛囊开口被地蒽酚浸润

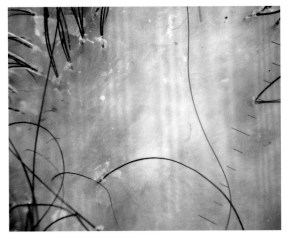

图3.2 瘢痕性脱发患者的粉红色区域，缺乏毛囊开口

体毛受累情况[12-13]、评估头皮病变的良恶性程度[14]。

毛发镜设备及其特性

要做毛发镜检查，临床医生可以从多种可用的设备中进行选择，每种仪器都有其优点和缺点。手持式皮肤镜通常最多可以放大10倍，足够临床医生日常使用。此外，低倍放大有助于对头皮更大范围进行整体观察[15]。通常认为，这些手持皮肤镜性价比很高。另一方面，数字皮肤镜的放大倍数为20到100倍，甚至更高，它可以更好地显示细节，特别是毛干结构病变以及头皮血管改变。此类设备通常配备有照片存储功能，便于在不同设备间比较同一病变"之前和之后"的影像，但其成本要高得多。一个可行性的选择是移动连接皮肤镜设备，它可放大10到20倍。还有价格较低的视频皮肤镜（videodermatoscopes，VM）可以通过USB连接到任何一台计算机上。Verzi等[16]的研究比较了互联网上非医疗用途的低成本VM与标准医疗用的VM。研究发现这两种方法都足以用来评估毛干形态，但由于颜色、亮度和分辨率方面的问题，低成本的VM对头皮鳞屑、黄点、白点分析的质量较差。该研究结论认为，低成本VM不应常规用于头皮的毛发镜检查。

在做毛发镜检查时，应考虑不同设备的固有特性而造成的差异，包括：（1）所使用的光的类型（偏振光及非偏振光）；（2）浸润液是否使用；（3）接触式及非接触式镜头。偏振光及非偏振光都可以用于毛发镜检查，但是非偏振光设备需要使用浸润液，以消除角质层的反射光。但是浸润液的使用将妨碍对鳞屑情况的评估和对毳毛及白发的显示（使用浸润液时它们会"消失"）。读者应该记住这一点，利用浸润液"消除"鳞屑有时是需要的，因为过多鳞屑会影响其他毛发镜特征的显示。个人经验而言，我们通常先使用干性皮肤镜观察，如有必要再使用浸润液。浸润液（水、凝胶、酒精等）的选择依据个人情况。一旦使用浸润液就必须是接触式的。作为毛发镜，我们常规使用接触式皮肤镜，因为如果没有接触压迫，毛干会处于不同高度，将使得图像难以聚焦。但当重点观察血管模式时则例外，因为接触式皮肤镜的压力会影响血管的显现。

如何评估患者

对头皮的检测将取决于脱发的类型[17]。

弥漫性脱发中，重要的是将头发中分，然后至少拍摄3个部位：额部、头皮正中、顶部。我们常常每个部位拍2张照片，一张低倍（20×），一张高倍（40～50×）。毛发直径的变化是雄激素性秃发（AGA）的一个特征，更适宜在高倍镜下观察。因为AGA中枕部毛发通常不受累，所以可以从该部位拍摄对照照片用作比较。在弥漫性脱发中，颞区的毛发镜检查通常不会提供更多的信息。

斑片状脱发中，重要的是检查脱发斑的中央区域毛囊口是否存在（存在——非瘢痕性秃发，消失——瘢痕性秃发）（图3.3）。由

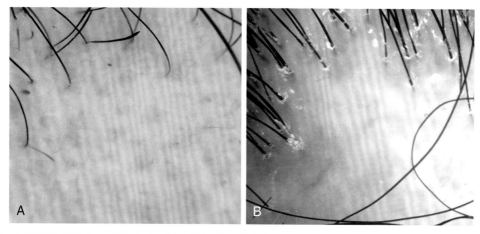

图 3.3 （A）斑秃患者没有毛干的毛囊口被皮脂充满，形成黄点。（B）毛发扁平苔藓患者秃发区缺乏毛囊开口，这是一种淋巴细胞性瘢痕性秃发

于不同的病因，在脱发斑的中央或周边可以观察到疾病活动性的征象。故秃发斑中央及周边均需要检查到。此外，观察评估脱发斑周围外观正常的区域也很重要。因为早在出现脱发的临床证据之前，就可以在皮肤镜下观察到疾病活动的早期表现了。

边缘性脱发中，对毳毛的观察是非常重要的。发际线处毳毛消失是前额纤维性秃发（frontal fibrosing alopecia，FFA）的典型特征，这十分有助于与 AGA 和牵拉性脱发的鉴别，特别是在疾病的早期（图 3.4）。

当患者主诉为毛发容易折断或者毛发停止生长时，我们应该检查毛干，并且在大多数情况下，毛发镜可非常好地替代光学显微镜。在观察毛干形态时，建议使用偏振光及高倍镜（至少 70×）。使用毛发镜可以直接在患者头皮上观察毛干，也可以取下毛发片段随后再用皮肤镜观察。在这些病例中，临床医生需要努力寻找毛干断裂的原因，如结节性脆发症，常见于毛发风化，或发干缺陷，这些缺陷提示可能为先天性疾病，如念珠状发中毛干典型的缩窄[18]。

眉毛的毛发镜检查也很重要。许多毛发疾病也会累及眉毛，在此处进行毛发镜检查非常有必要，特别是在 FFA 的极早期，头皮无明显病变或脱发只局限在这个部位的病例，还有一些斑秃患者。套叠性脆发症等毛干异常可仅表现在眉毛处。

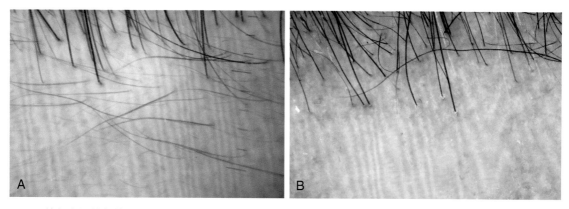

图 3.4　前额发际线部位的毛发镜表现。（A）AGA 患者存在毳毛。（B）示发际线毳毛缺失，这是前额纤维性秃发的标志

毛发镜表征及模式

根据头皮上的位置对毛发镜下的结构进行分类，有助于皮肤科医生熟悉每一种疾病的表征和模式。在这方面，毛发镜的特征可以分为以下几类[19]：

1. 毛囊的
2. 毛囊周围及毛囊间的
3. 血管的
4. 毛干

需强调的是，一个孤立的毛发镜表征不足以诊断某个疾病，我们需要分析这个表征出现的环境。此外，牢记每个毛发镜表征与病理改变的联系将对诊断过程有帮助。

毛囊的表征

在毛发镜下，三维结构的皮肤将作为二维图像而被观察。所以许多毛囊结构表现为点。

黄点征

黄点征代表着充满脂质及角蛋白碎片的空毛囊。每一个毛囊都连接一个皮脂腺。在正常情况下，皮脂由毛干引导通过毛管道排到皮肤表面。在诸如斑秃之类的疾病中，由于毛囊中毛干缺失，故毛囊漏斗部被皮脂和角蛋白碎屑填充。在经久不愈的患者中，黄点征在头皮上规律分布，显示的是毛囊单位的分布情况（图 3.5A）。AGA 患者也可观察到黄点征。在 AGA 患者中，变细的毛发也可以使皮脂积聚在毛囊漏斗部。然而，因其头皮毛发变细是一个缓慢进展的、异质性的过程，故黄点征的排列并不如 AA 患者那样规则，正常情况下数量也少（图 3.5B）。值得注意的是，由于颜色对比的影响，黄点征在浅肤色患者上更容易看到[20]，肤色较深的患者则不易看到。

角栓

角栓是由毛囊角化过度引起的，对应的是扩张的、充满淡黄色 / 白色角质团的毛囊漏斗部。角栓是盘状红斑狼疮（discoid lupus erythematosus，DLE）的典型特征（图 3.6）[21]。孤立的角栓在分割性蜂窝织炎中也可见到。

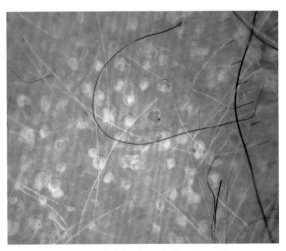

图 3.6　盘状红斑狼疮患者的角栓

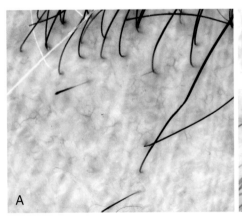
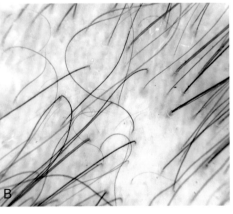

图 3.5　黄点征出现于（A）斑秃和（B）雄激素性秃发

黑点征

黑点征，即毛发的断端，是还没有长出头皮便折断的毛干[22]。可见于 50% 的 AA 患者，是 AA 疾病活动性的表征[5]。在 AA 中，炎症浸润使毛干脆弱而断裂，形成黑点征（图 3.7）。其他类型的损伤如缺血、细胞增殖抑制性药物也可以导致毛干脆弱，也因此黑点征不是一个特异性的毛发镜表现。也能发现黑点征的其他疾病包括化疗导致的脱发[23]、压力相关性脱发[24]、拔毛癖、分割性蜂窝织炎[25]、头癣等疾病。瘢痕性脱发，特别是FFA，也可见到少量黑点征。

红点征

红点征是红斑性、多环状、同心结构，规则分布在毛囊口内及毛囊周围。Tosti 等[7]提出红点是头皮盘状红斑狼疮的毛发镜特征（图 3.8），并与毛发再生的可能性呈正相关。组织学上，红点征对应的是被角蛋白填充的毛囊漏斗，围绕着扩张的血管及血管外红细胞。每个毛囊周围都有一个血管网，由于这些患者的皮肤萎缩，使血管扩张可见，并使毛发镜下的红点征变得更加明显。正如后者建议的[26]，红点征的存在可能是一种标志，即毛囊结构还是活的，这可以解释为什么有红点征的患者毛发再生的机会更大。

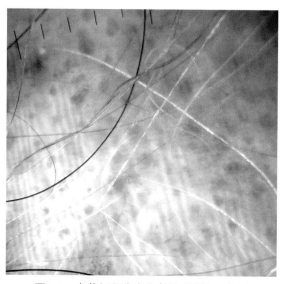

图 3.8　盘状红斑狼疮患者的毛囊性红点征

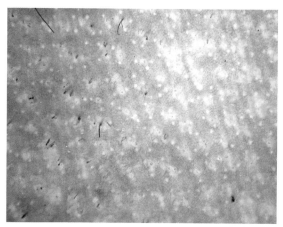

图 3.9　非奇斑秃患者的毛发镜表现，注意在头皮毛囊单位之间规则分布的小白点

白点征

最初认为白点征与瘢痕性脱发患者的毛囊纤维化有关[27]。但后来在深肤色的 AA 患者中也发现了白点征，代表着缺乏毛干的毛囊[20]。还有一些更小的、相互孤立的、位于毛囊单位之间的白点征，为汗腺开口，被命名为小白点征[28]。小白点彼此孤立，在头皮上规则分布，而白点可三两成群，代表毛囊单位（图 3.9）。然而，上述差异在脱发患者中并非总是很明显。

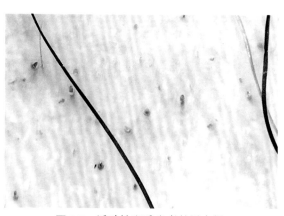

图 3.7　活动性斑秃患者的黑点征

毛囊开口消失

毛囊开口消失是瘢痕性秃发的标志和必要特征（图3.3A）。是瘢痕性秃发的终末阶段，出现这一表现即意味着该区域毛发不可能再生。但在一些长病程的AA患者可能例外。在这些患者中，毛囊开口可能很难看到，会误导临床医生。

毛囊周围及毛囊间的模式

毛周征

毛周征是毛囊周围的褐色晕（图3.10）。见于AGA患者，特别是在疾病早期，与毛囊周围浅部轻度淋巴细胞浸润有关[29]。但其确切形成机制尚不清楚。

毛囊周围红斑

毛囊周围红斑通常是疾病活动的标志。常见于瘢痕性脱发，特别是在炎症过程以毛囊为中心的脱发疾病中，对疾病的诊断和监测很重要（图3.11）。

鳞屑（毛囊周围/毛囊间）

鳞屑仅能用干性皮肤镜观察，因为浸润液会使鳞屑水合，在皮肤镜下就看不见了。鳞

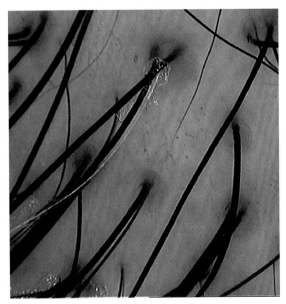

图3.10　一位早期雄激素性秃发患者的毛周征

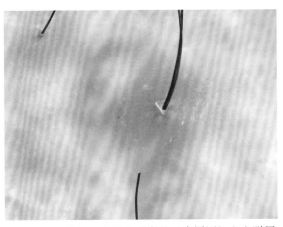

图3.11　一位瘢痕性秃发患者的毛囊周围红斑和脱屑

屑是多种炎症性头皮疾病的常见表现。其颜色、部位、排列因不同的潜在疾病而各有不同。毛囊间的鳞屑见于银屑病、脂溢性皮炎、头癣和盘状红斑狼疮等。在银屑病中，鳞屑是白色的，常被称为银白色，而在脂溢性皮炎中，鳞屑色调偏黄（图3.12A、图3.12B）[19]。毛囊周围的白色鳞屑是毛发扁平苔藓（lichen planopilaris，LPP）及其亚型（包括FFA）的特征性表现，提示疾病活动。在LPP中，鳞屑可环绕近端毛干，形成管型结构（图3.13）。当管型结构与头皮分离则形成毛发管型，可沿毛干自由滑动[19]。相比于LPP，FFA的鳞屑更细小。毛囊周围鳞屑也可见于DLE，常常伴有毛囊间的鳞屑。丛状发周围的黄色鳞屑是秃发性毛囊炎的表现之一。

色素沉着

头皮上可观察到不同模式的色素沉着。蜂窝状色素沉着是深色皮肤患者的特征，是表-真皮间波形连接结构的二维化表现（图3.14）[20]。深色线条对应于网状表皮嵴，浅颜色的区域对应真皮乳头。蜂窝状色素沉着有时也可见于浅色皮肤类型的患者，为日光暴露的表现。头皮色素失禁有以下两个主要表现形式：（1）蓝灰色斑点；（2）呈靶形的蓝灰色点。后者提示界面皮炎主要局限于毛囊的周围，如LPP（图3.15）；前者提示界面皮炎较弥漫性累及毛囊间皮肤，如DLE（图3.16）。

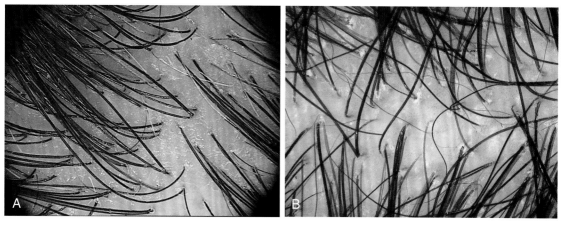

图 3.12　（**A**）脂溢性皮炎的色调偏黄的鳞屑。（**B**）银屑病的皮屑是白色的，常被称为银白色鳞屑

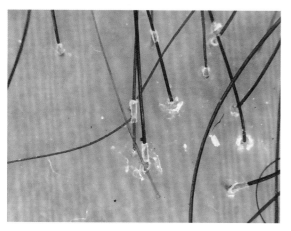

图 3.13　一位毛发扁平苔藓患者毛囊周围的管型鳞屑

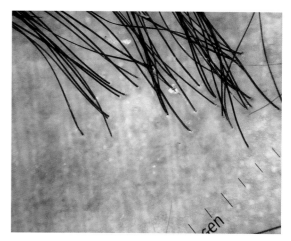

图 3.15　一位深肤色毛发扁平苔藓患者的靶形蓝灰色点

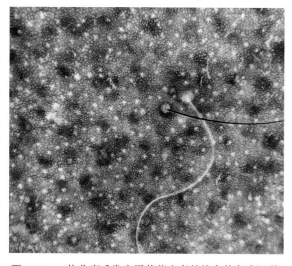

图 3.14　一位非裔毛发扁平苔藓患者的蜂窝状色素沉着

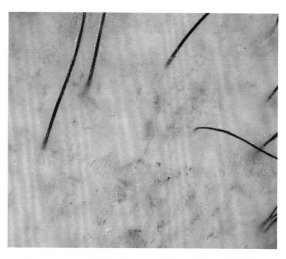

图 3.16　一位盘状狼疮患者的斑点状蓝灰色点

二者均仅见于深肤色类型的患者[30]。

灰白色晕

位于新生毛干周围的灰白色晕，对中央离心性瘢痕性秃发（central centrifugal cicatricial alopecia，CCCA）的特异性和敏感性都很高，在其整个临床发展阶段均可以观察到（图3.17）[31]。病理上，对应于外毛根鞘周围层状纤维化。在笔者的经验中，该表现也可见于深肤色的FFA患者中。

血管模式

头皮的血管模式多种多样。虽然其中一些模式具有特征性，但均无特异性。血管在使用浸润液的高倍镜下更好观察（> 40×）。

简单的红色环状及细分支状血管可见于正常头皮，特别是枕部及颞部区域，分别代表真皮乳头的血管环及其下方的血管丛（图3.18）。粗的分支状血管是DLE的特征性表现（图3.19），但也可见于其他疾病，如激素引起的皮肤萎缩[32]。扭曲的红色环状血管，即卷绕的或肾小球样的血管，尤其是成群出现时，是银屑病的典型特征（图3.20）[19]。大量巨大的扩张的毛细血管应警惕结缔组织病（图3.21）[33]。

毛干

在正常头皮上，毛囊三三两两成群分布，形成毛囊单位。毛干直径可有不同，但在头皮不同区域总体趋于一致（图3.22）。不同的

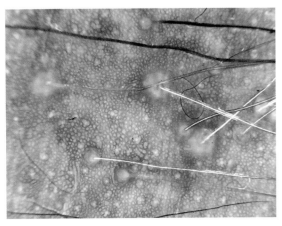

图3.17 中央离心性瘢痕性秃发患者的灰白色晕

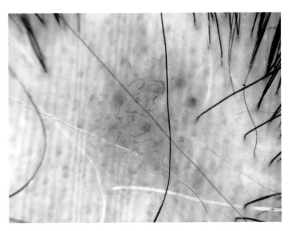

图3.19 盘状红斑狼疮患者的粗分支状血管。注意皮损周边还有毛囊性红点

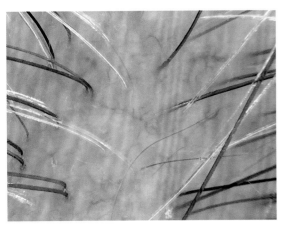

图3.18 毛发镜下正常颞部头皮，可见细分支状血管

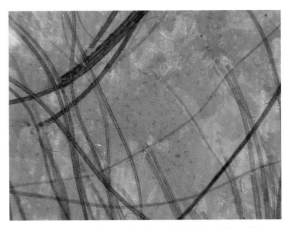

图3.20 银屑病患者的白色鳞屑及扭曲的血管环

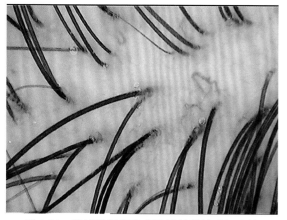

图 3.21　结缔组织病患者明显扩张的毛细血管

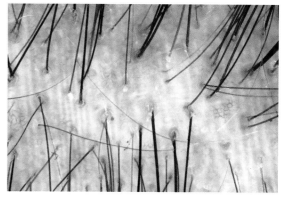

图 3.23　雄激素性秃发患者毛发直径不同。注意蜂窝状色素沉着区域，提示日光暴露

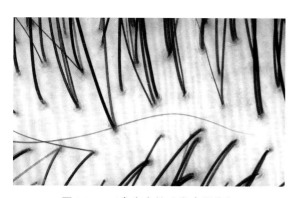

图 3.22　正常头皮的毛发直径均匀

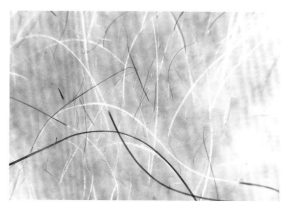

图 3.24　活动性斑秃患者非常细的毛干

疾病会改变毛发的直径、长度和形态，我们将在下一节讨论。

毛干直径变化

正常头皮上，最多有 20% 的细发。毛发镜下，细发比例超过 20% 是 AGA 的标志，这体现的是毛囊微小化的过程（图 3.23）[34]。毛干直径变化的增加又被称为毛发直径异质性。在日常工作中没有必要精确计算毛干直径，粗略的估计（细发或是粗发）便足以给出诊断。AA 中毛囊周期及功能的紊乱也会导致毛干变细（图 3.24）。

短再生发

毛发镜下至少可观察到 4 种类型的短再生发（short regrowing hairs，SRHs）。直径正常的孤立性 SRHs 可见于健康个体，是生理

性毛发脱落导致的。在休止期脱发的患者中这种毛发数量增加，并出现于整个头皮（图 3.25）。在 AA 患者的再生脱发斑处也可见簇集的再生发。SRHs 的基底粗，末端细。

另外，AGA 患者前额部头皮可出现 6 根或更多细的 SRHs（图 3.26）[35]。

细的 SRHs 也见于隐匿性斑秃[36]。Rudnicka 等[37] 提出"黑线"这个名字，他们观察到这些再生发全长都细且颜色深，有时比患者的自然发色还深（图 3.27）[37]。

再生圈状发（或猪尾样发）是均匀卷曲的短发。孤立的环形发可见于 AGA，但是簇集的圈状发是 AA 的特征性表现（图 3.28）。这种毛发的形成认为是毛发从仍未完全恢复的毛囊中快速再生所致的。我们在瘢痕性秃发的再生区域中也观察到了这种毛发。

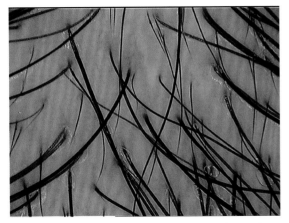

图 3.25　休止期脱发患者的短再生发，直径正常

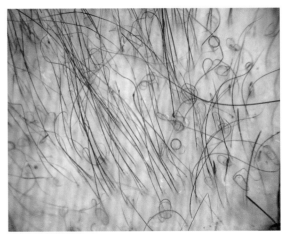

图 3.28　斑秃患者簇集分布的圈状发

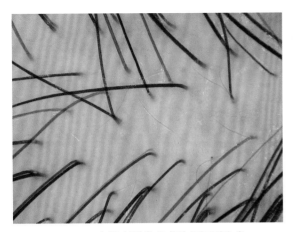

图 3.26　女性型脱发患者的细短再生发

断发

各种各样的疾病可导致断发，通常是临床医师正在处理进展中的疾病的表现。任何影响毛干生成的疾病，如 AA，均可削弱毛干引起断发（图 3.29）。诸如毛发风化的外部损伤增加毛干的脆性，也能导致断发。毛干风化的典型毛发镜特征为结节性脆发：沿着毛干分布白色结节，断开后呈刷子一样的外观（图 3.30）[38]。拔毛癖患者故意拔发当然会引起断发。根据毛干断端的形态，对其毛发镜表现有不同的命名。尽管如此，认出断发比记住它们不同的名称更重要。最初，火焰状发被认为是拔毛癖的特异性表现[39]，但

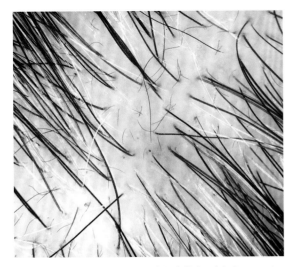

图 3.27　隐匿性斑秃患者的短再生发

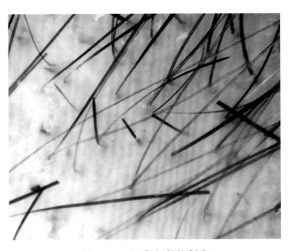

图 3.29　斑秃患者的断发

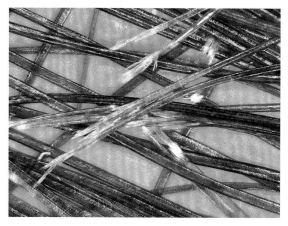

图 3.30 毛发严重风化患者的结节性脆发

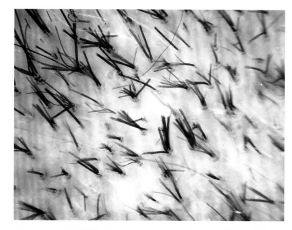

图 3.32 摩发癖（trichoteiromania）患者的扫帚样发

是最近发现，在化疗相关性脱发、放疗相关性脱发、CCCA 及牵拉性脱发中也可以见到（图 3.31）[40]。扫帚样发是指断端分裂的短的断发。该表现不是特异性的，但在摩发癖（trichoteiromania）患者（强迫性搔抓头皮导致的秃发）中是主要的特征（图 3.32）[41]。

惊叹号样发及弯管样发（coudability hair）

尽管惊叹号样发不是 AA 特有的表现，却是 AA 的典型表现。这些毛发是远端断裂的休止期毛干。受累毛干迅速地由生长期向退行期及休止期转变，使得毛干近端缩窄，形成了惊叹号的形状（图 3.33）[42]。惊叹号样发是病情活动的标志。该表现也见于化疗相关性脱发中[23]。弯管样发看起来跟惊叹号样发

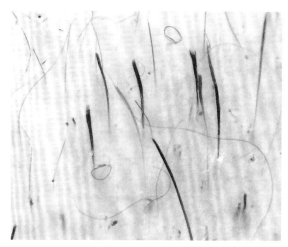

图 3.33 惊叹号样发为毛干远端断裂、近端变细的休止期毛发。注意还有黑点和断发

类似；在毛干近端有缩窄，但是远端没有折断（图 3.34）。与惊叹号样发相似，这种毛发是活动性 AA 的标志，但也可见于化疗相关性脱发[43]。

逗号样发与螺旋发

逗号样发与螺旋发均属于断发，其形状很有特征性，可作为头癣诊断的参考。逗号样发是短的弯曲的断发，可能是真菌侵袭导致毛干部分损伤所致，形似逗号（图 3.35）[44]。与逗号样发不同的是，螺旋发具有多个扭转。非洲人的毛发为螺旋状，螺旋状断发在非洲头癣患者中常见（图 3.36）[45]。在发内及发外癣菌感染中均可发现逗号样发与螺旋发。头

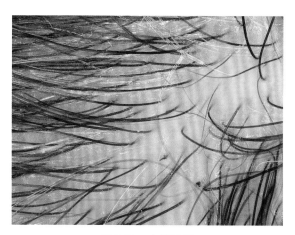

图 3.31 火焰状发

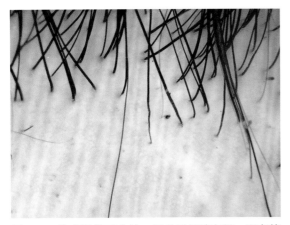

图 3.34 注意图像正中的一根毛干近端变细，即弯管样发。还可见黑点。该图拍摄于一位活动性斑秃患者进行性扩大的秃发斑处

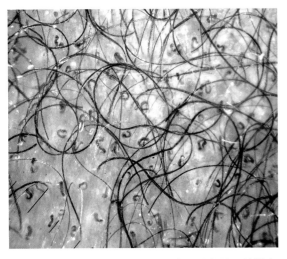

图 3.35 一位患有头癣的非裔男童显示大量逗号样发

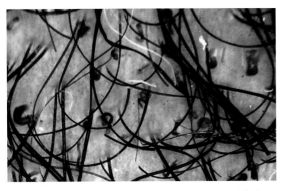

图 3.36 一位非裔男童的毛发镜照片。注意图像中央有一根螺旋发：为具有多处扭转的断发。图片中还有一些逗号样发。拍摄本图时使用了浸润液，以消除鳞屑对光的反射

癣的其他毛发镜特征包括摩斯码样发、折形发。尽管毛发镜检查有助于头癣的诊断，但不能确定致病病原体。

先天性综合征中的毛干改变

毛发镜有助于诊断大多数毛干异常疾病。

念珠状发是一种遗传性毛干异常，主要表现为毛干质脆且容易断裂引起秃发。毛发折断继而秃发的部位常常为易受摩擦的部位，如枕部。典型的毛发镜表现为串珠状毛干，可见椭圆形的结节和缩窄规则交替分布（图3.37）[46]。在缩窄处毛干髓质缺如，毛干可在此处折断。在 AA 中，连续的炎症活动可导致毛干一连串的缩窄，出现念珠发样表现（图3.38）。化疗周期也可导致类似表现，这种情

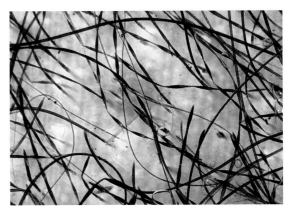

图 3.37 一位严重秃发的女童的毛发镜照片。注意串珠状毛干间距规则的缩窄。部分毛干在缩窄处弯折，最终将会折断

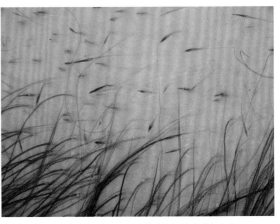

图 3.38 一位斑秃患者的念珠发样毛发

况称为 Pohl-Pinkus 缩窄。

扭曲发表现为扁平的发干以不规则的间隔扭转 180°。该表现可见于各种先天性疾病，也可见于获得性疾病，常常伴有其他特征。扭曲发是 Menkes 综合征和 Bjornstad 综合征的特征性表现。获得性脱发患者如果表现为扭曲发，通常应该进行瘢痕性脱发的鉴别（图 3.39）。

套叠性脆发征据说是 Netherton 综合征的表现，该综合征的表现为竹节状发、鱼鳞病和特应性皮炎三联征。毛发镜显示多个结节沿毛干分布；每个结节由毛干近端内凹的杯状部分和远端的球状部分组成。毛干断裂后，仅留下近端部分，像一个高尔夫球座[47]。

环纹发是常染色体显性遗传的毛干异常疾病，以毛干多发空腔为特征。毛发镜表现为深浅环带交替出现，使头发带有特殊的光泽（图 3.40）。

三角形小管发，又名为蓬发综合征，毛干上的纵向沟槽使得毛干难以贴附在头皮上，也难以扎成束。毛干的横截面呈有压痕的三角形，故以此命名该综合征。通常情况下，扫描电子显微镜是诊断该病所必需的，但毛发镜可以提示存在纵向沟槽。

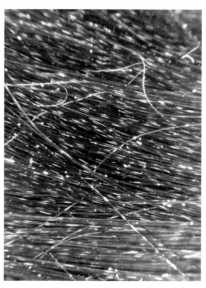

图 3.40 环纹发。毛干内空腔的存在产生深浅条带交替的外观

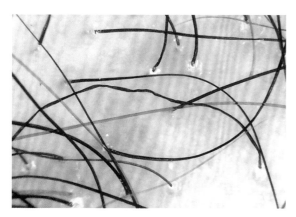

图 3.39 毛发扁平苔藓患者的毛发镜表现。注意一根毛干存在多处弯折。毛囊周围的鳞屑提示疾病处于活动期

参考文献

1. Miteva M, Tosti A. Hair and scalp dermatoscopy. *J Am Acad Dermatol.* 2012;67(5):1040–1048. https://doi.org/10.1016/j.jaad.2012.02.013.
2. Olszewska M, Rudnicka L, Rakowska A, Kowalska-Oledzka E, Slowinska M. Trichoscopy. *Arch Dermatol.* 2008;144(8):1007. https://doi.org/10.1001/archderm.144.8.1007.
3. Miteva M, Tosti A. Dermoscopy guided scalp biopsy in cicatricial alopecia. *J Eur Acad Dermatol Venereol.* 2013;27(10):1299–1303. https://doi.org/10.1111/j.1468-3083.2012.04530.x.
4. Mubki T, Rudnicka L, Olszewska M, Shapiro J. Evaluation and diagnosis of the hair loss patient: part II. Trichoscopic and laboratory evaluations. *J Am Acad Dermatol.* 2014;71(3):431.e1–431.e11. https://doi.org/10.1016/j.jaad.2014.05.008.
5. Inui S, Nakajima T, Nakagawa K, Itami S. Clinical significance of dermoscopy in alopecia areata: analysis of 300 cases. *Int J Dermatol.* 2008;47(7):688–693. https://doi.org/10.1111/j.1365-4632.2008.03692.x.
6. Seo J, Lee JW, Choi MJ, Cho S, Kim DY. Serial trichoscopy vs. modified hair pull test for monitoring the disease activity and treatment response of localized alopecia areata. *J Eur Acad Dermatol Venereol.* 2017;31(3):e149–e150. https://doi.org/10.1111/jdv.13942.
7. Tosti A, Torres F, Misciali C, et al. Follicular red dots: a novel dermoscopic pattern observed in scalp discoid lupus erythematosus. *Arch Dermatol.* 2009;145(12):1406–1409. https://doi.org/10.1001/archdermatol.2009.277.
8. Pirmez R. Acantholytic hair casts: a dermoscopic sign of pemphigus vulgaris of the scalp. *Int J Trichology.* 2012;4(3):172–173. https://doi.org/10.4103/0974-7753.100087.
9. Sar-Pomian M, Kurzeja M, Rudnicka L, Olszewska M. *An Bras Dermatol.* 2014;89(6):1007–1012.

10. Piraccini BM, Broccoli A, Starace M, et al. Hair and scalp manifestations in secondary syphilis: epidemiology, clinical features and trichoscopy. *Dermatology*. 2015;231(2):171–176. https://doi.org/10.1159/000431314.

11. Miteva M, Wei E, Milikowski C, Tosti A. Alopecia in systemic amyloidosis: trichoscopic-pathologic correlation. *Int J Trichol*. 2015;7(4):176–178. https://doi.org/10.4103/0974-7753.171585.

12. Panchaprateep R, Tanus A, Tosti A. Clinical, dermoscopic, and histopathologic features of body hair disorders. *J Am Acad Dermatol*. 2015;72(5):890–900. https://doi.org/10.1016/j.jaad.2015.01.024.

13. Vendramini DL, Silveira BR, Duque-Estrada B, Boff AL, Sodré CT, Pirmez R. Isolated body hair loss: an unusual presentation of lichen planopilaris. *Skin Appendage Disord*. 2017;2(3–4):97–99. https://doi.org/10.1159/000449229.

14. Zalaudek I, Schmid K, Niederkorn A, et al. Proposal for a clinical-dermoscopic classification of scalp naevi. *Br J Dermatol*. 2014;170(5):1065–1072. https://doi.org/10.1111/bjd.12722.

15. Rudnicka L, Rusek M, Borkowska B. Introduction. In: Rudnicka L, Olszewska M, Rakowska A, eds. *Atlas of Trichoscopy – Dermoscopy in Hair and Scalp Disease*. 1st ed. London: Springer-Verlag; 2012:3–8.

16. Verzì AE, Lacarrubba F, Micali G. Use of low-cost videomicroscopy versus standard videodermatoscopy in trichoscopy: a controlled, blinded noninferiority trial. *Skin Appendage Disord*. 2016;1(4):172–174. https://doi.org/10.1159/000442993.

17. Vicenzi C, Tosti A. Instruments for scalp dermoscopy. In: Tosti A, ed. *Dermoscopy of the Hair and Nails*. 2nd ed. Boca Raton: CRC Press; 2016:25–28.

18. Rudnicka L, Rakowska A, Kerzeja M, Olszewska M. Hair shafts in trichoscopy: clues for diagnosis of hair and scalp diseases. *Dermatol Clin*. 2013;31(4):695–708. https://doi.org/10.1016/j.det.2013.06.007.

19. Rudnicka L, Olszewska M, Rakowska A, Slowinska M. Trichoscopy update 2011. *J Dermatol Case Rep*. 2011;5(4):82–88. https://doi.org/10.3315/jdcr.2011.1083.

20. de Moura LH, Duque-Estrada B, Abraham LS, Barcaui CB, Sodre CT. Dermoscopy findings of alopecia areata in an African-American patient. *J Dermatol Case Rep*. 2008;2(4):52–54. https://doi.org/10.3315/jdcr.2008.1020.

21. Lanuti E, Miteva M, Romanelli P, Tosti A. Trichoscopy and histopathology of follicular keratotic plugs in scalp discoid lupus erythematosus. *Int J Trichol*. 2012;4(1):36–38. https://doi.org/10.4103/0974-7753.96087.

22. Ross EK, Vincenzi C, Tosti A. Videodermoscopy in the evaluation of hair and scalp disorders. *Am Acad Dermatol*. 2006;55(5):799–806.

23. Pirmez R, Piñeiro-Maceira J, Sodré CT. Exclamation marks and other trichoscopic signs of chemotherapy-induced alopecia. *Australas J Dermatol*. 2013;54(2):129–132. https://doi.org/10.1111/j.1440-0960.2012.00946.x.

24. Papaiordanou F, da Silveira BR, Piñeiro-Maceira J, Pirmez R. Trichoscopy of noncicatricial pressure-induced alopecia resembling alopecia areata. *Int J Trichol*. 2016;8(2):89–90. https://doi.org/10.4103/0974-7753.188043.

25. Tosti A, Torres F, Miteva M. Dermoscopy of early dissecting cellulitis of the scalp simulates alopecia areata. *Actas Dermosifiliogr*. 2013;104(1):92–93. https://doi.org/10.1016/j.ad.2012.05.008.

26. Pirmez R, Piñeiro-Maceira J, Almeida BC, Sodré CT. Follicular red dots: a normal trichoscopy feature in patients with pigmentary disorders? *An Bras Dermatol*. 2013;88(3):459–461. https://doi.org/10.1590/abd1806-4841.20132555.

27. Kossard S, Zagarella S. Spotted cicatricial alopecia in dark skin. A dermoscopic clue to fibrous tracts. *Australas J Dermatol*. 1993;34(2):49–51.

28. Abraham LS, Piñeiro-Maceira J, Duque-Estrada B, Barcaui CB, Sodré CT. Pinpoint white dots in the scalp: dermoscopic and histopathologic correlation. *J Am Acad Dermatol*. 2010;63(4):721–722. https://doi.org/10.1016/j.jaad.2009.12.011.

29. Deloche C, de Lacharrière O, Misciali C, et al. Histological features of peripilar signs associated with androgenetic alopecia. *Arch Dermatol Res*. 2004;295(10):422–428.

30. Duque-Estrada B, Tamler C, Sodré CT, Barcaui CB, Pereira FB. Dermoscopy patterns of cicatricial alopecia resulting from discoid lupus erythematosus and lichen planopilaris. *An Bras Dermatol*. 2010;85(2):179–183.

31. Miteva M, Tosti A. Dermatoscopic features of central centrifugal cicatricial alopecia. *J Am Acad Dermatol*. 2014;71(3):443–449. https://doi.org/10.1016/j.jaad.2014.04.069.

32. Pirmez R, Abraham LS, Duque-Estrada B, et al. Trichoscopy of steroid-induced atrophy. *Skin Appendage Disord*. 2017;3:171–174. https://doi.org/10.1159/000471771.

33. Vicenzi C, Tosti A. Trichoscopy patterns. In: Tosti A, ed. *Dermoscopy of the Hair and Nails*. 2nd ed. Boca Raton: CRC Press; 2016:1–20.

34. de Lacharrière O, Deloche C, Misciali C, et al. Hair diameter diversity: a clinical sign reflecting the follicle miniaturization. *Arch Dermatol*. 2001;137(5):641–646.

35. Herskovitz I, de Sousa IC, Tosti A. Vellus hairs in the frontal scalp in early female pattern hair loss. *Int J Trichol*. 2013;5(3):118–120. https://doi.org/10.4103/0974-7753.125601.

36. Tosti A, Whiting D, Iorizzo M, Pazzaglia M, Misciali C, Vincenzi C, Micali G. The role of scalp dermoscopy in the diagnosis of alopecia areata incognita. *J Am Acad Dermatol*. 2008;59(1):64-67. doi: 10.1016/j.jaad.2008.03.031.

37. Rudnicka L, Rakowska A, Olszewska M, et al. Hair shafts. In: Rudnicka L, Olszewska M, Rakowska A, eds. *Atlas of Trichoscopy – Dermoscopy in Hair and Scalp Disease*. 1st ed. London: Springer-Verlag; 2012:11–46.

38. Quaresma MV, Martinez Velasco MA, Tosti A. Hair breakage in patients of African descent: role of dermoscopy. *Skin Appendage Disord*. 2015;1(2):99–104. https://doi.org/10.1159/000436981.

39. Rakowska A, Slowinska M, Olsz ewska M, Rudnicka L. New trichoscopy findings in trichotillomania: flame hairs, V-sign, hook hairs, hair powder, tulip hairs. *Acta Derm Venereol*. 2014;94(3):303–306. https://doi.org/10.2340/00015555-1674.

40. Miteva M, Tosti A. Flame hair. *Skin Appendage Disord*. 2015;1(2):105–109. https://doi.org/10.1159/000438995.

41. Quaresma MV, Mariño Alvarez AM, Miteva M. Dermatoscopic-pathologic correlation of lichen simplex chronicus on the scalp: 'broom fibres, gear wheels and hamburgers'. *J Eur Acad Dermatol Venereol*. 2016;30(2):343–345. https://doi.org/10.1111/jdv.12748.

42. Alkhalifah A, Alsantali A, Wang E, et al. Alopecia areata update: part I. Clinical picture, histopathology, and pathogenesis. *J Am Acad Dermatol*. 2010;62:177–188.

43. Pirmez R. Revisiting coudability hairs in alopecia areata: the story behind the name. *Skin Appendage Disord*. 2016;

2(1–2):76–78.

44. Slowinska M, Rudnicka L, Schwartz RA, et al. Comma hairs: a dermatoscopic marker for tinea capitis: a rapid diagnostic method. *J Am Acad Dermatol.* 2008;59(5 suppl): S77–S79. https://doi.org/10.1016/j.jaad.2008.07.009.

45. Hughes R, Chiaverini C, Bahadoran P, Lacour JP. Corkscrew hair: a new dermoscopic sign for diagnosis of tinea capitis in black children. *Arch Dermatol.* 2011;147(3): 355–356. https://doi.org/10.1001/archdermatol.2011.31.

46. Sharma VK, Chiramel MJ, Rao A. Dermoscopy: a rapid bedside tool to assess monilethrix. *Indian J Dermatol Venereol Leprol.* 2016;82:73–74.

47. Rakowska A, Kowalska-Oledzka E, Slowinska M, Rosinska D, Rudnicka L. Hair shaft videodermoscopy in netherton syndrome. *Pediatr Dermatol.* 2009;26(3):320–322. https://doi.org/10.1111/j.1525-1470.2008.00778.x.

推荐阅读

1. Abraham LS, Torres FN, Azulay-Abulafia L. Dermoscopic clues to distinguish trichotillomania from patchy alopecia areata. *An Bras Dermatol.* 2010;85(5):723–726.

第 4 章

斑秃和隐匿性斑秃

MATILDE IORIZZO，MD，PHD • ANTONELLA TOSTI，MD

（徐学刚 译 赵恒光 周城 审）

引言

斑秃（alopecia areata，AA）是一种常见的非瘢痕性秃发，以无皮肤炎症征象的急性脱发为特征。该病通常突然出现一个或数个离心性扩大的脱发斑，整个头皮［全秃（AA totalis，AAT）］和全身［普秃（AA universalis，AAU）］的毛发也可受累。

各个种族、年龄、性别均可发病，在一般人群中该病的终生患病风险为 1.7%[1]。儿童 AA 约占所有 AA 患者的 20%，超过 50% 的患者在 20 岁以前第一次发病[2]。

由于 AA 急性发作且病程无法预计，因此对患者的心理影响非常严重。事实上，因为其病因不明以及受多种不良预后因素的影响，该病的预后很难预测（表 4.1）[3]。

发病机制

尽管很多证据表明该病是一种具有遗传易感性的自身免疫性疾病，但 AA 的病因尚未完全清楚[4-5]。全基因组关联分析（genome wide association studies，GWAS）显示基因组 8 个区域的 139 个单核苷酸多态性位点与 AA 相关，证实天然免疫和获得性免疫均在 AA 发

表 4.1 与斑秃相关的不良预后因素
匍行性斑秃（枕部头皮脱发）
青春期前发病
伴发特应性 / 自身免疫性疾病 /21 三体综合征
甲受累（规则的凹点 / 甲面粗糙）
阳性家族史
病程长

病中发挥作用。由于未知原因，生长期毛囊的免疫豁免（不表达结合病原体并提呈给免疫系统的主要组织相容性复合体 I 和 II 类分子）丧失，毛囊周围 CD8[+]细胞毒性 T 淋巴细胞浸润，导致毛囊生长期阻断和毛发脱落。毛囊隆突区域（干细胞所在位置）无 T 细胞浸润，这也正是为何 AA 表现为非瘢痕性脱发的原因。尽管持续脱发数年，毛囊通常仍有恢复的潜能。遗憾的是，并非总能清除浸润的淋巴细胞而使毛发恢复生长。因此，目前没有永久缓解 AA 的治疗办法，也没有被批准用于治疗 AA 的药物。但是，炎症浸润有可能自发缓解，即使不治疗头发也可能重新生长，尤其是斑片状 AA。

临床特征

AA 可累及任何有毛区域，但头皮是最常受累部位（＞90%）（图 4.1）。通常 AA 突然出现，无自觉症状，部分患者头发脱落前脱发部位有轻微瘙痒。受累皮肤表面正常，无炎症表现。瘙痒的出现不应被忽视，它可以解释神经源性炎症在 AA 发病中可能的作用[7-8]。

通过肉眼能观察到**急性活动期 AA 脱发斑**的特征如下（图 4.2）：

1. 尸发是指自头皮表面折断后残留在毛囊的毛干。在黑色毛发患者中表现为黑点征，在其他发色患者中表现不明显。

2. "惊叹号样" 发是尖端磨损、近端呈锥形的毛发。它们代表残留在毛囊的休止期毛发，即将脱落。轻轻牵拉就能把它们拔出，

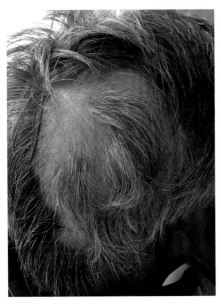

图 4.1　斑秃典型的呈离心性扩大的脱发斑

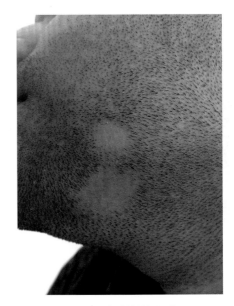

图 4.3　胡须慢性斑秃

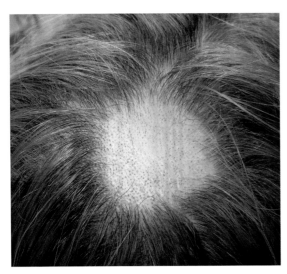

图 4.2　头皮急性斑秃的尸发和惊叹号样发

它们常出现在脱发斑边缘。有时患者和未经培训的医师会把惊叹号样发误认为是再生的毛发。再生的毛发牢固附着在头皮上，用力才能拔出，轻轻牵拉不能被拔出。

慢性 AA 则表现为光滑的脱发斑，完全没有头发（图 4.3），或者覆盖非常细短的毳毛。

AA 的其他表现如下：

匐行性斑秃和反匐行性斑秃：匐行性斑秃同时累及颞部和枕部发际线，相对较常见。反匐行性斑秃累及前额发际线和头皮中央区域，相对更为罕见。

毛发突然变白：毛发在数天内变白。这种情况是由于该病选择地累及有色素的毛发并使其脱落，残留不受累的白色毛发。

隐匿性斑秃：典型表现为急性弥漫性无症状的毛发脱落，而无典型的脱发斑，预后相对较好。据 Rebora[9] 报道，这种情况多出现于头皮休止期毛囊比例高而生长期Ⅵ期早期毛囊（有丝分裂率最高，更易受累）稀少的 AA 患者。它导致弥漫性毛发脱落而不是斑状脱发。诊断通常需要头皮活检。临床上它不仅与休止期脱发类似，而且也类似于雄激素性秃发，因为在雄激素依赖性头皮脱发会相对更重。这种类型的 AA 患者，拉发试验强阳性，且更容易有成簇头发被拉出。被拉出的毛发行显微镜检查会发现处于不同成熟水平的休止期发根，且休止期早期发根比例很高。皮肤镜检查发现头皮有弥漫分布的黄点征和大量短再生发。有大量黄点征的区域是进行活检的最佳部位[10]。病理诊断隐匿性斑秃（alopecia areata incognita，AAI）需要作水平切片（图 4.4），表现为毛囊密度降低、休止期毛囊增多（＞30%）和毛囊微小化（终毛：毳毛比例为 3.3∶1 或更低）。可见休止期

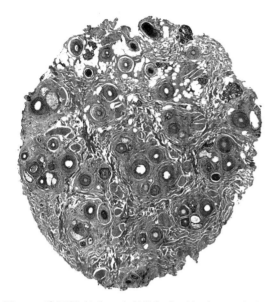

图 4.4 隐匿性斑秃：毛囊峡部水平切片示毛囊密度降低（35 个毛囊）、休止期毛囊增多（29%）和毛囊微小化（1.3∶1）。一些毳毛毛囊可见侏儒态特征（HE，×2）（Image courtesy of Mariya Miteva.）

毛芽单元和（或）小休止期毛囊，毛囊漏斗部扩张。轻微的毛周淋巴细胞浸润罕见，仅见于真皮层的生长期毳毛周围[11]。近来通过实时定量 PCR 检测 36 例 AAI 活检标本发现 ULBP3 表达水平较休止期脱发或雄激素性秃发患者活检标本明显增高[12]。这个标记物是细胞表面的一种糖蛋白，正常情况下在健康毛囊是不表达的，将来有可能作为 AAI 的一种确诊的检测方法。

诊断

AA 的诊断是临床诊断，只有疑难病例需要活检。

没有推荐的常规化验检查，但可行自身免疫检测以发现容易被忽略的伴发疾病。

拉发试验对于评估疾病是缓慢进展还是快速进展有价值。快速进展者，可很容易被拔出成簇毛发。光镜检查可见休止期和营养不良的毛发。皮肤镜检查可提供更多有用的信息，尽管不全是 AA 特异性的表现[13-15]：

1. 黄点征——毛囊周围圆形或多环形的点，其内可能为空毛囊或含微小化或营养不良的毛发（图 4.5）。黄点征见于大多数高加索人和亚洲患者，黑色皮肤和儿童患者少见。黄点征的病理基础为扩张的毛囊漏斗部，填充有皮脂和退化的毛囊角质形成细胞。黄点征是 AA 最敏感的特征，在所有 AA 患者中均可见，与临床表现和活动性无关。

2. 黑点征——早前称为"尸发"（图 4.6）。与疾病的严重程度和活动性相关。

3. 惊叹号样发——有色素的磨损的远端比变细的缺乏色素的近端更明显（图 4.7）。也与疾病的严重程度和活动性相关。

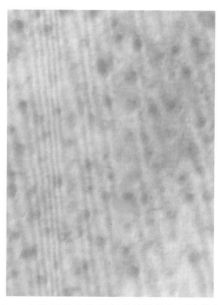

图 4.5 皮肤镜检查急性斑秃的脱发斑可见黄点征

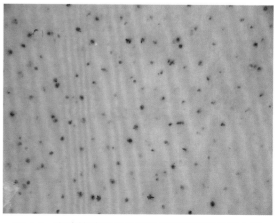

图 4.6 皮肤镜检查急性斑秃的脱发斑可见黑点征

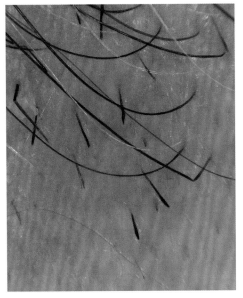

图 4.7　皮肤镜检查急性斑秃的脱发斑可见黄点征、惊叹号样发、肘状发和断发

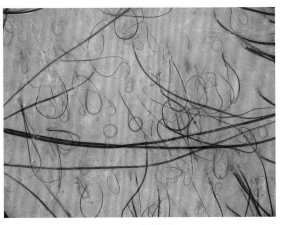

图 4.8　圈状发

4. 弯管样发——近端逐渐变细的毛发，可能由于不太严重的损伤使毛干没有折断仍停留于生长期或移行为休止期。

5. 肘状发——毛发沿毛干分布一个或多个缩窄。这些缩窄代表毛发受到的损伤，也叫 Pohl-Pinkus 缩窄。

6. 假念珠状发样发——沿毛干有类似念珠状的缩窄（毛干有串珠样表现）。

7. 断发 / 火焰状发——是由于生长期中断造成的断发，尤其是火焰状发。

8. 短再生发——当一个毛囊还没有完全恢复时它们可能表现为圈状发（图 4.8）

通过皮肤镜检查 AA 的脱发斑大多数时候能帮助医生做出正确的诊断。当需要做活检时，皮肤镜也可以帮助确定最佳活检部位以进行环钻。

急性 AA 的典型组织病理特征有毛球周围淋巴细胞浸润（**蜂拥样**），毛囊漏斗扩张（**瑞士奶酪模式**）[16] 和休止期毛囊比例升高。病理表现随着疾病的不同时期而变化，在亚急性期休止期毛囊数量增加（图 4.9），而在慢性期毳毛和侏儒态毛囊数量增加但没有蜂拥样的淋巴细胞浸润[17]。

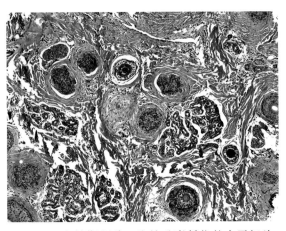

图 4.9　亚急性期斑秃：这是毛囊低位的水平切片。休止期毛囊数量占优（仅有 1 个生长期终毛）。一个毛囊有营养不良发的特征（在底部）（HE，×10）（Image courtesy of Mariya Miteva.）

鉴别诊断

拔毛癖：可能是最难与 AA 鉴别的疾病，也因为这两种疾病可能并存。拔毛癖在皮肤镜下通常可见到不同水平的断发、火焰样发、毛发纵裂征、黑点征和黄点征。卷曲发、逗号样发和螺旋状发也是典型表现，但并非所有患者都有[18]。与 AA 相比，拔毛癖有断发或无发的斑片通常形状更不规则。

头癣：儿童斑秃总是要警惕头癣的可能，成人也可出现头癣。通常会有头皮脱屑。断发、逗号样发和螺旋状发是典型的皮肤镜表现[19]。

先天性三角型秃发：这种脱发也是在儿

童典型，通常位于额颞区，偶有不典型的可能位于顶部。皮肤镜检查有利于避免活检；也有报道可有毛发直径不一、空毛囊和含长细毳毛的正常毛囊开口等表现[20-21]。

伴丘疹性损害的先天性无毛症：遇到儿童出现全/普秃时必须考虑到该型先天性秃发的可能。患者存在无毛基因的突变，可能单纯表现为头皮脱发，或在数年后出现充满角蛋白的表皮样囊肿。缺乏这些特征性的囊肿时，即使是专家诊断可能也很困难。

伴发疾病

AA 可能伴发其他自身免疫性疾病，如甲状腺炎、特应性、乳糜泻、类风湿关节炎、白癜风、1 型糖尿病、恶性贫血等[22]。GWAS 报道 AA 与其他自身免疫性疾病有一些共同的风险位点[5]。当 AA 与其他自身免疫性疾病伴发时，可以见到在两种疾病发病中都起到致病作用的器官特异性自身抗体。超过 60% 的 AA 患者，尤其是儿童，可有甲异常。规则的凹点、甲面粗糙、点状白甲和甲新月斑驳红斑是最常见的表现，通常与重型 AA 和预后差相关。

眼部异常也可见于 AA 患者，尤其虹膜颜色改变、晶状体改变和视网膜改变。这些表现与 AA 的相关性还有待进一步研究，AA 患者通常不需要常规进行眼科检查。没有观察到这些病变与病程、患者年龄和前期激素治疗的相关性。

治疗

目前尚无任何被批准用于治疗 AA 的药物，所有的治疗都是"超适应证"的应用。事实上没有任何治疗方法被证实能诱导和维持 AA 的缓解，同时，疾病的自发缓解使治疗的有效性评价有时会比较困难。此外，很多试验都被限定在对各种治疗都抵抗的严重和

（或）病程长的 AA 患者，但对这些患者治疗的失败并不能排除对轻型患者可能有效。

外用激素：有效性受活性成分的效能和基质渗透性的影响。常用 0.05% 丙酸氯倍他索软膏或泡沫剂。斑片状 AA 和 AAT/AAU，无论活动期或稳定期，使用封包疗法时效果更好[23]。每日最大用量不应超过 2.5 g，头皮毛囊炎是常见的不良反应。

皮损内注射激素：对稳定期斑片状 AA 有效，尽管经常应用，但没有对其有效性的随机对照试验或研究[24]。曲安奈德是常用的药物，在斑片处注射前需用生理盐水稀释（每 1 cm 间隔注射 0.1 ml，用 30 G 12 mm 长针头注射到真皮上部）。每次最大剂量不超 20 mg。近来研究表明稀释到 2.5 mg/ml 与 10 mg/ml 疗效相同[25]。每月治疗 1 次连续至少 6 个月，如果无效不宜继续应用。主要的不良反应是注射处皮肤萎缩。

系统性激素：大剂量激素冲击疗法对 60% 的急性 AA 有效，但对匍行性斑秃和慢性 AAT/AAU 无效。通常需要持续治疗来维持毛发再生，但随着时间延长不良反应会增加（骨质疏松、糖尿病、体重增加、促肾上腺皮质轴抑制）。停止治疗后经常会复发，而且几项研究表明儿童患者的长期疗效不佳[26]。可行的治疗选择如下：

- 甲泼尼龙，每天 500 mg，每月静滴 3 天（儿童 10 mg/kg）[27-28]。
- 口服泼尼松龙，每月 300 mg（儿童 5 mg/kg）[29]。
- 口服地塞米松，每天 0.1 mg/kg，每周连续 2 天[30]。

因为治疗方案和患者选择差别太大，很难比较这些治疗的差别。尽管这样，斑片状 AA 对治疗的反应相对较好。

局部免疫治疗：是文献记载最完善的 AA 治疗方法。治疗开始前，必须用 2% 的方酸二丁酯（squaric acid dibutylester，SADBE）或

二苯基环丙烯酮（diphenylcyclopropenone，DPCP）溶液涂抹到脱发斑头皮48 h以致敏患者[31]。3周后治疗开始，每周用丙酮稀释的SADBE或DPCP治疗1次，浓度选择根据致敏期皮炎的严重程度决定。不同患者甚至同一患者在整个治疗过程中的浓度都可能不同。本治疗的目的是诱发头皮轻微的接触性皮炎，使毛囊周围的炎症浸润转变为皮炎。治疗机制仍未完全明确，一项研究显示毛囊周围组织CD4 : CD8淋巴细胞的比率从4 : 1变为1 : 1[32]，也有认为是细胞因子谱的改变。局部免疫治疗对疾病急性快速进展期无效。对长病程的AA或儿童（50%）患者有用[33]。不良反应有荨麻疹样反应、颈部淋巴结肿大和色素异常。

蒽林（地蒽酚）：浓度需足够高（0.5%～1%）才能诱发头皮轻微红斑。脱发处的应用时间从每天10～20 min起始，然后接触时间每周增加5 min，最高到1～2 h。蒽林作为免疫诱导剂可靶向调节细胞因子的表达。除了头皮染黑和轻微瘙痒外无其他不良反应报道。有25%的病例达到美观上可接受的毛发再生，但仍缺乏研究来证实其有效性[34]。

光疗：光疗是稳定期AAT/AAU患者的一个治疗选择，因为没有头发使得UV能穿透皮肤，但毛发重新长出后就很难维持治疗效果。此外，长时间连续治疗（3次/周，共数月）导致UV的累积剂量过高。通常补骨脂和紫外线A照射（psoralen and ultraviolet A radiation，PUVA）时需口服补骨脂，但用含0.0001%8-甲氧沙林溶液的头巾进行PUVA治疗是另一个好选择，尤其它可以避免系统应用补骨脂相关的不良反应[35]。

激光治疗：准分子激光治疗每周2次，至少6个月。起始剂量50 mJ/cm^2，每2次治疗增加50 mJ。目前其研究结果仍有争议，也缺乏长期的数据[36]。

其他治疗：口服环孢素每天5 mg/kg，因其免疫抑制作用也是一个选择，但与它造成的不良反应（高血压和肾功能不全）相比，获得的收益并不值得。甲氨蝶呤、柳氮磺吡啶和硫唑嘌呤也被用于和系统用激素联合使用，但效果不确切。有报道辛伐他汀-依折麦布合剂，40 mg/10 mg，对急性AA有一定作用，但对病程长重症AA无效[37]。皮下注射低剂量IL-2治疗长病程的AAU患者，发现6个月后80%患者有改善，其理论基础是激活调节性T淋巴细胞[38]。

未来治疗：Janus激酶（JAK）抑制剂类的药物是有前景的AA治疗方法。托法替尼、鲁索替尼和巴瑞克替尼已在成人和青少年完成评估，其他JAK抑制剂也在试验中，结果很有前景。这些药物非常昂贵，已批准用于其他疾病，但对斑秃也有效。在动物模型上它们能抑制疾病的发生，在动物模型和人体中也能逆转建立的疾病模型，促进毛发再生[39]。JAK抑制剂干扰JAK通路，减少IL-15的生成。IL-15是一种在AA表达增加的炎症细胞因子，它由IFN-γ刺激生成，来维持CD8$^+$淋巴细胞的活性。目前尚无针对AA的确定有效的剂量，何时停止治疗以及停药后的复发也是面临的问题。这些药物相关的不良反应可能限制它们的系统应用，这也是对把它们作为外用药越来越受关注的原因。要想没有系统吸收，赋形剂也很重要[40]。临床试验已评估了托法替尼、鲁索替尼和巴瑞克替尼的下列剂量的应用：

- 托法替尼：剂量通常需要高于5 mg，每日2次[41]
- 鲁索替尼：20 mg，每日2次[42]
- 巴瑞克替尼：7mg/天，共6个月，之后早7mg和晚4 mg[43]。

0.6%鲁索替尼霜已被评估用于脱发部位，每日2次外用，对眉毛的治疗非常成功，但对头皮疗效欠佳[44]。

参考文献

1. McDonagh AJ, Tazi-Ahnini R. Epidemiology and genetics of alopecia areata. *Clin Exp Dermatol*. 2002;27(5):405–409.

2. Alkhalifah A, Alsantali A, Wang E, McElwee KJ, Shapiro J. Alopecia areata update: part I. Clinical picture, histopathology and pathogenesis. *J Am Acad Dermatol*. 2010;62(2):177–188.

3. Tosti A, Bellavista S, Iorizzo M. Alopecia areata: a long term follow-up study of 191 patients. *J Am Acad Dermatol*. 2006;55(3):438–441.

4. Gilhar A, Etzioni A, Paus R. Alopecia areata. *N Engl J Med*. 2012;366(16):1515–1525.

5. Petukhova L, Duvic M, Hordinsky M, et al. Genome-wide association study in alopecia areata implicates both innate and adaptive immunity. *Nature*. 2010;466(7302):113–117.

6. Messenger AG, McKillop J, Farrant P, McDonagh AJ, Sladden M. British Association of Dermatologists' guidelines for the management of alopecia areata. *Br J Dermatol*. 2012;166(5):916–926.

7. Siebenhaar F, Sharov AA, Peters EM, et al. Substance P as an immunomodulatory neuropeptide in a mouse model for autoimmune hair loss (alopecia areata). *J Invest Dermatol*. 2007;127(6):1489–1497.

8. Daly TJ. Alopecia areata has low plasma levels of the vasodilator/immunomodulatory calcitonin gene related peptide. *Arch Dermatol*. 1998;134(9):1164–1165.

9. Rebora A. Alopecia areata incognita: a hypothesis. *Dermatologica*. 1987;174(5):214–218.

10. Tosti A, Whiting D, Iorizzo M, et al. The role of scalp dermoscopy in the diagnosis of alopecia areata incognita. *J Am Acad Dermatol*. 2008;59(1):64–67.

11. Miteva M, Misciali C, Fanti PA, Tosti A. Histopathologic features of alopecia areata incognito: a review of 46 cases. *J Cutan Pathol*. 2012;39(6):596–602.

12. Moftah NH, El-Barbary RA, Rashed L, Said M. ULBP3: a marker for alopecia areata incognita. *Arch Dermatol Res*. 2016;308(6):415–421.

13. Miteva M, Tosti A. Hair and scalp dermatoscopy. *J Am Acad Dermatol*. 2012;67(5):1040–1048.

14. Inui S, Nakajima T, Nakagawa K, Itami S. Clinical significance of dermoscopy in alopecia areata: analysis of 300 cases. *Int J Dermatol*. 2008;47(7):688–693.

15. Pirmez R. Revisiting coudability hairs in alopecia areata: the story behind the name. *Skin Appendage Disord*. 2016;2(1–2):76–78.

16. Müller CS, El Shabrawi-Caelen L. 'Follicular Swiss cheese' pattern–another histopathologic clue to alopecia areata. *J Cutan Pathol*. 2011;38(2):185–189.

17. Whiting DA. Histopathologic features of alopecia areata: a new look. *Arch Dermatol*. 2003;139(12):1555–1559.

18. Rakowska A, Slowinska M, Olszewska M, Rudnika L. New trichoscopy findings in trichotillomania: flame hairs, V-sign, hook hairs, hair powder, tulip hairs. *Acta Derm Venereol*. 2014;94(3):303–306.

19. Bourezane Y, Bourezane Y. Analysis of trichoscopic signs observed in 24 patients presenting tinea capitis: hypotheses based on physiopathology and proposed new classification. *Ann Dermatol Venereol*. 2017;144(8–9):490–496.

20. Iorizzo M, Pazzaglia M, Starace M, et al. Videodermoscopy: a useful tool for diagnosing congenital triangular alopecia. *Pediatr Dermatol*. 2008;25(6):652–654.

21. Fernandez-Crehuet P, Vano-Galvan S, Martorell-Calatayud A, Arias-Santiago S, Grimalt R, Camacho-Martinez FM. Clinical and trichoscopic characteristics of temporal triangular alopecia: a multicenter study. *J Am Acad Dermatol*. 2016;75(3):634–637.

22. Hordinsky M, Junqueira AL. Alopecia areata update. *Semin Cutan Med Surg*. 2015;34(2):72–75.

23. Tosti A, Piraccini BM, Pazzaglia M, Vincenzi C. Clobetasol propionate 0.05% under occlusion in the treatment of alopecia totalis/universalis. *J Am Acad Dermatol*. 2003;49(1):96–98.

24. Chang KH, Rojhirunsakool S, Goldberg LJ. Treatment of severe alopecia areata with intralesional steroid injections. *J Drugs Dermatol*. 2009;8(10):909–912.

25. Chu TW, Al Jasser M, Alharbi A, Abahussein O, McElwee K, Shapiro J. Benefit of different concentrations of intralesional triamcinolone acetonide in alopecia areata: an intrasubject pilot study. *J Am Acad Dermatol*. 2015;73(2):338–340.

26. Hubiche T, Léauté-Labrèze C, Taïeb A, Boralevi F. Poor long term outcome of severe alopecia areata in children treated with high dose pulse corticosteroid therapy. *Br J Dermatol*. 2008;158(5):1136–1137.

27. Friedli A, Labarthe MP, Engelhardt E, Feldmann R, Salomon D, Saurat JH. Pulse methylprednisolone therapy for severe alopecia areata: an open prospective study of 45 patients. *J Am Acad Dermatol*. 1998;39(4 Pt 1):597–602.

28. Smith A, Trueb RM, Theiler M, Hauser V, Weibel L. High relapse rates despite early intervention with intravenous methylprednisolone pulse therapy for severe childhood alopecia areata. *Pediatr Dermatol*. 2015;32(4):481–487.

29. Sharma VK. Pulsed administration of corticosteroids in the treatment of alopecia areata. *Int J Dermatol*. 1996;35(2):133–136.

30. Vañó-Galván S, Hermosa-Gelbard Á, Sánchez-Neila N, et al. Pulse corticosteroid therapy with oral dexamethasone for the treatment of adult alopecia totalis and universalis. *J Am Acad Dermatol*. 2016;74(5):1005–1007.

31. Happle R, Hausen BM, Wiesner-Menzel L. Diphencyprone in the treatment of alopecia areata. *Acta Derm Venereol*. 1983;63(1):49–52.

32. Singh G, Lavanya M. Topical immunotherapy in alopecia areata. *Int J Trichol*. 2010;2(1):36–39.

33. Rokhsar CK, Shupack JL, Vafai JJ, Washenik K. Efficacy of topical sensitizers in the treatment of alopecia areata. *J Am Acad Dermatol*. 1998;39(5 Pt 1):751–761.

34. Schmoeckel C, Weissmann I, Plewig G, Braun-Falco O. Treatment of alopecia areata by anthralin induced dermatitis. *Arch Dermatol*. 1979;115(10):1254–1255.

35. Taylor CR, Hawk JL. PUVA treatment of alopecia areata partialis, totalis and universalis: audit of 10 years' experience at St John's Institute of Dermatology. *Br J Dermatol*. 1995;133(6):914–918.

36. McMichael AJ. Excimer laser: a module of the alopecia areata common protocol. *J Invest Dermatol Symp Proc*. 2013;16(1):S77–S79.

37. Cervantes J, Jimenez JJ, Del Canto GM, Tosti A. NAAF symposium: role of statins in the treatment of alopecia areata. *J Investig Dermatol Symp Proc*. 2018;19(1):S25–S31.

38. Castela E, Le Duff F, Butori C, et al. Effects of low-dose recombinant interleukin 2 to promote T-regulatory cells in alopecia areata. *JAMA Dermatol*. 2014;150(7):748–751.

39. Xing L, Dai Z, Jabbari A, et al. Alopecia areata is driven by cytotoxic lymphocytes and is reversed by JAK inhibitors.

Nat Med. 2014;20(9):1043–1049.

40. Sherberk-Hassidim R, Ramot Y, Zlotogorski A. Janus kinase inhibitors in dermatology: a systematic review. *J Am Acad Dermatol.* 2017;76(4):745–753.

41. Liu LY, Craiglow BG, Dai F, King BA. Tofacitinib for the treatment of severe alopecia areata and variants: a study of 90 patients. *J Am Acad Dermatol.* 2017;76(1):22–28.

42. MacKay-Wiggan J, Jabbari A, Nguyen N, et al. Oral ruxolitinib induces hair regrowth in patients with moderate-to-severe alopecia areata. *JCI Insight.* 2016;1(15):e89790.

43. Jabbari A, Dai Z, Xing L, et al. Reversal of alopecia areata following treatment with the JAK1/2 inhibitor baricitinib. *EBioMedicine.* 2015;2(4):351–355.

44. Craiglow BG, Tavares D, King BA. Topical ruxolitinib for the treatment of alopecia universalis. *JAMA Dermatol.* 2016;152(4):490–491.

第 5 章

雄激素性秃发

RACHEL SENNETT，MD，PHD • LUIS GARZA，MD，PHD
（李翔倩 译 杨顶权 周城 审）

引言

　　雄激素性秃发（androgenetic alopecia，AGA）是男性和女性最常见的脱发，发病率随年龄增长逐渐升高。随着人口的老龄化，越来越多就诊于皮肤科的脱发患者为 AGA 患者。由于这种脱发很常见，有些人认为这是必然发生的，因而不会来诊所寻求专业意见。AGA 虽不致命，但可能成为那些不愿意秃顶、或过早出现症状的年轻人的重要压力来源。除了秃顶的治疗会引起广大公众的兴趣之外，毛囊发育不良的问题还可建构一个有趣的模型，帮助我们加深对成体干细胞环境和长期组织内稳态及修复的理解。

　　在命名方面，患者可能对"男性型秃发（male pattern hair loss，MPHL）"和"女性型秃发（female pattern hair loss，FPHL）"更熟悉。虽然 MPHL、FPHL 和 AGA 经常交替使用，但男性和女性脱发的临床特征是不同的，二者的致病分子机制的异同目前在学界仍有不同意见。一般而言，虽然 AGA 确切的易感因素和始动分子机制尚不清楚，但影响男性和女性疾病进展有两个重要的因素：遗传和激素。从 20 世纪中叶起，根据对异常激素状态患者的详细病史观察和记录，循证学医师提出初步假设以来，这两种因素被认为同等重要。尽管长时间以来，人们都认为雄激素是 MPHL 的驱动因素，但靶向治疗最近才开始发展。这类药物的疗效看似神奇，但实际上仅能延缓疾病的发展。迄今，尚没有治愈 AGA 的方法。当前研究仍在寻找准确的细胞靶点和疾病进展的遗传学基础，揭示其他相关的信号通路或细胞类型，以求有朝一日能逆转秃顶表型。

　　此篇综述旨在总结患者病史和提示 AGA 诊断的检查中最常见的要点，并列出当前标准的药理学机制及流程化的治疗方法。本章最后，我们强调了最令人兴奋的尚在研究中的领域，并推测在不久的将来这将如何转化用于 AGA 治疗。

临床及组织学表现

　　雄激素介导的脱发是渐进性的，脱发模式因性别而不同。男性通常表现为额颞部和顶部脱发，而女性表现为头顶中线附近头发明显稀疏，如图所示分别为 Hamilton-Norwood 和 Ludwig 分级量表[1-4]（图 5.1 和图 5.2）。受累区域早期可发生肉眼不可见的弥漫性毛发稀疏，只有通过毛发镜放大检查才能发现成组毛囊单位中单根毛发缺失[4]。在表皮下，与头皮其他地方的健康毛囊所长出的健壮终毛相比，受 AGA 影响的毛囊的毛母质细胞 / 短暂增殖细胞微小化改变；相应地，长出的毛干为细小、色素较少的毳毛[5-6]。

　　组织学分类将早期 AGA 定义为非瘢痕性秃发，意味着毛囊干细胞完整无缺，在出现广泛的明确的毛囊损伤之前，疾病是可逆的。然而，持续的 AGA 最终会进展为永久的、不可逆的毛囊消失——这是一种自然的进展，在其他类型的非瘢痕性秃发中也很常见[7]。这种模式与原发性瘢痕性秃发（如盘状红斑

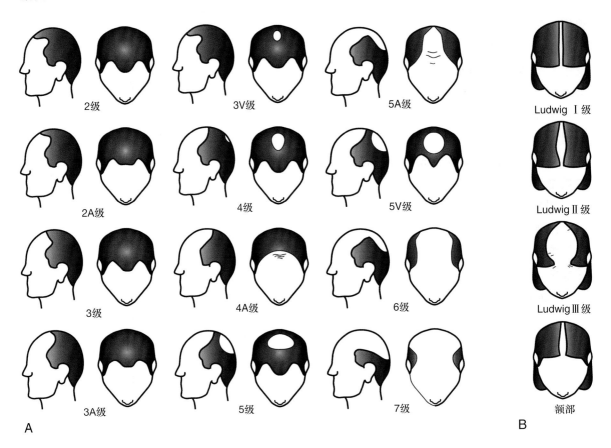

图 5.1　Hamilton-Norwood（**A**）和 Ludwig（**B**）量表分别校准典型男性和女性脱发模式的表型分级

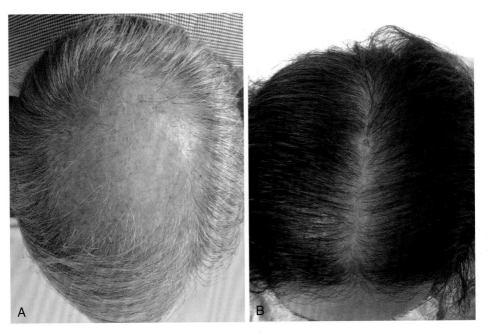

图 5.2　（**A**）男性型脱发的临床表现：与颞部相比，顶部秃发、前额头发稀疏。（**B**）女性型脱发的临床表现：前额较重，呈"圣诞树样"模式

狼疮、扁平苔藓或中央离心性瘢痕性秃发等相关的脱发）形成对比。在原发性瘢痕性秃发中，毛囊受到淋巴细胞浸润，从而导致不可逆的毛囊破坏，在发病初期即出现毛发生长永久性停止。与现有结论不同，对 AGA 活检组织的研究已表明，在毛囊漏斗部存在活化的 T 淋巴细胞浸润和（或）血管周围存在单核细胞浸润。但它们在疾病发生和发展中的作用机制尚不清楚[8-9]。AGA 头皮的毛囊还会出现毛囊鞘增厚，提示存在隐性活化的成纤维细胞，这些细胞可能会逐渐诱导毛囊纤维化，从而导致 AGA 由非瘢痕性最终演变为不可逆性秃发。

在 AGA 患者的 4 mm 环钻活检组织水平方向切片中，典型表现是毛囊微小化（一些研究表明，终毛：毳毛比例小于 4 : 1 或 2.2 : 1）[10-12]。除此之外，受 AGA 影响部位的其他组织学改变包括休止期而非生长期毛囊比例增加。头发生长和脱落的过程反映了健康毛囊的周期性改变和非同步性退化及再生。任何时候，正常头皮中 80% ～ 90% 的毛囊都处于生长期，少数处于短暂的退行期或休止期，此时头发可以自然脱落[13-14]。当毛囊受到 AGA 的影响开始出现微小化时，该比例会发生变化：受累毛囊处于休止期的时间延长，只有 60% ～ 80% 处于生长期[15-16]。

流行病学

AGA 为男性和女性最常见的脱发原因，约影响 50% 的 50 岁白人男性，到 80 岁时比例为 80%[17-18]。亦常影响老年妇女，70 岁以上的妇女中 40% 患有某种程度的 FPHL[17, 19-20]。尽管 AGA 在亚洲男性和女性或非洲裔美国男性中不那么常见，但在所有种族中，AGA 发病率都会随年龄的增长而增加[21-26]。

病因和发病机制

一般认为，AGA 的病因是多方面的，未知的遗传因素和激素在疾病的发生和发展中起着重要作用。遗传学在 AGA 进展中发挥作用，最可信的证据来自双胞胎研究，通过比较发现，无论受试者年龄或秃顶程度如何，单卵与双卵双胞胎常同时发生秃顶[27-28]。其他研究表明，相当比例男性患者的父亲有秃发史，这种相关性在年轻患者尤为明显。不仅脱发家族史可以预测未来几代人的脱发情况，而且独特的模式（原发性额颞部脱发与顶部脱发）也被认为与遗传相关[29]。相反，头发明显留存的老年男性更有可能有不秃顶的家族史[30]。由于可用数据有限，家族史和遗传学无法明确预测 FPHL 进展。

尽管把秃顶作为一种家族特征的想法很直观，且已经在大量研究中得到了科学的验证，但在识别与疾病进展直接相关的特定基因方面的研究进展缓慢。早期和近期的分析推翻了一个长期存在的假设——即男性 AGA 由单一显性等位基因的遗传所驱动，而被认为符合多基因遗传[30-31]。最近，有研究用正向或反向基因筛查方法探讨 AGA 的遗传倾向，或通过检测具有毛发生长相关功能的特定基因，或通过全基因组关联研究（genome-wide association study，GWAS）来识别秃顶与非秃顶患者的基因组多态性，进而识别相关基因。例如，基于雄激素水平、AGA 进展和疾病治疗药物 5α- 还原酶抑制剂——非那雄胺（稍后将详细讨论）之间已经建立的联系，一个研究小组假设 5α- 还原酶在秃发和正常头皮中的表达不同。然而，对 5α- 还原酶 *SRD5A2* 基因进行详细的基因检测未能发现秃发组与对照组在基因表达或活性方面存有任何差异[32]。另一方面，对雄激素受体（androgen receptor，AR）的深入分析揭示了与秃顶显著相关的遗传多态性，这一发现也得到了多个 GWAS 研究的证实[33-34]。与 AGA 显著相关的其他多态性相关基因包括 *EDA2R* 和 *WNT10B*，已知其在胚胎发生过程中在协调毛发形态发生中具有显著作用[35-37]。确切地说，这些微小的基因组变化如何影响基因表达或蛋白质功能，或它们在发病家族中是否高度保守，目前尚不清楚。

如前所述，尽管特定基因改变在影响 AGA 表型中的作用尚不清楚，但激素在疾病的发生和发展中有明显作用。最早的证据来源于 20 世纪 40 年代的研究，当时的研究发现，被阉割的男性在缺乏睾酮的情况下很少出现 AGA[38-39]。最近的研究阐明了睾酮衍生物双氢睾酮（dihydrotestosterone，DHT）的具体作用，并随后将非那雄胺用于治疗，可阻止 DHT 的产生并减缓疾病的进展[40-42]。也有其他研究支持激素与 AGA 的联系，研究发现由于 AR 基因突变而限制其功能的男性 AGA 发病率降低，而患有雄激素分泌性肿瘤或暴露于外源性睾酮的女性 AGA 的发病率升高[43-45]。值得注意的是，尽管多囊卵巢综合征（polycystic ovarian syndrome，PCOS）的发病机制中存在高雄激素血症，但 PCOS 很少会出现 AGA 模式的脱发；结合一例女性雄激素不敏感综合征患者发生 AGA 的病例报告，共同表明了 FPHL 至少不完全是雄激素依赖性的[46-47]。

除已经确定的遗传和激素的作用外，许多研究发现了一些可能的危险因素，这些因素似乎增加了无 AGA 遗传易感倾向的人发生 AGA 的可能性。确定的和尚待确定的危险因素包括吸烟、高脂血症、过量饮酒、体重增加和血清铁蛋白降低[48-51]。虽然这些因素与脱发之间的联系尚未得到有力的证明或未被广泛接受，但医生可鼓励患者规避这些有害行为以延缓 AGA 进展。

许多常见的皮肤病与系统性疾病相关，一个存在争议的观点认为 MPHL 的发生与激素水平失衡相关的疾病有关。例如，一些独立的研究发现，心脏病、高血压、前列腺癌、糖尿病和代谢综合征与 AGA 发病率的增加有关[24, 48, 52-57]。若关联性较高，医生可能需要考虑更早筛查男性秃发患者是否同时患有这些常见疾病。同样重要的是，要考虑到用于治疗男性脱发的系统药物可能会对这些疾病中的任何一种产生影响。值得注意的是，最近一次大规模的 GWAS 纳入了 5 万多名欧洲男性的数据，未能发现 AGA 症状与其他系统性疾病有相关性，因此这种观点仍有待研究[58]。

处理：诊断和鉴别诊断

AGA 的诊断通常基于患者的病史和外观。典型的症状包括：30 岁左右或 30 岁以后开始出现的缓慢进展的模式性脱发。此外，患者无明显炎症性脱发的病史，特别是突然大量脱发、持续性头皮疼痛、瘙痒或发红。有习惯性拔毛或头发损伤史的患者也应排除，如束发和（或）化学损伤发。AGA 患者可能有家族脱发史，且较常见，对鉴别诊断意义不大。

多数 AGA 患者表现典型（图 5.2），仅凭病史和体格检查即可作出诊断，无需额外的实验室检查。然而，在某些情况下，一些额外检查可排除潜在的、可改变的或其他可逆性脱发的原因。例如，对于某一表现出典型模式性脱发但无明确早秃家族史，或对于快速和（或）弥漫性头发密度减少的年轻患者而言，额外检查是合理的。筛查贮存铁含量或维生素缺乏与否很重要，同时应评估激素水平和甲状腺功能（表 5.1）。高危患者应筛查梅毒或自身免疫性疾病[59]，同时应询问完整的用药史以确保新发的脱发非药物所致（表 5.2）。

评估脱发的其他方法包括拉发试验，AGA 患者通常为阴性[59]。毛发镜检查可发现毛

发直径异质性和毛囊单位内的毛干数量减少（图 5.3）[60]。虽然典型 AGA 患者无需头皮

活检，但组织病理学检查有助于发现细微的改变，毛囊单位总数正常，微小化的毳毛和休止期毛发数目增加（图 5.4）[10, 61]。其他表现包括毛球部发出的"纤维条索"，这与瘢痕性秃发活检中可能发现的广泛纤维化不同[62]。

如前所述，虽然 AGA 被认为是一种非炎症性脱发，但受累头皮的毛囊周围免疫细胞浸润并不少见[10]。这种浸润较轻，局限于毛囊漏斗部周围，与经典的自身免疫介导的疾病如斑秃（alopecia areata，AA）相比，浸润程度明显较轻。

对疑似 AGA 患者的鉴别诊断应包括弥漫性斑秃，这是非瘢痕性秃发常见原因之一。斑秃的典型特征为毛发快速脱落，形成散在分布的、环形的或弥漫分布于整个头皮。可观察到惊叹号样发、短的断发。头皮烧灼或瘙痒的症状可先于明显的毛发脱落，这是典型的炎症性脱发。斑秃患者的拉发试验阳性，活检显示毛囊周围大量炎症细胞浸润。休止期脱发是另一种常见的非瘢痕性秃发，同样会表现为快速的弥漫性脱发，但通常会伴随诱发因素，如应激事件或疾病。与 AGA 不同，急性休止期脱发患者的拉发试验阳性。

表 5.1　对非典型模式的雄激素性脱发患者的筛查项目

非规范检查	筛查项目
铁贮备	血清铁、铁蛋白、TIBC
激素水平	睾酮、DHEAS、FSH、LH
维生素缺乏	维生素 B_6、维生素 B_{12}、维生素 D
甲状腺功能不全	TSH、T_3、T_4
梅毒	VDRL
系统性红斑狼疮	ANA、抗 dsDNA 抗体、抗 Sm 抗体、C3/C4

ANA，抗核抗体；DHEAS，硫酸脱氢表雄酮；FSH，卵泡刺激素；LH，黄体生成素；TIBC，总铁结合力；TSH，促甲状腺激素；VDRL，性病研究实验室

表 5.2　常见的可能导致脱发的药物

可能导致脱发的药物	药物适应证
丙戊酸、苯妥英钠、卡马西平	癫痫
化疗药物	癌症
维甲酸类（阿维 A、异维 A 酸）	痤疮
β 受体阻滞药（如：普萘洛尔）	高血压
抗凝剂（如：肝素）	预防凝血

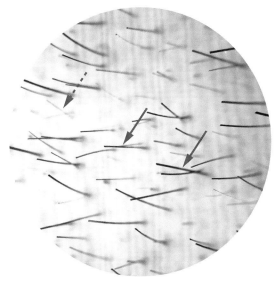

图 5.3　雄激素性秃发头皮的毛发镜图像，显示毛发直径异质性（箭头），包括细小的、色素较少的毳毛（虚线箭头）

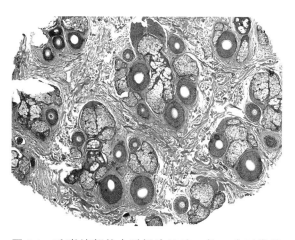

图 5.4　毛囊峡部的水平切片显示，有 10 个正常的毛囊单位结构，毛囊密度降低（共 25 个毛囊），终毛：毳毛比降为 1.4∶1。与终毛毛囊（hematoxylin and eosin，H&E 染色，放大倍数 ×4）相比，毳毛毛囊产生的毛干较细小（直径小于 0.03 mm）（Image courtesy of Mariya Miteva.）

活检显示休止期毛发计数增加，与 AGA 相似，但无毛囊微小化或炎性浸润。甲状腺功能不全通常会引起头发密度和质地的改变，同样这种变化更可能是弥漫性的，而非模式性的，患者可能会描述一些发外症状，如体温或体重的变化。对于出现早期 FPHL 且无家族史的女性而言，可能有必要排除潜在的女性雄性化疾病。然而，这些患者很可能伴发其他高雄激素血症的症状，如月经不调、痤疮或多毛，然后才出现模式性秃发。

处理：预防，治疗，作用机制和预后

对于男性和女性 AGA 患者，推荐外用米诺地尔为一线治疗。大量随机、双盲实验和病例对照研究表明，与安慰剂相比，米诺地尔可减缓 AGA 患者脱发[63-66]。它最初作为一种抗高血压药物被开发，其刺激毛发生长的作用机制尚不清楚（表 5.3）。一些研究表明，血管舒张作用可以防止头发脱落，另一些研究则认为，治疗可使 AGA 患者生长期毛囊的比例增加（也可能继发于头皮血管舒张）[67]。进一步分析未能证明规律使用米诺地尔可将毳毛逆转为终毛，因此，使用该药物主要目的是在确诊 AGA 后，阻止头发进一步

脱落[68]。米诺地尔可以广泛而长期使用，很少有明显的不良反应，其最大的优势为其可以外用。目前可用的配方包括 2% 和 5% 的溶液，以及 5% 的泡沫。自 1991 年以来，米诺地尔已经被食品药品监督管理局（Food and Drug Administration，FDA）批准用于治疗 MPHL 和 FPHL。外用米诺地尔的罕见不良反应包括干燥、脱屑或皮肤瘙痒，最常见的是溶剂相关性皮炎，而非其有效成分所致。除米诺地尔必须长期使用方能维持疗效外，其缺点还有可能产生的脱靶效应。谨慎的做法是提醒患者，涂抹的药液可能会无意中扩散到面部或颈部等不希望毛发生长的部位，促进不必要的毛发生长。患者在睡前涂抹更可能发生这种不良反应。医生也应提醒患者，开始使用药物后，脱落的毛发数量会短暂增加，连续使用数周后消失。

自 20 世纪 90 年代末以来，**非那雄胺**是 FDA 批准用于治疗男性 AGA 的一种常用药物（表 5.3）。每日口服 1 mg，作为 II 型 5α-还原酶抑制剂，非那雄胺可减少睾酮向其有效代谢物 DHT 的转化。该药物也必须长期服用，并且在疾病早期开始使用效果最好，以防止脱发进一步加重。一些研究表明，服用药物后，毛囊直径和生长期毛发比例增加，这表明受累毛囊可轻微逆转[16, 40, 69]。另一些

表 5.3 AGA 的常见治疗方法

药物	方式	剂量	作用机制	不良反应与缺点
米诺地尔	外用	2% 或 5% 的溶液，5% 的泡沫 每日 2 次	未知，血管舒张	皮炎，多毛症
非那雄胺	口服	1 mg，每日 1 次	II 型 5α-还原酶抑制剂	性欲减退，勃起功能障碍
度他雄胺	口服	0.5 mg，每日 1 次（适应证外）	I / II 型 5α-还原酶抑制剂	性功能障碍
螺内酯	口服	每日 50～200 mg（适应证外）	拮抗睾酮作用	高钾血症，致畸
毛发移植	手术	无	毛囊移植	费用高，疾病进展
LLLT	操作	视情况调节	未知	很少，皮炎
PRP	操作	视情况调节	未知，血小板分泌因子	注射部位刺激

AGA，雄激素性秃发；LLLT，低强度激光疗法；PRP，富血小板血浆

研究未明确单用米诺地尔或非那雄胺哪一种疗效更好，但均优于安慰剂组[70-72]。最令人担心的副作用是性功能障碍，一些报告指出停用药物后性功能障碍不可逆转，但这种说法存在争议[73-75]。对此，"非那雄胺后综合征（postfinasteride syndrome，PFS）"一词被提出，用于描述非那雄胺上市后，各种报告及小型非对照研究所描述的治疗期间或停药后持续存在的一系列不良反应[76]。该综合征被纳入美国国家卫生研究所遗传和罕见疾病信息中心（National Institute of Health's Genetic and Rare Diseases Information Center，GARD），如网站免责声明中所述，纳入 GARD 并不表明美国国家卫生研究院对 PFS 的官方认可[76]。不良反应包括性欲减退、勃起功能障碍、性快感减退、精子数减少、男性乳房发育、皮肤变化、认知障碍、疲劳、焦虑、抑郁和自杀意念。一项对 3500 多名 AGA 患者进行的 meta 分析也发现服用非那雄胺的患者中性欲下降、射精障碍和勃起功能障碍发生率更高，大约每 80 名患者中有 1 名出现勃起功能障碍[69]。然而，知晓药物潜在副作用的患者报告性相关副作用的比例（43.6%）明显高于未被告知的患者（15.3%）[77]。暂无高等级证据表明使用 5α- 还原酶抑制剂会出现持续的性和精神相关的副作用，需要前瞻性研究以确定真实的发生率和频率。此外，服用非那雄胺会增加延迟发现高级别前列腺癌的风险，但这种说法的因果关系尚未明确[78]。将非那雄胺用于治疗 FPHL 同样存在争议，文献表明这种疗法仅对部分特定的女性患者群体可能有效，仍需进一步设计实验以证实其真正的疗效或相关性[79-81]。妇女的具体药物不良反应包括已确定的非那雄胺的致畸性和理论上可能的乳腺癌风险的增加，提示育龄妇女必须同时采取避孕措施[67]。

度他雄胺是另一种 5α- 还原酶抑制剂，能特异地阻断Ⅰ型和Ⅱ型 5α- 还原酶，半衰期长达 4 周（表 5.3）。一些小型随机临床试验已经证明，服用度他雄胺可通过增加头发数量或直径防止疾病进展，在一定程度上疗效与非那雄胺相似或略胜一筹，但它仅在少数国家被批准用于治疗 MPHL。该药物疗效呈剂量依赖性，高剂量（高达 2.5 mg/d）和标准剂量（0.5 mg/d）曾用于治疗良性前列腺增生。不良反应与非那雄胺相似，包括性功能障碍和性欲下降，其风险也随剂量增加而增加[82-84]。度他雄胺未被 FDA 批准用于治疗 AGA。

螺内酯是另一种激素调节剂，脱发是其适应证外应用，最常用于治疗女性脱发，每日一次，剂量为 50 ～ 200 mg（表 5.3）。在脱靶效应中，它抑制了 AR 信号传导，降低了睾酮水平，且副作用相对很小。尽管医生常定期监测血钾水平，以避免其罕见的副作用——高钾血症的发生，但最近的研究表明这种做法不是必须的[11, 85]。螺内酯并非对所有女性都有效，一项开放性研究表明，只有 40% 的女性毛发再生得到改善[11]，但对于自愿且有耐心的患者而言，该药物是一种低风险的选择。专家建议从低剂量开始，逐渐增加至每天 200 mg，至少持续 6 个月，然后再评估疗效[86]。由于其广泛的抗睾酮作用，螺内酯具有致畸性，服药同时也必须采取严格的避孕措施。

随着 AGA 治疗方法的不断完善，除常用的药物治疗外，一些新的手术操作在 MPHL 和 FPHL 的治疗中也越来越受欢迎。与早期的整块头皮移植术相比，使用单毛囊单位进行移植极大改善了美容效果[87]。毛发移植的疗效很迅速，让人印象深刻，但该方法并非适合所有患者。在手术前建立现实的患者预期很重要，例如，移植后有再次发生脱发的风险，这是因为毛囊仍会受到未改变的基因或激素的影响。这种手术对大多数患者而言是一笔很大的费用，压力可能加剧 AGA 的进展。医生通常告知患者，手术很难让其头发恢复到年轻时的水平，毛发移植的目的仅仅是在一定程度上改善发际线。建议患者使用米诺地尔或非那雄胺，以减缓围术期和术后疾病进一步进展。

低强度激光疗法（low-level light therapy，LLLT）是治疗 AGA 的可选方法之一，虽然临床试验仍在进行中，但有几种设备已上市，有些甚至已经获得 FDA 批准用于家庭使用[67-68]。光刺激早在数年前就被认为是治疗脱发的一种方法，但直到最近才有研究支持其作用。应用特定波长的光照射头皮，每周使用不同时间和（或）次数，具体情况因临床试验而异。LLLT 的一个好处是几乎没有副作用。此外，尽管购买设备的成本乍看十分昂贵，但一次性购买可能比终生使用米诺地尔和非那雄胺维持疗效更经济。尽管随机对照研究和全面的 meta 分析已表明使用 LLLT 设备在统计学上可显著增加 AGA 患者头发的数量和直径，但其作用机制尚不清楚。提出的猜想包括血管舒张、细胞因子释放、刺激毛囊重新进入生长期且延长其处于生长期的时间。鉴于其相对较弱的治疗效果，目前该设备的最佳使用方法可能是作为其他系统治疗的辅助手段。

一种更具实验性的新疗法是向 AGA 患者的头皮注射富含血小板的血浆。随机病例对照研究表明，这种疗法通过一种尚未明确的机制对部分脱发患者有效[89-90]。该疗法需要皮内注射富含超过患者自身血小板生理浓度的血浆。活化的血小板在体外产生并释放细胞因子和生长因子的混合物，而这些细胞因子和生长因子又能促进和（或）维持毛囊干细胞的生长，包括间充质干细胞和免疫细胞。单次注射是否足够，或需要多次注射作为延长治疗计划的一部分，仍有待确定。在这种疗法成为主流之前，建立富含血小板血浆的确切含量的研究是很重要的，但这类研究目前不规范，而且各项临床试验之间也存在差异。

与 AGA 发病机制、疾病机制和治疗领域相关的研究

基因 / 基因组靶点

许多不同的方法试图阐明脱发的多基因机制。非假设驱动性研究，如基因芯片或 GWAS，分别进一步说明了秃发和不秃发头皮之间的转录或基因组差异，作为揭示可能具有重要功能的分子差异的第一步。GWAS 方法包括在已知的基因位点寻找 DNA 的微小编码差异［单核苷酸多态性（single nucleotide polymorphisms，SNPs）］，并将特定的碱基对模式与肉眼可识别的表型（如秃顶程度）相关联。

对早期 GWAS 数据进行的一项 meta 分析首次发现，在评估秃发和正常个体基因组差异的多项研究中，AR 基因附近的基因组变化十分重要[91]。这项 meta 分析从 7 项初步研究中获取信息，超过 12 000 名欧洲血统的患者被纳入最终数据。最近的一项独立研究获取了新的样本，并使用先前的 GWAS 数据检测那些已明确的 SNPs 与新抽样人群的秃顶显著相关[92]。在 50 个被筛查的 SNPs 中，29 个与 600 多名欧洲健康男性的样本相关，并以此构建了一个由基因型预测表型的模型。最近的研究已将越来越多的受试者纳入分析，2016 年发表的一份 GWAS 报告共纳入 6000 多名拉丁美洲受试者的数据[93]。尽管研究的目的是广泛识别与各种头发特征相关的基因位点，但它再次强调了与秃发相关的 AR 基因附近的基因组变化的意义，并且识别了与脱发表型相关的新的潜在基因 GRID1。在 2017 年公布的一项庞大的 GWAS 纳入了 50 000 多名欧洲患者的数据，随之发现了 200 多个与秃发显著相关的基因位点[58]。这些数据也被用来建

立一个多基因预测评分系统，可非常敏感地识别可能遭受严重脱发的患者。

另一些研究使用基因芯片或 RNA 测序等方法，从转录水平上评估秃发和正常头皮之间的基因差异。研究 AR 基因与 AGA 进展的关系发现，该受体在毛囊真皮乳头（dermal papilla，DP）部位表达，且在秃发与不秃发的 DP 细胞中表达不同。此外，通过基因芯片发现，患者与正常人头皮的永生化 DP 细胞系对 DHT 刺激有不同的反应[94-95]。在一项研究中，从秃发及不秃发的顶部和枕部头皮中分离出毛囊隆突部，根据病例组及对照组和不同的取样部位，利用下一代测序技术，分析其之间基因表达的差异[96]。秃发的顶部毛囊中抗氧化基因的表达明显上调，提示氧化应激可能是疾病的潜在机制。这项研究在理解秃发的分子基础方面取得了重大进展，并通过微切割的方式分离出毛囊隆突部位。将来的研究有望进一步改进，通过毛囊分离和细胞分选技术来分析秃发头皮中细胞类型和特异的基因变化。

信号通路靶点

少量研究从最初的大规模基因筛选研究中获得证据，以探索特定信号通路或蛋白水平上促进或减缓 AGA 进展的机制。值得注意的是，对前列腺素和毛发生长的研究相对较新且有令人兴奋，为 AGA 的治疗提供了一个可能的方向。比较秃发和正常头皮中的基因表达，发现前列腺素合酶基因的表达上调，同时前列腺素 D2（prostaglandin D2，PGD2）的分泌增加[97]。随后的动物研究发现，在小鼠正常毛发周期消失之前，生理性 PGD2 基因表达迅速上调，为其作为抗生长的信号提供了证据，并进一步证明了 GPR44 受体在调节 PGD2 作用中的重要性。此外，外源性 PGD2 可抑制小鼠创面愈合和毛囊新生[98]。后来，其他研究小组对人类毛发的具体研究证实，

秃发与正常头皮在这条通路相关因素的遗传学水平上存在不同[96，99-100]。接下来的目标是开发一种 PGD2 拮抗剂，能降低人类头皮 PGD2 水平，并测试其预防 AGA 患者脱发的能力。实际上，PGD2 受体拮抗剂 setipiprant 的临床试验正在进行中。值得注意的是，前列腺素 PGF2A 类似物比马前列素可通过延长毛囊生长期而发挥治疗作用，已被广泛用于促进睫毛生长，但尚未用作终毛生长促进剂，尽管该临床试验也在进行中。

Wnt 信号作为毛囊发育、生长和周期循环过程中的关键因素之一，已得到广泛研究。最近的研究对这一保守的信号通路是否也与人类脱发和 AGA 相关提出了线索。一项早期研究发现，与对照组相比，Wnt 信号抑制剂 DKK1 在秃发人群中上调[101]。经 DHT 处理后 DP 细胞特异性表达该分泌因子，并在体外抑制毛囊上皮细胞的生长。另一项研究证实，与 WNT10A 相关的 SNP 基因型可能通过减少 Wnt 配体的产生而增加 AGA 患病的风险[36]。在人类和小鼠的组织中，雄激素和 Wnt 信号之间存在相互作用，因为这两种通路的下游成分可竞争性结合相似的细胞核反应元件[102]。因此，逆转 AGA 进展的关键在于同时抑制雄激素和激活 Wnt 信号。值得注意的是，局部应用 Wnt 信号激活剂——香草酸甲酯，确实增加了患 AGA 妇女的头发数量和头皮 WNT10B mRNA 的表达（在试验期间不允许同时使用雄激素或黄体酮治疗）[103]。

一项独立研究评估了氧化应激在阻碍毛囊生长、维持中的潜在作用。细胞培养时，将 DP 细胞暴露于氧化应激增加的条件下，细胞活力明显降低，衰老速度增加，并诱导抗生长因子的分泌。对人体活检的研究显示，与枕部头皮相比，秃发区氧化应激增加[96，104]。此外，对成纤维细胞生长因子 FGF5 的研究表明，FGF 信号对控制毛发进入生长期及维持时间方面很重要。遗传失活突变的家系终毛

长度明显增加[105]。类似的,FGF5 表达或活性受损的动物表现出安哥拉或长毛表型。虽然其与 AGA 的发病或进展的关系尚未确定,但抑制 FGF5 信号无疑是促进 AGA 患者易感毛囊进入生长期的一个有利因素。

最近发现,JAK-STAT 抑制剂可通过干扰免疫细胞介导的毛囊破坏,并可能直接刺激毛囊再生和促进毛发进入生长期,使 AA 患者的毛发再生,这为新的治疗干预方法提供了有力证据[103-104]。该疗法对 AA 患者效果很好,虽然 AGA 头皮中免疫细胞浸润很少,但一旦明确了安全性和剂量指南,这些药物可能会在 MPHL 中进行试验性治疗。

细胞治疗

上皮干细胞是毛囊生长和维持的关键,可作为了解成体干细胞组织和活化的模型系统。在成熟毛囊中,干细胞位于受保护的"隆突"区域。它们周期性地被激活,不断增殖成过渡扩增细胞,随后进一步分化为分子学和功能上不同的细胞层,形成一个完整的毛囊,并能够产生终毛。AGA 患者的毛囊无法产生粗壮的毛干,可能由于重要的干细胞功能受损。

重要的是,秃发头皮内毛囊组织学和荧光激活细胞分选分析显示了完整干细胞的数量、定位和相对不变的特征性基因表达[106-107]。然而,在对其后代细胞的观察中未发现该结果,即说明秃发头皮内的过渡扩增细胞明显减少。这表明尽管干细胞存在于受 AGA 影响的毛囊中,但其活化和下游分化所形成的缺陷可能导致秃顶表型。AGA 头皮中保留了休眠干细胞的毛囊可以在发现适当的激活信号后恢复活性,从而产生明显的生发效果。

干细胞除了在保护毛囊功能方面引人关注外,许多研究还将 DP 细胞作为毛囊再生的关键之一。这些间充质干细胞位于毛囊隆突底部,与邻近的上皮祖细胞相互作用,促进毛囊的生长、维持和毛干的产生。DP 细胞被认为是健康毛囊生长和维持的关键,研究发现受 AGA 影响的毛囊含有较少的 DP 和相关的真皮鞘细胞可能是毛囊退化的一个显著原因或影响因素[6],残存的 DP 细胞中蛋白质表达不同,对分泌信号刺激作出的反应也不同(如前所述),但如何逆转基因改变的问题尚不清楚。一些研究表明,球形培养 DP 细胞可提高其存活率、特征基因表达,诱导毛发再生[108]。随着基因组操作变得越来越容易,研究正在尝试重新引入丢失的信号转录因子来"重新编程"病态的 DP 细胞。

在形态学上,秃发与不秃发头皮的不同之处在于,AGA 患者头皮中含有毛囊,毛囊旁有退化的立毛肌,皮脂腺增大且分叶,不同原因脱发患者的组织切片不一定都能观察到上述变化[109-110]。尽管这些变化的意义尚不清楚,特别是它们能否作为 AGA 进展的原因或结果,但它们为潜在的治疗方法提供了新的细胞靶点[111-112]。值得关注的是,目前正在进行的一个临床实验是:通过分别采集上皮、真皮或脂肪祖细胞,研究其移植或植入毛囊后对恢复毛发生长和(或)促进新毛囊生成的效果。

人雄激素性秃发的动物模型

虽然获取人类的头皮检查样本对于了解 AGA 的发病机制最重要,但从相对健康的人身上获取样本,或解释人类受试者暴露的多种混杂条件或不同药物对脱发有无影响并不容易。为了在更可控的环境下研究 AGA 的发展过程,一些实验室开始应用动物疾病模型[113]。到目前为止,短尾猕猴是唯一一种脱发模式和时间与人类相似的动物,并被用于 AGA 进展的药物试验[114]。现在有一种利用过量雄激素抑制毛发再生的基因工程小鼠模型。当人类 AR 基因在小鼠上皮细胞和暴露于外源性 DHT 的动物中过度表达时,脱落后的毛发再生受到抑制[115]。

另一种用于研究毛发再生分子机制的小鼠模型为损伤性毛发再生（wound-induced hair neogenesis，WIHN），源于发现小鼠背部皮肤较大的伤口愈合的同时长出了新的毛囊，可能能够解释皮肤和毛发形态发生的过程[116]。WIHN 作为一种恢复毛囊活性或唤醒新生毛囊的方法，尚未应用于人类头皮，但研究仍在进行，以了解这种现象背后的分子学基础。值得注意的是，动物研究发现其也涉及了Wnt/β - 连环蛋白信号通路[117]。应用 PGD2（前面讨论过，AGA 头皮中该前列腺素含量过高）阻碍了毛发在小鼠模型中的再生，这表明 WIHN 小鼠模型适用于检测能够抑制或促进毛囊再生的信号[98]。

小结

鉴于受 AGA 影响的患者数量以及开发一种新治疗方法的巨大社会及商业利益，AGA 的发病机制和进展仍然是一个难题。尽管激素的作用是肯定的，现有的常用药物作为长期治疗方法对进行性脱发作有较好的疗效，但其在逆转疾病方面的作用微乎其微。明确 AGA 受累头皮的分子学和细胞学的异常对于开发及改进治疗方案很重要，特别是在治疗性基因工程成为现实的情况下。皮肤是一个独特的异质性器官，通过环钻的方法收集的样本包括表皮细胞、真皮细胞、血管细胞和免疫细胞等多种细胞，因此未来的研究进展可能取决于提高组织获取和分析的精度。AGA 表型可能只源于一种细胞类型的异常基因表达，但对整体组织进行基因表达检测时，由于高信噪比，到目前仍无法明确。从实验组和对照组的组织中分离并单独分析细胞类型将是发现新的靶向药物干预靶点的关键。此外，AGA 诊断的关键还包括一系列非典型模式的表型。分析出不同秃发模式——颞部、顶部、额部、男性、女性——所特有的分子学变化，可能比寻找介导所有雄激素性脱发模式的单基因更简单。除欧洲血统的男性外，我们缺乏其他 AGA 患者的数据资料，因此我们需要特别了解这类患者群体的秃发情况。最终，将从大规模人群研究中获得的结论，以此制订个体化的治疗方案，例如，能够预测个人的疾病进展或对某种治疗方法的疗效，这对于提供最有效的治疗至关重要。

参考文献

1. Norwood OT. Male pattern baldness: classification and incidence. *South Med J.* 1975.
2. Hamilton JB. Patterned loss of hair in man; types and incidence. *Ann N Y Acad Sci.* 1951;53(3):708–728.
3. Ludwig E. Classification of the types of androgenetic alopecia (common baldness) occurring in the female sex. *Br J Dermatol.* 1977;97(3):247–254.
4. Sinclair R, Torkamani N, Jones L. Androgenetic alopecia: new insights into the pathogenesis and mechanism of hair loss. *F1000research.* 2015;4(F1000 Faculty Rev).
5. Rebora A. Pathogenesis of androgenetic alopecia. *J Am Acad Dermatol.* 2004;50(5):777–779.
6. Whiting D. Possible mechanisms of miniaturization during androgenetic alopecia or pattern hair loss. *J Am Acad Dermatol.* 2001;45(3):S81–S86.
7. Templeton SF, Solomon AR. Scarring alopecia: a classification based on microscopic criteria. *J Cutan Pathol.* 1994;21(2):97–109.
8. Jaworsky C, Kligman AM, Murphy GF. Characterization of inflammatory infiltrates in male pattern alopecia: implications for pathogenesis. *Br J Dermatol.* 1992;127(3):239–246.
9. Lattanand A, Johnson WC. Male pattern alopecia a histopathologic and histochemical study. *J Cutan Pathol.* 1975;2(2):58–70.
10. Whiting D. Diagnostic and predictive value of horizontal sections of scalp biopsy specimens in male pattern androgenetic alopecia. *J Am Acad Dermatol.* 1993;28(5 Pt 1):755–763.
11. Sinclair R, Wewerinke M, Jolley D. Treatment of female pattern hair loss with oral antiandrogens. *Br J Dermatol.* 2005;152(3):466–473.
12. Whiting DA. Scalp biopsy as a diagnostic and prognostic tool in androgenetic alopecia. *Dermatol Ther.* 1998;8:24–33.
13. Oh J, Kloepper J, Langan E, et al. A guide to studying human hair follicle cycling in vivo. *J Invest Dermatol.* 2016;136(1):34–44.
14. Shapiro J. Clinical practice. Hair loss in women. *N Engl J Med.* 2007;357(16):1620–1630.
15. Courtois M, Loussouarn G, Hourseau C, Grollier JF. Hair cycle and alopecia. *Skin Pharmacol.* 1994;7(1–2):84–89.
16. Neste D, Fuh V, Sanchez-Pedreno P, et al. Finasteride increases anagen hair in men with androgenetic alopecia. *Br J Dermatol.* 2000;143(4):804–810.

17. Gan DCC, Sinclair RD. Prevalence of male and female pattern hair loss in Maryborough. *J Investig Dermatol Symp Proc.* 2005;10(3):184–189.

18. Rhodes T, Girman CJ, Savin RC, et al. Prevalence of male pattern hair loss in 18–49 year old men. *Dermatol Surg.* 1998;24(12):1330–1332.

19. Norwood O. Incidence of female androgenetic alopecia (female pattern alopecia). *Dermatol Surg.* 2001;27(1):53–54.

20. Birch MP, Messenger JF, Messenger AG. Hair density, hair diameter and the prevalence of female pattern hair loss. *Br J Dermatol.* 2001;144(2):297–304.

21. Wang TL, Zhou C, Shen YW, et al. Prevalence of androgenetic alopecia in China: a community-based study in six cities. *Br J Dermatol.* 2010;162(4):843–847.

22. Paik J, Yoon J, Sim W, Kim B, Kim N. The prevalence and types of androgenetic alopecia in Korean men and women. *Br J Dermatol.* 2001;145(1):95–99.

23. Setty LR. Hair patterns of scalp of white and Negro males. *Am J Phys Anthropol.* 1970;33(1):49–55.

24. Zeigler-Johnson C, Morales KH, Spangler E, Chang B-LL, Rebbeck TR. Relationship of early-onset baldness to prostate cancer in African-American men. *Cancer Epidemiol Biomarkers Prev.* 2013;22(4):589–596.

25. Lee W-S, Lee H-J. Characteristics of androgenetic alopecia in asian. *Ann Dermatol.* 2012;24(3):243–252.

26. Bas Y, Seckin HY, Kalkan G, et al. Prevalence and types of androgenetic alopecia in north Anatolian population: a community-based study. *J Pak Med Assoc.* 2015;65(8):806–809.

27. Nyholt DR, Gillespie NA, Heath AC, Martin NG. Genetic basis of male pattern baldness. *J Invest Dermatol.* 2003;121(6):1561–1564.

28. Rexbye H, Petersen I, Iachina M, et al. Hair loss among elderly men: etiology and impact on perceived age. *J Gerontol Biol Sci Med Sci.* 2005;60(8):1077–1082.

29. Lee W-S, Oh Y, Ji J, et al. Analysis of familial factors using the basic and specific (BASP) classification in Korean patients with androgenetic alopecia. *J Am Acad Dermatol.* 2011;65(1):40–47.

30. Birch MP, Messenger AG. Genetic factors predispose to balding and non-balding in men. *Eur J Dermatol.* 2001.

31. Küster W, Happle R. The inheritance of common baldness: two B or not two B? *J Am Acad Dermatol.* 1984.

32. Ellis JA, Stebbing M, Harrap SB. Genetic analysis of male pattern baldness and the 5alpha-reductase genes. *J Invest Dermatol.* 1998;110(6):849–853.

33. Ellis JA, Stebbing M, Harrap SB. Polymorphism of the androgen receptor gene is associated with male pattern baldness. *J Invest Dermatol.* 2001;116(3):452–455.

34. Hillmer A, Hanneken S, Ritzmann S, et al. Genetic variation in the human androgen receptor gene is the major determinant of common early-onset androgenetic alopecia. *Am J Hum Genet.* 2007;77(1):140–148.

35. Prodi D, Pirastu N, Maninchedda G, et al. EDA2R is associated with androgenetic alopecia. *J Invest Dermatol.* 2008;128(9):2268–2270.

36. Heilmann S, Kiefer A, Fricker N, et al. Androgenetic alopecia: identification of four genetic risk loci and evidence for the contribution of WNT signaling to its etiology. *J Invest Dermatol.* 2013;133(6):1489–1496.

37. Sennett R, Rendl M. Mesenchymal–epithelial interactions during hair follicle morphogenesis and cycling. *Semin Cell Dev Biol.* 2012;23(8):917–927.

38. Hamilton J. Male hormone stimulation is prerequisite and an incitant in common baldness. *Am J Anat.* 1942.

39. Ayob S, Messenger A. Androgens, hair loss and eugenics: a tale of discovery and American social history. *Exp Dermatol.* 2015;24(6):412–413.

40. Kaufman KD, Olsen EA, Whiting D, et al. Finasteride in the treatment of men with androgenetic alopecia. Finasteride male pattern hair loss study group. *J Am Acad Dermatol.* 1998;39(4 Pt 1):578–589.

41. Dallob AL, Sadick NS, Unger W, et al. The effect of finasteride, a 5 alpha-reductase inhibitor, on scalp skin testosterone and dihydrotestosterone concentrations in patients with male pattern baldness. *J Clin Endocrinol Metab.* 1994;79(3):703–706.

42. Ellis J, Sinclair R, Harrap S. Androgenetic alopecia: pathogenesis and potential for therapy. *Expert Rev Mol Med.* 2002;4(22):1–11.

43. Sinclair R, Greenland KJ, Egmond S, Hoedemaker C, Chapman A, Zajac JD. Men with Kennedy disease have a reduced risk of androgenetic alopecia. *Br J Dermatol.* 2007;157(2):290–294.

44. Rivera-Arkoncel M, Pacquing-Songco D, Lantion-Ang F. Virilising ovarian tumour in a woman with an adrenal nodule. *BMJ Case Rep.* 2010;2010:bcr0720103139.

45. Lattouf C, Miteva M, Tosti A. Connubial androgenetic alopecia. *Arch Dermatol.* 2011;147(11):1329–1330.

46. Carmina E, Rosato F, Jannì A, Rizzo M, Longo RA. Relative prevalence of different androgen excess disorders in 950 women referred because of clinical hyperandrogenism. *J Clin Endocrinol Metab.* 2006;91(1):2–6.

47. Cousen P, Messenger A. Female pattern hair loss in complete androgen insensitivity syndrome. *Br J Dermatol.* 2010;162(5):1135–1137.

48. Su L, Chen TH. Association of androgenetic alopecia with metabolic syndrome in men: a community-based survey. *Br J Dermatol.* 2010;163(2):371–377.

49. Su L-HH, Chen TH. Association of androgenetic alopecia with smoking and its prevalence among Asian men: a community-based survey. *Arch Dermatol.* 2007;143(11):1401–1406.

50. Severi G, Sinclair R, Hopper JL, et al. Androgenetic alopecia in men aged 40–69 years: prevalence and risk factors. *Br J Dermatol.* 2003;149(6):1207–1213.

51. Kantor J, Kessler LJ, Brooks DG, Cotsarelis G. Decreased serum ferritin is associated with alopecia in women. *J Invest Dermatol.* 2003.

52. Su L-H, Chen L-S, Lin S-C, Chen H-H. Association of androgenetic alopecia with mortality from diabetes mellitus and heart disease. *JAMA Dermatol.* 2013;149(5):601–606.

53. Matilainen VA, Mäkinen PK, Keinänen-Kiukaanniemi SM. Early onset of androgenetic alopecia associated with early severe coronary heart disease: a population-based, case-control study. *J Cardiovasc Risk.* 2001;8(3):147–151.

54. Ahouansou S, Le Toumelin P, Crickx B, Descamps V. Association of androgenetic alopecia and hypertension. *Eur J Dermatol.* 2007;17(3):220–222.

55. Arias-Santiago S, Gutiérrez-Salmerón M, Castellote-Caballero L, Buendía-Eisman A, Naranjo-Sintes R. Androgenetic alopecia and cardiovascular risk factors in men and women: a comparative study. *J Am Acad Dermatol.* 2010;63(3):420–429.

56. Rebora A. Baldness and coronary artery disease: the dermatologic point of view of a controversial issue. *Arch*

Dermatol. 2001;137(7):943–947.

57. Matilainen V, Koskela P, Keinänen-Kiukaanniemi S. Early androgenetic alopecia as a marker of insulin resistance. *Lancet.* 2000;356(9236):1165–1166.

58. Hagenaars S, Hill W, Harris S, et al. Genetic prediction of male pattern baldness. *PLoS Genet.* 2017;13(2): e1006594.

59. Shapiro J, Wiseman M, Lui H. Practical management of hair loss. *Can Fam Physician Médecin De Fam Can.* 2000;46:1469–1477.

60. De Lacharrière O, Deloche C, Misciali C, et al. Hair diameter diversity: a clinical sign reflecting the follicle miniaturization. *Arch Dermatol.* 2001;137(5): 641–646.

61. Aslani F, Dastgheib L, Banihashemi B. Hair counts in scalp biopsy of males and females with androgenetic alopecia compared with normal subjects. *J Cutan Pathol.* 2009;36(7):734–739.

62. Horenstein M, Jacob J. Follicular streamers (stelae) in scarring and non-scarring alopecia. *J Cutan Pathol.* 2008;35(12):1115–1120.

63. Van Zuuren EJ, Fedorowicz Z, Schoones J. Interventions for female pattern hair loss. *Cochrane Database Syst Rev.* 2016;(5):CD007628.

64. Blumeyer A, Tosti A, Messenger A, et al. Evidence-based (S3) guideline for the treatment of androgenetic alopecia in women and in men. *JDDG J der Deutschen Dermatologischen Gesellschaft.* 2011;9(s6): S1–S57.

65. Olsen EA, Whiting D, Bergfeld W, et al. A multicenter, randomized, placebo-controlled, double-blind clinical trial of a novel formulation of 5% minoxidil topical foam versus placebo in the treatment of androgenetic alopecia in men. *J Am Acad Dermatol.* 2007;57(5): 767–774.

66. Olsen E, Dunlap F, Funicella T, et al. A randomized clinical trial of 5% topical minoxidil versus 2% topical minoxidil and placebo in the treatment of androgenetic alopecia in men. *J Am Acad Dermatol.* 2002;47(3): 377–385.

67. Kelly Y, Blanco A, Tosti A. Androgenetic alopecia: an update of treatment options. *Drugs.* 2016;76(14): 1349–1364.

68. Rushton H, Norris M, Neste D. Hair regrowth in male and female pattern hair loss does not involve the conversion of vellus hair to terminal hair. *Exp Dermatol.* 2016;25(6):482–484.

69. Mella JMM, Perret MCC, Manzotti M, Catalano HN, Guyatt G. Efficacy and safety of finasteride therapy for androgenetic alopecia: a systematic review. *Arch Dermatol.* 2010;146(10):1141–1150.

70. Arca E, Açıkgöz G, Taştan HB, Köse O, Kurumlu Z. An open, randomized, comparative study of oral finasteride and 5% topical minoxidil in male androgenetic alopecia. *Dermatology.* 2004;209(2):117–125.

71. Saraswat A, Kumar B. Minoxidil vs finasteride in the treatment of men with androgenetic alopecia. *Arch Dermatol.* 2003;139(9):1219–1221.

72. Khandpur S, Suman M, Reddy B. Comparative efficacy of various treatment regimens for androgenetic alopecia in men. *J Dermatol.* 2002;29(8):489–498.

73. Irwig MS. Androgen levels and semen parameters among former users of finasteride with persistent sexual adverse effects. *JAMA Dermatol.* 2014;150(12):1361–1363.

74. Guo M, Heran B, Flannigan R, Kezouh A, Etminan M. Persistent sexual dysfunction with finasteride 1 mg taken for hair loss. *Pharmacother J Hum Pharmacol Drug Ther.* 2016;36(11):1180–1184.

75. Irwig MS, Kolukula S. Persistent sexual side effects of finasteride for male pattern hair loss. *J Sex Med.* 2011;8(6):1747–1753.

76. Fertig R, Shapiro J, Bergfeld W, Tosti A. Investigation of the plausibility of 5-alpha-reductase inhibitor syndrome. *Ski Appendage Disord.* 2016;2(3–4):120–129.

77. Mondaini N, Gontero P, Giubilei G, et al. Finasteride 5 mg and sexual side effects: how many of these are related to a nocebo phenomenon? *J Sex Med.* 2007;4(6):1708–1712.

78. D'Amico A, Roehrborn C. Effect of 1 mg/day finasteride on concentrations of serum prostate-specific antigen in men with androgenic alopecia: a randomised controlled trial. *Lancet Oncol.* 2007;8(1):21–25.

79. Karimkhani C, Boyers L, Prescott L, et al. Global burden of skin disease as reflected in cochrane database of systematic reviews. *JAMA Dermatol.* 2014;150(9):945–951.

80. Price VH, Roberts JL, Hordinsky M, et al. Lack of efficacy of finasteride in postmenopausal women with androgenetic alopecia. *J Am Acad Dermatol.* 2000;43(5 Pt 1):768–776.

81. Whiting DA, Waldstreicher J, Sanchez M, Kaufman KD. Measuring reversal of hair miniaturization in androgenetic alopecia by follicular counts in horizontal sections of serial scalp biopsies: results of finasteride 1 mg treatment of men and postmenopausal women. *J Invest Dermatol Symp Proc.* 1999;4(3):282–284.

82. Harcha W, Martínez J, Tsai T-F, et al. A randomized, active- and placebo-controlled study of the efficacy and safety of different doses of dutasteride versus placebo and finasteride in the treatment of male subjects with androgenetic alopecia. *J Am Acad Dermatol.* 2014;70(3): 489–498.e3.

83. Olsen EA, Hordinsky M, Whiting D, et al. The importance of dual 5alpha-reductase inhibition in the treatment of male pattern hair loss: results of a randomized placebo-controlled study of dutasteride versus finasteride. *J Am Acad Dermatol.* 2006;55(6):1014–1023.

84. Eun HC, Kwon OS, Yeon JH, et al. Efficacy, safety, and tolerability of dutasteride 0.5 mg once daily in male patients with male pattern hair loss: a randomized, double-blind, placebo-controlled, phase III study. *J Am Acad Dermatol.* 2010;63(2):252–258.

85. Plovanich M, Weng Q, Mostaghimi A. Low usefulness of potassium monitoring among healthy young women taking spironolactone for acne. *JAMA Dermatol.* 2015;151(9):941–944.

86. Camacho-Martínez FM. Hair loss in women. *Semin Cutan Med Surg.* 2009.

87. Avram M, Rogers N. Contemporary hair transplantation. *Dermatol Surg.* 2009;35(11):1705.

88. Afifi L, Maranda EL, Zarei M, et al. Low-level laser therapy as a treatment for androgenetic alopecia. *Lasers Surg Med.* 2017;49(1):27–39.

89. Schiavone G, Raskovic D, Greco J, Abeni D. Platelet-rich plasma for androgenetic alopecia: a pilot study. *Dermatol Surg.* 2014;40(9):1010.

90. Alves R, Grimalt R. Randomized placebo-controlled, double-blind, half-head study to assess the efficacy of platelet-rich plasma on the treatment of androgenetic alopecia. *Dermatol Surg.* 2016;42(4):491.

91. Li R, Brockschmidt F, Kiefer A, et al. Six novel susceptibility loci for early-onset androgenetic alopecia and their unexpected association with common diseases.

PLoS Genet. 2012;8(5):e1002746.

92. Marcińska M, Pośpiech E, Abidi S, et al. Evaluation of DNA variants associated with androgenetic alopecia and their potential to predict male pattern baldness. *PLoS One.* 2015;10(5):e0127852.

93. Adhikari K, Fontanil T, Cal S, et al. A genome-wide association scan in admixed Latin Americans identifies loci influencing facial and scalp hair features. *Nat Commun.* 2016;7:10815.

94. Chew E, Tan J, Bahta A, et al. Differential expression between human dermal papilla cells from balding and non-balding scalps reveals new candidate genes for androgenetic alopecia. *J Invest Dermatol.* 2016;136(8):1559–1567.

95. Inui S, Itami S. Molecular basis of androgenetic alopecia: from androgen to paracrine mediators through dermal papilla. *J Dermatol Sci.* 2011;61(1):1–6.

96. Chew EGY, Ho BS-Y, Ramasamy, et al. Comparative transcriptome profiling provides new insights into mechanisms of androgenetic alopecia progression. *Br J Dermatol.* 2017;176(1):265–269.

97. Garza LA, Liu Y, Yang Z, et al. Prostaglandin D2 inhibits hair growth and is elevated in bald scalp of men with androgenetic alopecia. *Sci Transl Med.* 2012;4(126):126–134.

98. Nelson A, Loy D, Lawson J, Katseff A, FitzGerald G, Garza L. Prostaglandin D2 inhibits wound-induced hair follicle neogenesis through the receptor, GPR44. *J Invest Dermatol.* 2012;133(4):881–889.

99. Heilmann S, Nyholt DR, Brockschmidt FF, et al. No genetic support for a contribution of prostaglandins to the aetiology of androgenetic alopecia. *Br J Dermatol.* 2013;169(1):222–224.

100. Nieves A, Garza L. Does prostaglandin D2 hold the cure to male pattern baldness? *Exp Dermatol.* 2014;23(4):224–227.

101. Kwack M, Sung Y, Chung E, et al. Dihydrotestosterone-inducible dickkopf 1 from balding dermal papilla cells causes apoptosis in follicular keratinocytes. *J Invest Dermatol.* 2007;128(2):262–269.

102. Kretzschmar K, Cottle D, Schweiger P, Watt F. The androgen receptor antagonizes WNT/β-catenin signaling in epidermal stem cells. *J Invest Dermatol.* 2015;135(11):2753–2763.

103. Tosti A, Zaiac M, Canazza A, et al. Topical application of the WNT/β-catenin activator methyl vanillate increases hair count and hair mass index in women with androgenetic alopecia. *J Cosmet Dermatol.* 2016;15(4):469–474.

104. Upton J, Hannen R, Bahta A, Farjo N, Farjo B, Philpott M. Oxidative stress–associated senescence in dermal papilla cells of men with androgenetic alopecia. *J Invest Dermatol.* 2015;135(5):1244–1252.

105. Higgins C, Petukhova L, Harel S, et al. FGF5 is a crucial regulator of hair length in humans. *Proc Natl Acad Sci.* 2014;111(29):10648–10653.

106. Garza L, Yang C-C, Zhao T, et al. Bald scalp in men with androgenetic alopecia retains hair follicle stem cells but lacks CD200-rich and CD34-positive hair follicle progenitor cells. *J Clin Invest.* 2011;121(2):613–622.

107. Rittié L, Stoll SW, Kang S, Voorhees JJ, Fisher GJ. Hedgehog signaling maintains hair follicle stem cell phenotype in young and aged human skin. *Aging Cell.* 2009;8(6):738–751.

108. Higgins C, Chen J, Cerise J, Jahoda C, Christiano A. Microenvironmental reprogramming by three-dimensional culture enables dermal papilla cells to induce de novo human hair-follicle growth. *Proc Natl Acad Sci.* 2013;110(49):19679–19688.

109. Torkamani N, Rufaut NW, Jones L, Sinclair R. Destruction of the arrector pili muscle and fat infiltration in androgenic alopecia. *Br J Dermatol.* 2014;170(6):1291–1298.

110. Kure K, Isago T, Hirayama T. Changes in the sebaceous gland in patients with male pattern hair loss (androgenic alopecia). *J Cosmet Dermatol.* 2015;14(3):178–184.

111. Torkamani N, Rufaut N, Jones L, Sinclair R. The arrector pili muscle, the bridge between the follicular stem cell niche and the interfollicular epidermis. *Anat Sci Int.* 2016;92(1):151–158.

112. Torkamani N, Rufaut NW, Jones L, Sinclair RD. Beyond goosebumps: does the arrector pili muscle have a role in hair loss? *Int J Trichol.* 2014;6(3):88–94.

113. Sundberg JP, King LE, Bascom C. Animal models for male pattern (androgenetic) alopecia. *Eur J Dermatol.* 2001.

114. Diani AR, Mulholland MJ, Shull KL, et al. Hair growth effects of oral administration of finasteride, a steroid 5 alpha-reductase inhibitor, alone and in combination with topical minoxidil in the balding stumptail macaque. *J Clin Endocrinol Metab.* 1992;74(2):345–350.

115. Crabtree J, Kilbourne E, Peano B, et al. A mouse model of androgenetic alopecia. *Endocrinology.* 2010;151(5):2373–2380.

116. Ito M, Yang Z, Andl T, et al. Wnt-dependent de novo hair follicle regeneration in adult mouse skin after wounding. *Nature.* 2007;447(7142):316–320.

117. Bae J, Jung H, Goo B, Park Y. Hair regrowth through wound healing process after ablative fractional laser treatment in a murine model. *Lasers Surg Med.* 2015;47(5):433–440.

第6章

休止期脱发

WILLIAM C. CRANWELL, MBBS（HONS）, BMEDSC（HONS）, MPH&TM •
RODNEY SINCLAIR, MBBS, MD, FACD
（李翔倩　译　杨顶权　周城　审）

引言

休止期脱发（telogen effluvium，TE）是一种弥漫性、非瘢痕性秃发，是毛发周期从生长期到退行期再到休止期后，延迟性出现的一个结果。毛发周期的这种转变导致毛囊周期的异常变化，导致在刺激因素发生后约2～3个月后，休止期末毛发过早脱落。虽然一定程度的休止期毛发脱落是正常的，但TE的特征是处于休止期毛发的比例明显增加，将导致广泛或弥漫性脱发。TE可为急性或慢性，这取决于发病时间和脱发持续时间。

TE的诱因包括多种内源性和外源性因素，约三分之一的患者未发现刺激因素。常见诱因包括大手术、分娩、严重疾病、营养不良和药物。慢性TE的病因通常很难明确。

TE通常是一种反应性、自限性疾病，刺激因素解除后可自愈。因此，预后取决于能否及时发现和消除诱因。病因不明的慢性TE可能持续多年。治疗方法主要包括美容措施和心理支持疗法，已试验性使用外用米诺地尔和营养补充剂，但其疗效仍不明确。

流行病学

TE的流行病学资料有限，发病率和流行率尚不清楚[1-2]。TE、雄激素性秃发与斑秃是临床常见的非瘢痕性秃发[3]。一项回顾性研究调查了女性TE的患病率和影响因素，发病率为1.7%[4]。需要更具说服力的流行病学研究来确定真实的患病率和发病率。

TE可表现为急性或慢性，好发于女性[1]，无种族特异性。急性TE可发生于任何年龄，包括婴儿期和儿童期[5-6]。慢性TE不如急性常见，多发生于30～60岁的女性[7-8]。目前尚未发现TE与遗传相关[9]。

发病机制

毛发脱落的生理学

毛发会周期性生长和脱落。毛发周期传统上分为生长阶段（生长期）、退化阶段（退行期）和休眠阶段（休止期）。毛囊经历反复的生长和休眠期，在生长期以0.3 mm/天的速度持续生长[10]。生长期的长短很大程度上取决于身体部位：面部生长期4～14周，手臂6～12周，腿部19～26周，头皮3～5年[11]。由于毛发的生长速度是相对恒定的，生长期的长短是不同身体部位终毛长度的主要决定因素。在生长期结束时，毛发停止生长但毛发纤维被保留，随后毛发脱落，被再生的毛发替代。

进入退行期的初始阶段，毛球部的角质细胞凋亡，导致立毛肌插入处下方的毛囊部分发生持续约2周的短暂退化[10]。休止期毛发的特征是存在"棒状"发（一种完全角化的毛发，近端呈棒状）[12]。在下一个生长期到来之前，毛囊休眠约2个月。这些已死亡的毛发在休止期结束或下一个生长期开始时从毛囊脱落。儿童期后，每个身体部位的毛囊周期都是不同步的，因此毛发脱落不断发生。正常的毛发脱落不会产生可见的秃发。许多动物常在一年中特定的时间换毛，而人类通常每天脱落 50 到 150 根休止期头发[13]。

正常头皮的毛囊数量恒定，86% 处于生长期，1% 处于退行期，13% 处于休止期[14]。休止期的长短保持不变（2～3 个月）[15]。因此，生长期的长短决定了处于休止期毛囊的数量。影响生长期结束的生物学因素复杂，受多种代谢因素的影响[16]。

自分泌、旁分泌和内分泌信号通路顺序激活的复杂网络控制着驱动毛发周期的"自主时钟"[10]。Wnt 通路、成纤维细胞生长因子（fibroblast growth factor，FGF）、转化生长因子 β（transforming growth factor β，TGF-β）和 Hedgehog 通路的信号分子共同调节毛发周期[17-18]。诱导进入生长期的物质包括 Wnt 家族蛋白、β-连环蛋白通路、noggin 和转录因子 Stat3[17-18]。音猬蛋白和肝生长因子（hepatic growth factor，HGF）可促进毛发生长发育。胰岛素样生长因子-1（insulin growth factor-1，IGF-1）、血管内皮生长因子和促甲状腺素释放激素均可延长生长期。IGF-1 和 IGF-2 是毛囊生长促进因子，可阻止毛囊进入退行期。多胺精胺是一种重要的生长期延长剂和退行期抑制剂[18]。

生长期延长因子（IGF-1、HGF、FGF-5S）的减少和毛发生长抑制因子（TGF-β1、TGF-β2 和 FGF）的增加同时导致生长期终止。Dickkopf-1（Wnt 通路抑制分子）相关蛋白通过调节毛囊角质细胞的活性，参与从生长期到退行期的转变[10, 18]。

骨形成蛋白 4 和 17-β 雌二醇使毛囊停留在休止期[10, 18]。环状上皮 FGF-18 同样具有调节休止期的作用。

毛发从毛囊中脱落（脱出期"exogen"）有其自身的调节因子，与组织蛋白酶 L 和

Msx-2 有关[19]。

休止期脱发的病理生理学

如果相当比例的生长期毛囊由于某些原因而过早停止生长，便会发生 TE。这增加了毛发进入退行期的比例，随后进入休止期。刺激因素发生后约 2～3 个月，头发明显脱落。据估计，约 7%～35% 的毛囊会由生长期转向休止期[20]。过多休止期毛发脱落的临床表现为毛发脱落增加或弥漫性脱发。

目前对 TE 脱发的直接机制尚不清楚。Headington 描述了毛发周期中可能导致休止期脱发的 5 种功能性改变[21]，包括即刻生长期脱出、延迟生长期脱出、短生长期综合征、即刻休止期脱出和延迟休止期脱出。其中，两种常被引用的理论是即刻和延迟生长期脱出。

即刻生长期脱出为毛发短时间内进入休止期，其特征为大量的生长期毛发受到刺激而提早进入休止期。毛囊进入退行期，随后进入休止期，约 2～3 个月后毛发大量脱落[10]。诱因包括高热、药物和压力。即刻生长期脱出与提早进入脱出期有关，斑秃中可见，在最初症状出现 2～3 周后，脱发斑周围存在休止期毛发脱落[10]。

延迟生长期脱出指毛囊维持在生长期的时间过长。随后，生长期毛发同时进入休止期并同步脱出。延迟生长期脱出是产后脱发的原因，主要是由于高水平的循环胎盘雌激素导致了毛发生长期延长[16]。产后激素撤退会导致所有长期处于生长期的毛发一同进入退行期[16]。

短生长期综合征为特发性的生长期缩短，生长期缩短 50% 会导致脱发量翻倍。这导致了难治性 TE 和毛发无法长长。常见于生长期毛发松动综合征。

即刻休止期脱出是因为正常的休止期缩短。毛发通常在休止期停留数周，却在数天内进入了生长期。药物，如米诺地尔，可促

进毛囊在很短时间内从休止期进入生长期。

延迟休止期脱出即休止期延长，毛囊推迟进入生长期。毛囊周期的同步性增加，导致同时脱落的毛发比例增加。常见于冬季、毛发生长周期同步的动物（季节性脱发）。

刺激因素

许多因素都可诱发 TE。目前尚缺乏有关各诱发因素实际风险的数据。约 1/3 的病例无明确诱因[1]。刺激因素可按生理因素、发热、应激、药物、内分泌、器官功能障碍、毛发周期紊乱、营养、局部因素等进行分类（表6.1）[16]。

暂无证据证明血清铁蛋白和维生素 D 与 TE 的关系[22-29]，需要进一步研究其关联性，以及补充铁蛋白和维生素 D 对非贫血患者是否有益。

慢性弥漫性休止期脱发的病因有甲状腺疾病、严重缺铁性贫血、肠病性肢端皮炎和

表 6.1　休止期脱发的发病因素

生理因素	产后脱发（妊娠末期）、新生儿生理性脱发
发热	伤寒、疟疾、肺结核、HIV 病毒感染
刺激	严重发热性疾病、情绪紧张、重伤、大手术、难产、出血、饥饿、节食
药物	口服维甲酸类（阿维 A 酯和阿维 A）、口服避孕药、抗甲状腺药、抗惊厥药、降脂药、重金属、β 受体阻滞药、卡托普利、苯丙胺
内分泌	甲状腺功能亢进、甲状腺功能减退
器官功能障碍	肾功能不全、肝功能不全
毛发周期紊乱	短生长期综合征
营养	缺铁性贫血、肠病性肢端皮炎、获得性锌缺乏、营养不良
局部因素	染发
其他	梅毒、系统性红斑狼疮

Taken from Shashikant M. Telogen effluvium：a review. J Clin Diagn Res. 2015；9：WE01-WE03

营养不良[30]。甲状腺功能减退和亢进可分别导致 33% 和 50% 的患者出现弥漫性脱发[10]，也包括药物引起的甲状腺功能减退。甲状腺功能减退抑制表皮和皮肤附属器的细胞分裂。缺铁性贫血是否会引起弥漫性脱发存在争议。20% 的铁缺乏患者无贫血的临床症状，血清铁蛋白低于 20 μg/L[10]。肠病性肢端皮炎和获得性锌缺乏可导致严重的 TE。亚临床锌缺乏不会引起弥漫性脱发，因此，这种患者应仔细排除导致脱发的其他原因。

临床特征

TE 的主要临床特征是急性或慢性毛发脱落增加。脱发程度可以用临床分级量表来量化（图 6.1）。急性和慢性 TE 患者多出现 5 或 6 级脱发。一些（但不是所有）急性 TE 患者能注意到其毛发密度减少，长发患者发量的减少常表现为马尾变细。然而，尽管脱发时间持续延长（＞ 6 个月），慢性 TE 患者额中部毛发密度始终正常。急、慢性 TE 常见双颞部毛发减少（图 6.2）[16]。急性 TE 拉发试验阳性，慢性 TE 可能为阴性（图 6.3A 和 B）。对拔出的毛发进行检查显示末端呈短棒状（图 6.4）。患者常担心头发掉光，但 TE 的脱发量通常不超过整体的 50%[31]。因此，不会发展为秃顶[7]。

在一些罕见的 TE，表现为头皮区毛发正常，而其他区域毛发受累[20, 32]。TE 导致的毛发稀疏可伴发其他尚未诊断的脱发疾病，如早期男性或女性雄激素性秃发或中央离心性瘢痕性秃发。

急性休止期脱发

多于诱因发生后 2 ～ 3 个月出现严重的急性弥漫性休止期脱发，头发明显稀疏。但患者通常不会将脱发与刺激因素联系起来。

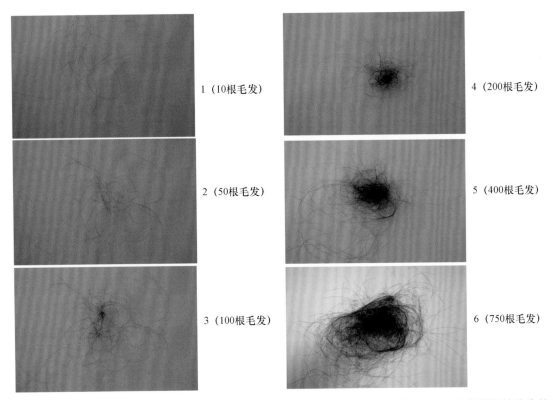

1（10根毛发）			4（200根毛发）	
2（50根毛发）			5（400根毛发）	
3（100根毛发）			6（750根毛发）	

图 6.1 脱发临床分级量表。患者需指出与洗发日及非洗发日脱发量最相似的照片。1～3级的脱发被认为是正常的，5、6级脱发过多，4级对长发女性来说是正常的，但是对短发女性则过多

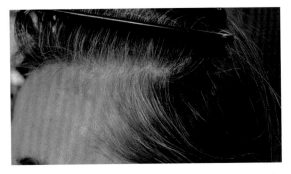

图 6.2 急性休止期脱发的双颞部毛发减少。该患者脱发增多，毛发厚度减少50%，双颞部轻度脱发，但中线未增宽。头皮活检未见异常，终毛与毳毛比例未增加

慢性休止期脱发

弥漫性休止期脱发持续超过4～6个月。其特征为突然发生的弥漫性脱发，病情波动长达数年[33]，可能是原发性慢性 TE（特发性）或由于表6.1所列的刺激因素所致的 TE。部分患者可发展为慢性反复性 TE，即在其长期的慢性毛发稀疏过程中，伴随急性脱发的发生。基线发量低于发病前发量。

组织病理学

TE 的主要组织学表现是休止期毛囊比例增加[34]。正常人群终毛：毳毛平均比例为7:1，而慢性 TE 患者终毛：毳毛的平均比例为9:1（图6.5A 和 B）[8]。与雄激素性秃发不同，TE 毳毛毛囊比例未增加（图6.6）[8]。除非是头皮炎症性疾病引起的 TE，否则头皮无炎症性改变。由头皮炎症（包括脂溢性皮炎或梅毒）诱发的 TE 患者，组织学表现为休止期毛囊比例增加和潜在炎症性疾病的组织学特征（如血管周围和毛囊周围淋巴细胞浸润）[35]。

诊断

TE 的诊断通常基于病史、体格检查、拉

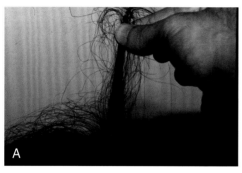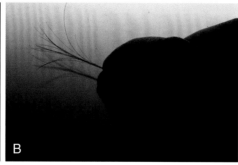

图 6.3 （A）拉发试验确定处于活动期的毛发，TE 拉发试验阳性。测试时，由毛发末端开始，每次从近端到远端用恒力拉 50 ～ 60 根头发。（B）若一次可拉出超过 6 ～ 10 根毛发，则拉发试验阳性。光学显微镜可识别休止期毛发

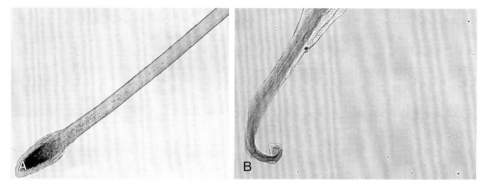

图 6.4　拉发试验后，应检查拔出的毛发。（A）休止期毛发，近端成棒状，通常无色素。（B）生长期毛发，末端逐渐变细，通常有色素

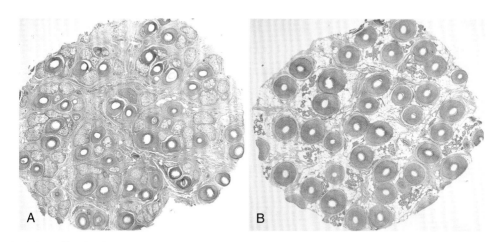

图 6.5 （A）慢性休止期脱发：毛囊峡部水平切面可见 47 个完整的毛囊结构，毛囊密度正常。终毛：毳毛比例为 8.4∶1，5% 处于休止期（H&E，×4）。（B）慢性休止期脱发：在毛球部的水平切面，与毛囊微小化导致密度减低的雄激素性秃发相比，休止期脱发的毛囊密度正常（H&E，×4）（Courtesy of Mariya Miteva.）

发试验和其他基本检查。任何弥漫性、非炎性、非瘢痕性秃发病例都应考虑到 TE，特别是脱发前曾出现生理或心理刺激的患者。

病史

　　详细病史采集应侧重于患者的脱发过程和模式，TE 潜在的病因，并排除导致弥漫性

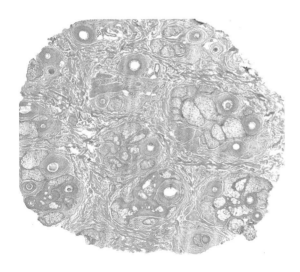

图 6.6 雄激素性秃发：毛囊峡部水平切片可见 22 个完整的毛囊结构，毛囊密度降低。终毛：毳毛比例为 1.3∶1，8% 处于休止期（H&E，×4）（Courtesy of Mariya Miteva.）

脱发的其他原因。患者多描述为脱发突然开始大量脱落，脱落发量可堵塞淋浴排水管，并伴有身体广泛性脱毛。留长发困难史提示患有慢性 TE。病史还包括有无其他形式脱发的特征。询问月经和生育史可考虑或排除雄激素性秃发。调查脱发家族史可能增加对遗传性脱发疾病的怀疑。

患者病史的关键点见表 6.2。

表 6.2 患者病史的关键点	
脱发的过程	发病时间、脱发持续时间、诱因及其与脱发的关系
脱发的特征	每日脱发量、掉落毛发的外观（完整发或断发）
病史	近期急慢性疾病、大手术、快速体重减轻、节食、近期分娩或流产史、缺铁性贫血和甲状腺疾病、系统性回顾
心理史	最近明显的心理压力、悲伤或明显失落
药物和营养补充史	表 6.1 所列的刺激性药物、已知的缺铁性贫血
毒物接触史	

体格检查

头皮皮肤检查通常无炎症、瘢痕、鳞屑或脓疱。若存在这些症状表明伴有其他头皮疾病。断发可见于发干遭受热或化学性损伤、拔毛癖和毛发结构异常性疾病。

慢性饥饿（特别是消瘦）可能导致无光泽、干燥、纤细的直发，毛发稀疏且容易拔出。恶性营养不良病会导致毛发反复生长中断，严重时会使毛发进入休止期。发色改变是恶性营养不良病的一个显著特征，深色头发变为棕色或红色，而棕色头发变为金色。毛发的颜色变化和周期性缩窄形成了恶性营养不良病的"标志特征"[16]。

检查皮肤其他部位的体毛脱落情况，以明确有无出其他毛发和皮肤疾病的特征。检查指甲可能有助于确定诱因。例如，Beau 线提示最近发生的重大的疾病，匙状甲提示缺铁性贫血。

患者就诊时应用连续头皮摄影（serial clinical photography）评估疾病进展，这种方法可提供客观的进展评估证据。

拉发试验

急性 TE 拉发试验呈强阳性。从头顶部和发际线处很容易拔出成簇的休止期毛发。拉发试验是用拇指和示指捏住一簇头发（约 40 ～ 60 根），然后快速、轻柔地从近端向远端拉动毛发。若一次拉出超过 6 ～ 10 根毛发，则拉发试验阳性。TE 患者毛发显微像检查也是异常的，超过 25% 为休止期毛发。肉眼检查可区分生长期和休止期毛发。收集到的毛发可以用光学显微镜检查，以确定为休止期毛发。休止期毛发特点为毛球部缺乏色素，且无内毛根鞘（图 6.4）。

若患者在检查当天用洗发水洗头或大力梳头，可能会出现拉发试验假阴性。而如果患者几天没有使用洗发水洗头或梳头，则可能出现假阳性结果。

皮肤镜

毛发镜检查（图 6.7）可用于鉴别慢性 TE 和女性雄激素性秃发。急性 TE 可表现为毛发密度降低，并伴有空毛囊和大量短的再生发[10, 37]。与 TE 不同，雄激素性秃发表现为毛干直径异质性和毛周征[37]。

Wood 灯检查

Wood 灯检查不常用于 TE 的诊断。如果头皮可见油腻的鳞屑和红斑，Wood 灯可能有助于诊断脂溢性皮炎。此外，与脂溢性皮炎相关的马拉色菌可在紫外线灯下发出荧光[38]。

化验检查

常规的实验室检查有助于查明潜在病因。目前尚无血清学检查能明确 TE 诊断。应进行全血细胞计数（包括红细胞指数）、代谢、铁、甲状腺功能、梅毒血清学、血清锌和抗核抗体检查，以确定潜在的病因[13]。实验室检查的具体项目要根据临床情况和需要排除的其他疾病来选择。

急性 TE 一般无须头皮活检，但活检是最佳的确诊方法。这可以为特别焦虑的患者提

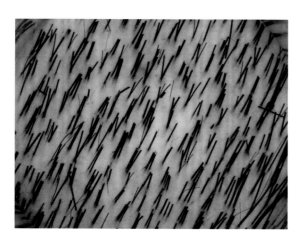

图 6.7　休止期脱发的皮肤镜检查显示毛发密度正常，存在许多毛发单位毛囊，表现为多根毛发从一个毛囊中穿出

供可信的预后信息。头皮活检也可排除女性型秃发、弥漫性斑秃、二期梅毒、系统性红斑狼疮和皮肌炎所导致的弥漫性脱发。慢性 TE 通常根据临床特征即可诊断，但活检可将其与斑秃和雄激素性秃发区分开来[10]。

最佳头皮活检方式为通过 4 mm 环钻从顶部头皮取下 2 块组织。一块标本水平切片，另一块垂直切片。由于雄激素性秃发是一种模式性疾病，最先影响部位为头顶部，因而选择头顶部为活检部位可以提高诊断率[10]。

鉴别诊断

许多弥漫性非瘢痕性秃发和头皮疾病与 TE 有相同的临床特征。表 6.3 列出了 TE 的鉴别诊断和辅助鉴别的临床特征。

处理

鉴于 TE 通常为一种反应性和自限性疾病，可选择的治疗方法较少。医生应使患者相信不会完全秃顶（除非伴有其他毛发疾病），TE 是暂时的，且毛发可能再生。TE 的治疗方法包括确定和消除诱因、遮饰脱发（camouflaging hair loss）和心理支持。目前尚不清楚外用治疗和补铁是否有利于改变病程。连续头皮摄影可监测有无进行性秃发（图 6.8）。

消除刺激因素

大多数有孤立事件（如怀孕）的患者可自愈。若刺激因素持续存在或需要治疗，应尽可能治疗以消除诱因。如果怀疑是药物引起的 TE，应尽可能停药 3 个月以上，以评估脱发的改善情况[1]。伴发的头皮和脱发疾病应得到相应治疗。

美容治疗

部分患者等待毛发再生时可能需要假发[13]。

表 6.3	休止期脱发的鉴别诊断及鉴别要点
生长期脱发	生长期脱发是继发于化疗或暴露于有毒物质而发生的急性生长期毛发脱落。 生长期脱发通常导致 80% 以上的毛发脱落。 生长期脱发检查可见惊叹号样发。显微镜观察脱落毛发可见营养不良的生长期毛发，而非休止期毛发。
雄激素性秃发	雄激素性秃发特征为一个高度一致的模式，最先影响两鬓、顶部和额中部。 微小化毛发常见于雄激素性秃发。 休止期脱发和雄激素性秃发可同时存在，在 AGA 特征性模式出现之前，早期可出现弥漫性脱发。
弥漫性斑秃	弥漫性斑秃有两种不同的表现，急性或慢性弥漫性脱发。患者可能出现剧烈活动性脱发，可拉出数百根头发，拉发试验阳性。慢性型罕见，表现为严重脱发，但无活动性脱发。也可能出现 1 ～ 2 块秃发斑。 弥漫性斑秃可见惊叹号样发。显微镜下可见营养不良的生长期毛发。活检显示炎症浸润模式与斑秃一致。
生长期毛发松动综合征	一种罕见的非瘢痕性的脱发，特征为生长期毛发容易从头皮拔下。幼儿，特别是金发女性更易受到影响。 拔下的毛发为生长期毛发，非休止期。
毛干结构异常性疾病	毛干结构异常可导致毛发纤维受损，易断裂。毛发从受损处断裂，而非从毛囊脱出。 毛发镜检查显示发干纤维断裂。

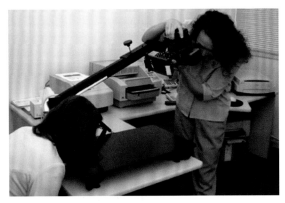

图 6.8 立体定位的照相设备用于连续监测毛发密度

请有经验的美发师或造型师参与，可以最大限度地减少脱发和毛发稀疏对美观的影响。患者可选择特定的发型和发色。毛发移植不适合用于 TE 的治疗。

心理支持

头发是个人形象的重要方面，其深远的心理影响可能与脱发程度不一致[39-40]。因此，TE 的主要影响是心理方面的。对医生而言，处理脱发患者可能出现的情绪反应十分重要，包括愤怒、焦虑和沮丧[41]。关于毛发生长周期、毛发脱落和再生的预期时间的教育，可以给患者现实的期望，并使其安心。早期将患者转给临床心理学家，有利于需要进一步评估和持续性 TE 的患者。

外用米诺地尔

外用米诺地尔治疗 TE 疗效尚不清楚。理论上，米诺地尔可通过延长生长期和刺激休止期毛发重新进入生长期来促进毛发生长。该药物还可以使微小化毛囊增大[1]。

由于孤立的或可治疗的刺激因素存在，外用米诺地尔不能促进急性 TE 的毛发再生。然而，许多专家将米诺地尔外用于慢性 TE，试图保持毛发密度，促进新发生长。米诺地尔外用制剂有 2% 和 5% 的溶液。2% 米诺地尔溶液每天 2 次，涂抹整个头皮，5% 的溶液每天 1 次。由于疗效出现较慢，治疗应至少持续 12 个月。

外用米诺地尔之前，应告知患者：开始治疗 2 ～ 8 周内毛发脱落常增多。这是由于休止期毛囊受到刺激，重新进入生长期，并将旧的棒状发顶出[3, 42]。否则患者常认为药物导致病情进展，并停止治疗。

营养补充

伴或不伴贫血的缺铁是弥漫性脱发的常见原因。在无缺铁或无缺铁性贫血的情况下，补充铁来治疗 TE 是有争议的。疗效的不确定性导致专家之间的分歧，因此暂无对最佳铁蛋白水平的建议。铁蛋白的参考范围需基于特定检测，这使得问题变得复杂。尽管如此，许多临床医生还是建议通过提高血清铁蛋白水平来优化脱发治疗[3, 22, 26, 43]。

其他补剂，包括锌（在无缺锌症状的情况下）、维生素 D 和生物素的疗效尚不清楚。

新兴疗法

将一些新的美容方法用于治疗 TE 已有报道。然而，以下的治疗方法均不能改善 TE 的美容效果。

据报道，用咖啡因、烟酸酰胺、泛醇、二甲基硅酮和丙烯酸酯聚合物（CNPDA）保养头发，可使毛发直径增加 2 ～ 3 μm[46]。毛发直径的增加可使头皮毛发的总截面积增加 10%。经 CNPDA 保养的毛发纤维强度增加，可减少断发和新的脱发。将其用于 TE 的疗效尚未确定[44]。

Nioxin 是一种基于生物营养活性剂和保护剂所开发的洗发护发产品，可增加头发的水分并提供维生素等营养物质，包括维生素、矿物质（铜、铁、生物素和咖啡因）和草本补充成分（人参、银杏和锯棕榈）[10, 45]。

Stemoxydine 是一种有效的脯氨酰 -4- 羟化酶抑制剂，理论上对 TE 有益。Stemoxydine 通过诱导缺氧类似物信号来维持毛发生长和周期循环。体外研究表明，缺氧信号可能在维持毛囊干细胞功能中起重要作用[10]。一项体内研究发现，与安慰剂相比，每日外用 5% 的溶液，治疗 3 个月可使毛囊密度增加[46]。

预后

急性 TE 的预后很大程度上取决于能否及时发现和消除诱因。若刺激因素自行消除或得到有效的治疗，则 TE 可自愈。患者脱发持续时间约 2 ～ 3 个月，随后是稳定期和毛发再生期，外观显著改善通常需要 6 ～ 12 个月。多数女性的头发会完全恢复[13]，少数患者会出现长期的毛发稀疏。这可能是由于潜在的雄激素性秃发，活检将进一步明确预后[13]。

慢性 TE 患者的预后有较大差异。病程多变，间断性的头发脱落增多可导致毛发稀疏。这种情况通常 3 ～ 4 年内可自行缓解，或持续 10 年以上。

TE 患者约 50% 的毛发受累，因此无论急性或慢性 TE 均不会发生完全秃发[8, 13]。

参考文献

1. Harrison S, Sinclair R. Telogen effluvium. *Clin Exp Dermatol.* 2002;27:389–395.
2. Sinclair RD, Banfield CC, Dawber RP. Diffuse hair loss. In: Sinclair RD, Banfield CC, Dawber RP, eds. *Handbook of Diseases of the Hair and Scalp.* UK: Blackwell Science Ltd; 1999:64–74.
3. Hordinsky MK. Medical treatment of noncicatricial alopecia. *Semin Cutan Med Surg.* 2006;25(1):51–55.
4. Fatani MI, Mahdi AH, Alafif KA, Hussain WA, Khan AS, Banjar AA. Prevalence and factors associated with telogen effluvium in adult females at Makkah region, Saudi Arabia: a retrospective study. *J Dermatol Dermatol Surg.* 2015;19(1):27–30.
5. Atton AV, Tunnessen Jr WW. Alopecia in children: the most common causes. *Pediat Rev Am Acad Pediat.* 1990;12(1):25–30.
6. Nnoruka EN, Obiagboso I, Maduechesi C. Hair loss in children in South-East Nigeria: common and uncommon cases. *Int J Dermatol.* 2007;46(s1):18–22.
7. Trüeb RM. Systematic approach to hair loss in women. *JDDG: Journal der Deutschen Dermatologischen Gesellschaft.* 2010;8(4):284–297.
8. Whiting DA. Chronic telogen effluvium: increased scalp hair shedding in middle-aged women. *J Am Acad Dermatol.* 1996;35(6):899–906.
9. Chartier MB, Hoss DM, Grant-Kels JM. Approach to the adult female patient with diffuse nonscarring alopecia.

J Am Acad Dermatol. 2002;47:818–820.

10. Liyanage D, Sinclair R. Telogen effluvium. *Cosmetics.* 2016;3(2):13.

11. Sinclair RD, Banfield CC, Dawber RP. *Handbook of Diseases of the Hair and Scalp.* Oxford, UK: Blackwell Science Ltd; 1999:64–74.

12. Paus R, Cotsarelis G. The biology of hair follicles. *N Engl J Med.* 1999;341(7):491–497.

13. Sinclair R. Diffuse hair loss. *Int J Dermatol.* 1999;38(suppl 1):8–18.

14. Kligman AM. The human hair cycle. *J Invest Dermatol.* 1959;33:307–316.

15. Price VH. Treatment of hair loss. *N Engl J Med.* 1999; 341(13):964–973.

16. Shashikant M. Telogen effluvium: a review. *J Clin Diagn Res.* 2015;9:WE01–WE03.

17. Krause K, Foitzik K. Biology of the hair follicle: the basics. *Semin Cutan Med Surg.* 2006;25:2–10.

18. Brajac L, Vĭcĭc M, Periša D, Kaštelan M. Human hair follicle: an update on biology and perspectives in hair growth disorders treatment. *Hair Ther Transplant.* 2014;4.

19. Schneider MR, Schmidt-Ullrich R, Paus R. The hair follicle as a dynamic miniorgan. *Curr Biol.* 2009;19: R132–R142.

20. Bergfeld WF. Telogen effluvium. In: McMichael A, Hordinsky M, eds. *Hair and Scalp Diseases: Medical, Surgical and Cosmetic Treatments.* Informa Health Care; 2008:119.

21. Headington JT. Telogen effluvium: new concepts and review. *Arch Dermatol.* 1993;129:356–363.

22. Trost LB, Bergfeld WF, Calogeras E. The diagnosis and treatment of iron deficiency and its potential relationship to hair loss. *J Am Acad Dermatol.* 2006;54(5):824–844.

23. Olsen EA, Reed KB, Cacchio PB, Caudill L. Iron deficiency in female pattern hair loss, chronic telogen effluvium, and control groups. *J Am Acad Dermatol.* 2010;63(6): 991–999.

24. Kantor J, Kessler LJ, Brooks DG, Cotsarelis G. Decreased serum ferritin is associated with alopecia in women. *J Invest Dermatol.* 2003;121(5):985–988.

25. Sinclair R. There is no clear association between low serum ferritin and chronic diffuse telogen hair loss. *Br J Dermatol.* 2002;147(5):982–984.

26. Rushton DH. Nutritional factors and hair loss. *Clin Exp Dermatol.* 2002;27(5):396–404.

27. Bregy A, Trüeb RM. No association between serum ferritin levels >10 μg/l and hair loss activity in women. *Dermatology.* 2008;217(1):1–6.

28. Rasheed H, Mahgoub D, Hegazy R, et al. Serum ferritin and vitamin D in female hair loss: do they play a role? *Skin Pharmacol Physiol.* 2013;26(2):101–107.

29. Du X, She E, Gelbart T, et al. The serine protease TMPRSS6 is required to sense iron deficiency. *Science.* 2008;320(5879):1088–1092.

30. Dawber RPR, Simpson NB, Barth JH. Diffuse alopecia: endocrine, metabolic and chemical influences on the follicular cycle. In: Dawber RPR, ed. *Diseases of the Hair and Scalp.* Oxford, UK: Blackwell Science; 1997:123–150.

31. Trueb RM. Hair growth and disorders. In: Blume-Peytavi U, Tosti A, Whiting DA, Trueb R, eds. *Diffuse Hair Loss.* 1st ed. Berlin: Springer; 2008:259–272.

32. Bergfeld WF, Mulinari-Brenner F. Shedding: how to manage a common cause of hair loss. *Cleveland Clin J Med.* 2001;68(3):256–261.

33. Messenger AG, Berker DA, Sinclair RD. Rook's text book of dermatology. In: Burns T, Breathnach S, Cox N, Griffiths C, eds. *Disorders of Hair.* 8th ed. Oxford: Blackwell Publishing; 2010:66.1–66.100.

34. Weedon D. Diseases of cutaneous appendages. In: *Weedon's Skin Pathology.* 3rd ed. Edinburgh: Elsevier Limited; 2010:397.

35. Jordaan HF, Louw M. The moth-eaten alopecia of secondary syphilis a histopathological study of 12 patients. *Am J Dermatopathol.* 1995;17(2):158–168.

36. Hillmann K, Blume-Peytavi U. Diagnosis of hair disorders. *Semin Cutan Med Surg.* 2009;28(1):33–38. Frontline Medical Communications.

37. Miteva M, Tosti A. Hair and scalp dermatoscopy. *J Am Acad Dermatol.* 2012;67(5):1040–1048.

38. Mayser P, Stapelkamp H, Krämer HJ, et al. Pityrialactone-a new fluorochrome from the tryptophan metabolism of *M. alassezia* Furfur. *Antonie van Leeuwenhoek.* 2003;84(3):185–191.

39. Hadshiew IM, Foitzik K, Arck PC, Paus R. Burden of hair loss: stress and the underestimated psychosocial impact of telogen effluvium and androgenetic alopecia. *J Invest Dermatol.* 2004;123:455.

40. Reid EE, Haley AC, Borovicka JH, et al. Clinical severity does not reliably predict quality of life in women with alopecia areata, telogen effluvium, or androgenic alopecia. *J Am Acad Dermatol.* 2012;66:e97.

41. Tabolli S, Sampogna F, di Pietro C, Mannooranparampil TJ, Ribuffo M, Albeni D. Health status, coping strategies, and alexithymia in subjects with androgenetic alopecia a questionnaire study. *Am J Clin Dermatol.* 2013;14:139–145.

42. Blumeyer A, Tosti A, Messenger A, et al. Evidence-based (S3) guideline for the treatment of androgenetic alopecia in women and in men. *J Dtsch Dermatol Ges.* 2011;9 (suppl 6):S1.

43. Tosti A, Piraccini BM, Sisti A, Duque-Estrada B. Hair loss in women. *Minerva Ginecol.* 2009;61:445.

44. Davis MG, Thomas JH, van de Velde S, et al. A novel cosmetic approach to treat thinning hair. *Br J Dermatol.* 2011;165:24–30.

45. Matt L, Leavitt MD. Hair loss treatments: a word of caution. *Dermatol.* 2003;11:3.

46. Rathman-Josserand M, Bernard BA, Misra N. Hair density recovery: new insights in hair growth biology—L'Oreal research: O 10: the niche of human hair follicle stem cells: a specific environment. *Int J Trichol.* 2014;6:113–139.

第 7 章

拔毛癖

AISLEEN A. DIAZ，BS • MARIYA MITEVA，MD
（李锴 译 杨顶权 周城 审）

引言

定义

拔毛癖（trichotillomania，TT）是一种有意识或无意识地拔出头发的强迫性欲望或习惯。根据精神病学分类《精神障碍诊断与统计手册》（第 5 版）（DSM-5），拔毛癖隶属于强迫症和相关疾病。拔毛癖的诊断标准包括以下几点[1]：

1. 反复拔出自己的头发，导致明显的脱发；

2. 反复尝试减少或停止拔发；

3. 疾病对患者在社交、职业或其他重要社会领域造成了重大困扰或伤害；

4. 头发的拔出或者脱落不能归因于其他疾病；

5. 拔发现象不能用其他的精神障碍解释。

一般概念

拔毛癖在儿童和成人中均可见[2]。通常有两类发病人群：一类在儿童早期发病，平均的初次发病年龄为 12 岁，在 5～8 岁和 13 岁时出现两个高峰[2]。最小的被确诊儿童年仅 1 岁。另一类，在成年人中也存在慢性发病，这些患者从青春期或者成年早期就开始出现持续的拔发行为。在儿童中，这种疾病通常是良性的且具有自限性，但是在成人中，它通常会伴随其他的精神疾病，需要心理干预[3]。拔毛癖的患者经常不会承认他们的这种习惯，患儿的父母可能也不愿意接受诊断。

拔毛癖在女性中更为常见。一种可能的解释是，女性脱发更倾向于寻求帮助，而男性则可能将原因归咎于男性型秃发，或者因为男性剃光头很少会遭到社会的非议[4]。两者的拔发部位也有所不同，男性通常会拔除腹部、背部、胡须和留胡须部位的毛发，而女性则通常拔除头发[5]。

拔毛癖通常累及头发，但也可能影响身体任何部位的毛发区域。

拔毛癖患者通常有较高合并精神类疾病的风险[6]。

病因学

拔毛癖是一种复杂的疾病，涉及生物学、心理学、遗传和社会因素。家系研究显示，拔毛癖患者的亲属发病率高于预期，目前较缺乏完整的双生子一致性研究来评估遗传率[7]。有一项关于双生子的临床研究，鉴定了 34 对双生子，其中 24 对为同卵双生（MZ），10 对为异卵双生（DZ）。根据 DSM-Ⅳ 版的诊断标准，MZ 和 DZ 的一致率显著不同，分别为 38.1% 和 0，而明显的非美容性拔发分别为 58.3% 和 20%，估算出遗传率约为 76.2%。这些发现提示遗传因素在拔毛癖的病因中起着重要的作用[7]。有研究提示几个候选基因与疾病的发生发展相关。*SLITRK1* 基因的罕见突变与强迫症（包括拔毛癖）有关[8]。然而，拔毛癖的遗传因素很复杂目前人们知之甚少[3]。

拔毛癖的发作和拔发症状的恶化往往是由紧张或创伤性生活事件引起的。压力可能源于学校问题，手足之间的竞争，搬家，父母住院或亲子关系不佳。研究表明，86%的患者在拔毛癖发病之前发生过暴力事件[9]。其他研究发现，拔毛癖患者的终生创伤发生率相对较高，且在测量终生创伤严重程度的自我评估量表上的得分高于健康人，并且显示出异常高的终生创伤后应激障碍发生率[9-10]。这些提示拔毛癖患者的拔发行为可能是一种应对策略，以适应创伤所致的消极情感体验。

除拔毛癖外，还有一些以脱发为表现的人为造成的"毛发性"疾病。

摩发癖

摩发癖是一种人为导致的脱发，这种脱发是由于不断摩擦头皮而导致的发干断裂。与拔毛癖相比，摩发癖缺乏具有诊断意义的组织病理学特征，而且毛发显微像检查正常。毛干的创伤性改变更为明显，在头发的末端裂开，表现为白色的末端[11]。该病患者是一种更加特殊的具有潜在精神障碍的群体。

剪发癖

剪发癖是强迫症的一种，指故意用剪刀或剃刀剪头发，而且发作频率较低。一个病例报告报道了一例头发完全脱落的女性患者，该患者最初被误诊为斑秃（alopecia areata，AA）。但是，组织病理学显示完全正常的毛囊，且没有炎性浸润[12]。

咬发癖

咬发癖的特点是患者在感到压力或焦虑时会强迫性地咬自己的头发。据报道，有一名年轻男性的前臂伸侧出现局部脱发，有焦虑和抑郁的病史[13]。与典型的拔毛癖一样，患者描述了自己有无法抗拒地啃咬自己前臂毛发的冲动，咬发过后会带来一种放松感。显微镜下发现部分的毳毛在啃咬的末端具有光滑的钝性的发干，正常的末端是锥形。与

拔毛癖相比，没有附着的毛根鞘或毛球[13]。

食毛癖和毛粪石症

有研究表明，拔毛癖患者沉迷于吞食毛发，表现为大量吞食自己的头发以至于在胃肠道形成毛团，也被称为毛粪石症[14]。拔毛癖的患儿伴有隐匿性腹痛、体重减轻、恶心、呕吐、厌食和口臭等症状者应该引起高度警惕。食毛癖的发病率很高，而且其并发症可能是致命的。其可能导致肠道出血、胰腺炎、梗阻症状或维生素缺乏症，因此需要手术去除[14]。

临床表现

临床上，拔毛癖患者表现为斑状脱发，伴有不同长度的断发[15]。头皮是最常见的拔发部位，其次是眉毛、睫毛、耻骨区、躯干和四肢。拔发通常是每天或几乎每天都进行的，可能会持续数小时或更长时间。拔发的常见位置是头顶部，导致一些患者形成一种特殊的**"剃度"**模式，也被称为塔克修士征（"Friar Tuck" sign）（图7.1A）[16]。它的特点是脱发区域可见长短不一的断发，排列成圆形，周围毛发未受累。头皮没有炎症，并且在毛发再生阶段，可以观察到长短不一的发干（图7.1B）。有些头发可能在发干中间折断而出现不规则的残端，而另一些则可在头皮表面出现小黑点。总体头发密度是正常的，**拉发试验阴性**[16]。头皮上通常没有鳞屑，但可能会发现头皮剥脱伤。许多人感觉由此造成的脱发令人尴尬，经常努力用发型、围巾、假发、化妆品或衣服来掩饰[15]。而当有些人被发现而被问及脱发原因时，通常不会承认自己有拔发的习惯，而可能将其归因为患有其他引起瘙痒的皮肤病。患者通常会感到很羞愧，因此会向家人、朋友和医疗机构隐瞒其拔发的行为[15]。

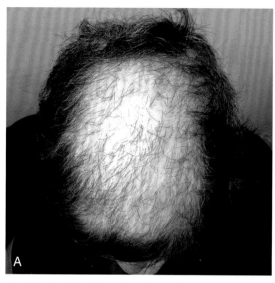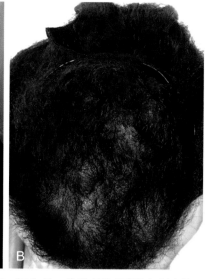

图 7.1 （**A**）年轻女性拔毛癖患者："剃度"模式，塔克修士征。（**B**）另一位患有拔毛癖的年轻女性：头发在不同的长度折断

毛发镜表现

表 7.1 总结了拔毛癖常见的几种毛发镜表现。

毛发镜检查是一种快速、无创的检查方法，已被证明是诊断拔毛癖的有效工具。毛发镜结果显示：头发密度降低，短毳毛，长度不等的断发，卷曲发，毛发纵裂，稀疏的黄点征和黑点征（图 7.2A）[17]。拔毛癖的几种常见毛发镜特征，包括火焰状发、"V 征"、郁金香样发、钩状发和毛发碎末[18]。

火焰状发是拔毛癖的高度特征性毛发镜表现，用来形容拔毛癖患者生长期毛发遭受创伤性牵拉后留下的毛发残端。这是一种可

表 7.1 拔毛癖患者常见的毛发镜表现	
毛发镜	结果描述
火焰状发	短（＜1 mm）的色素性毛发，有细的波浪状末端 生长期的头发被拔出后，残留在头皮上的近端毛发残留物 由于严重的机械性拉扯、断裂头发而形成
郁金香样发	短发伴有深色的、郁金香花样的末端 发干斜向断裂时形成
卷曲发	远端头发被拉拔且发干断裂后，仍残留在头皮上的近端毛发的表现 形状不规则，末端呈锯齿状 部分卷曲的头发具有钩状外观
惊叹号样发	在拔毛癖中罕见 末端扁平，近端色素增加
毛发碎末征	机械性创伤破坏了发干的结果，仅可见散落的头发残留物
V 征	当一个毛囊单位中两根或更多根头发被同时拉动，并在头皮表面上方相同的长度折断 周围是长的终毛
火柴灰烬征	近端呈黑色的球状伴长度不等的线状毛茎 形态线状，无波浪状，长度较长，无圆锥形的末端

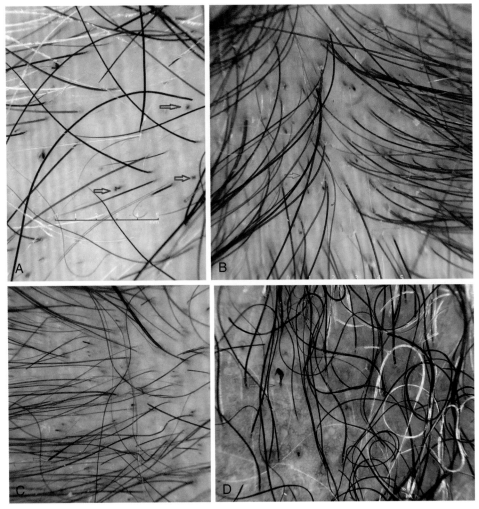

图 7.2 （**A**）拔毛癖中的黑点征和断发。注意毛发碎末（红色箭头）（Handyscope，10×）。（**B**）拔毛癖中的 V 征（红色箭头），注意不同长度的毛发断裂（Handyscope，10×）。（**C**）拔毛癖中的郁金香样发（红色箭头）（Handyscope，10×）。（**D**）拔毛癖中的卷曲发（部分卷曲发具有类似问号的外观）（红色箭头）（Handyscope，10×）

以在多种脱发疾病中见到的断发类型，包括放疗和化疗引起的脱发、斑秃、偶尔还可以在牵拉性脱发和中央离心性瘢痕性秃发中被观察到[19]。在拔毛癖中，火焰状发是非常短（＜1 mm）的色素性毛发，有细的波浪状末端，类似于火柴上的火焰（图 7.2B）[19]。在拔毛癖中，火焰状发是由于对生长期毛发的机械性损伤而产生的，导致受伤的发干残端呈细小且不规则状。在病理学上，此特征与扭曲的发干相对应。火焰状发与毛发碎末的区别在于发干的存在。"毛发碎末"（图 7.2A）在拔毛癖患者中很常见。当发干几乎完全被

机械性创伤破坏而仅残留少量头发碎末时就可被观察到[18]。尽管它不是拔毛癖所独有的特征，但当它存在时，对于拔毛癖是个很有用的诊断线索。

当同时拔出一个毛囊单位里的两根或两根以上毛发，它们在头皮表面上相同的长度断裂时（图 7.2B），就会产生"V 征"。该特征必须和剃发时出现的健康再生毛发末稍相鉴别。对于健康人，视野中所有的毛发长度相近，而在拔毛癖患者中，"V 征"周围是长的终毛[18]。**郁金香样发**是有深色、郁金香形状末稍的短发，当毛干发生斜向断裂时就会

形成。它们是拔毛癖的特征性表现，但也可以在其他疾病中观察到。(图 7.2C)[18]。**卷曲发**是另一种特征性表现，用来形容末端头发被拉断后仍附着在头皮上的近端毛发形态(图 7.2D)。它们可能具有不同的外观，具体形态取决于头发的厚度、外力的大小以及头发的断裂角度。部分卷曲的头发，也被称为"钩状发"，可呈问号状或钩状的外观。卷曲发必须和"猪尾样"再生发相鉴别，卷曲发具有不规则的外观和磨损的末端。而猪尾发的形状是规则的，为圆形或椭圆形，而且末端尖细，是毛发再生的标志[18]。

惊叹号样发在拔毛癖中很少见[20]，通常它们的存在有助于斑秃的诊断。拔毛癖的惊叹号样发通常末梢扁平、近端色素增加。而斑秃的惊叹号样发通常有不平坦、参差不齐的末梢，且近端色素减退。但是，在两种疾病中均可观察到这两种类型的惊叹号样发[18]。值得关注的是，斑秃可能是拔毛癖的最初诱因，这两种疾病也可共同存在[21]。因此，在惊叹号样发存在的情况下，用毛发镜对两种疾病进行鉴别诊断是具有挑战性的。在拔毛癖中通常不会观察到黄点征[22]。研究表明，拔毛癖患者的黄点中通常包含黑点或可以看到细小的黑色残留发。与斑秃不同的地方在于拔毛癖的黄点分布稀疏且不规则。此外，斑秃中黑点的大小和形状趋于均匀一致，而拔毛癖中黑点的直径和形状差异很大[18]。

最近的一篇病例报告描述了一种新的拔毛癖毛发镜表现，这种表现在两例患者中被发现，命名为**"火柴灰烬"征**，是拔毛癖的高度特征性表现。它的外观被描述为近端呈黑色的球状伴长度不等的线状毛干[23]，它与火焰状发的区别在于形态上呈线状，而不是波浪状，长度更长，且没有圆锥形的末端。这种毛发镜特征可能有助于将拔毛癖和剪发癣以及摩发癣区分开来，因为后两者不涉及牵拉的外力，而外力是导致这种特征性毛镜表现的根本原因[23]。

组织病理学

拔毛癖最显著的组织学特征是可见正常生长期毛囊，周围有空毛囊存在，真皮内非炎症性改变[24]。这些特征是由于对头发的机械性牵拉所致。通常，在同一个活检标本中，可以观察到受损的毛囊和完整毛囊夹杂存在，甚至彼此十分邻近，通常临床上也相应可以观察到该脱发区域中毛发的不完全脱落。毛囊口被残留的角蛋白所堵塞[24]。

退行期和休止期毛发的数量明显增多，无炎症表现[25]。被强力破坏的毛囊可能直接进入了退行期，退行期/休止期的比例可高达70%。退行期/休止期比例的增加，虽不是特异性的病理诊断依据，但却是拔毛癖的一个常见的病理特征[26]。由于受损的毛囊无法形成正常的发干，而导致了毛发软化。**毛发软化**是拔毛癖最典型的组织病理学表现，指毛干的直径减小，并且形状和色素不规则[27]。由于外伤，单个受损的毛囊出现毛囊内和毛囊周围的出血[27]。毛球周围或外毛根鞘与结缔组织鞘之间的出血是具有诊断价值的[25]。拔毛癖中，**色素性管型**是由含有色素的毛母质或皮质细胞受到牵拉从毛囊中脱出而形成的[28]。这些细胞移位到上部毛管，并在此处收缩形成黑色团块[28]。在大多数有色素性管型的毛囊中，外毛根鞘中凋亡细胞的数量增加，这是毛发向退行期转化的早期征象[29]。在某些毛囊中，反复的轻微牵拉会导致皮质破裂，其中黑色素颗粒呈线状排列，聚集在中央或外层，呈**拉链状**(图 7.3A)[29]。其他对单个毛囊进行活检的研究揭示了色素性管型的特征，这些色素性管型位于毛管的中央(图 7.3B 和 C)。毛干被拔除后，黑色素颗粒会聚集成按钮状，并被塌陷的内毛根鞘包围。这种**"黑色按钮"**征在拔毛癖的组织病理中

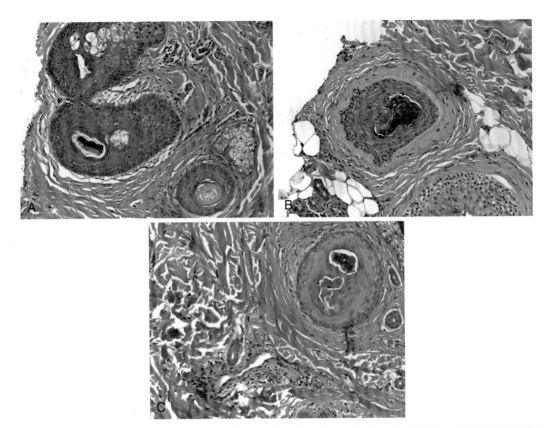

图 7.3 （A）拔毛癣的组织学表现为毛发软化伴色素性管型（终末生长期毛囊的毛管中可见拉链状色素性管型）。毳毛毛囊未受累（HE 染色，20×）；（B）组织病理显示毛球周围的毛母质被破坏（HE 染色，20×）；（C）拔毛癣的组织病理：在此病例中，毛囊峡部水平存在毛发软化。注意血管周围可见嗜酸性粒细胞浸润（HE 染色，20×）

十分常见[28]。而毛干残留的毛囊病理上表现为特征性的**"汉堡征"**，这是由于毛干纵向断裂，裂隙中充满蛋白质类物质和红细胞而形成[30]。如能识别这几种特殊的病理征象可以更好地诊断拔毛癣。

总之，退行期毛囊数量增多以及出现色素性管型是斑秃和拔毛癣所共有的特征，因此有可能导致误诊[31]。但是，在拔毛癣中毳毛少见且不会形成色素性管型。病理中发现毛发损伤的征象也有助于拔毛癣的鉴别诊断。组织病理学上毛发损伤的特征性表现是"汉堡征"和拉链状或按钮状的色素性管型[29]。

鉴别诊断

针对疑似拔毛癣患者，评估是否合并其他可能引起拔发的皮肤疾病十分重要。应常规评估所有女性脱发患者的甲状腺功能和血清铁蛋白水平，以分别排除单纯性甲状腺功能减退症或铁缺乏症[32]。通常，拔毛癣的脱发是斑片状的、非瘢痕性的，并且可见不同长度的断发。线状抓痕也可能存在。最常见的鉴别诊断是斑秃、头癣、压力性脱发和牵拉性脱发（见表 7.2）[18, 22, 33-38]。

据报道，斑秃可能与拔毛癣同时发生[39]，从而使临床医生难以区分这两种脱发类型。表 7.3 总结了将儿童的斑秃和拔毛癣区别开来的皮肤镜特征。

处理

目前还没有美国食品药品监督管理局（U.S.

表 7.2　拔毛癖的鉴别诊断

诊断	皮肤镜	病理
拔毛癖	不同形态和长度的毛干断裂： 卷曲发、毛发纵裂症、黑点征、 火焰状发、郁金香样发、V 征、毛发碎末	退行期毛囊数量增加 在毛囊的所有切面均可见扭曲的毛干和色素性管型（毛发软化和色素性管型）
斑秃	惊叹号样发、黑点征、卷曲发、黄点征、圈状发	休止期毛囊数量增加，毛球周围可见淋巴细胞浸润（蜂拥状）和毛囊微小化 个别毛囊的漏斗部可见毛发软化和色素性管型
牵拉性脱发	空毛囊开口 毳毛毛囊数量增加 圆柱状毛发管型	终毛毛囊 / 毛囊单位缺失 毳毛毛囊数量超过终毛毛囊 皮脂腺存在
压力性脱发	黑点征、断发 没有黄点征 没有尖端变细的毛发	退行期 / 休止期毛囊数目增加
头癣	逗号样发、螺旋状发、条形码样发 通常存在鳞屑	毛干内（发内癣菌）或毛囊内（发外癣菌）可见真菌孢子 脓癣可见脓肿样炎症

表 7.3　儿童斑片状脱发

诊断	拉发试验	皮肤镜	病理
斑秃	阳性	黑点征 黄点征 断发 惊叹号样发	急性期（蜂拥样浸润） 亚急性期（休止期毛囊增加） 慢性期（毳毛和毛囊微小化）
拔毛癖	阴性	黑点征 黄点征 不同长度的断发和毛干扭曲变形	退行期毛囊比例（增多，高达 70%） 毛发软化 色素性管型
先天性三角形秃发	阴性	直立的再生发 毳毛 猪尾样再生发 病灶边缘可见终毛	毛囊微小 毳毛比例增加 终毛罕见

Food and Drug Administration，FDA）批准的拔毛癖治疗药物，这给治疗带来了一定难度。N- 乙酰半胱氨酸（N-acetylcysteine，NAC）可以有效地治疗拔毛癖患者，但其作用机制尚不清楚。在一项双盲安慰剂试验中，有 56% 的拔毛癖患者接受 NAC 治疗 12 周（剂量范围为 1200 ～ 2400 mg/d）后拔发的症状有所减轻，安慰剂组为 16%[40]。

在儿童中，拔毛癖通常是自限性的，父母们应该消除恐惧。心理干预治疗有所帮助。

在青少年和成人中，一线治疗是团体认知行为治疗，尤其是习惯逆转治疗[15]。这种治疗需要投入大量精力以监测症状、练习应对技巧，并在减少拔发症状的同时忍受冲动和不适。同样重要的是，将拔毛癖患者转诊进行精神病合并症的评估，后者需进行积极的治疗。在对选择恰当药物缺乏明确指导的情况下，药物的选择应考虑各种因素，例如疾病的严重程度，精神病合并症的情况和拔毛癖的发作时间等。

参考文献

1. American Psychiatric Association. *Diagnostic and Statistical Manual of Mental Disorders*. 5th ed. Washington, DC: American Psychiatric Association; 2013.

2. Kuhn H, Mennella C, Magid M, et al. Psychocutaneous disease: clinical perspectives. *J Am Acad Dermatol*. 2017;76:779–791.

3. Ramot Y, Maly A, Horev L, Zlotogorski A. Familial trichotillomania in three generations. *Int J Trichol*. 2013;5:86–87.

4. Duke DC, Keeley ML, Geffken GR, Stroch EA. Trichotillomania: a current review. *Clin Psychol Rev*. 2010;30:181–193.

5. Lochner C, Seedat S, Stein DJ. Chronic hair-pulling: phenomenology-based subtypes. *J Anxiety Disord*. 2010;24(2):196–202.

6. Woods D, Flessner C, Franklin M, et al. The trichotillomania impact: exploring phenomenology, functional impairment, and treatment utilization. *J Clin Psychiat*. 2006;67:1877–1888.

7. Novak CE, Keuthen NJ, Stewart SE, Pauls DL. A twin concordance study of trichotillomania. *Am J Med Genet B Neuropsychiatr Genet*. 2009;150B(7):944–949.

8. Zuchner S, Cuccaro ML, Tran-Viet KN, et al. SLITRK1 mutations in trichotillomania. *Mol Psychiat*. 2006;11:887–889.

9. Boughn S, Holdom JJ. The relationship of violence and trichotillomania. *J Nurs Scholarsh*. 2003;35:165–170.

10. Houghton DC, Compton SN, Twohig MP, et al. Measuring the role of psychological inflexibility in trichotillomania. *Psychiat Res*. 2014;220(1–2):356–361.

11. Reich S, Trüeb RM. Trichoteiromania. *J Dtsch Dermatol Ges*. 2003;1:22–28.

12. Happle R. Trichotemnomania: obsessive-compulsive habit of cutting or shaving the hair. *J Am Acad Dermatol*. 2005;52(1):157–159.

13. Jafferany M, Feng J, Hornung RL. Trichodaganomania: the compulsive habit of biting one's own hair. *J Am Acad Dermatol*. 2009;60(4):689–691.

14. Frey A, McKee M, King R, Martin A. Hair apparent: rapunzel syndrome. *Am J Psychiat*. 2005;162:242–248.

15. Walsh K, McDougle C. Trichotillomania: presentation, etiology, diagnosis and therapy. *Am J Clin Dermatol*. 2001;2:327–333.

16. Dimino-Emme L, Camisa C. Trichotillomania associated with the "Friar Tuck sign" and nail-biting. *Cutis*. 1991;47:107–110.

17. Ross EK, Vincenzi C, Tosti A. Videodermoscopy in the evaluation of hair and scalp disorders. *J Am Acad Dermatol*. 2006;55:799–806.

18. Rakowska A, Slowinska M, Olszewska M, Rudnicka L. New trichoscopy findings in trichotillomania: flame hairs, V-sign, hook hairs, hair powder, tulip hairs. *Acta Derm Venereol*. 2014;94:303–306.

19. Miteva M, Tosti A. Flame hair. *Skin Appendage Disord*. 2015;1(2):105–109.

20. Rudnicka L, Olszewska M, Rakowska A, Slowinska M. Trichoscopy update. *J Dermatol Case Rep*. 2011;5:82–88.

21. Sah DE, Koo J, Price VH. Trichotillomania. *Dermatol Ther*. 2008;21:13–21.

22. Abraham LS, Torres FN, Azulay-Abulafia L. Dermoscopic clues to distinguish trichotillomania from patchy alopecia areata. *An Bras Dermatol*. 2010;85:723–726.

23. Malakar S, Mukherjee SS. Burnt matchstick sign – a new trichoscopic finding in trichotillomania. *Int J Trichol*. 2017;9(1):44–46.

24. Bergfeld W, Mulinari-Brenner F, McCarron K, Embi C. The combined utilization of clinical and histological findings in the diagnosis of trichotillomania. *J Cutan Pathol*. 2002;29:207–214.

25. Muller SA. Trichotillomania: a histopathologic study in 66 patients. *J Am Acad Dermatol*. 1990;23:56–62.

26. Sperling LC, Lupton GP. Histopathology of non-scarring alopecia. *J Cutan Pathol*. 1995;22:97–114.

27. Lachapelle JM, Pierard GE. Traumatic alopecia in trichotillomania: a pathogenic interpretation of histologic lesions in the pilosebaceous unit. *J Cutan Pathol*. 1977;4:51–67.

28. Sperling LC, ed. *An Atlas of Hair Pathology with Clinical Correlations*. vol. 1. New York, NY: The Parthenon Publishing Group; 2003:58–63.

29. Miteva M, Romanelli P, Tosti A. Pigmented casts. *Am J Dermatopathol*. 2014;36:58–63.

30. Royer M, Sperling L. Splitting hairs: the 'hamburger sign' in trichotillomania. *J Cutan Pathol*. 2006;33:63–64.

31. Bernárdez C, Molina-Ruiz AM, Requena L. Histopatología de las alopecias. Parte I: alopecias no cicatriciales. *Actas Dermosifiliogr*. 2015;106:158–167.

32. Peckham SJ, Sloan SB, Elston DM. Histologic features of alopecia areata other than peribulbar lymphocytic infiltrates. *J Am Acad Dermatol*. 2011;65:615–620.

33. Hautmann G, Hercogova J, Lotti T. Trichotillomania. *J Am Acad Dermatol*. 2002;46(6):807–826.

34. Inui S, Nakajima T, Nakagawa K, Itami S. Clinical significance of dermoscopy in alopecia areata: analysis of 300 cases. *Int J Dermatol*. 2008;47:688–693.

35. Tangjaturonrusamee C, Piraccini BM, Vincenzi C, Starace M, Tosti A. Tinea capitis mimicking folliculitis decalvans. *Mycoses*. 2011;54:87–88.

36. Slowinska M, Rudnicka L, Schwartz RA, et al. Comma hairs: a dermatoscopic marker for tinea capitis: a rapid diagnostic method. *J Am Acad Dermatol*. 2008;59(5 suppl):S77–S79.

37. Lacarrubba F, Verzi AE, Micali G. Newly described features resulting from high-magnification dermoscopy of tinea capitis. *JAMA Dermatol*. 2015;151:308–310.

38. Hanly AJ, Jorda M, Badiavas E, et al. Postoperative pressure-induced alopecia: report of a case and discussion of the role of apoptosis in non-scarring alopecia. *J Cutan Pathol*. 1999;26:357–361.

39. Brzezinski P, Cywinska E, Chiriac A. Report of a rare case of alopecia aerate coexisting with trichotillomania. *Int J Trichol*. 2016;8:32–34.

40. Grant JE, Odlaug BL, Kim SW. N-Acetylcysteine, a glutamate modulator, in the treatment of trichotillomania. *Arch Gen Psychiat*. 2009;66:756–763.

第8章

前额纤维性秃发

RODRIGO PIRMEZ，MD • YANNA KELLY，MD
（李锴　译　赵恒光　审）

引言

前额纤维性秃发（frontal fibrosing alopecia，FFA）是原发性淋巴细胞性瘢痕性秃发的一种独特形式，已被认为是扁平苔藓（lichen planopilaris，LPP）的一种临床亚型，因为两种疾病之间的组织病理学的相似性。自从Kossard 1994年首次描述以来，FFA已从"最近描述的疾病"演变为"发病率逐渐增加的疾病"[1-2]。许多病例系列研究清楚地表明，FFA的发病率在过去几年中显著增加。

在2005年，一个由16名患者组成的病例系列研究已经表明Kossard描述的绝经后FFA数量在增加[3]。2009年Tan等人报道了18例FFA患者的临床特点，2010年又描述了36例FFA患者[4-5]。同年，Chew等人的研究表明，FFA可累及多处毛发部位，而不仅限于前额的头皮和眉毛[6]。2012年，一个新的60例患者的病例系列研究发表，再次引起了人们对FFA病例数量增加的关注[7]。此外，在2014年发表了自FFA首次描述以来更大的多中心病例系列研究，共包含了355名患者[8]。尽管没有基于全部人群的研究提供可靠的FFA发病率，目前几乎每位皮肤科医生都至少已经观察到一例FFA，并且许多毛发疾病领域的专家都认为确实存在FFA的发病率增长这一事实。

流行病学

FFA主要影响绝经后女性，但也可见于绝经前女性和男性。迄今为止，一项样本量较大的病例系列研究也证实了这点，其中83%的患者是绝经后女性，14%是绝经前女性，而男性仅占3%。有一项研究例外，其中大多数患者是绝经前女性（65.2%）。但该研究的大多数患者是非洲人，较早的发病年龄可能是由于牵拉力引起的毛囊损伤[9]。大多数研究的对象是高加索人，但也有部分研究的对象是非裔美国人和亚洲人[10-12]。因此，需要基于人群的流行病学研究明确FFA在不同种族之间的真实分布。

发病机制

FFA的确切病因尚未被明确阐述。然而，自其被首次描述以来，已经发现了几种可能的致病因素。

自身免疫因素

据报道，自身免疫性疾病与FFA有关，例如胶原病、甲状腺功能减退、甲状腺功能亢进和白癜风[7, 13-15]。西班牙的一项大型多中心研究中，Vañó-Galván等人指出，有15%的FFA患者出现甲状腺功能减退症，这一比例高于西班牙的总体患病率[8]。在皮肤内，毛囊是相对免疫豁免部位，可保护毛囊免于自身免疫损伤。因此，有人认为自身免疫机制可能与FFA和其他原发性瘢痕性秃发的发病机制有关，例如毛隆突区域的免疫豁免水平下降以及随后发生的针对毛囊角质形成细胞的细胞介导的免疫反应[16]。

性激素因素

众所周知，FFA 几乎只影响绝经后女性，因此，推测该病的发病触发因素可能与性激素水平的变化有关。已发现雌激素在体内具有抗纤维化作用，还是一种有效的免疫调节剂，绝经后雌激素水平的下降可能是该病发生的罪魁祸首之一。此外，5α-还原酶抑制剂（如非那雄胺和度他雄胺）具有积极的治疗作用，尽管有些人认为这些药物的作用可能与合并发生的受雄激素影响的脱发因素有关[3, 8, 17-20]。尚不确定更年期后激素的变化是如何引发了 FFA 患者的炎症性瘢痕化反应。

脂质代谢异常

2009 年，Karnik 等人描述了 LPP 患者的毛囊皮脂腺单位的脂质代谢紊乱[21]。研究认为 LPP 炎症的最初诱因是过氧化物酶体增殖物激活受体 γ（PPAR-γ）的功能异常，导致皮脂腺中脂质代谢的异常，引起脂质的毒性积累，并引起随后的炎症反应。但 PPAR-γ激动剂吡格列酮用于治疗 LPP 和 FFA 患者的研究结果各异[22-24]。

神经源性炎症

瘢痕性秃发发病机制的一种假说是神经源性皮肤炎症。这方面的证据来自动物模型，在这些动物模型中，应激小鼠显示出神经肽的表达增加、肥大细胞的脱颗粒增加以及毛囊的免疫豁免丧失[25-26]。最近的研究检测了 FFA 患者的神经纤维密度以及 P 物质和降钙素基因相关肽的表达，结果表明这些神经肽在病变和非病变头皮之间的表达存在差异，在 LPP 和 FFA 组之间也存在差异[27]。

遗传学因素

近年来，FFA 家族聚集现象已被报道。尽管是散在证据，研究者认为遗传因素可能与疾病的发展有关[28-31]。诚然，一些亲属受相同疾病的影响可能只是因为暴露于共同的环境触发因素。然而，众所周知，个体对有害物质的敏感性可能是由基因决定的[32]。

环境因素

FFA 近期发病率的增加提示环境因素可能对疾病的发生发挥作用。Aldoori 等人针对这方面进行了基于问卷调查的研究，向 FFA 患者和对照组询问了他们的生活方式、社交和药物史，发现与对照组相比，FFA 组防晒霜的使用次数显著增加。研究者还发现，FFA 患者对香料（即秘鲁的芳樟醇和香脂）测试阳性率高于斑贴试验总人群[33]。针对这些结果，研究者提出了许多设想。根据 Callender 等人的说法[34]，经常使用含有遮光剂的免洗型和冲洗型护发产品可以解释为什么 FFA 通常会发展为更广泛的头皮受累。另一方面，Seegobin 等人质疑 Aldoori 等人的研究方法，并指出"FFA 与免洗型面部护肤产品和遮光剂的使用没有统计学上的显著性差异"[35]。Dhana 等人提出该研究可能存在偏倚，包括选择性偏倚和回忆偏倚。更重要的是，Aldoori 等人的研究不能推断出患者是发病前就常规使用遮光剂，还是被诊断后才开始使用的。

临床表现

前额或额颞部的带状瘢痕性秃发伴眉毛受累是 FFA 的典型临床表现。自从 Kossard 报道第一例以来，原有描述中没有涉及的一些其他特征性表现和变异也已被纳入临床特点，FFA 现在被认为是具有多种临床表现形式的全身性皮肤病[6]。

人们已经注意到，并不是所有患者都具有一样的发际线后退模式，Moreno-Arrones 等人[37]最近提出了一种基于发际线后退模式的临床分类：

1. Ⅰ型模式或"线状模式"：患者出现整齐的前额发际线的带状后退，在发际线后的毛发密度并不降低（图 8.1A）。

2. Ⅱ型模式或"弥漫模式"：患者前额发际线呈弥散性或锯齿状的带状脱发，发际线后的头发密度也显著降低（图 8.1B）。

3. Ⅲ型模式或"假'刘海征'模式"：患者前额发际线或者原始发际线暂时未受累，形成假"刘海征"（图 8.1C）。

假"刘海征"是指在某些患者中观察到的特殊的发际线保留现象，其命名在于提醒人们注意牵拉性脱发的特殊征象，该病是 FFA 的主要鉴别诊断之一[38]。尽管这是 FFA 最不常见的临床表现模式（6.2%），但在本研究中，假"刘海征"模式患者的预后最好，而"弥漫模式"患者的预后最差。

FFA 中的发际线后退不仅限于额颞区，可能会延伸到耳后，甚至累及枕骨区（图 8.2）[8]。在少数患者中，FFA 也可能与经典的 LPP 相关[39]。因此，应在每次视诊时检查整个头皮。

FFA 的一个有趣特征是，随着疾病的发展，可能会"留下"一些未受影响的终毛（图 8.3）。所谓的"孤发"是与其他可能累及发际线的脱发性疾病，如斑秃和牵拉性脱发，相鉴别的重要线索[40]。

FFA 中新旧发际线之间的皮肤通常萎缩，有时可见色素减退，甚至在一些没有接受过外用或皮损内注射皮质类固醇的患者中也可见（图 8.4）。这些现象背后的具体机制尚不清楚，但在一个小的病例系列研究中，Lin 等人发现与对照组相比，FFA 患者的表皮确实比正常人薄，黑素细胞的数量更少[41]。这种皮肤萎缩可能与前额静脉凹陷有关，后者也是部分患者的临床特点（图 8.5）[42]。

FFA 已有关于头皮和眉毛以外区域毛发脱落的报道，例如四肢、腋窝和耻骨区，扩大了该疾病的受累范围[43]。身体的毛发脱落通常是隐匿的，但可能影响高达 38% 的 FFA 患者[3, 12]。当被发现时，患者倾向于将其与年龄和绝经后状态联系到一起。因此，患者通常不会主动告知身体的毛发受累，医师应在首次接诊时询问该情况。

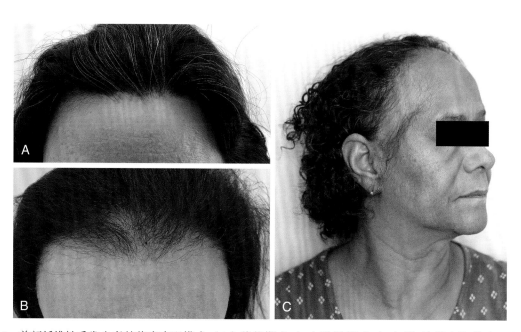

图 8.1　前额纤维性秃发患者的临床表现模式：（**A**）线状模式；（**B**）弥漫模式；（**C**）假"刘海征"模式。注意原始发际线的保留，特别是颞部

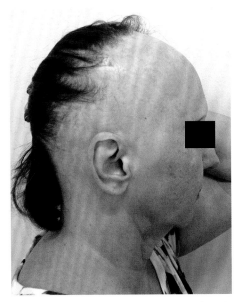

图 8.2 一名晚期前额纤维性秃发症的患者，包括枕部头皮在内的整体发际线均受累

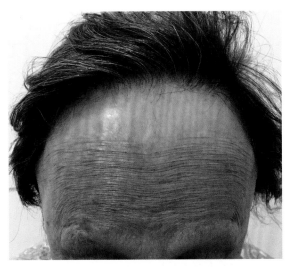

图 8.4 新旧发际线之间的皮肤萎缩

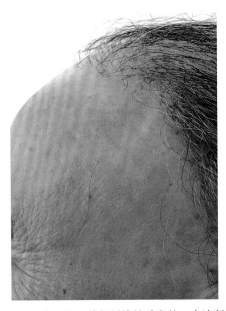

图 8.3 "孤发"征：前额纤维性秃发的一个诊断线索

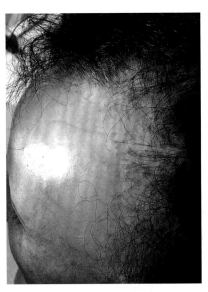

图 8.5 前额纤维性秃发患者出现前额静脉凹陷。可见毛囊周围红斑，表明疾病可能处于活跃期

另一方面，面部毳毛受累也是其特征性的皮肤改变。14% ~ 18% 的患者中可出现面部丘疹，为肤色的毛囊性丘疹（图 8.6）[8, 37]，这可能与面部毳毛的毛囊周围苔藓样炎症有关[44-45]。在大多数情况下，它们是分散的，可能不被患者所注意，因为有些患者认为这种皮肤变化与年龄有关，或是阳光长期照射的结果。但也有些患者会出现明显的面部丘

疹，造成困扰，甚至是他们咨询皮肤科医生的主要原因。我们的团队最近观察到，面部丘疹的组织病理学特征可能不局限于前面所描述的毛囊周围炎症，弹性纤维和皮脂腺的结构变化可能是形成该临床表现的原因。根据我们的研究，弹力纤维的结构异常可能导致了皮脂腺小叶和导管的形态重塑，使皮脂腺"弹出"，形成了 FFA 患者的面部丘疹[46]。另一项研究发现面部丘疹的组织活检标本可见明显的皮脂腺隆起，也证实了这

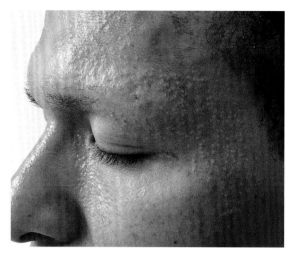

图 8.6　一名年轻男性前额纤维性秃发患者的显著面部丘疹

种假说[47]。

与面部毳毛受累相关的另一个体征是在眉间区的毛囊性红点（图 8.7）[48]。一个大型的病例系列研究中，有 28% 的患者发现了这种体征[37]，但它在特定人群中的发生率与患者的皮肤类型相关，在浅肤色患者中更容易被观察到。初次被描述后，陆续在患者的脸颊和臀部也发现了类似的红点，因此，这种体征可能不仅限于面部皮肤[49-50]。

色素性扁平苔藓（LPPigm），是扁平苔藓的一种特殊亚型，可与 FFA 同时发生，尤其好发于深肤色患者[9]。在已报道的 FFA 患者中，LPPigm 的特征是灰白色或灰蓝色斑片，主要影响面部皮肤，偶尔累及颈部和乳

沟区域。至少已有三种色素沉着模式被报道：（1）弥漫型；（2）网状型；（3）多色素斑聚集型[51]（图 8.8）。在最初的描述中，LPPigm 在所有受试者中均先于脱发出现，因此被认为是 FFA 的先兆。

男性在 FFA 患者中占少数，目前只有两个针对该人群小型病例系列研究[52-53]。男性比女性的发病年龄似乎更早，并且出现面部丘疹的比例更高。但是，这些结论仍需在较大的病例系列研究中得到证实。

受累发际线的炎症反应可监测疾病的活动性，而毛发镜可以帮助我们更好地进行观察。毛囊周围红斑和鳞屑是 FFA 患者的典型表现，往往被认为是毛囊进行性损伤的征象（图 8.9）。有些学者对毛囊周围红斑作为疾病活动性指标的价值提出了质疑，他们认为，即使在发际线没有进一步后退的患者中，它也可能持续存在[7]。另外，已经证实毛囊周围鳞屑浸润的严重程度与头皮活检中淋巴细胞的浸润程度相关，因此这可能是一个可用于临床的更精准的指标[54]。在毛发镜检查中，FFA 中的鳞屑通常比 LPP 中的鳞屑更细小，尤其是在鬓角区域。另外如果在这一区

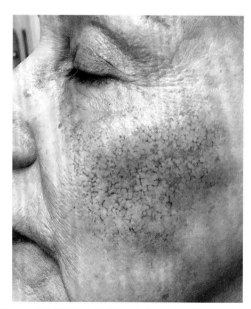

图 8.8　前额纤维性秃发的患者同时合并色素性扁平苔藓，可见网状色素沉着

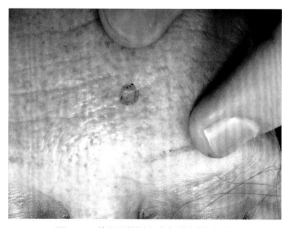

图 8.7　前额纤维性秃发的眉间红点

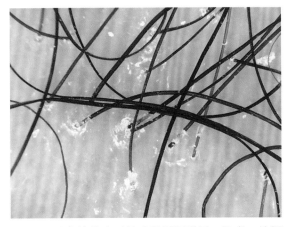

图8.9 毛发镜检查可见毛囊周围鳞屑。注意，前额纤维性秃发的鳞屑可具有管状形状。一旦鳞屑从头皮上分离出来，它们就会形成毛发管型

域的毛干发出部位的周围发现皮肤呈半透明也提示FFA[55]。在FFA和LPP中，都可见到鳞屑包围近端毛干形成的特征性管状结构。一旦这些结构从头皮上脱离，就形成了**毛发管型**，它们可以沿着发干自由移动，有时会被误认为虫子。疼痛、瘙痒或灼热感等症状也表明疾病处于活跃期。FFA的一个特异性毛发镜标志是受影响的发际线中可见毳毛的脱落[56]（图8.10）。该现象对疾病的早期诊断特别有价值，尤其当红斑、鳞屑等其他特征性表现缺乏时。这也是与其他可能影响发际线的脱发相鉴别的线索。用毛发镜检查脱发区，可以观察到所有晚期瘢痕性秃发的共同特征——毛囊开口消失。

眉毛的毛发镜检查对于只有眉毛脱落的患者特别有价值，在某些患者中这可能是FFA的第一个征兆，可以帮助我们进行早期诊断和治疗（图8.11）[57]。

FFA通常被认为是一种进展缓慢的疾病，尽管前瞻性研究很少，但自发缓解是文献中最常报道的结局[4, 17]。

诊断

通常，FFA诊断是基于先前描述的临床表现和毛发镜检查结果作出的。而针对疑似病例可进行皮肤镜指导下的头皮活检。FFA的组织病理学特征包括毛囊峡部和漏斗部典型的苔藓样淋巴细胞浸润，毛囊周围纤维化；在进展期病例中可见毛囊缺失，被毛囊瘢痕组织所取代（毛囊缺失）（图8.12）。皮脂腺通常不存在或仅在局部可见[58]。尽管大多数学者认为这些表现与LPP的病理难以区别，但Poblet等人指出，与LPP相比，FFA的病理通常显示出较少的炎症反应和较多的凋亡细胞[59]。另一项研究评估了直接免疫荧光的作用，得出结论，FFA的直接免疫荧光（DIF）检查很可能是阴性。他们很少在FFA中观察到典型的LPP（9%）或红斑狼疮（7%）的DIF模式，

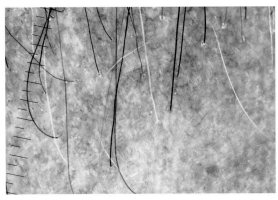

图8.10 发际线上的毳毛脱落。毛囊周围的鳞屑表明该疾病仍处于活动期

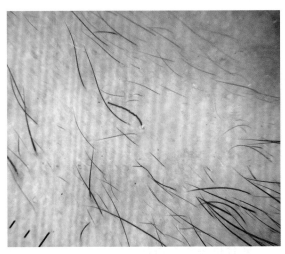

图8.11 疾病早期患者的眉毛毛发镜检查可见营养不良的头发（中间）和黑点征

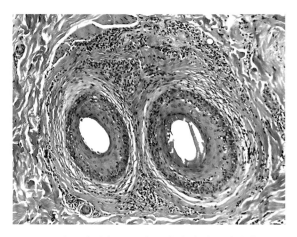

图 8.12 在毛囊峡部，两个没有皮脂腺的终末期生长期毛囊，形成一个复合毛囊结构（眼睛征）。毛囊周围纤维化和苔藓样炎症浸润。注意外根鞘中可见凋亡细胞（HE 染色，20×）

这表明 DIF 在鉴别病理难以区分的 LPP 和红斑狼疮（LE）时有价值，但对于 FFA 是无效的[60]。

治疗

目前关于 FFA 的最佳治疗方案尚无共识。而且，似乎没有任何治疗方法对每位患者都有效。虽然在文献中已经报道了几种治疗方法，但是它们对脱发进程的影响仍然不确定。

FFA 的治疗包括局部治疗、皮损内给药和系统性用药，但现有治疗的证据等级均不高，疗效评价未标准化，没有随机对照试验。此外，长期的观察表明该病病情可自发稳定。

由于 FFA 目前被认为是一种全身性疾病，因此将系统性用药作为首选治疗方法似乎是合理的。尽管不同研究者的报告结果不同，但最常用的是抗疟类药物（如羟氯喹）来减轻疾病的炎症[61-62]。多西环素（或其他四环素）也很常用，作用机制相同。

联合抗雄激素治疗（即 5α - 还原酶抑制剂）也可能会有所帮助。尽管研究表明这些

患者的改善可能是由于合并雄激素性秃发，也有研究显示对 FFA 本身的临床症状也有所改善[20, 63-64]。非那雄胺（Ⅱ 型 5α - 还原酶抑制剂）和度他雄胺（Ⅰ 型和 Ⅱ 型 5α - 还原酶抑制剂）是已知的致畸类药物。育龄期女性应在严格避孕下服用这些药物，因为它们会导致男性胎儿女性化[65]。关于女性使用 5α - 还原酶抑制剂的另一个担忧是，雌激素相对过多或雄激素缺乏会导致乳腺癌的患病风险增加[66]。在使用非那雄胺和度他雄胺时，雌激素会偏高，这是由于抑制了双氢睾酮（dihydrotestosterone，DHT）的产生，使雌激素与雄激素的比例发生了改变，同时芳香酶可将睾酮转化为雌二醇，也使雌激素水平略有增加。迄今为止，尚无任何研究提及女性服用 5α - 还原酶抑制剂导致雌激素水平升高可能产生的影响。因此，不建议有家族史或个人乳腺癌史的女性使用这些药物进行治疗。基于上述顾虑，笔者通常使用非那雄胺 2.5 ～ 5.0 mg/ 天或度他雄胺 0.5 mg/ 天与羟氯喹 400 mg/ 天或多西环素 100 ～ 200 mg/ 天联合使用来治疗 FFA。

几年前引起注意的另一种治疗选择是治疗糖尿病的药物吡格列酮，一种 PPAR-γ 激动剂，逐渐引起关注。Karnik 等人的研究提示异常的 PPAR-γ 功能以及皮脂腺脂质代谢紊乱可能参与原发性瘢痕性秃发的发病[21]。LPP 和 FFA 中吡格列酮的研究结果各不相同，有效率在 20% ～ 70% 之间，不良反应的发生率高达 50%。笔者曾尝试使用这种药物治疗 LPP/FFA 患者，但在我们的试验中，所取得的结果并不如预期。此外，患者经常抱怨药物的副作用，特别是下肢水肿，并往往是其放弃治疗的原因[24]。

最近，Rakowska 等人进行了一项小型回顾性研究[67]评估了维甲酸类药物治疗 FFA 的疗效。76% 口服异维 A 酸（20 mg/ 天）和 73% 口服阿维 A（20 mg/ 天）的患者病情停

止发展，而对照组接受非那雄胺 5 mg/ 天的治疗，其中 43% 的患者病情得到控制，治疗组的疗效优于对照组。更重要的是，大多数患者在停止系统性使用维甲酸类药物后，病情没有进一步的发展。

其他偶尔报道系统性用于治疗 FFA 的药物包括环孢素[5]和甲氨蝶呤[68]。但尽管有成功治疗的报道，但仍需要对更多患者作进一步研究，以评估这些药物在治疗 FFA 患者中的有效性和安全性。

局部治疗也在临床上使用，笔者一般将其与系统性药物联合使用，或者在患者病情已经改善，正在逐渐减药时单独使用。高强效的类固醇药物（例如氯倍他索）已显示出疗效，可用于有明显炎症反应的患者。由于FFA 患者的前额皮肤通常是萎缩的，因此一旦炎症减弱或消退后，我们应密切监测病情并停药。尽管在 FFA 中局部使用钙调磷酸酶抑制剂（例如他克莫司和吡美莫司）的证据有限，但它们是另一种可供选择的局部治疗药物。就个人而言，我们将他克莫司每日一次用于炎症有所消退或者已经出现皮肤萎缩的患者。他克莫司软膏的基质可能使用起来不太方便，我们通常将其混合在不含皂剂的清洁剂中使用。米诺地尔可被视为一种局部辅助治疗，有助于增加 FFA 患者的头发密度，尤其是那些合并女性型秃发的患者。

皮质类固醇皮损内注射可用于炎症明显和进行性脱发的患者。此外，Donovan 等人报道，在眉毛上使用 10 mg/ml 的曲安奈德注射后，眉毛得到再生[69]。根据我们的经验，皮质类固醇注射是唯一可以缓解患者早期眉毛脱落的方法（图 8.13）。然而，由于存在皮肤萎缩的风险，我们对头皮和眉毛均使用 2.5 mg/ml 浓度的曲安奈德进行注射治疗。

准分子激光（308nm）也已被用作 LPP 和 FFA 的另一治疗选择。Navarini 等人证实小剂量的准分子激光降低了 13 例 LPP 患者的炎症反应[70]。最近，Fertig 和 Tosti 还分享了他们在 FFA 患者中使用准分子激光治疗的临床经验，并发现治疗后炎症减轻和毛发管型减少[71]。

瘢痕性脱发在病情稳定 1 ～ 2 年后可以考虑进行毛发移植。迄今为止，关于这方面的研究还很少，而且结果不统一。在大多数报道的病例中，移植物在最初的几年正常生长，但平均 4 年后就会被破坏[72-74]。因此，应该明确警告符合条件的患者远期治疗失败的风险。

最后，面部丘疹可能给部分 FFA 患者造成了较大困扰。Pirmez 等人使用口服异维 A 酸成功治疗了面部丘疹[75]。第一个月的使用剂量为 20 mg/ 天，随后的 2 个月为 40 mg/天。治疗结束时，丘疹完全消失或极大减少。

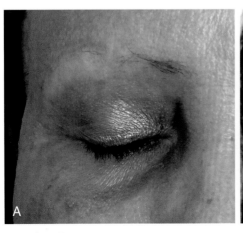
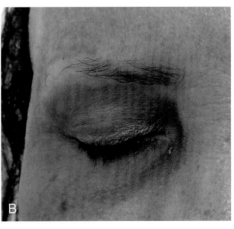

图 8.13　前额纤维性秃发患者：（**A**）治疗前和（**B**）皮损内注射曲安奈德一次后可见部分眉毛的再生

Pedrosa 等人随后的一项研究[47]建议隔天服用 10 mg。在 Pirmez 等人的研究中，患者在治疗的第 2 周病情开始改善；但使用第二种治疗方案时，患者平均 2 个月后才发现皮肤粗糙程度的改善。因此，治疗方案的选择可能会影响口服异维 A 酸的起效时间，尚需要进一步的研究以更好地评估剂量和治疗持续时间。

随访

FFA 的自然病程是并不恒定，缓慢进展和随后的自发缓解是文献报道的最常见结果[1, 7]。部分作者提出不同的方法来评估疾病进展和治疗反应，以更好地指导治疗决策[5, 54]。

扁平苔藓活动指数（The Lichen Planopilaris Activity Index，LPPAI）是一种临床评分量表，旨在评估 LPP 和 FFA 患者治疗前后的变化[61]。它包括客观体征（毛囊周围和弥漫性的红斑，毛囊周围鳞屑和脱发的进展情况），也包括受试者的主观症状（瘙痒，灼热和疼痛）。Donati 等人对该量表提出质疑，他们对接受羟氯喹治疗的 LPP 患者进行了头发计数评估[62]。结果表明治疗六个月后，患者的头发数量反而减少了，这与 Chiang 等人的研究结果相反。LPPAI 中患者的主观参数被高估（例如患者主诉的症状）可能是导致观察结果差异的原因。此外，Donati 等人认为炎症的减少可能不足以阻止疾病的发展。随后，有人提出另一种评分方法，即前额纤维性秃发严重程度指数（Frontal Fibrosing Alopecia Severity Index，FFASI）。在 FFASI 中，发际线的后退在病情评估中权重最大，同时也考虑到了其他临床特征[76]。然而，这种评分方法也遭到了不同研究者的批评[77-78]。最近，Saceda-Corralo 等人发表并验证了 FFASS，提供了一个综合的严重程度评分法，包括脱发程度、局部炎症反应的特征和患者症状。该评分将与脱发程度有关的特征和与炎症有关的特征区分开来，从而可以进行不同的分析并研究两者之间的关系[79]。值得注意的是，在 FFASS 中没有使用毛发镜来分析炎症征象，而毛发镜检测毛囊周围炎症具有高度的敏感性。因此，仍需继续研究能够得到公认的 FFA 评分方法。

临床上随访患者采用一种不太复杂但合理的方法，即记录疾病活动性的临床表现和毛发镜征象。Martinez 等人，最近已经验证了在毛发镜下观察到的毛发管型的严重程度与病理中观察到的炎症程度之间的相关性，从而证实了该方法的可靠性[53]。

参考文献

1. Kossard S. Postmenopausal frontal fibrosing alopecia: scarring alopecia in a pattern distribution. *Arch Dermatol.* 1994;130:770–774.
2. Kossard S, Lee MS, Wilkinson B. Postmenopausal frontal fibrosing alopecia: a frontal variant of lichen planopilaris. *J Am Acad Dermatol.* 1997;36:59–66.
3. Moreno-Ramirez D, Camacho Martinez F. Frontal fibrosing alopecia: a survey in 16 patients. *J Eur Acad Dermatol Venereol.* 2005;19:700–705.
4. Tan KT, Messenger AG. Frontal fibrosing alopecia: clinical presentations and prognosis. *Br J Dermatol.* 2009;160:75–79.
5. Samrao A, Chew AL, Price V. Frontal fibrosing alopecia: a clinical review of 36 patients. *Br J Dermatol.* 2010;163:1296–1300.
6. Chew AL, Bashir SJ, Wain EM, Fenton DA, Stefanato CM. Expanding the spectrum of frontal fibrosing alopecia: a unifying concept. *J Am Acad Dermatol.* 2010;63:653–660.
7. MacDonald A, Clark C, Holmes S. Frontal fibrosing alopecia: a review of 60 cases. *J Am Acad Dermatol.* 2012;67:955–961.
8. Vañó-Galván S, Molina-Ruiz AM, Serrano-Falcón C, et al. Frontal fibrosing alopecia: a multicenter review of 355 patients. *J Am Acad Dermatol.* 2014;70:670–678.
9. Dlova NC. Frontal fibrosing alopecia and lichen planus pigmentosus: is there a link? *Br J Dermatol.* 2013;168:439–442.
10. Inui S, Nakajima T, Shono F, Itami S. Dermoscopic findings in frontal fibrosing alopecia: report of four cases. *Int J Dermatol.* 2008;47:796–799.
11. Miteva M, Whiting D, Harries M, Bernardes A, Tosti A. Frontal fibrosing alopecia in black patients. *Br J Dermatol.* 2012;167:208–210.
12. Dlova NC, Jordaan HF, Skenjane A, Khoza N, Tosti A. Frontal fibrosing alopecia: a clinical review of 20 black patients from South Africa. *Br J Dermatol.* 2013;169:939–941.
13. Banka N, Mubki T, Bunagan MJ, McElwee K, Shapiro J. Frontal fibrosing alopecia: a retrospective clinical review

of 62 patients with treatment outcome and long-term follow-up. *Int J Dermatol.* 2014;53(11):1324–1330.

14. del Rei M, Pirmez R, Sodré CT, Tosti A. Coexistence of frontal fibrosing alopecia and discoid lupus erythematosus of the scalp in 7 patients: just a coincidence? *J Eur Acad Dermatol Venereol.* 2016;30(1):151–153.

15. Miteva M, Aber C, Torres F, et al. Frontal fibrosing alopecia occurring on scalp vitiligo: report of four cases. *Br J Dermatol.* 2011;165:445–447.

16. Tziotzios C, Stefanato CM, Fenton DA, Simpson MA, McGrath JA. Frontal fibrosing alopecia: reflections and hypotheses on aetiology and pathogenesis. *Exp Dermatol.* 2016;25(11):847–852. https://doi.org/10.1111/exd.13071.

17. Tosti A, Piraccini BM, Iorizzo M, Misciali C. Frontal fibrosing alopecia in postmenopausal women. *J Am Acad Dermatol.* 2005;52:55–60.

18. Racz E, Gho C, Moorman PW, Noordhoek Hegt V, Neumann HA. Treatment of frontal fibrosing alopecia and lichen planopilaris: a systematic review. *J Eur Acad Dermatol Venereol.* 2013;27:1461–1470.

19. Donovan JC. Finasteride-mediated hair regrowth and reversal of atrophy in a patient with frontal fibrosing alopecia. *JAAD Case Rep.* 2015;1(6):353–355. https://doi.org/10.1016/j.jdcr.2015.08.003.

20. Tziotzios C, Fenton DA, Stefanato CM, McGrath JA. Finasteride is of uncertain utility in treating frontal fibrosing alopecia. *J Am Acad Dermatol.* 2016;74(4):e73–e74. https://doi.org/10.1016/j.jaad.2015.09.076.

21. Karnik P, Tekeste Z, McCormick TS, et al. Hair follicle stem cell-specific PPAR gamma deletion causes scarring alopecia. *J Invest Dermatol.* 2009;129:1243–1257.

22. Mirmirani P, Karnik P. Lichen planopilaris treated with a peroxisome proliferator-activated receptor gamma agonist. *Arch Dermatol.* 2009;145:1363–1366.

23. Mesinkovska NA, Tellez A, Dawes D, Piliang M, Bergfeld W. The use of oral pioglitazone in the treatment of lichen planopilaris. *J Am Acad Dermatol.* 2015;72:355–356.

24. a. Márquez-García A, Camacho FM. Tratamiento de la alopecia frontal fibrosante: pioglitazonas. *Monogr Dermatol.* 2016;29:66–76.
    b. Apud Vañó-Galván S, Camacho F. New treatments for hair loss. *Actas Dermosifiliogr.* 2017;108(3):221–228. https://doi.org/10.1016/j.ad.2016.11.010.

25. Peters EM, Kuhlmei A, Tobin DJ, Muller-Rover S, Klapp BF, Arck PC. Stress exposure modulates peptidergic innervation and degranulates mast cells in murine skin. *Brain Behav Immun.* 2005;19:252–262.

26. Peters EM, Liotiri S, Bodo E, et al. Probing the effects of stress mediators on the human hair follicle: substance P holds central position. *Am J Pathol.* 2007;171:1872–1886.

27. Hordinsky M, Doche I. Nerves and scarring alopecia disorders: a novel treatment approach. In: *Cicatricial Alopecia Workshop – 23rd World Congress of Dermatology 2015. Vancouver;* June 2015.

28. Junqueira Ribeiro Pereira AF, Vincenzi C, Tosti A. Frontal fibrosing alopecia in two sisters. *Br J Dermatol.* 2010;162:1154–1155.

29. Roche M, Walsh MY, Armstrong DKB. Frontal fibrosing alopecia – occurrence in male and female siblings. *J Am Acad Dermatol.* 2008;58(suppl 2):AB91.

30. Dlova N, Goh CL, Tosti A. Familial frontal fibrosing alopecia. *Br J Dermatol.* 2013;168:220–222.

31. Navarro-Belmonte MR, Navarro-López V, Ramírez-Boscà A, et al. Case series of familial frontal fibrosing alopecia and a review of the literature. *J Cosmet Dermatol.* 2015;14(1):64–69.

32. Thier R, Bruning T, Roos PH, et al. Markers of genetic susceptibility in human environmental hygiene and toxicology: the role of selected CYP, NAT and GST genes. *Int J Hyg Environ Health.* 2003;206:149–171.

33. Aldoori N, Dobson K, Holden CR, et al. Frontal fibrosing alopecia: possible association with leave-on facial skin care products and sunscreens; a questionnaire study. *Br J Dermatol.* 2016;175:762–767.

34. Callander J, Frost J, Stone N. Ultraviolet filters in hair-care products: a possible link with frontal fibrosing alopecia and lichen planopilaris. *Clin Exp Dermatol.* October 10, 2017. https://doi.org/10.1111/ced.13273. [Epub ahead of print].

35. Seegobin SD, Tziotzios C, Stefanato CM, et al. Frontal fibrosing alopecia: there is no statistically significant association with leave-on facial skin care products and sunscreens. *Br J Dermatol.* 2016. https://doi.org/10.1111/bjd.15054.

36. Dhana A, Gumedze F, Khumalo NP. Regarding 'Frontal fibrosing alopecia: possible association with leave-on facial skincare products and sunscreens; a questionnaire study.' *Br J Dermatol.* 2017;176(3):836–837.

37. Moreno-Arrones OM, Saceda-Corralo D, Fonda-Pascual P, et al. Frontal fibrosing alopecia: clinical and prognostic classification. *J Eur Acad Dermatol Venereol.* 2017. https://doi.org/10.1111/jdv.14287. [Epub ahead of print].

38. Pirmez R, Duque-Estrada B, Abraham LS, et al. It's not all traction: the pseudo "fringe sign" in frontal fibrosing alopecia. *Br J Dermatol.* 2015;173:1336–1338.

39. Saceda-Corralo D, Fernández-Crehuet P, Fonda-Pascual P, et al. Clinical description of frontal fibrosing alopecia with concomitant lichen planopilaris. *Skin Appendage Disord.* 2018;4:105–107. https://doi.org/10.1159/000479799.

40. Tosti A, Miteva M, Torres F. Lonely hair: a clue to the diagnosis of frontal fibrosing alopecia. *Arch Dermatol.* 2011;147(10):1240.

41. Lin J, Valdebran M, Bergfeld W, Conic RZ, Piliang M, Atanaskova Mesinkovska N. Hypopigmentation in frontal fibrosing alopecia. *J Am Acad Dermatol.* 2017;76(6):1184–1186. https://doi.org/10.1016/j.jaad.2017.01.001.

42. Vaño-Galván S, Rodrigues-Barata AR, Urech M, et al. Depression of the frontal veins: a new clinical sign of frontal fibrosing alopecia. *J Am Acad Dermatol.* 2015;72:1087–1088.

43. Miteva M, Camacho I, Romanelli P, Tosti A. Acute hair loss on the limbs in frontal fibrosing alopecia: a clinicopathological study of two cases. *Br J Dermatol.* 2010;163:426–428.

44. Abbas O, Chedraoui A, Ghosn S. Frontal fibrosing alopecia presenting with components of Piccardi-Lassueur-Graham-Little syndrome. *J Am Acad Dermatol.* 2007;57:S15–S18.

45. Donati A, Molina L, Doche I, et al. Facial papules in frontal fibrosing alopecia: evidence of vellus follicle involvement. *Arch Dermatol.* 2011;147:1424–1427.

46. Pirmez R, Barreto T, Duque-Estrada B, Quintella DC, Cuzzi T. Facial papules in frontal fibrosing alopecia: beyond vellus hair follicle involvement. *Skin Appendage Disord.* 2018;4:145–149. https://doi.org/10.1159/000481695.

47. Pedrosa AF, Duarte AF, Haneke E, Correia O. Yellow facial papules associated with frontal fibrosing alopecia: a distinct histologic pattern and response to isotretinoin. *J Am Acad Dermatol.* 2017;77(4):764–766. https://doi.org/10.1016/j.jaad.2017.04.1118.

48. Pirmez R, Donati A, Valente NS, et al. Glabellar red dots in frontal fibrosing alopecia: a further clinical sign of vellus follicle involvement. *Br J Dermatol.* 2014;170:745–746.

49. López-Pestaña A, Tuneu A, Lobo C, et al. Facial lesions in frontal fibrosing alopecia (FFA): clinicopathological features in a series of 12 cases. *J Am Acad Dermatol*. 2015;73(6): 987.e1-6.

50. Meyer V, Sachse M, Rose C, Wagner G. Follicular red dots of the hip in frontal fibrosing alopecia - do we have to look twice? *J Dtsch Dermatol Ges*. 2017;15(3):327–328. https://doi.org/10.1111/ddg.13193.

51. Pirmez R, Duque-Estrada B, Donati A, et al. Clinical and dermoscopic features of lichen planus pigmentosus in 37 patients with frontal fibrosing alopecia. *Br J Dermatol*. 2016;175(6):1387–1390. https://doi.org/10.1111/bjd.14722.

52. Alegre-Sánchez A, Saceda-Corralo D, Bernárdez C, et al. Frontal fibrosing alopecia in male patients: a report of 12 cases. *J Eur Acad Dermatol Venereol*. 2017;31(2):e112–e114. https://doi.org/10.1111/jdv.13855.

53. Ormaechea-Pérez N, López-Pestaña A, Zubizarreta-Salvador J, et al. Frontal fibrosing alopecia in men: presentations in 12 cases and a review of the literature. *Actas Dermosifiliogr*. 2016;107(10):836–844. https://doi.org/10.1016/j.ad.2016.07.004.

54. Martinez Velasco MA. Dermoscopic activity index in FFA. In: *Hair and Scalp Dermoscopy-American Academy of Dermatology Annual Meeting 2017. Orlando*; March 2017.

55. Cervantes J, Miteva M. Distinct trichoscopic features of the sideburns in frontal fibrosing alopecia compared to the frontotemporal scalp. *Skin Appendage Disord*. 2018;4:50–54. https://doi.org/10.1159/000479116.

56. Lacarrubba F, Micali G, Tosti A. Absence of vellus hair in the hairline: a videodermatoscopic feature of frontal fibrosing alopecia. *Br J Dermatol*. 2013;169(2):473–474. https://doi.org/10.1111/bjd.12316.

57. Anzai A, Donati A, Valente NY, Romiti R, Tosti A. Isolated eyebrow loss in frontal fibrosing alopecia: relevance of early diagnosis and treatment. *Br J Dermatol*. 2016;175(5):1099–1101. https://doi.org/10.1111/bjd.14750.

58. Miteva M, Tosti A. The follicular triad: a pathological clue to the diagnosis of early frontal fibrosing alopecia. *Br J Dermatol*. 2012;166:440–442.

59. Poblet E, Jimenez F, Pascual A, Pique E. Frontal fibrosing alopecia versus lichen planopilaris: a clinicopathological study. *Int J Dermatol*. 2006;45:375–380.

60. Donati A, Gupta AK, Jacob C, Cavelier-Balloy B, Reygagne P. The use of direct immunofluorescence in frontal fibrosing alopecia. *Skin Appendage Disord*. 2017;3:125–128.

61. Chiang C, Sah D, Cho B, et al. Hydroxychloroquine and lichen planopilaris: efficacy and introduction of the Lichen Planopilaris Activity Index scoring system. *J Am Acad Dermatol*. 2010;62:387–392.

62. Donati A, Assouly P, Matard B, Jouanique C, Reygagne P. Clinical and photographic assessment of lichen planopilaris treatment efficacy. *J Am Acad Dermatol*. 2011;64(3):597–598. https://doi.org/10.1016/j.jaad.2010.04.045; author reply 598–9.

63. Danesh M, Murase JE. Increasing utility of finasteride for frontal fibrosing alopecia. *J Am Acad Dermatol*. 2015;72(6):e157. https://doi.org/10.1016/j.jaad.2015.02.1101.

64. Katoulis A, Georgala, Bozi E, Papadavid E, Kalogeromitros D, Stavrianeas N. Frontal fibrosing alopecia: treatment with oral dutasteride and topical pimecrolimus. *J Eur Acad Dermatol Venereol*. 2009;23:580–582.

65. Bowman CJ, Barlow NJ, Turner KJ, Wallace DG, Foster PM. Effects of in utero exposure to finasteride on androgen-dependent reproductive development in the male rat. *Toxicol Sci*. 2003;74:393–406.

66. Roussouw JE, Anderson GL, Prentice RL, et al. Risks and benefits of estrogen plus progestin in healthy postmenopausal women: principal results from the Women's Health Initiative randomized controlled trial. *JAMA*. 2002;288:321–333.

67. Rakowska A, Gradzińska A, Olszewska M, Rudnicka L. Efficacy of isotretinoin and acitretin in treatment of frontal fibrosing alopecia: retrospective analysis of 54 cases. *J Drugs Dermatol*. 2017;16(10):988–992.

68. Ladizinski B, Bazakas A, Selim MA, Olsen EA. Frontal fibrosing alopecia: a retrospective review of 19 patients seen at Duke University. *J Am Acad Dermatol*. 2013;68:749–755.

69. Donovan JC, Samrao A, Ruben BS, Price VH. Eyebrow regrowth in patients with frontal fibrosing alopecia treated with intralesional triamcinolone acetonide. *Br J Dermatol*. 2010;163(5):1142–1144.

70. Navarini AA, Kolios AG, Prinz-Vavricka BM, Haug S, Trüeb RM. Low-dose excimer 308-nm laser for treatment of lichen planopilaris. *Arch Dermatol*. 2011;147:1325–1326.

71. Fertig R, Tosti A. Frontal fibrosing alopecia treatment options. *Intractable Rare Dis Res*. 2016;5(4):314–315.

72. Nusbaum B, Nusbaum AG. Frontal fibrosing alopecia in a man: results of follicular unit test grafting. *Dermatol Surg*. 2010;36:959–962.

73. Gurfinkiel A, Garcia H, Casas J, Kaminsky A. Trasplante capilar en una paciente con alopecia fibrosante frontal asociada con liquen escleroatrofico de vulva. *Dermatol Argent*. 2011;17:110–115.

74. Jiménez F, Poblet E. Is hair transplantation indicated in frontal fibrosing alopecia? The results of test grafting in three patients. *Dermatol Surg*. 2013;39(7):1115–1118.

75. Pirmez R, Duque-Estrada B, Barreto T, Quintella DC, Cuzzi T. Successful treatment of facial papules in frontal fibrosing alopecia with oral isotretinoin. *Skin Appendage Disord*. 2017;3(2):111–113.

76. Holmes S, Ryan T, Young D, Harries M. Frontal Fibrosing Alopecia Severity Index (FFASI): a validated scoring system for assessing frontal fibrosing alopecia. *Br J Dermatol*. 2016;175:203–207.

77. Saceda-Corralo D, Moreno-Arrones OM, Fonda-Pascual P, Alegre-Sánchez A, Vaño-Galván S. Reply to: 'Frontal Fibrosing Alopecia Severity Index (FFASI): a validated scoring system for assessing frontal fibrosing alopecia'. *Br J Dermatol*. 2016;175(3):648. https://doi.org/10.1111/bjd.14670.

78. Dlova NC, Dadzie OE. Frontal fibrosing alopecia severity index (FFASI): a call for a more inclusive and globally relevant severity index for frontal fibrosing alopecia. *Br J Dermatol*. June 6, 2017. https://doi.org/10.1111/bjd.15694. [Epub ahead of print].

79. Saceda-Corralo D, Moreno-Arrones OM, Fonda-Pascual P, et al. Development and validation of the frontal fibrosing alopecia severity score. *J Am Acad Dermatol*. September 22, 2017. https://doi.org/10.1016/j.jaad.2017.09.034. [Epub ahead of print].

第 9 章

模式性分布的纤维性秃发

RALPH M. TRÜEB，MD • MARIA FERNANDA REIS GAVAZZONI DIAS，MD，PHD

（吴亚桐 译 刘业强 审）

模式性秃发

模式性秃发或称雄激素性秃发（androgenetic alopecia，AGA），通常被认为是一种遗传性、雄激素敏感的、进行性头部毛发减少的秃发性疾病，不同性别具有不同的发病率、发病年龄及脱发模式。男性型秃发，最初由 Hamilton 和 Norwood 进行分类[1-2]，特点为典型的双侧颞部及额部发际线对称性的后退以及头顶部秃发。而之后由 Ludwig 报道的女性型秃发[3]，则以冠部头发弥漫性稀疏为特点，前发际线保持完好。

传统上认为模式性秃发的发病机制与多基因遗传背景下的雄激素代谢有关，从而导致雄激素依赖，毛发周期中生长期缩短、毛囊微小化、终毛转化为毳毛，并最终导致受累区域毛发进行性减少[4]。

因此，毛干直径差异性[5]，或称毛囊直径异质性[6]，是毛发镜诊断 AGA 的特异性表现（图 9.1A）。在毛发中央区域以低倍视野进行观测对诊断有较大帮助，特别是对女性患者而言[7]。

治疗的目的或是通过抗雄激素药物（如醋酸环丙孕酮和螺内酯）或 5α-还原酶抑制剂（如非那雄胺和度他雄胺）阻断雄激素的作用，或是通过促生长剂米诺地尔来延长毛囊的生长期[8]。

这些药物的治疗成功率有限，需要考虑其他的致病机制。毛囊炎症及纤维化与模式性秃发的关联性已经在一些独立性研究中显现：一项早期的研究显示在脱发快速进展的区域，毛囊上三分之一区域存在活化 T 细胞和巨噬细胞浸润，这与由胶原束组成的增大的毛囊真皮鞘（毛囊周围纤维化）有关[9]。这个发现起初是有争议的。而后，Whiting 很快在使用米诺地尔治疗的男性型 AGA 患者的形

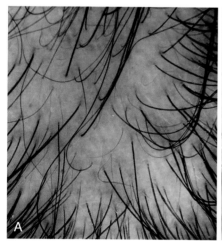
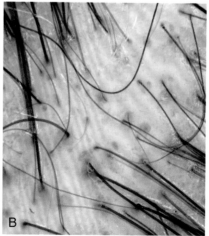

图 9.1　雄激素秃发的毛发镜表现：（**A**）毛干直径差异性或毛囊直径异质性。（**B**）毛周征的特点为有毛干的毛囊开口周围出现的直径 1 mm 左右的棕色晕

态学研究中发现，55% 的微炎症患者在治疗后出现了再生，而无炎症和纤维化的患者中有 77% 出现了再生[10]。Whiting 对头皮组织的横切面研究表明，毛囊周围纤维化通常较轻，由疏松的同心圆形胶原层组成，这一特点须与瘢痕性秃发区分开来[10]。因此，Mahé 等人随后提出了"微炎症"一词，因为与经典的炎症性瘢痕性秃发的炎症和破坏过程相比，微炎症的过程是缓慢、轻微和惰性的[11]。随着用于评估脱发的皮肤镜的引入，毛囊周围的杯状萎缩或毛周征（图 9.1B）很快在 AGA 中报道出来，并与毛囊周围炎症的组织病理学证据相关联[12]。

然而，到目前为止，抑制炎症的治疗还没有用于男性和女性型脱发的治疗方案中。在有微炎症和纤维化的 AGA 治疗计划中，使用或添加外用皮质类固醇或全身抗炎药，如口服羟氯喹或多西环素，作用迄今尚未得到

系统评价。目前，我们只能通过对一些炎症性瘢痕性秃发，如毛发扁平苔藓（lichen planopilaris，LPP）的成功应用进行类比，推断出一个假设治疗效果。

瘢痕性模式性秃发

Zinkernagel 和 Trüeb 报告了一种特殊类型的瘢痕性模式性秃发，其组织病理学特征与 LPP 一致，并将其命名为模式性分布的纤维性秃发（fibrosing alopecia in a pattern distribution，FAPD）[13]（图 9.2A-D）。

最初报告关于其在瘢痕性秃发的病谱中作为一个独立存在的疾病引发了一个有争议的讨论[14]。作者们自己讨论了 FAPD 是具有苔藓样组织反应模式的 AGA 还是模式性分布的 LPP。无论如何，与 LPP 和另一种形式的瘢痕性秃发——额部纤维性秃发（frontal

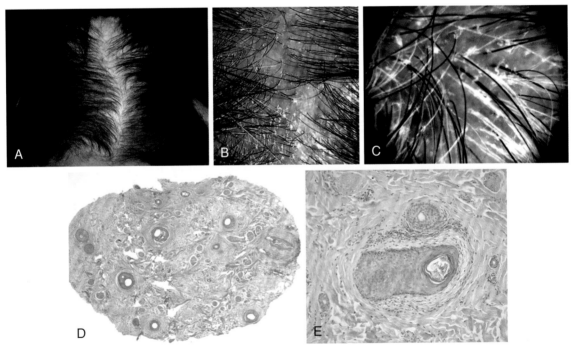

图 9.2　模式性分布的纤维性秃发。（**A**）伴有瘢痕性秃发证据的顶部模式性秃发，（**B**）毛囊周围红斑和角化的表现，（**C**）皮肤镜下可见毛周红斑和毛周角化。H&E 染色的组织病理学表现：（**D**）头皮活检水平切片显示毛囊退化区域毛囊密度降低，皮脂腺消失，微小化的毛囊数量增多，这些毛囊周围纤维化及轻度苔藓样浸润（原始视野 4×）。（**E**）另一病例中横切面显示毛囊峡部周围板层状纤维化伴淋巴细胞性苔藓样浸润（原始放大 20×）。（Images D and E courtesy of Mariya Miteva）

fibrosing alopecia，FFA）有着惊人的相似之处，FFA 最初由 Kossard 报告于绝经后妇女中发病[15]。FAPD 和 FFA 与 LPP 的组织病理学有明显的相似之处，且可能在同一患者中共存，但两者却有显著的不同。

在发病机制方面，LPP 被认为是 T 细胞介导的自身免疫反应，可诱导毛囊上皮细胞凋亡。这种自身免疫过程被认为是对某些抗原的反应，但具体的抗原尚未确定。Harries 等人首次证明 LPP 可能由毛囊上皮干细胞壁龛的免疫豁免崩溃引起[16]。当特定的因果关系或触发因素被确定时，这被称为苔藓样反应而不是扁平苔藓，这可能包括药物反应、病毒性肝炎和皮肤移植物抗宿主病（graft-versus-host disease，GVHD）。

移植物抗宿主病（GVHD）是同种异体组织移植后常见的并发症，由供体组织（移植物）的免疫细胞诱导和维持。这些细胞主要攻击受体（宿主）快速增殖组织的上皮，如胃肠道、肝和皮肤的上皮组织，皮肤是最常受累的器官。虽然慢性移植物抗宿主病的皮肤、黏膜和甲的表现已被充分认识，但毛囊的累及仍未引起足够的重视。Miyazaki 等报道了首例毛囊受累的 GVHD 病例[17]。由于其与扁平苔藓相似性，GVHD 构成了一个模型，可以更好地理解扁平苔藓和 LPP 的病理生理

特征。值得注意的是，慢性 GVHD 可在头皮上表现为 FAPD（个人观察，图 9.3A 和 B），这一情况最初由 Basilio 等报道，为骨髓移植后永久性秃发[18]。

FAPD 的临床表现为典型男性或女性型秃发模式的秃发，伴有毛囊周围红斑和角化过度，最终毛囊开口消失（图 9.2A 和 B）。

FAPD 的**皮肤镜特征**包括毛囊周围的红斑和角化（图 9.2C），毛囊周围白色晕，毛囊开口消失，小的白斑取代毛囊开口，以及毛囊直径异质性。

组织病理表现为毛囊微小化，毛囊周围板层状纤维化，在毛囊峡部和漏斗部可见淋巴细胞浸润（毛囊上皮上部的空泡样界面改变），纤维束取代原本毛囊漏斗部的一部分，皮脂腺减少（图 9.2D 和 E）。在疾病后期，可见毛囊周围同心圆性的板层状纤维化及纤维化的毛囊管。FAPD 的组织学表现与其他瘢痕性秃发有相同之处，但秃发呈雄激素性模式分布提示这两种疾病可能有共同的背景及发病机制。

FFA 表现为另一种具有独特模式的瘢痕性秃发。Steven Kossard 在 1994 年对这种情况进行了最初描述[15]，他报告了 6 名绝经后女性前额发线渐进性退缩，毛发边缘内部的毛囊周围可见红斑，最终发际线可后退至颞部

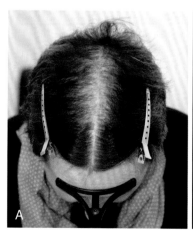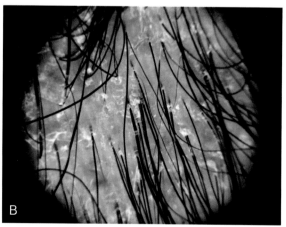

图 9.3 慢性移植物抗宿主病：（**A**）瘢痕性模式性秃发，（**B**）皮肤镜表现包括毛周红斑、角化及纤维化

和顶部。头皮活检标本显示了与 LPP 难以区分的组织学特征。最后，Kossard 在扩展的免疫组化研究基础上，将这种类型的秃发解释为 LPP 的额部变异型。

FFA 最初被认为是一种罕见的疾病，但之后病例数在世界范围内呈指数级增长，其病因仍不清楚。最近一项问卷调查研究显示，FFA 与面部皮肤护理产品的使用，特别是防晒霜的使用有关联[20-21]，但是这种关系的因果关系还有待证实，因为这项研究可能在患者和问题的选择上存在偏颇，一些混杂因素也没有被包含在问卷中。最后，Axel Munthe 医生（1857—1948）在《圣米歇尔的故事》（*The Story of San Michele*，1929）中对 Mamsell Agata 的描述，有力地证明了 FFA 早在 1994 年之前就已经存在："高而窄的额头，没有眉毛……"[22]。出于这个原因，提出了以 Axel Munthe 综合征这个名字命名 FFA 的方案，以表彰 Munthe 在其书中所记录的对往事的回忆和医学观察[23]。

同时，在绝经前女性和男性中也发现了 FFA[24-28]，但发病率明显较低。此外，它被认为是一种更广泛的而非局部的炎性瘢痕性秃发过程，其发病范围远远超出额颞部发际线，包括了枕部的发际线，一些特殊的面部丘疹（作为面部毳毛毛囊受累的证据）[29]，以及身体其他部位的毛发脱失[30-31]。最近，也有报道称扁平苔藓型指甲受累出现在 FFA 中[32]，这再次表明 FFA 与扁平苔藓关系密切。

最后，皮肤红斑狼疮也可以表现为 FFA，这表明对这个综合征而言，临床疾病表现可能比潜在的炎症自身免疫反应更具特异性。可以推测，在某种程度上，AGA 的背景可能对这种疾病的特殊临床表现有贡献；然而，FFA 局限于雄激素依赖性区域，在一些 FFA 病例中缺乏与 AGA（毛干直径差异性）相关的证据，包括 5α 还原酶抑制剂在内的抗雄激素治疗的有效率也很有限，所有这些表明

AGA 的出现只是 FFA 的一个偶然伴发情况，并不是 FAPD。

与 FFA 不同，FAPD 的定义是模式性秃发，同时有证据表明雄激素性区域内存在苔藓样毛囊炎症。

在进一步的研究中需要解决的一个重要问题是，苔藓样组织的反应模式是如何在个体雄激素性毛囊周围产生的。具有某种损伤或功能障碍的毛囊可能表达细胞因子，这些细胞因子可吸引炎性细胞协助损伤修复或启动凋亡介导的器官清除（图 9.4）。另外，来自受损或功能失调的毛囊的未知抗原刺激可能在免疫遗传易感个体中引发苔藓样组织反应。值得注意的是，在健康的小鼠皮肤中，毛囊周围聚集的巨噬细胞被描述为可能存在一种由免疫控制的毛囊退行性变的生理程序，通过程序化的器官删除来去除功能障碍的毛囊[35]。

临床上可观察到的不同类型永久性秃发可能代表了这种程序性器官清除的病理性放大，最终以苔藓样组织反应模式和真正的瘢痕性秃发为结局。除了淋巴组织细胞浸润、毛囊周围板层性纤维化和凋亡介导的毛囊退化外，还需要进一步的研究来阐明雄激素因素在包括中央离心性瘢痕性秃发（central centrifugal cicatricial alopecis，CCCA）在内的模式性瘢痕性秃发中的可能作用。

CCCA 最初于 1968 年被命名为"热梳性脱发"[36]，被认为与非洲裔美国人过度使用热梳、润发油和其他护发化学物质有关。此前认为涂抹在头发上的油被热梳加热后，会沿毛干向下进入毛囊单元开口，导致毛囊上部的炎症。而后认识到，虽然热梳可能在一部分个体中作为诱发因素，CCCA 也可以出现在没有进行任何美发操作的人群中。由于这个额外的发现，这个疾病被 Sperling 及 Sau 于 1992 年改称为"毛囊退化综合征"，提出在毛发横切面上观察到内毛根鞘过早剥脱是这个

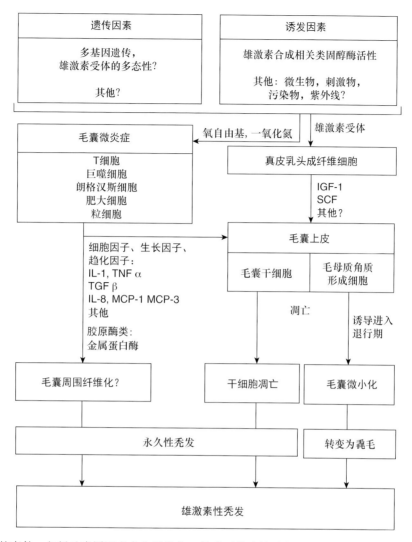

图 9.4 一系列的事件，包括毛囊周围炎症和纤维化，导致了模式性秃发。UVR，紫外线辐射；IGF-1，胰岛素样生长因子 -1；SCF，干细胞因子；IL-1，白细胞介素 -1；TNFalpha，肿瘤坏死因子 alpha；TGF beta，转化生长因子 beta；IL-8，白细胞介素 -8；MCP-1，单核细胞趋化因子 -1；MCP-3，单核细胞趋化因子 -3［Modified from Trüeb RM. Molecular mechanisms of androgenetic alopecia. Exp Gerontol. 2002；37（8-9）：981-990.］

疾病的诊断性表现。阿克曼于 1995 年对此提出质疑，认为 CCCA 是一个孤立的个体，内毛根鞘过早剥脱不具有特异性，只是一种人工现象[38]。然而，这种情况再次被重新命名为 "CCCA"，并被北美毛发研究协会在 2003 年的工作分类中列入淋巴细胞性原发性瘢痕性秃发一组[39]。

这种情况表现为以冠部 / 顶部头皮为中心的准对称性秃发，并逐渐呈离心性发展。多于 20 多岁发病，并在接下来的 20 ～ 30 年里不断发展。可伴有压痛、瘙痒或灼烧感，但通常是轻微的。在发现秃发和瘢痕之前，相当多的头发就已经脱落了。因此，建议非洲裔女性患者在出现女性型秃发时考虑 CCCA 的可能性[40]。

迄今为止，CCCA 的发病机制仍不清楚，可能是多因素和异质性的。然而，有一种假说认为，卷曲的毛干对内毛根鞘产生了过大的压力，导致了损伤及炎症细胞的募集，最终导致瘢痕形成。为了研究 CCCA 的药物和环境危险因素，Kyei 等进行了一项包括风险因素的定量横断面调查的流行病学研究[41]。

在 CCCA 患者中 2 型糖尿病、头皮细菌感染和与发型相关的牵拉等情况显著升高。

CCCA 的组织病理学特征也包括毛囊周围淋巴细胞浸润、同心圆性板层状纤维化和皮脂腺缺失。此外，继发于毛囊破裂的肉芽肿性炎症也可被发现。最后，Miteva 和 Tosti 在他们的 CCCA 病例中发现，组织学上高比例的毛囊微小化[42]，同时存在毛干异质性、毛周白色晕等皮肤镜表现[43]，这与 FAPD 相似。这最终提出了一个问题，即是否至少在一定程度上，CCCA 不代表瘢痕性模式性脱发，而是非洲裔起源的 FAPD（图 9.5A 和 B），因为 Zinkernagel 和 Trüeb 最初对 FAPD 的观察仅涉及白种人。

小结

就像 FFA 的流行病学考虑一样，非洲裔美国妇女中 CCCA 的概念让人想起了法国哲学家 Michel Foucault（1926—1984）在其《医学知觉考古学》（*Archaeology of Medical Perception*，1963）中最初理解的冲突："流行医学（epidemics）在各个方面都与阶级医学相对立，就像对一种普遍但独特且不可重复的现象的集体看法可能与对一种本质的同一性的个人看法相对立，这种本质的同一性不断地在现象的多样性中显现出来"[44]。

最后，分析凋亡介导的器官清除对免疫介导毛囊退化的分子调控，特别是在 AGA、FAPD 及 CCCA 中，毛囊炎症和纤维化的组织学证据，可以提供一些关于如何阻止某些形式的永久性秃发的进展的新观点，这将对目前 AGA 的治疗方法疗效有限这一情况带来改观。

我们强烈建议将 FAPD，以及非洲裔起源的 CCCA，认为是 AGA 的一个亚型或复杂型 AGA，这样的话 AGA 的皮肤镜表现（毛干直径差异性）和组织学表现（毛囊微小化），同时伴有毛囊周围苔藓样浸润或板层状纤维化是诊断的必要条件，否则我们考虑诊断 LPP。

综上所述，FAPD 是一种特殊的疾病，其定义与 AGA 相关，但组织病理上伴有毛囊周围的苔藓样炎症浸润，在晚期发展为板层状纤维化。遗传、环境和激素因素可能能解释临床模式及抗雄激素、毛发生长促进剂、自体毛发移植和抗炎方法联合的疗效（图 9.6 ~ 9.9）。

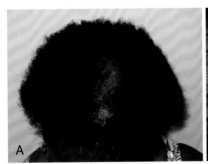
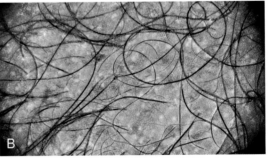

图 9.5 一位患中央离心性瘢痕性秃发 / 模式性分布的纤维性秃发的非洲裔女性：（**A**）准对称型秃发以冠部 / 顶部头皮为中心，逐渐离心性发展，（**B**）皮肤镜表现包括毛周红斑、毛周角化、毛周白色晕、毛囊开口消失、毛囊开口被小白斑取代等，合并毛发直径多样性

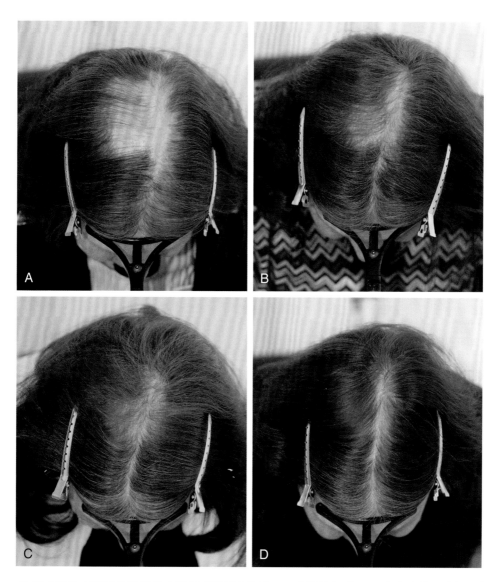

图 **9.6**　一位模式性分布纤维性秃发的女性患者通过外用含 5% 米诺地尔及 0.2% 曲安奈德混合物，每日 2 次，及口服羟氯喹每日 200 mg 成功治愈：（**A**）治疗前及治疗后（**B**）3 个月，（**C**）6 个月，（**D**）12 个月

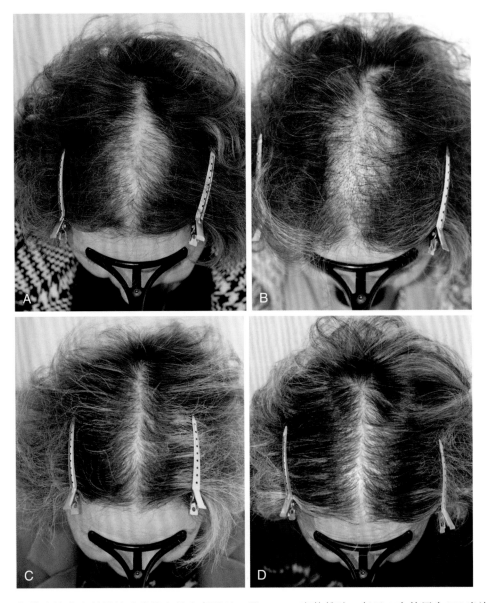

图 9.7 一位模式性分布纤维性秃发的女性患者通过口服 0.5 mg 度他雄胺、每日 2 次外用含 3% 米诺地尔及 0.2% 曲安奈德混合物，及自体毛发移植成功治疗：（**A**）治疗前，（**B**）1 个月后，（**C**）自体毛发移植 9 个月后，（**D**）维持 2 年后

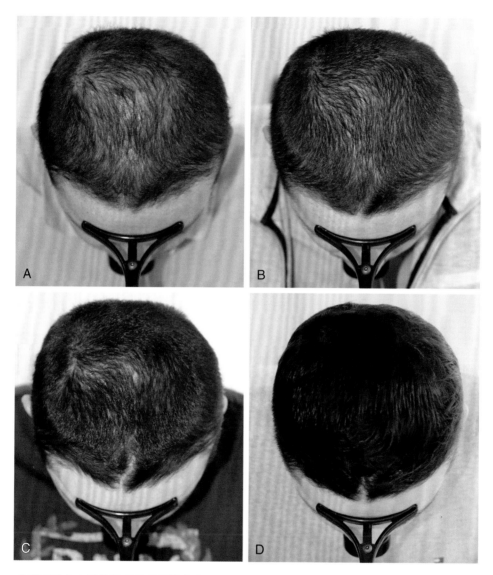

图 9.8　一位模式性分布纤维性秃发的男性患者通过口服 1 mg 非那雄胺、100 mg 多西环素和外用含 3% 米诺地尔和 0.2% 曲安奈德混合物和榛子洗发露成功治疗，后 3 个月将口服 1 mg 非那雄胺改为口服 0.5 mg 度他雄胺：（A）治疗前及治疗后（B）3 个月，（C）6 个月，（D）12 个月

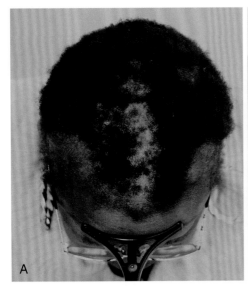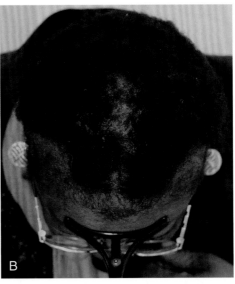

图 9.9　一位中央离心性瘢痕性秃发 / 模式性分布的纤维性秃发的非洲裔女性患者通过口服 100 mg 多西环素及外用含 5% 米诺地尔和 0.2% 曲安奈德混合物，避免牵拉、化学物质和加热成功治疗：（**A**）治疗前和（**B**）治疗后 2 个月

参考文献

1. Hamilton JB. Patterned loss of hair in men; types and incidence. *Ann N Y Acad Sci*. 1951;53:708–728.

2. Norwood OT. Male patten baldness: classification and incidence. *South Med J*. 1975;68:1359–1365.

3. Ludwig E. Classification of the types of androgenetic alopecia (common baldness) occurring in the female sex. *Br J Dermatol*. 1977;97:247–254.

4. Paus R, Cotsarelis G. The biology of hair follicles. *N Engl J Med*. 1999;341:491–497.

5. de Lacharrière O, Deloche C, Misciali C, et al. Hair diameter diversity: a clinical sign reflecting the follicle miniaturization. *Arch Dermatol*. 2001;137:641–646.

6. Sewell LD, Elston DM, Dorion RP. "Anisotrichosis": a novel term to describe pattern alopecia. *J Am Acad Dermatol*. 2007;56:856.

7. Galliker NA, Trüeb RM. Value of trichoscopy versus trichogram for diagnosis of female androgenetic alopecia. *Int J Trichology*. 2012;4:19–22.

8. Price VH. Treatment of hair loss. *N Engl J Med*. 1999;341:964–973.

9. Jaworsky C, Kligman AM, Murphy GF. Characterisation of inflammatory infiltrates in male pattern alopecia: implication for pathogenesis. *Br J Dermatol*. 1992;127:239–246.

10. Whiting DA. Diagnostic and predictive value of horizontal sections of scalp biopsy specimens in male pattern androgenetic alopecia. *J Am Acad Dermatol*. 1993;28:755–763.

11. Mahé YF, Michelet JF, Billoni N, et al. Androgenetic alopecia and microinflammation. *Int J Dermatol*. 2000;39:576–584.

12. Deloche C, de Lacharrière O, Misciali C, et al. Histological features of peripilar signs associated with androgenetic alopecia. *Arch Dermatol Res*. 2004;295:422–428.

13. Zinkernagel MS, Trüeb RM. Fibrosing alopecia in a pattern distribution. Patterned lichen planopilaris or androgenetic alopecia with a lichenoid tissue reaction pattern? *Arch Dermatol*. 2000;136:205–211.

14. Sperling LC, Solomon AR, Whiting DA. A new look at scarring alopecia. *Arch Dermatol*. 2000;136:235–242.

15. Kossard S. Postmenopausal frontal fibrosing alopecia: scarring alopecia in a pattern distribution. *Arch Dermatol*. 1994;130:770–774.

16. Harries MJ, Meyer K, Chaudhry I, et al. Lichen planopilaris is characterized by immune privilege collapse of the hair follicle's epithelial stem cell niche. *J Pathol*. 2013;231(2):236–247.

17. Miyazaki K, Higaki S, Maruyama T, Takahashi S, Morohashi M, Ito K. Chronic graft-versus-host disease with follicular involvement. *J Dermatol*. 1993;20(4):242–246.

18. Basilio FM, Brenner FM, Werner B, Rastelli GJ. Clinical and histological study of permanent alopecia after bone marrow transplantation. *An Bras Dermatol*. 2015;90(6):814–821.

19. Kossard S, Lee MS, Wilkinson B. Postmenopausal frontal fibrosing alopecia: a frontal variant of lichen planopilaris. *J Am Acad Dermatol*. 1997;36:59–66.

20. Aldoori N, Dobson K, Holden CR, McDonagh AJ, Harries M, Messenger AG. Frontal fibrosing alopecia: possible association with leave-on facial skin care products and sunscreens; a questionnaire study. *Br J Dermatol*. 2016;175(4):762–767.

21. Debroy-Kidambi A, Dobson K, Holmes S, et al. Frontal fibrosing alopecia in men - an association with facial moisturisers and sunscreens. *Br J Dermatol*. January 23, 2017. https://doi.org/10.1111/bjd.15311. [Epub ahead of print].

22. Munthe Axel. *The Story of San Michele*. London, UK: John Murray Publishers Ltd; 2004. Chapter XIII (Mamsell Agata), page 157.

23. Trüeb RM. A comment on frontal fibrosing alopecia (Axel Munthe's syndrome). *Int J Trichol*. 2016;8(4):203–205.

24. Samrao A, Chew AL, Price V. Frontal fibrosing alopecia: a clinical review of 36 patients. *Br J Dermatol*. 2010;163(6):1296–1300.

25. MacDonald A, Clark C, Holmes S. Frontal fibrosing alopecia: a review of 60 cases. *J Am Acad Dermatol.* 2012;67(5):955–961.

26. Ladizinski B, Bazakas A, Selim MA, Olsen EA. Frontal fibrosing alopecia: a retrospective review of 19 patients seen at Duke University. *J Am Acad Dermatol.* 2013;68(5):749–755.

27. Banka N, Mubki T, Bunagan MJ, McElwee K, Shapiro J. Frontal fibrosing alopecia: a retrospective clinical review of 62 patients with treatment outcome and long-term follow-up. *Int J Dermatol.* 2014;53(11):1324–1330.

28. Vañó-Galván S, Molina-Ruiz AM, Serrano-Falcón C, et al. Frontal fibrosing alopecia: a multicenter review of 355 patients. *J Am Acad Dermatol.* 2014;70(4):670–678.

29. Donati A, Molina L, Doche I, Valente NS, Romiti R. Facial papules in frontal fibrosing alopecia: evidence of vellus follicle involvement. *Arch Dermatol.* 2011;147:1424–1427.

30. Armenores P, Shirato K, Reid C, Sidhu S. Frontal fibrosing alopecia associated with generalized hair loss. *Australas J Dermatol.* 2010;51:183–185.

31. Chew AL, Bashir SJ, Wain EM, et al. Expanding the spectrum of frontal fibrosing alopecia: a unifying concept. *J Am Acad Dermatol.* 2010;63:653–660.

32. Macpherson M, Hohendorf-Ansari P, Trüeb RM. Nail involvement in frontal fibrosing alopecia. *Int J Trichol.* 2015;7(2):64–66.

33. Trüeb RM, El Shabrawi L, Kempf W. Cutaneous lupus erythematosus presenting as frontal fibrosing alopecia: report of 2 patients. *Skin Appendage Disord.* 2017;3:205–210.

34. Trüeb RM. Molecular mechanisms of androgenetic alopecia. *Exp Gerontol.* 2002;37(8–9):981–990.

35. Eichmüller S, van der Veen C, Mill I, et al. Clusters of perifollicular macrophages in normal murine skin: physiological degeneration of selected hair follicles by programmed organ deletion. *J Histochem Cytochem.* 1998; 46:361–370.

36. LoPresti P, Papa CM, Kligman AM. Hot comb alopecia. *Arch Dermatol.* 1968;98(3):234–238.

37. Sperling LC, Sau P. The follicular degeneration syndrome in black patients. 'Hot comb alopecia' revisited and revised. *Arch Dermatol.* 1992;128(1):68–74.

38. Gibbons G, Ackerman. Resolving quandaries: follicular degeneration syndrome? *Dermatol Dermatopathol Pathol Pract Concept.* 1995;1:197–200.

39. Olsen EA, Bergfeld WF, Cotsarelis G, et al. Summary of North American Hair Research Society (NAHRS)-sponsored workshop on cicatricial alopecia, Duke University Medical Center, February 10 and 11, 2001. *J Am Acad Dermatol.* 2003;48:103–110.

40. Khumalo NP. Grooming and central centrifugal cicatricial alopecia. *J Am Acad Dermatol.* 2010;62(3):507–508.

41. Kyei A, Bergfeld WF, Piliang M, Summers P. Medical and environmental risk factors for the development of central centrifugal cicatricial alopecia: a population study. *Arch Dermatol.* 2011;147(8):909–914.

42. Miteva M, Tosti A. Pathologic diagnosis of central centrifugal cicatricial alopecia on horizontal sections. *Am J Dermatopathol.* 2014;36(11):859–864.

43. Miteva M, Tosti A. Dermatoscopic features of central centrifugal cicatricial alopecia. *J Am Acad Dermatol.* 2014;71:443–449.

44. Foucault M. *The Birth of the Clinic. An Archaeology of Medical Perception.* New York: Vintage Books; 1994:26.

第 10 章

中央离心性瘢痕性秃发

KIASHA GOVENDER，MBCHB（UKZN），FCDERM（SA）• NCOZA C. DLOVA，
MBCHB（UKZN），FCDERM（SA），PHD（UKZN）
（吴亚桐　译　刘业强　审）

引言

中央离心性瘢痕性秃发（central centrifugal cicatricial alopecia，CCCA）是一种常见的淋巴细胞介导的瘢痕性秃发，主要见于非洲裔女性，男性患者少见。脱发是非洲裔美国人和非洲人咨询皮肤科医师的五大疾患之一[1-5]。

瘢痕性秃发以毛囊破坏和毛囊被纤维组织替代为特征。CCCA 是继牵拉性脱发之外在非洲和非洲裔美国中年女性中最常见的脱发类型。与其他瘢痕性秃发不同，CCCA 起病于顶部头皮，秃发区呈渐进性离心性扩大[6]。

尽管本病很流行，但其确切发病率、病因、遗传模式和循证治疗的资料仍然很少。

非洲患者的毛发形态及护理行为

非洲女性中 CCCA 发病率的增加是其头发独特形态特征和头发护理行为的直接结果。头发表现为水平切面呈椭圆形；直径不规则；多发扭曲且转向上随机和生硬，更无光泽、更易卷曲打结[7-11]。整体脂质和包裹头发皮脂含量的减少，导致头发干燥，表面不光滑，抗牵拉能力降低[12]，容易断裂。与白种人相比，固定毛囊的弹力纤维较少[13-14]，整体毛发密度也较低[12]。所有这些特征都导致了非洲人的头发脆性增加，随头发变长更为明显[15]。

几十年来，头发护理行为一直被认为是 CCCA 发病机制中诱发[16-17]或加重[16-19]的

因素。因此，了解常用的塑型方法是至关重要的。头发拉直是全世界非洲裔患者最常见的塑型方法[20]。这是通过加热方法实现的，如热梳或熨烫，或使用夹板或通过使用松弛剂进行化学拉直，后者重新排列头发中的二硫键，消耗半胱氨酸，使其更加脆弱[21]。扎辫子、编发和留长发等塑型方法，或者在头皮上粘上发辫，会增加发根承受的牵拉力[19, 22]。有研究表明，为保持特定发型的持续时间，非洲裔美国女性清洁头皮的频率低于白种人[9, 23]。目前尚不清楚头皮微生物的过度繁殖会否诱发 CCCA。

历史及术语

最初，这个疾病被 LoPresti 等称为"热梳性秃发"[17]。1987 年，Price 建议放弃这个术语，因为有证据表明热梳的使用在疾病发生中不是必备的[24]。Sperling 和 Sau 在 1992 年回顾秃发症，极大地扩展了我们对该病的理解。他们认为内毛根鞘（inner root sheath，IRS）过早剥脱是其发病的主要因素，毛囊而后受到机械因素和毛发梳理的影响而发病，因此就产生了"毛囊变性综合征"这个术语[18]。Headington 等回顾了相关文献后并不认同，他认为 IRS 过早剥脱可能会出现在其他多种瘢痕性秃发性疾病中[25]。他倾向于使用"非洲裔美国人瘢痕性秃发"这个术语。2000 年，Sperling 等[26]再次将该病命名更改为中央离心性瘢痕性秃发。本病脱发模式包括以下特征：

1. 冠部或顶部脱发
2. 慢性、进行性发展，最终毛发脱失
3. 疾病对称发展伴周围活动性进展
4. 周围病情活动区域有炎症的临床及组织学证据

这包括其他形式的瘢痕性秃发。目前的疾病术语是由北美毛发研究协会在 2001 年制定的[27]，他们将此前的热梳型秃发和毛囊变性综合征均纳入在"中央离心性瘢痕性秃发"名下。

流行病学

目前暂时缺少关于 CCCA 的大规模流行病学调查数据。本病主要发生在黑人女性中，是在这一人群中瘢痕性秃发的最常见原因[17-18, 27]。本病在男性[28]和白种人[17]中存在个案报告和小样本量病例报告的情况。发病率范围从 2.7%[29] 到 5.6%[30]，平均发病年龄为 36 岁[1]，很少有儿童发病的报道[31]。

发病机制

一些致病因素与该病的发病机制有关，但没有一种被最终证实。研究表明，某些非洲裔患者的 IRS 可能存在基因缺陷[32]，为可变外显率的常染色体显性遗传模式[33]。疾病的诱发或加重可能继发于创伤性头发护理行为，如扎辫子、编发、松弛剂和热拉直器等[7, 32, 34]。其他假设认为，CCCA 可能起源于女性型脱发（female pattern hair loss，FPHL），进而因头发护理行为继发为典型的 CCCA 表现[35-36]。

一些报道显示 CCCA 患者中头癣[30]及细菌感染[37]的发病率增高，提示感染导致的毛囊下部炎症可能参与了 CCCA 的发病，然而其他研究否定了这一观点[19]。合并症可能与 CCCA 有关。在一项研究中发现，CCCA 患者中 2 型糖尿病的患病率增加[37]，然而这种非常低患病率的相关性是不确定的。

临床表现

如最初所述，多年来关于 CCCA 经典临床表现的描述一直保持一致。脱发从患者冠部或顶部头皮开始（图 10.1），然后缓慢地呈离心性对称性向外扩大（图 10.2 ～ 10.5）。在 14 例患者中发现了一种少见的变异型，表现为头皮外侧、后部和中部出现多个不规则的片状脱发区[38]。

在疾病的早期阶段，患者表现为头发稀疏，类似于雄激素性脱发。头发断裂被描述为一些患者的早期症状[39]。这一发现的相关性需要更多的研究，因为其并没有出现在所有的 CCCA 患者中。此外，在许多情况下也会发现头发断裂，尤其是一些与头发损伤相

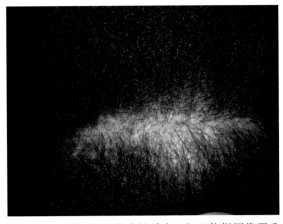

图 10.1 中央离心性瘢痕性秃发 1 级（依据图像严重程度评分[42]）

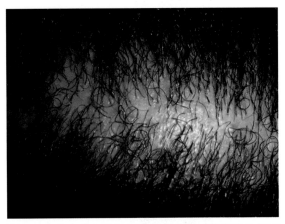

图 10.2 中央离心性瘢痕性秃发 2 级，伴疼痛性红斑和丘疹

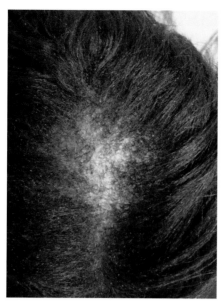

图 10.3　中央离心性瘢痕性秃发 3 级

关的行为。因此，这一发现究竟是 CCCA 自身的一个特征，还是只是由于头发护理行为而继发的表现，仍有待进一步研究。

　　患者通常在病程的晚期才到医院就诊，此时已经发生了较严重的脱发[19]。后期头皮呈现光滑、光亮的外观，伴有明显的毛囊开口缺失（毛囊丧失）。在这些秃发区域内，可能还残留着几缕孤立的头发或局部多毛[1, 40]。有时可见红斑、油腻的鳞屑、毛囊性丘疹或脓疱，但这些不是典型表现，当出现时也不像传统的炎症性瘢痕性秃发那么显著。

　　本病进展缓慢，如果不采取治疗手段，将累及整个头皮中央部位。CCCA 患者可能完全没有不适症状，因此常常就诊较晚。当出现症状时，可以表现为轻度到重度，可能包括压痛、灼烧、感觉异常或瘙痒[16, 19]，后者通过刺激皮肤上的蛋白酶激活受体 2 而引起[41]。目前暂时缺少 CCCA 患者这些症状发生频率的数据[16]。使用先前确定的图像评分量表可将疾病严重程度分为 0 ～ 5 级；根据受影响较严重的解剖区域可分为 A 亚型（前额头皮）或 B 亚型（头顶）[42]（见图 10.1 ～ 10.5）。

皮肤镜

　　皮肤镜是一种有用的非侵入性检查工具，可用于多种皮肤疾病的诊断，包括那些累及头发和头皮的疾病[33]。毛发镜（毛发皮肤镜）可帮助观察和分析头皮和头发的结构和模式[34]。除了对临床诊断有显著贡献外，在 CCCA 中，经皮肤镜选择的活检点在组织学上有更高的诊断价值[34]。

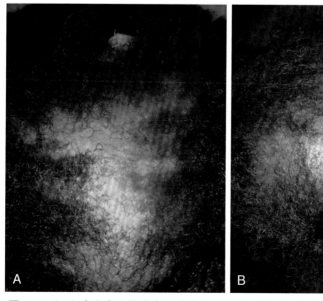

图 10.4　（A）中央离心性瘢痕性秃发（CCCA）4 级，（B）另一例 CCCA 4 级的病例

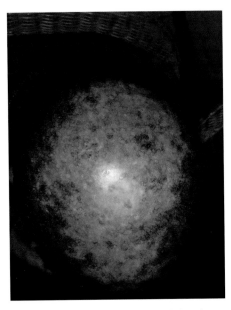

图 10.5 中央离心性瘢痕性秃发 5 级

CCCA 最敏感和特异性的皮肤镜表现是毛囊周围出现白色或灰色晕，这与受累毛囊的同心性毛囊周围纤维化相一致[43]（图 10.6）。断发，表现为毛囊开口内的黑点，也是另一个重要特征[43]。这两个区域是皮肤活检的最佳位置[44]。其他皮肤镜发现包括针尖样白点征、蜂窝状色素网、白色斑片、毛囊

周围红斑、同心性白色鳞屑、毛囊间星状棕色斑[43, 45]。

组织病理学

CCCA 最特异的诊断特征是在受累及未受累的毛囊中，IRS 在低于毛囊峡部水平时出现过早剥脱[28, 46]。然而这不是一个敏感性的表现，因为在某些活检标本中并不一定能发现这一表现。炎症细胞通常很少或完全缺失。早期在下漏斗部至峡部的毛囊周围可见苔藓样淋巴细胞浸润，随后被毛囊周围纤维化所代替[44]。与其他瘢痕性秃发相似，毛囊结构改变，继以毛囊密度降低，最终毛囊完全消失[44, 46]（图 10.7）。皮脂腺消失或数量减少，残余的皮脂腺通常以一种"抱头模式"围绕着毳毛[44, 46]。其他组织学表现包括裸露的真皮内毛干、毛囊微小化、毛囊内板层状角化过度或角化不全[44, 46]。

IRS 过早剥脱，加上前面描述的其他特征是诊断 CCCA 的组织学依据[39]。然而，组织病理学诊断并不容易，因为在取样的区域和所有区域并不总是能看到 IRS 的过早剥脱，

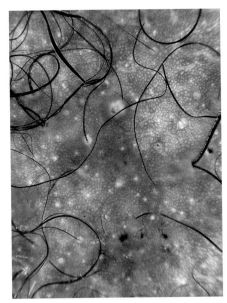

图 10.6 皮肤镜显示：紊乱的色素网，伴有局灶性白色斑片，毛囊周围的白色晕（毛干周围有圆形的灰白色区域），不规则分布的针尖样白点征，以及 2 根断发（Image courtesy of Mariya Miteva.）

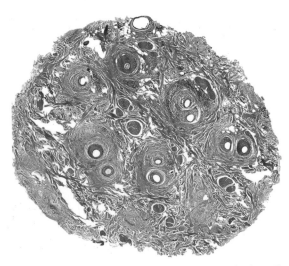

图 10.7 毛囊中部的组织病理表现（苏木精-伊红染色）显示毛囊结构破坏，皮脂腺消失，部分区域毛囊缺失。毛囊融合形成"眼镜样"结构，周围有毛囊周围纤维化和轻度苔藓样炎症。注意内毛根鞘的缺失（Image courtesy of Mariya Miteva.）

而其他表现对 CCCA 没有特异性[16]，在其他形式的瘢痕性秃发中也可以看到[25]。因此，往往需要临床及病理相结合才能做出最终的诊断。

鉴别诊断

CCCA 通常是一种临床诊断，根据诊断的不同阶段，可能与其他毛发疾病混淆。

在早期阶段，脱发的分布可能与女性型秃发（FPHL）非常相似[19]。因为 FPHL 是一种非瘢痕性脱发，毛囊开口的存在对区分 FPHL 与 CCCA 早起是有帮助的。

在 CCCA 中描述的断发，在**牵拉性脱发**中也很常见[19]。由于这两种情况经常同时发生，因此鉴别变得更为复杂。在单纯牵拉性脱发中，脱发主要发生在毛发边缘，前发际线或颞部头皮的后面。

临床上，CCCA 的炎症即使存在也通常较轻微，很容易与其他淋巴细胞性和中性粒细胞性瘢痕性秃发区分开来。在活动性疾病中，与其他淋巴细胞性瘢痕性秃发疾病如毛发扁平苔藓（lichen planopilaris，LPP）和盘状红斑狼疮（discoid lupus erythematosus，DLE）的组织学鉴别可能具有挑战性。在充分发展的晚期 CCCA 中，无论是在临床还是组织学上，与晚期 LPP、DLE、秃发性毛囊炎、棘状秃发性毛发角化症或经典 Brocq 假性斑秃通常无法区分[47-48]。

治疗方法

像其他的瘢痕性秃发一样，治疗是非常具有挑战性的。因为在初诊的患者中，大部分已经为晚期病例，大量的毛囊已经不可逆地消失了。目前还没有发表关于 CCCA 治疗的随机对照试验，因此处理建议主要基于个案报告或小样本量病例系列中报告的成功治疗经验。治疗的目的是终止炎症过程，保护剩余的头发，避免疾病的进展和瘢痕的形成。

一般措施

不应低估本病的心理影响。与大多数瘢痕性秃发一样，由于永久性脱发导致的心理影响，CCCA 与生活质量（QOL）的急剧下降相关[49]。需告知患者秃发将是永久性的，并做好现实的治疗预期。制订减轻精神痛苦以提高生活质量的策略可能包括提倡加入疾病相关的支持团体，以及在必要时向精神卫生保健医师进行转诊。

虽然没有证据表明头发塑型行为是导致疾病的主要原因，但其会加重脱发[7, 34]。因此，大多数作者一致认为，应避免通过热/化学拉直和牵拉等方法塑造发型，以减少进一步损害头发。对那些不愿意停止这类行为的患者，应鼓励他们减少进行头发塑型的频率，并选择一个专业的发型师，尽可能在拉直头发前使用热/化学保护剂或采用更宽松的编发和辫子以保护头皮和头发[16, 19]。

药物治疗

强效或超强效糖皮质激素每日外用，或每月 1 次病灶内注射（5～10 mg/ml），连续7～8 个月通常是一线治疗方案。这是针对活跃的外周扩散边缘，以防止疾病进展和减轻症状。一旦病情控制，可逐渐减少外用类固醇激素至每周 3 次[50]。注射治疗通常在至少 6 个月后才停止。使用控油洗发水有助于缓解瘙痒和减少有时出现的与疾病有关的头屑[51]。

其他文献中提到的外用治疗药物包括钙调神经磷酸酶抑制剂和米诺地尔[53]。

文献报道中，部分炎症严重或外用药治疗不成功的病例使用系统性药物，如四环素类、抗疟药、沙利度胺、抗雄激素药、5α-

还原酶抑制剂和免疫抑制剂（如霉酚酸酯和环孢素等）取得了一定成效[52-56]。这些药物通常使用6～9个月，直到疾病进展终止再停药。

手术治疗

对于组织学证实病情稳定、无炎症至少9～12个月的患者，毛发移植手术是可采用的方法[12]。然而这种手术有很高的失败风险，因为瘢痕区域血液供应受限，可能会降低移植物的存活率[51]。因此，在进行全部毛发移植之前，需要在一个区域内进行测试。如果成功，它将为患者提供一个永久性的脱发解决方案。然而，这一过程既耗时又昂贵，而且只能在专门的中心进行，大多数患者无法获得治疗。在对这些患者而言，假发和头皮文饰的等装饰技术将是一个选择。

小结

自最初被描述以来已近50年，CCCA仍然是一种需要研究的头皮疾病，其病因、发病机制和遗传机制尚不完全清楚。很少有文献报道其流行病学和治疗研究进展。需要在疾病的各个方面进行进一步的研究，以阐明遗传因素、头发护理行为、感染和合并疾病在疾病发病机制中的确切作用。需要开展大规模流行病学研究和生活质量研究，以确定该病的确切发病率和疾病负担。

研究治疗效果的随机对照试验对于探索最有效的治疗方法和建立明确的CCCA诊疗指南至关重要。

参考文献

1. Whiting DA, Olsen EA. Central centrifugal cicatricial alopecia. *Dermatol Ther.* 2008;21(4):268–278.
2. Halder RM, Grimes PE, McLaurin CI, et al. Incidence of common dermatoses in a predominantly black dermatologic practice. *Cutis.* 1983;32(4):388–390.
3. Rodney IJ, Onwudiwe OC, Callender VD, et al. Hair and scalp disorders in ethnic populations. *J Drugs Dermatol.* 2013;12(4):420–427.
4. Alexis AF, Sergay AB, Taylor SC. Common dermatologic disorders in skin of colour: a comparative practice survey. *Cutis.* 2007;80(5):387–394.
5. Dlova NC, Mankahla A, Madala N, Grobler A, Tsoka-Gwegweni J, Hift RJ. The spectrum of skin diseases in a black population in Durban, KwaZulu-Natal, South Africa. *Int J Dermatol.* 2015;54(3):279–285.
6. Ross EK, Tan E, Shapiro J. Update on primary cicatricial alopecias. *J Am Acad Dermatol.* 2005;53:1–40.
7. Lawson CN, Hollinger J, Sethi S, et al. Updates in the understanding and treatments of skin and hair disorders in women of color. *Int J Womens Dermatol.* 2015;1:59–75.
8. Franbourg A, Hallegot P, Baitenneck F, et al. Current research on ethnic hair. *J Am Acad Dermatol.* 2003;48 (suppl 6):S115–S119.
9. McMichael AJ. Ethnic hair update: past and present. *J Am Acad Dermatol.* 2003;48(suppl 6):S127–S133.
10. Khumalo NP, Doe PT, Dawber RP, et al. What is normal black African hair? A light and scanning electron-microscopic study. *J Am Acad Dermatol.* 2000;43(5 Pt 1):814–820.
11. Johnson BA. Requirements in cosmetics for black skin. *Dermatol Clin.* 1988;6(3):489–492.
12. Ji JH, Park TS, Lee HJ, et al. The ethnic differences of the damage of hair and integral hair lipid after ultra violet radiation. *Ann Dermatol.* 2013;25:54–60.
13. Taylor S. Practical tips for managing hair disorders in African-American females. *Przegl Dermatol.* 2006;3(7):25–27.
14. Richards GM, Oresajo CO, Halder RM. Structure and function of ethnic skin and hair. *Dermatol Clin.* 2003;21(4):595–600.
15. Bernard BA. Hair shape of curly hair. *J Am Acad Dermatol.* 2003;48(6):S120–S126.
16. Herskovitz I, Miteva M. Central centrifugal cicatricial alopecia: challenges and solutions. *Clin Cosmet Invest Dermatol.* 2016;9:175–181.
17. LoPresti P, Papa CM, Kligman AM. Hot comb alopecia. *Arch Dermatol.* 1968;98(3):234–236.
18. Sperling LC, Sau P. The follicular degeneration syndrome in black patients. "Hot comb alopecia" revisited and revised. *Arch Dermatol.* 1992;128(1):68–74.
19. Ogunleye TA, McMichael A, Olsen EA. Central centrifugal cicatricial alopecia. What has been achieved, current clues for future research. *Dermatol Clin.* 2014;32:173–181.
20. Callender V. African-American scalp disorders and treatment considerations. *Skin Aging.* 2002;10(suppl):12–14.
21. Khumalo NP, Stone J, Gumedze F, et al. 'Relaxers' damage hair: evidence from amino acid analysis. *J Am Acad Dermatol.* 2010;62(3):402–408.
22. Grimes PE. Skin and hair cosmetic issues in women of color. *Dermatol Clin.* 2000;18(4):659–665.
23. Hall RR, Francis S, Whitt-Glover M, et al. Hair care practices as a barrier to physical activity in African American women. *JAMA Dermatol.* 2013;149(3):310–314.
24. Price V. Hair loss in cutaneous disease. In: Baden HP, ed. *Symposium on Alopecia.* New York: HP Publishing Co; 1987.
25. Headington JT. Cicatricial alopecia. *Dermatol Clin.* 1996;14(4):773–782.
26. Sperling LC, Solomon AR, Whiting DA. A new look at scarring alopecia. *Arch Dermatol.* 2000;136(2):235–242.
27. Olsen EA, Bergfield WF, Cotsarelis G, et al. Summary of

North American hair research society (NAHRS) - sponsored workshop on cicatricial alopecia, Duke University Medical center, February 10 and 11, 2001. *J Am Acad Dermatol*. 2003;48(1):103–110.

28. Sperling LT, Skelton 3rd HG, Smith KJ, et al. Follicular degeneration syndrome in men. *Arch Dermatol*. 1994;130(6):763–769.

29. Khumalo NP, Jessop S, Gumedze F, et al. Hairdressing and the prevalence of scalp disease in African adults. *Br J Dermatol*. 2007;157(5):981–988.

30. Olsen EC, Callender V, McMichael A, et al. Central hair loss in African American women: incidence and potential risk factors. *J Am Acad Dermatol*. 2011;64(2):245–252.

31. Eginli AN, Dlova NC, McMichael A. Central centrifugal cicatricial alopecia in the pediatric population: a case series and review of the literature. *Paed Dermatol*. 2017;34:133–137.

32. Dlova NC, Forder M. Central centrifugal cicatricial alopecia: possible familial aetiology in two African families from South Africa. *Int J Dermatol*. 2012;51(suppl 1):17–20.

33. Dlova NC, Jordaan FH, Sarig O, et al. Autosomal dominant inheritance of central centrifugal cicatricial alopecia in black South Africans. *J Am Acad Dermatol*. 2014;70(4):679–682.

34. Suchonwanit P, Hector CE, Bin Saif GA, et al. Factors affecting the severity of central centrifugal cicatricial alopecia. *Int J Dermatol*. 2016;55(6):338–343.

35. Olsen E. Pattern hair loss. In: Olsen EA, ed. *Disorders of Hair Growth: Diagnosis and Treatment*. New York: McGraw-Hill; 2003:326.

36. Olsen EA. Female pattern hair loss and its relationship to permanent/cicatricial alopecia: a new perspective. *J Invest Dermatol Symp Proc*. 2005;10(3):217–221.

37. Kyei A. Medical and environmental risk factors for the development of central centrifugal cicatricial alopecia. *Arch Dermatol*. 2011;147(8):909.

38. Miteva M, Tosti A. Central centrifugal cicatricial alopecia presenting with irregular patchy alopecia on the lateral and posterior scalp. *Skin Appendage Disord*. 2015;1(1):1–5.

39. Callender VD, Wright DR, Davis EC, et al. Hair breakage as a presenting of early or occult central centrifugal cicatricial alopecia: clinicopathological findings in 9 patients. *Arch Dermatol*. 2012;148(9):1047–1052.

40. Gathers RC, Jankowski M, Eide M, et al. Hair grooming practices and central centrifugal cicatricial alopecia. *J Am Acad Dermatol*. 2009;60(4):574–578.

41. Bin Saif GA, McMichael A, Kwatra SG, et al. Central centrifugal cicatricial alopecia severity is associated with cowhage-induced itch. *Br J Dermatol*. 2013;168(2):253–256.

42. Olsen E, Callender V, Sperling L, et al. Central scalp alopecia photographic scale in African American women. *Dermat Ther*. 2008;21(4):264–267.

43. Miteva M, Tosti A. Dermatoscopic features of central centrifugal cicatricial alopecia. *J Am Acad Dermatol*. 2014;71(3):443–449.

44. Miteva M, Tosti A. Pathologic diagnosis of central centrifugal cicatricial alopecia on horizontal sections. *Am J Dermatopathol*. 2014;36(11):859–864.

45. Miteva M, Tosti A. Hair and scalp dermatoscopy. *J Am Acad Dermatol*. 2012;67(5):1040–1048.

46. Sperling LC. *J Cutan Pathol*. 2001;28:333–342.

47. Sperling L. Broqc's alopecia (pseudopelade of Broqc) and "burn out" scarring alopecia. In: Sperling LC, ed. *An Atlas of Hair Pathology with Clinical Correlations*. New York: The Parthenon Publishing Group; 2003:115–118.

48. Alzolibani AA, Kang H, Otberg N, et al. Pseudopelade of Broqc. *Dermatol Ther*. 2008;21(4):257–263.

49. Dlova NC, Fabbrocini G, Lauro C, et al. Quality of life in South African Black women with alopecia: a pilot study. *Int J Dermatol*. 2016;55:875–881.

50. Gathers RC, Lim HW. Central centrifugal cicatricial alopecia: past, present and future. *J Am Acad Dermatol*. 2009;60(4):660–668.

51. Callender VD, McMichael AJ, Cohen GF. Medical and surgical therapies for alopecias in black women. *Dermatol Ther*. 2004;17(2):164–176.

52. Semble A, McMichael A. Hair loss in patients with skin of color. *Semin Cutan Med Surg*. 2015;34(2):99–103.

53. Scott DA. Disorders of the hair and scalp in blacks. *Dermatol Clin*. 1988;6(3):387–395.

54. McMichael AJ. Hair and scalp disorders in ethnic populations. *Dermatol Clin*. 2003;21(4):629–644.

55. Bulengo-Ransby SM, Bergfeld WF. Chemical and traumatic alopecia from thioglycolate in a black woman: a case report with unusual clinical and histologic findings. *Cutis*. 1992;49(2):99–103.

56. Price VH. The medical treatment of cicatricial alopecia. *Semin Cutan Med Surg*. 2006;25(1):56–59.

第 11 章

牵拉性脱发

RENÉE A. BEACH，MD，FRCPC • NONHLANHLA P. KHUMALO，MBCHB，FCDERM，PHD
（马晓蕾　译　刘奕聪　李吉　审）

引言

　　牵拉性脱发（traction alopecia，TA）是由于拉扯头发或者高张力发型造成的。好发于女性，尤其是头发呈非裔发质的女性。本章详细介绍了 TA 的临床表现，严重程度分级方法，组织病理学和毛发镜特征。TA 的临床表现多种多样，包括可以随行为改变的可逆性、非瘢痕性脱发，以及慢性、瘢痕性、不可逆性脱发。TA 的治疗主要是消除牵拉因素，避免可致疼痛的发型，以及避免化学拉直头发的发型，从而显著降低 TA 的发生。

人群特征

　　TA 可发生于男性或女性，但好发于女性，尤其头发呈非裔发质的女性。据流行病学记载，TA 在高中女生和南非成年女性的患病率分别为 17% 和 32%[1]。同样，来自美国的患病率数据显示，非洲裔美国年轻女性 TA 的患病率为 18%[2]。相反，南非男学生中没有 TA，仅在梳着发辫的男生中有 3% 的发病率[1, 3]。有非裔发质头发的女性，她们可能是自然发型或者经过化学处理后的发型；这两种情况都可能因为张力和牵拉而导致牵拉性脱发。使用化学松解剂让头发松解后接发或编发，在自然头发基础上接发辫或者做发型后出现某些症状（疼痛、丘疹样皮疹、灼痛、使用化学松解剂后出现结痂[4]），这些情况都有很高风险发展为 TA。通常，增加发量的发型设计需要给头发施加更大的张力，并持续

数周，这就形成一个持续的牵拉状态。其他可发展为 TA 的高危人群包括戴头巾的锡克教男子，戴头巾的土耳其妇女[5-6]；盘发髻的芭蕾舞演员[7]；使用发卡别护士帽的护士[8]。

　　尽管一致的证据表明 TA 好发于某种特定的发质和人群，但其他种族人口统计群体表明，随着对各种发型和配饰的选择使用，高加索或亚洲人群也可能发生这种类型的脱发。TA 发生的重要因素是所做发型的种类和频率。所以，患者常用的发型或者经常佩戴有牵拉的配饰是提供给临床医生最重要的信息。

临床表现

　　TA 的临床表现可分为边缘性和非边缘性。

　　边缘性 TA，脱发沿发际线分布，尤其是额部和颞部[4]（图 11.1A 和 B）。这种类型常见于盘着发髻的芭蕾舞演员或包着头巾的锡克教男士[6]。也见于在发际线处紧紧扭成发绺或前额头发不断后拉的情况。秃发患者通常出现"刘海征"。临床特征表现为毛发脱落，仅有细小的毳毛；毳毛沿额颞部发际线排列，类似叹号或"刘海"样[9]。这在急性或慢性期都是 TA 重要的临床特征（图 11.2）。边缘性牵拉性脱发严重程度评分（Marginal Traction Alopicia Severity Score，M-TAS Score）为这种类型的秃发提供客观、有效的评估[10]。沿着前后发际线共检测患者 6 个部位，评估者根据照片中周围发际的脱发严重程度给 TA 从 1（轻度）到 4（重度）评分。0 分表示正常，没有 TA 脱发。6 处总分 24 分提示前后发际线

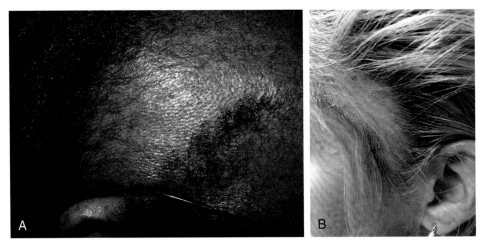

图 11.1 （A）非洲纹理头发的女性边缘性牵拉性脱发；（B）西班牙裔女性患者的边缘性牵拉性脱发，该患者每周至少 3 天都紧扎发髻，持续了 20 年（Image courtesy of Mariya Miteva，MD.）

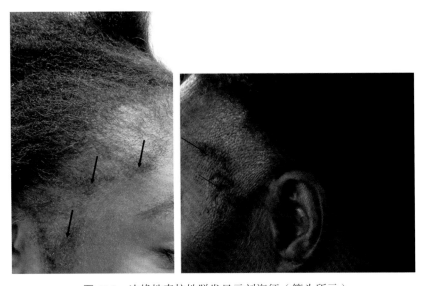

图 11.2 边缘性牵拉性脱发显示刘海征（箭头所示）

出现严重的脱发（图 11.3）。该评分可以在临床工作中连续监测 TA 的进展，并允许研究中评估观察者间的可信度。

尽管边缘性脱发是 TA 最常见的临床表现，但脱发也可发生于头皮的其他部位，呈**非边缘性**分布。例如将头发扎成很紧的玉米辫、发髻或小辫子的女性，可能整个头皮都有这种表现，这是由辫子的发根部张力导致的（图 11.4）。接发者在接发处头皮会出现 TA。通常，这些患者临床表现不明显或无症状[11]。鉴于这些特征，检查头皮以免漏诊是非常重要的。

头皮的检查需要留意患者的发型，某些特定的发型容易导致头发牵拉而形成 TA。把头发梳到后面扎成发髻，或扎一个紧的马尾辫或"一字"辫都是常见的可引起 TA 的发型（表 11.1）。其他较少见的引起 TA 的发型包括单一的盒型发辫或微梳发辫，玉米垄样辫或小卷发。当使用化学物质处理头发后的接发者在梳这些发型时，TA 的发生率大大提高[4]。头发湿的时候定型增加了头发的伸展性。这可能导致头皮张力增大而引起 TA。由于潮湿的头发增加的延展性，在头发变干之前，TA 可能临床表现不明显，甚至无症状。

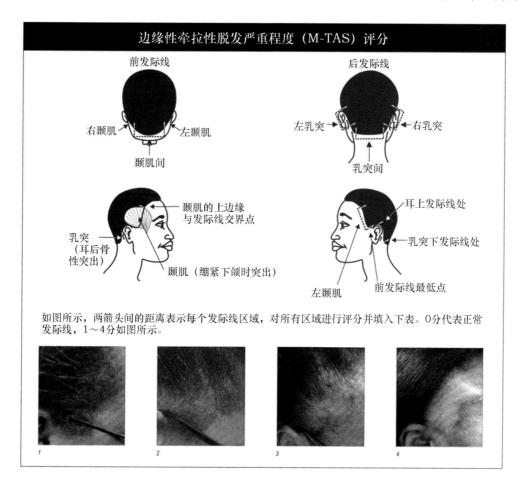

TA 的诊断主要依靠临床检查；但是患者的发型史和 TA 危险因素的存在是非常重要的。除了大量的发型和发饰，比如长发绺、小卷发、玉米垄样辫、盒状辫、微束辫、发夹、发髻 / 马尾，其他的依据包括做发型和佩戴发饰后产生了疼痛或头痛。某些患者可能反映在做牵拉发型后头皮出现红斑、脓疱或丘疹样皮疹[4]。做新发型后使用止痛药缓解

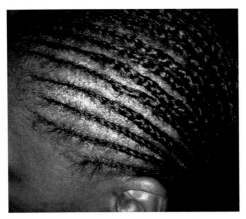

图 11.4　玉米辫患者的非边缘性脱发

表 11.1　牵拉性脱发的危险因素	
因素	举例
● 有张力的发型	● 发髻，马尾
● 其他头发	● 接发 ● 波浪发 ● 盒型辫 ● 微束辫 ● 玉米垄样辫 ● 小卷发
● 头发松解剂 / 化学物质处理后的头发的发型	—
● 有张力的湿发固定	—
● 紧密包裹头发的物质	● 头巾 ● 发带 ● 假发

疼痛也提示头皮有严重的牵拉史。患者会承认反复拍打或轻敲头皮来缓解紧绷感。有些患者可能会弄湿头发，因为这样可增加头发的弹性以缓解头皮紧张。鉴于做发型花费的时间和金钱，很少有患者去改变已做发型。

鉴别诊断

　　其他需要考虑的诊断包括非瘢痕性脱发和瘢痕性脱发。例如，需要排除拔毛癣（trichotillomannia，TM），尤其是儿童或焦虑或有强迫症倾向的患者[12]。尽管 TM 也是发生于反复的牵拉动作，与 TA 不同的是，它并

不一定是发生在受张力的部位。TM 常常表现为沿着毛干纵轴断裂的毛发，而不是从毛球中拔出的毛发。在 TA 的急性期，会出现红斑和脓疱，需要鉴别头皮毛囊炎[4]。斑秃也需要鉴别[13]，前后发际线处匍行性脱发类似边缘性 TA（表 11.2）。

　　在瘢痕性秃发中，需要鉴别的是一种毛发扁平苔藓的亚型即前额纤维性脱发（frontal fibrosing alopecia，FFA）。有证据表明两种疾病可同时存在[14]。然而，FFA 包含其独特的临床特征，比如"孤立发"、毛囊周围红斑或色素沉着；皮肤呈萎缩、硬化等退行改变（在退行性发际边缘）；通常眉毛也脱落[15]。一个不常见但是也需要鉴别诊断的是颞部三角形秃发 / 先天性三角形秃发。本病改变发型后不能改善临床特征，可以与儿童早期 TA 鉴别。

诊断性检查
毛发镜表现

　　随着皮肤镜成为皮肤病诊断中一个重要的辅助工具，毛发镜作为它的分支之一也成为毛发疾病诊断的一个有效、无创性检查。TA 特征性的毛发镜表现包括断发和黑点征，分别见于 100% 和 92% 的 TA 患者。尽管这些特征在 TA 中常见，但它们并不特异。断发也见于所有的 TM 患者[5]。据报道黑点征见于 40% 的 TM、斑秃、头癣患者[16]。TA 第二常见的皮肤镜特征包括成簇的短毳毛（图 11.5A）、黄点征；这些特征没有之前描述的特征常见。

表 11.2　牵拉性脱发的鉴别诊断	
● 非瘢痕性脱发	● 拔毛癣 ● 头皮毛囊炎 ● 斑秃 ● 先天性三角形秃发
● 瘢痕性脱发	● 前额纤维性秃发

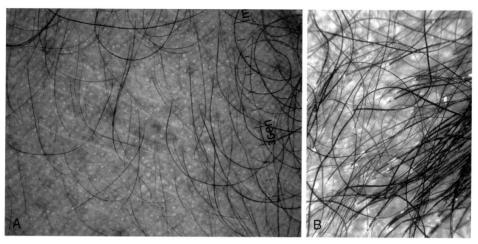

图 11.5　（**A**）牵拉性脱发的毛发镜显示针尖大小白点征和细小毛发；（**B**）急性期牵拉性脱发的毛发镜显示毛发管型（Image courtesy of Antonella Tosti，MD.）

TA 的毛发镜也常见管型毛发（图 11.5B）。管型是沿着近端毛干出现的白色或棕色圆柱体。他们可移动，代表内和（或）外毛根鞘。这对于 TA 是特异性的，代表早期和持续的中等的牵引力[17]。

毛发镜的表现可以区分近期发病的 TA 和慢性 TA。慢性 TA 容易出现毛囊开口缺失，提示 TA 可向瘢痕性秃发转化。相应的，这些患者没有毛发管型[5]。毛发管型缺失表明在 TA 中没有持续的牵引力，也没有实际的毛发缺失（例如，毛发间的密度降低）。这些特征都不见于近期发病的 TA。

组织病理学

TA 的活检结果可以区分亚急性、短期和慢性、长期的病例（表 11.3）。病程数周或数月的 TA 活检结果显示水平切面退行期和休止期的毛发数量及色素管型增多，纵切面上沿毛干出现色素失禁。毛发软化，也就是毛干变形，也是一个值得注意的特征。TA 水平切面上可见终毛减少，而毫毛数量相对一致[18]（图 11.6A）。

另外，尽管长期慢性的 TA 病例可以与一些短期的 TA 病例有相同的病理组织学表现，但还会出现毛囊退化、毛囊皮脂腺单位峡部纤维束形成，而皮脂腺完整[13, 19]（图 11.6B）。

总体来说，早期 TA 和 TM 有相似的病理组织学表现[13, 18-19]，它们都表现为缺乏炎细胞浸润，毛囊和毛囊周围出血，毛囊皮脂腺单位上部色素失禁，以及之前提到的毛发软化。不同的是，这些特征在 TA 中通常没有 TM 那么严重，分布也不那么广泛。

治疗、患者教育和预后

对 TA 的治疗最主要的措施是让患者采用非牵拉、低张力的发型。鼓励患者多样化发型和放松现有的发型。多样化发型包括停止在头皮相同的区域引起牵拉的反复扎辫子、盘发髻或马尾等行为，引导患者选择具有相同功能和审美效果的其他发型。有些患者出

表 11.3　牵拉性脱发的组织病理学特征	
• 急性 / 亚急性期表现	• 毛发软化
	• 色素性毛发管型
	• 毛囊和毛囊周围出血
• 慢性期表现	• 毛囊退化
	• 纤维束形成
	• 毛干变空
	• 皮脂腺完整

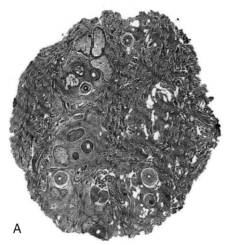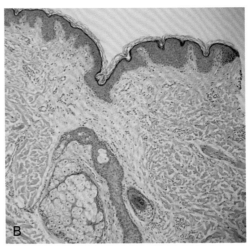

图 11.6 （**A**）牵拉性脱发的水平切片：异常的毛囊结构，部分区域毛囊退化。没有终毛，仅有毳毛（$n=8$）。注意局部皮脂腺完整（H&E 染色，2×）；（**B**）牵拉性脱发的垂直切片显示皮脂和毳毛毛囊相连（H&E 染色，4×）［（**A**）Image courtesy of Mariya Miteva，MD.］

于宗教和文体的原因，不能摘掉发饰或改变发型，这种情况下放松牵引源非常重要。例如，应鼓励戴头巾的患者在将头巾裹在头皮之前使用无牵引的覆盖物。梳着长发绺的患者，要适当减少张力和张力的频率。近期，好多 TA 的年轻男女患者，他们仍然梳着长发绺或微束发型，但是他们通过剃掉前额 1 ~ 2 cm 的发际线来缓解拉力，从而保持发际线。这种行为仅仅是重新分布张力，让牵引力轻微后移。

据报道外用米诺地尔可以成功改善 TA[20-21]。患者坚持使用米诺地尔至少 6 个月，脱发区可见毛发再生[20]。为避免给患者提供治疗方案的冲突，要强调，米诺地尔的使用是二线辅助治疗，发型改变是主要的治疗措施。不改变有牵引力的发型，只是单纯外用米诺地尔，只能产生毳毛，这些毳毛对于持续的，日积月累的牵引力来说是非常脆弱的。可能会产生一种周期的毛发再生，随后机械性脱落的恶性循环。

对于失去毛发再生能力的慢性 TA，手术可能是一种治疗手段。有人提出 TA 的患者可以选择毛发移植，包括打孔移植、微型移植、微小移植和毛囊单位移植[21]。有一个详细的案例描述了一位 TA 女性患者同时接受了微型移植和微小移植的植发并取得了成功，这提示毛发移植在病程大于 5 年的 TA 治疗中潜力是非常大的[22]。尽管这种方法可行，但是外科治疗不仅有创，而且价格昂贵，还是应该首选简单的发型改变。

TA 是一种可以避免的秃发，所以应该隶属于皮肤病预防学领域。鉴于皮肤科医生对于疾病的原因、高危人群和临床特征的深入了解，临床医生告知患者容易导致 TA 的发型是至关重要的。当出现 TA 的早期征象时，皮肤科医生应该专业地告知其潜在的永久性影响。更积极的医生在其职业范围内，甚至可以通过公告或者面对面的交谈来教育初级保健医师和美发师。在当今的数字时代，初级保健和皮肤科医师网站、社交媒体页面可以通过图片示例 TA 的特征，提示如何避免 TA，例如避免编辫子的疼痛；当形成脓疱或丘疹样皮损时应改变发型；避免严重的牵拉；至少每 6 ~ 8 周更换一次发型。这样可以让 18 岁以下的年轻人，也就是目前认为最有可能患轻度 TA 的人群，了解合适的发型设计，并采取措施规避 TA，因此避免了目前在 26 至 50 岁女性中出现更高的患病率[4]。皮肤科医生应利用其沟通技巧，让患者选择既能减少拉力，又能安全地享受流行发型，而不引起 TA，这是至关重要的。

　　TA 的预后是可变的，这是基于快捷的诊断，从而让患者积极采取应对措施。临床医生可以同时使用毛发镜和组织学检查作为诊断线索，当看到有毛囊存在时，往往提示 TA 的进展。此时要采取相应的行为措施和治疗。作为一项公共教育，皮肤科医生和其他临床医生应在诊疗工作中积极提供建议，在出现症状时第一时间纠正导致牵引力的行为。

参考文献

1. Khumalo NP, Jessop S, Gumedze F, Ehrlich R. Hairdressing and the prevalence of scalp disease in African adults. *Br J Dermatol*. 2007;157(5):981–988.
2. Rucker Wright D, Gathers R, Kapke A, Johnson D, Joseph CL. Hair care practices and their association with scalp and hair disorders in African American girls. *J Am Acad Dermatol*. 2011;64(2):253–262.
3. Khumalo NP, Jessop S, Gumedze F, Ehrlich R. Hairdressing is associated with scalp disease in African schoolchildren. *Br J Dermatol*. 2007;157(1):106–110.
4. Khumalo NP, Jessop S, Gumedze F, Ehrlich R. Determinants of marginal traction alopecia in African girls and women. *J Am Acad Dermatol*. 2008;59(3):432–438.
5. Polat M. Evaluation of clinical signs and early and late trichoscopy findings in traction alopecia patients with Fitzpatrick skin type II and III: a single-center, clinical study. *Int J Dermatol*. 2017.
6. James J, Saladi RN, Fox JL. Traction alopecia in Sikh male patients. *J Am Board Fam Med JABFM*. 2007;20(5):497–498.
7. Samrao A, Chen C, Zedek D, Price VH. Traction alopecia in a ballerina: clinicopathologic features. *Arch Dermatol*. 2010;146(8):930–931.
8. Hwang SM, Lee WS, Choi EH, Lee SH, Ahn SK. Nurse's cap alopecia. *Int J Dermatol*. 1999;38(3):187–191.
9. Samrao A, Price VH, Zedek D, Mirmirani P. The "Fringe Sign" – a useful clinical finding in traction alopecia of the marginal hair line. *Dermatol Online J*. 2011;17(11):1.
10. Khumalo NP, Ngwanya RM, Jessop S, Gumedze F, Ehrlich R. Marginal traction alopecia severity score: development and test of reliability. *J Cosmetic Dermatol*. 2007;6(4):262–269.
11. Yang A, Iorizzo M, Vincenzi C, Tosti A. Hair extensions: a concerning cause of hair disorders. *Br J Dermatol*. 2009;160(1):207–209.
12. Chandran NS, Novak J, Iorizzo M, Grimalt R, Oranje AP. Trichotillomania in children. *Skin Appendage Disord*. 2015;1(1):18–24.
13. Barbosa AB, Donati A, Valente NS, Romiti R. Patchy traction alopecia mimicking areata. *Int J Trichol*. 2015;7(4):184–186.
14. Callender VD, Reid SD, Obayan O, McClellan L, Sperling L. Diagnostic clues to frontal fibrosing alopecia in patients of African descent. *J Clini Aesthetic Dermatol*. 2016;9(4):45–51.
15. Mirmirani P, Khumalo NP. Traction alopecia: how to translate study data for public education–closing the KAP gap? *Dermatol Clin*. 2014;32(2):153–161.
16. Shim WH, Jwa SW, Song M, et al. Dermoscopic approach to a small round to oval hairless patch on the scalp. *Ann Dermatol*. 2014;26(2):214–220.
17. Tosti A, Miteva M, Torres F, Vincenzi C, Romanelli P. Hair casts are a dermoscopic clue for the diagnosis of traction alopecia. *Br J Dermatol*. 2010;163(6):1353–1355.
18. Bernardez C, Molina-Ruiz AM, Requena L. Histologic features of alopecias-part I: nonscarring alopecias. *Actas Dermo-sifiliograficas*. 2015;106(3):158–167.
19. Stefanato CM. Histopathology of alopecia: a clinicopathological approach to diagnosis. *Histopathology*. 2010;56(1):24–38.
20. Khumalo NP, Ngwanya RM. Traction alopecia: 2% topical minoxidil shows promise. Report of two cases. *J Eur Acad Dermatol Venereol JEADV*. 2007;21(3):433–434.
21. Callender VD, McMichael AJ, Cohen GF. Medical and surgical therapies for alopecias in black women. *Dermatol Therapy*. 2004;17(2):164–176.
22. Ozcelik D. Extensive traction alopecia attributable to ponytail hairstyle and its treatment with hair transplantation. *Aesthetic Plastic Surg*. 2005;29(4):325–327.

第 12 章

毛发扁平苔藓

NISHA S. DESAI，MD • PARADI MIRMIRANI，MD

（王雨馨 译 薛汝增 审）

引言

毛发扁平苔藓（lichen planopilaris，LPP）（也称为毛囊性扁平苔藓）最初在 1895 年由 Pringle 报道[1]。LPP 是瘢痕性秃发疾病的一种，根据疾病早期常规病理炎细胞浸润类型（淋巴细胞），可以归入原发性淋巴细胞性瘢痕性秃发亚类[2]。与所有原发性瘢痕性秃发一样，毛囊皮脂腺单位是炎症攻击的靶点，最终引起毛囊被纤维组织替代，导致进行性瘢痕形成及永久性脱发。LPP 可进一步分为经典型 LPP、前额纤维性秃发（frontal fibrosing alopecia，FFA）以及 Graham-Little-Piccardi-Lasseur 综合征[3]。本章着重于阐述经典型 LPP，简要讨论颅外变异型以及 Graham-Little 综合征，前额纤维性秃发将在本书其他章节进一步讨论。

流行病学

LPP 好发于中年白人女性，但男性及青少年个体也可受累，女性与男性患者比例为 4.9：1 ～ 8：1[4-5]。通过对四所三级转诊中心脱发患者的评估，LPP 在美国的患病率逐年增加，从 1.15% 至 7.59% 不等[6]。

病因学

许多研究显示 LPP 有一个自身免疫性病理过程，但是 LPP 与自身免疫的具体联系仍然不明确（也不能完全排除）[7]。因此，更倾向于 LPP 是遗传易感性和其他因素（环境、医学合并症、药物因素等）共同作用的结果。虽然家族性病例较为罕见，但既往也有报道[8]。近期有研究发现，HLA DRB1*11 和 DQB1*03 的等位基因在 LPP 患者中有更高频率的表达，也支持了基因相关的假说[9]。根据以往研究，17% ～ 28% 的 LPP 患者可能有其他类型扁平苔藓的表现[10-11]。此外，LPP 与其他皮肤病也相关，例如银屑病、痒疹型大疱性表皮松解症、疱疹样皮炎、线状硬皮病（en coup de sabre）以及持久性色素异常性红斑[12-16]。最近，在 Cleveland 临床基金会进行的两个独立的回顾性研究发现，29% 的 LPP 患者伴有甲状腺功能减退，28% 的 LPP 患者有雄激素过多 / 多囊卵巢综合征[17-18]。

一些药物的使用也会导致 LPP 的发生，包括肿瘤坏死因子 TNF-α 抑制剂（依那西普和英夫利昔单抗）以及咪喹莫特的外用制剂[12, 19-21]。也有假说提出扁平苔藓和 LPP 的发展与感染相关，譬如丙型肝炎病毒、人类免疫缺陷病毒、Ⅱ型单纯疱疹病毒、幽门螺杆菌、人乳头瘤病毒和梅毒螺旋体等[3]。有报道发现 LPP 可能继发于头皮创伤，例如毛发重建手术植发手术、面部提拉手术以及全脑放疗[22]。虽然具体机制尚不明确，目前认为在头皮创伤之后，本来处于免疫豁免状态的毛囊抗原暴露于免疫系统，引起 LPP 的发生。

发病机制

LPP 发病机制的研究仍在不断探索当中。

基因突变表达于皮脂腺的小鼠模型，尤其是asebia小鼠（硬脂酰辅酶A去饱和酶基因）和去除毛囊小鼠（gasdermin 3，一种转录因子），在临床和病理表现上与人类的瘢痕性秃发相似[23-28]。这些观察提示皮脂腺可能在所有瘢痕性秃发发病机制中处于中心地位。皮脂腺除了分泌皮脂和脂质代谢产物外，还促进内毛根鞘在正常的毛发循环过程中的协调分解[24]。这一步骤可能对毛囊的再生至关重要，正常腺体的缺失可能会导致毛干生长受阻，反过来可能导致皮脂腺部位的炎症，并破坏皮脂腺单位。

瘢痕性秃发的组织病理学研究均显示存在皮脂腺缺失，即使是在疾病的早期阶段也是如此[29]。并且活检提示，LPP患者临床看似未受累的头皮部位，也出现早期皮脂腺萎缩[30]。这提示皮脂腺功能失调直至最终功能丧失，可能在LPP以及其他所有瘢痕性秃发疾病中均处于疾病发生的中心环节。

最近使用微阵列技术研究发现，"主要调节"蛋白——过氧化物酶体增殖物激活受体γ（PPAR-γ）存在缺陷[31]。PPAR-γ是负责调节过氧化物酶体生物起源和脂质代谢的转录因子。PPAR-γ也有抗炎和调节炎症反应的作用。Karnik等人通过微阵列技术研究表明，在LPP患者当中PPAR-γ的表达明显减少[31]。这种抑制可能是由遗传、环境、毒素、感染、代谢、免疫或饮食变化引起的。PPAR-γ缺失导致皮脂腺功能障碍，引起异常代谢过程和促进炎症反应的"有毒"脂质堆积。这种异常的脂质堆积可能会诱发炎症反应，进而破坏皮脂腺和附近的干细胞，导致LPP中永久性毛发缺失和瘢痕形成。

临床特点

发生于头皮的经典型LPP可以分为三个临床亚型：斑片型LPP、弥漫型LPP以及近

期报道的模式型LPP。在斑片型LPP中，毛发呈小斑片状缺失，可能缓慢扩大，或与其他小斑片融合形成较大的瘢痕区域（图12.1）。在典型的瘢痕区域内，中央表面光滑，没有毛囊开口。根据皮肤类型不同，瘢痕区域可能会有色素减退或色素沉着。根据疾病活动程度不同，瘢痕区域边缘的毛囊可以呈现出不同程度的毛囊周围红斑及鳞屑。生长期毛发的拉发试验阳性提示疾病处于高度活动期。弥漫性LPP一般最早出现于头顶部，但皮损可累及任何部位。脱发在疾病早期很难被发现，但随着时间的推移，局部瘢痕会转变为弥漫性的毛发稀疏和斑片状瘢痕（图12.2）。近期提出一种新的LPP类型，称为模

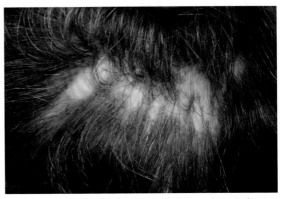

图12.1 毛发扁平苔藓呈斑片状脱发，表面毛囊开口消失。活动边缘可见毛囊周围红斑和瘢痕

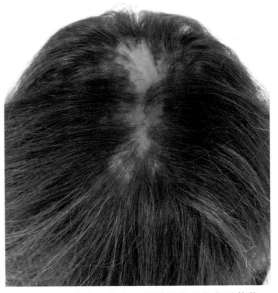

图12.2 头皮中央斑片状脱发的毛发扁平苔藓

式型 LPP 或模式状分布的纤维性秃发[32-34]。模式型 LPP 的临床表现介于弥漫型 LPP 与雄激素性秃发之间，提示炎症反应的毛囊周围红斑和毛囊角化过度仅出现于雄激素性秃发区域[32]（图 12.3）。此类型的组织病理表现与 LPP 完全相同；微型化毛发和终毛似乎都是炎症攻击的目标[33]。目前还不清楚模式型 LPP 到底是 LPP 的一种特殊表现形式，还是模式型 LPP 伴苔藓样宿主反应。

Graham-Little-Picardi-Lasseur 综合征表现为头皮瘢痕性秃发、伴有弥漫性毛囊丘疹的皮肤扁平苔藓（小棘扁平苔藓）和腋下及会阴部位的非瘢痕性脱毛三联征[10]。LPP 的其他表现形式还有仅累及一小部分线状头皮区域的线状 LPP，此类型较为罕见，目前仅有一例文献报道[35]。颅外其他部位的 LPP 也有报道，包括面部以及躯干的线状 LPP[36-40]。四肢及会阴部位的 LPP 也有报道[41-42]。LPP 也可与其他类型 FFA 并发。

LPP 可以有强烈灼烧、发痒、刺痛或疼痛等症状，但很大程度上也可能没有症状。

有时疾病高度活动期可能伴有严重脱发。LPP 的病程不一，且自然病程不详。有可能进展缓慢，有数片脱发斑或轻度稀疏，在数年内缓慢进展。其他病例中病程进展可能很快，在数月之内出现较多脱发斑或头皮大面积的毛发稀疏。虽然并不常见，有些患者会有一段时间疾病处于非活跃状态（缓解期）。

皮肤镜表现

在疑诊 LPP 时，皮肤镜是十分有用的辅助诊断工具（图 12.4）。在皮肤镜下可以观察到毛囊周围红斑、毛囊性角化过度以及早期瘢痕形成，这在肉眼观察时可能会遗漏。LPP 的其他皮肤镜特征包括角栓、细长的同心血管、毛囊间蓝紫色区域和大的不规则白点[43]。在选择活检部位帮助确诊时，皮肤镜也是有利的工具[44]。

组织病理学

在所有瘢痕性秃发的诊断中，活检可帮

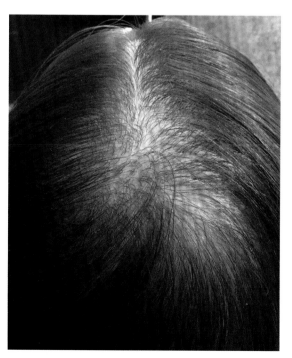

图 12.3 呈模式状脱发分布的毛发扁平苔藓

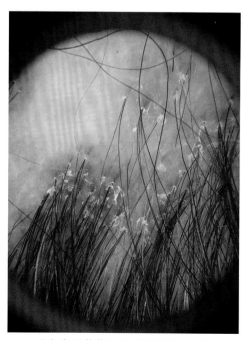

图 12.4 毛发扁平苔藓的皮肤镜表现：可见毛囊周围红斑、毛囊角化过度以及瘢痕形成

助明确诊断，量化炎症和瘢痕的程度，有助于为患者选择合适的治疗方案[45]。活检应选在活动性皮损的边缘，残存部分毛发的部位。标准的头皮活检尺寸为 4 mm 环钻活检，深度应达皮下脂肪层，确保整个毛囊皮脂腺单位可供观察。活检标本可以横切或纵切，也可以两者同时进行（HoVert 技术）[46]。根据病理医生的偏好，可能需要一到两块头皮组织活检标本。纵向切片对于了解表皮情况很有用；但每个切片只能检查一小部分的毛发。横向切片也是一种很好的切片方式，因其可以同时观察评估大量毛囊单位，具有测定毛发密度，休止期 / 毳毛比例、生长期与休止期毛发比例以及炎症浸润部位的优势[47-49]。常规 H&E 染色是标准的评价方法。LPP 的组织病理学表现包括：毛囊周围的苔藓样界面皮炎，浸润的淋巴细胞主要分布在毛囊的漏斗部和峡部。毛囊密度降低，皮脂腺萎缩和（或）皮脂腺缺失是常见的特征表现。还可以出现毛囊周围板层状纤维化、纤维束形成和复合毛囊形成（"猫头鹰眼或护目镜样结构"），这是疾病晚期的一个表现，代表多个毛囊在瘢痕形成的过程中融合[50]（图 12.5）。

处理

LPP 的治疗较为复杂。治疗方案要个性化处理，需要根据临床表现和症状的严重程

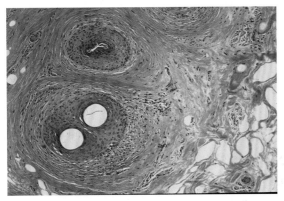

图 12.5 毛发扁平苔藓组织病理学表现为毛囊周围淋巴细胞为主的炎症浸润，伴有复合毛囊形成

度（瘙痒或局部炎症反应）、组织病理学结果以及脱发的程度和进展情况而定，治疗反应也因人而异。并且稳定或缓解后需要再坚持治疗 6 ～ 12 个月才可停止治疗。不过，本病的复发是比较常见的。记录炎症反应的症状体征并拍照记录脱发的严重程度有助于评价疗效。LPP 的活动性指数是评价疾病活动性和治疗反应的客观指标[51]。

治疗方案详见表 12.1。

局部外用 / 皮损内注射疗法

一般来说，轻度疾病患者或局限性患者可通过局部外用皮质类固醇（topical corticosteroids，TCs）治疗。最初可使用超强效 TCs，每天 1 ～ 2 次，连用 4 ～ 6 周。随着病情的改善，可将超强效 TCs 过渡为每周使用 2 ～ 3 次，或改用中效 TCs，将有助于预防心动过速和类固醇性萎缩。根据患者的偏好，TCs 有不同的剂型，包括溶液、泡沫剂、喷雾剂和凝胶。油剂和软膏剂在卷曲发质患者中效果较好。TCs 的潜在副作用包括激素相关痤疮 / 毛

表 12.1 毛发扁平苔藓治疗方案	
疾病严重程度（通过体征和症状、活检的炎症反应程度和脱发的进展情况来评判）	**治疗方案**
轻度	局部外用皮质类固醇 局部外用钙调磷酸酶抑制剂 皮损内注射皮质类固醇
中度	所有轻度治疗方案内包括的方法，以及以下一种或多种： 四环素类抗生素 抗疟药 噻唑烷二酮类药物 维甲酸类药物
重度	所有轻度治疗方案内包括的方法，以及以下一种或多种： 霉酚酸酯 环孢素 泼尼松

囊炎、类固醇性萎缩以及短期的下丘脑-垂体-肾上腺轴抑制[52]。临床医生应密切监测这些副作用。

外用钙调磷酸酶抑制剂（topical calcineurin inhibitors，TCIs）可以作为 TCs 的替代或辅助治疗手段。市面上可以买到他克莫司软膏或吡美莫司乳膏，但可以合成外用溶液剂或洗液，以便在头皮上使用。最近由美国食品和药品监督管理局（Food and Drug Administration，FDA）批准治疗特应性皮炎的 crisaborole 软膏（磷酸二酯酶 4 抑制剂），是另一种非甾体抗炎药，可能对治疗 LPP 有帮助。抗炎洗发液（如外用皮质类固醇类洗发液、去屑洗发液或含有茶树油的洗发液）也可与 TCs 和 TCIs 一起用于治疗 LPP。如果局部治疗对小面积或局部区域无效，下一步可以尝试在皮损区域内注射外用皮质类固醇（曲安奈德），以每 4 ～ 12 周 2.5 ～ 10 mg/ml 的激素浓度注射。这可以显著缓解症状，通常被用作几个月的"桥梁"治疗，直到其他治疗的全部效果发挥作用。

系统治疗

对于弥漫性或严重的病例，可以口服抗炎药物和免疫抑制剂类药物。四环素类抗生素，如多西环素或米诺环素，均可作为一线和长期的抗炎抗生素。可以选择标准剂量（100 mg/ 次，1 天 2 次），或为减少抗生素耐药性的机会选择较低的亚微生物剂量（每天 20 ～ 40 mg）。Racz 等发现 57% 的 LPP 患者对四环素类抗生素表现出部分或良好的治疗反应[53]。

羟氯喹（hydroxychloroquine，HCQ）、氯喹和喹那克林等抗疟药物是公认的非类固醇抗淋巴细胞药物。考虑到其安全性、低副作用的特点及疗效，HCQ 被认为是系统性治疗淋巴细胞介导的瘢痕性秃发的金标准疗法。HCQ 的初始剂量与实际体重相关，为 5 mg/（kg·d），

每日 1 次或分 2 次口服。鉴于 HCQ 的半衰期较长，药物起效可能需要 10 ～ 12 周。实际上，HCQ 的血药浓度可能需要 6 个月的治疗才能够达到稳定[45]。根据几项回顾性研究，HCQ 的疗效（部分和完全应答者）在 53% ～ 83% 之间[51, 53-54]。建议在基线期及使用药物 5 年后的每年进行一次全面的眼科检查[55]。基线期及每间隔 6 ～ 12 个月进行一次全血细胞计数和肝功能检查。不良反应包括胃肠不适、肌痛、皮肤色素沉着、血液变化和眼科损害，但非常罕见。HCQ 在老年患者、已存在黄斑病变、肾/肝疾病、服用他莫昔芬的患者及连续用药 7 年以上的患者中应谨慎使用。

噻唑烷二酮类药物（吡格列酮和罗格列酮）是目前在美国应用的 PPAR-γ 受体激动剂，FDA 批准用于治疗 2 型糖尿病。这类药物可以安全地用于非糖尿病患者。药物可能的副作用包括液体潴留、继发性外周水肿和体重增加（这可能对充血性心力衰竭患者造成心血管疾病风险）。长期服用吡格列酮的患者患膀胱癌的风险是否增加仍有争议，不过据目前报道，使用该药物 2 年后罹患膀胱癌风险有增加[56-58]。就疗效而言，目前一些病例系列研究显示，药物应答率（症状减轻、炎症反应及脱发缓解）在 20% 到 70% 不等[59-61]。药物起效时间在数周到数月不等，目前长期疗效尚不明确[61]。

鉴于其在治疗皮肤扁平苔藓方面的疗效，目前低剂量的维甲酸（10 mg）和异维 A 酸被推荐用于 LPP 患者[62-63]。一项回顾性研究发现，口服维甲酸可以作为难治性病例的一种很好的辅助治疗，在 21 例患者中有 5 例（24%）获益[64]。因此，口服维甲酸类药物可能是 LPP 患者的一种合理治疗方案；但因其可能引起休止期脱发（进而加剧脱发），限制了临床使用。此外，因其明确的致畸作用，在育龄期女性中，口服维甲酸的使用应格外谨慎。基期线和每月的实验室检查包括肝功

能、血脂、尿或血清人绒毛膜促性腺激素（育龄期女性）。

霉酚酸酯（mycophenolate mofetil，MMF）是一种抑制淋巴细胞活化的抗代谢药物，被FDA批准用于治疗和预防器官移植患者的排异反应。考虑到药物的有效性、耐受性和安全性，MMF推荐为经过6个月HCQ治疗LPP患者持续症状和脱发的首选二线治疗用药[45]。在一组对既往至少6个月内多种治疗方案效果不佳16名患者的研究中，MMF（剂量范围为500 mg，每日2次至1000 mg，每日2次）对83的%的患者有效[65]。基线和每月实验室检查包括肝功能和全血细胞计数。MMF可能会增加先天性畸形和妊娠前三个月流产风险，因此育龄期女性应谨慎使用。在一项关于MMF与环孢素（cyclosporine，CsA）长期安全性的研究发现，MMF具有更低的癌症或终末器官损伤的长期风险[66]。

CsA是钙调磷酸酶抑制剂，可以抑制T细胞的激活和增殖，并抑制T细胞分泌诸如负责巨噬细胞激活的干扰素γ等的促炎因子[67]。短期的CsA治疗方案（2～5个月）可使LPP患者获益[68]，报道剂量为3～5 mg/（kg·d）。患者监测包括基线血压、肾功能、全血细胞计数、肝功能检测和尿常规，每2周监测一次，持续1个月，后续治疗期间每月监测一次[69]。由于其累积的肾毒性不良反应，CsA不适合长期使用，只能作为3～6个月的临时或桥接治疗。

口服泼尼松可迅速缓解炎症症状和体征；然而，鉴于其副作用较大，不适合作为长期用药，只作为临时或桥梁治疗。口服泼尼松剂量建议为0.5～1 mg/kg，并在数周至数月内逐渐减量。

小结

LPP是一种可能由遗传易感性和环境因

素共同作用引起的慢性淋巴细胞性瘢痕性秃发，临床表现为毛囊周围红斑、鳞屑，最终进展为斑片状或弥漫性的脱发及瘢痕，早期诊断和治疗是预防广泛受累和永久性脱发的关键。治疗方案取决于年龄、性别、症状和疾病严重程度（临床表现和组织病理学）。TCs和非激素类制剂，皮损内注射外用皮质类固醇，以及各种系统用抗炎药物或免疫抑制剂，单用或者联合使用都能够很好地控制病情。

参考文献

1. Adamson, HG. Lichen pilaris, seu spinulosus. *Br J Dermatol.* 1905;17(2):39–54.
2. Olsen EA, Bergfeld WF, Cotsarelis G, et al. Summary of North American Hair Research Society (NAHRS)-sponsored workshop on cicatricial alopecia, Duke University Medical Center, February 10 and 11, 2001. *J Am Acad Dermatol.* 2003;48(1):103–110.
3. Kang H, Alzolibani AA, Otberg N, Shapiro J. Lichen planopilaris. *Dermatol Ther.* 2008;21(4):249–256.
4. Meinhard J, Stroux A, Lünnemann L, Vogt A, Blume-Peytavi U. Lichen planopilaris: epidemiology and prevalence of subtypes - a retrospective analysis in 104 patients. *J Dtsch Dermatol Ges.* 2014;12(3):229–235, 229–236.
5. Soares VC, Mulinari-Brenner F, Souza TE. Lichen planopilaris epidemiology: a retrospective study of 80 cases. *An Bras Dermatol.* 2015;90(5):666–670.
6. Ochoa BE, King LE, Price VH. Lichen planopilaris: annual incidence in four hair referral centers in the United States. *J Am Acad Dermatol.* 2008;58(2):352–353.
7. Karnik P, Stenn K. Cicatricial alopecia symposium 2011: lipids, inflammation and stem cells. *J Invest Dermatol.* 2012;132(6):1529–1531.
8. Misiak-Galazka M, Olszewska M, Rudnicka L. Lichen planopilaris in three generations: grandmother, mother, and daughter - a genetic link? *Int J Dermatol.* 2016;55(8):913–915.
9. Pavlovsky L, Israeli M, Sagy E, et al. Lichen planopilaris is associated with HLA DRB1*11 and DQB1*03 alleles. *Acta Derm Venereol.* 2015;95(2):177–180.
10. Tan E, Martinka M, Ball N, Shapiro J. Primary cicatricial alopecias: clinicopathology of 112 cases. *J Am Acad Dermatol.* 2004;50(1):25–32.
11. Lyakhovitsky A, Amichai B, Sizopoulou C, Barzilai A. A case series of 46 patients with lichen planopilaris: demographics, clinical evaluation, and treatment experience. *J Dermatolog Treat.* 2015;26(3):275–279.
12. Abbasi NR, Orlow SJ. Lichen planopilaris noted during etanercept therapy in a child with severe psoriasis. *Pediatr Dermatol.* 2009;26(1):118.
13. Almaani N, Liu L, Perez A, Robson A, Mellerio JE, McGrath JA. Epidermolysis bullosa pruriginosa in association with lichen planopilaris. *Clin Exp Dermatol.* 2009;34(8):e825–e828.
14. Moravedge H, Salamat A. Dermatitis herpetiformis in association with lichen planopilaris. *J Am Acad Dermatol.*

2002;46(3):467–468.

15. Muñoz-Pérez MA, Camacho F. Lichen planopilaris and scleroderma en coup de sabre. *J Eur Acad Dermatol Venereol.* 2002;16(5):542–544.

16. Metin A, Calka O, Ugras S. Lichen planopilaris coexisting with erythema dyschromicum perstans. *Br J Dermatol.* 2001;145(3):522–523.

17. Atanaskova Mesinkovska N, Brankov N, Piliang M, Kyei A, Bergfeld WF. Association of lichen planopilaris with thyroid disease: a retrospective case-control study. *J Am Acad Dermatol.* 2014;70(5):889–892.

18. Ranasinghe GC, Piliang MP, Bergfeld WF. Prevalence of hormonal and endocrine dysfunction in patients with lichen planopilaris (LPP): a retrospective data analysis of 168 patients. *J Am Acad Dermatol.* 2017;76(2):314–320.

19. Garcovich S, Manco S, Zampetti A, Amerio P, Garcovich A. Onset of lichen planopilaris during treatment with etanercept. *Br J Dermatol.* 2008;158(5):1161–1163.

20. Fernández-Torres R, Paradela S, Valbuena L, Fonseca E. Infliximab-induced lichen planopilaris. *Ann Pharmacother.* 2010;44(9):1501–1503.

21. Drummond A, Pichler J, Argenziano G, et al. Lichen planopilaris after imiquimod 5% cream for multiple BCC in basal cell naevus syndrome. *Australas J Dermatol.* 2015;56(4):e105–e107.

22. Donovan J. Lichen planopilaris after hair transplantation: report of 17 cases. *Dermatol Surg.* 2012;38(12):1998–2004.

23. Stenn KS, Sundberg JP, Sperling LC. Hair follicle biology, the sebaceous gland, and scarring alopecias. *Arch Dermatol.* 1999;135(8):973–974.

24. Stenn KS. Insights from the asebia mouse: a molecular sebaceous gland defect leading to cicatricial alopecia. *J Cutan Pathol.* 2001;28(9):445–447.

25. Zheng Y, Eilertsen KJ, Ge L, et al. Scd1 is expressed in sebaceous glands and is disrupted in the asebia mouse. *Nat Genet.* 1999;23(3):268–270.

26. Sundberg JP, Boggess D, Sundberg BA, et al. Asebia-2J (Scd1(ab2J)): a new allele and a model for scarring alopecia. *Am J Pathol.* 2000;156(6):2067–2075.

27. Lu Y, Bu L, Zhou S, et al. Scd1ab-Xyk: a new asebia allele characterized by a CCC trinucleotide insertion in exon 5 of the stearoyl-CoA desaturase 1 gene in mouse. *Mol Genet Genomics.* 2004;272(2):129–137.

28. Stenn KS, Cotsarelis G, Price VH. Report from the cicatricial alopecia colloquium. *J Invest Dermatol.* 2006;126(3):539–541.

29. Al-Zaid T, Vanderweil S, Zembowicz A, Lyle S. Sebaceous gland loss and inflammation in scarring alopecia: a potential role in pathogenesis. *J Am Acad Dermatol.* 2011;65(3):597–603.

30. Mirmirani P, Willey A, Headington JT, Stenn K, McCalmont TH, Price VH. Primary cicatricial alopecia: histopathologic findings do not distinguish clinical variants. *J Am Acad Dermatol.* 2005;52(4):637–643.

31. Karnik P, Tekeste Z, McCormick TS, et al. Hair follicle stem cell-specific PPARgamma deletion causes scarring alopecia. *J Invest Dermatol.* 2009;129(5):1243–1257.

32. Zinkernagel MS, Trüeb RM. Fibrosing alopecia in a pattern distribution: patterned lichen planopilaris or androgenetic alopecia with a lichenoid tissue reaction pattern? *Arch Dermatol.* 2000;136(2):205–211.

33. Abbasi A, Kamyab-Hesari K, Rabbani R, Mollaee F, Abbasi S. A new subtype of lichen planopilaris affecting vellus hairs and clinically mimicking androgenetic alopecia. *Dermatol Surg.* 2016;42(10):1174–1180.

34. Fergie B, Khaira G, Howard V, de Zwaan S. Diffuse scarring alopecia in a female pattern hair loss distribution. *Australas J Dermatol.* 2017.

35. Kaliyadan F, Ameer AA. Localized and linear lichen planopilaris over the face and scalp with associated alopecia - clinical and dermoscopy pattern. *Dermatol Online J.* 2015;21(9).

36. Asz-Sigall D, González-de-Cossio-Hernández AC, Rodríguez-Lobato E, Ortega-Springall MF, Vega-Memije ME, Arenas Guzmán R. Linear lichen planopilaris of the face: case report and review. *Skin Appendage Disord.* 2016;2(1–2):72–75.

37. Gerritsen MJ, de Jong EM, van de Kerkhof PC. Linear lichen planopilaris of the face. *J Am Acad Dermatol.* 1998;38(4):633–635.

38. Küster W, Kind P, Hölzle E, Plewig G. Linear lichen planopilaris of the face. *J Am Acad Dermatol.* 1989;21(1):131–132.

39. Zhao N, Qu T. Linear lichen planopilaris of the face. *Eur J Dermatol.* 2012;22(5):691–692.

40. Baker K, Pehr K. Linear lichen planopilaris of the trunk: first report of a case. *J Cutan Med Surg.* 2006;10(3):136–138.

41. Vendramini DL, Silveira BR, Duque-Estrada B, Boff AL, Sodré CT, Pirmez R. Isolated body hair loss: an unusual presentation of lichen planopilaris. *Skin Appendage Disord.* 2017;2(3–4):97–99.

42. Grunwald MH, Zvulunov A, Halevy S. Lichen planopilaris of the vulva. *Br J Dermatol.* 1997;136(3):477–478.

43. Bolduc C, Sperling LC, Shapiro J. Primary cicatricial alopecia: lymphocytic primary cicatricial alopecias, including chronic cutaneous lupus erythematosus, lichen planopilaris, frontal fibrosing alopecia, and Graham-Little syndrome. *J Am Acad Dermatol.* 2016;75(6):1081–1099.

44. Miteva M, Tosti A. Dermoscopy guided scalp biopsy in cicatricial alopecia. *J Eur Acad Dermatol Venereol.* 2013;27(10):1299–1303.

45. Price VH. The medical treatment of cicatricial alopecia. *Semin Cutan Med Surg.* 2006;25(1):56–59.

46. Nguyen JV, Hudacek K, Whitten JA, Rubin AI, Seykora JT. The HoVert technique: a novel method for the sectioning of alopecia biopsies. *J Cutan Pathol.* 2011;38(5):401–406.

47. Headington JT. Cicatricial alopecia. *Dermatol Clin.* 1996;14(4):773–782.

48. Whiting D. The value of horizontal sections of scalp biopsies. *J Cutan Aging Cosmet Dermatol.* 1990;1:165–173.

49. Templeton SF, Santa Cruz DJ, Solomon AR. Alopecia: histologic diagnosis by transverse sections. *Semin Diagn Pathol.* 1996;13(1):2–18.

50. Miteva M, Torres F, Tosti A. The 'eyes' or 'goggles' as a clue to the histopathological diagnosis of primary lymphocytic cicatricial alopecia. *Br J Dermatol.* 2012;166(2):454–455.

51. Chiang C, Sah D, Cho BK, Ochoa BE, Price VH. Hydroxychloroquine and lichen planopilaris: efficacy and introduction of Lichen Planopilaris Activity Index scoring system. *J Am Acad Dermatol.* 2010;62(3):387–392.

52. Fisher DA. Adverse effects of topical corticosteroid use. *West J Med.* 1995;162(2):123–126.

53. Racz E, Gho C, Moorman PW, Noordhoek Hegt V, Neumann HA. Treatment of frontal fibrosing alopecia and lichen planopilaris: a systematic review. *J Eur Acad Dermatol Venereol.* 2013;27(12):1461–1470.

54. Nic Dhonncha E, Foley CC, Markham T. The role of hydroxychloroquine in the treatment of lichen planopilaris: a retrospective case series and review. *Dermatol Ther.* 2017;30.

55. Marmor MF, Kellner U, Lai TY, Melles RB, Mieler WF.

American academy of O. Recommendations on screening for chloroquine and hydroxychloroquine retinopathy (2016 revision). *Ophthalmology*. 2016;123(6):1386–1394.

56. Lewis JD, Ferrara A, Peng T, et al. Risk of bladder cancer among diabetic patients treated with pioglitazone: interim report of a longitudinal cohort study. *Diabetes Care*. 2011;34(4):916–922.

57. Lewis JD, Habel LA, Quesenberry CP, et al. Pioglitazone use and risk of bladder cancer and other Common cancers in persons with diabetes. *JAMA*. 2015;314(3):265–277.

58. Li Z, Sun M, Wang F, Shi J, Wang K. Association between pioglitazone use and the risk of bladder cancer among subjects with diabetes mellitus: a dose-response meta-analysis. *Int J Clin Pharmacol Ther*. 2017;55(3):210–219.

59. Baibergenova A, Walsh S. Use of pioglitazone in patients with lichen planopilaris. *J Cutan Med Surg*. 2012;16(2):97–100.

60. Mesinkovska NA, Tellez A, Dawes D, Piliang M, Bergfeld W. The use of oral pioglitazone in the treatment of lichen planopilaris. *J Am Acad Dermatol*. 2015;72(2):355–356.

61. Spring P, Spanou Z, de Viragh PA. Lichen planopilaris treated by the peroxisome proliferator activated receptor-γ agonist pioglitazone: lack of lasting improvement or cure in the majority of patients. *J Am Acad Dermatol*. 2013;69(5):830–832.

62. Cribier B, Frances C, Chosidow O. Treatment of lichen planus. An evidence-based medicine analysis of efficacy. *Arch Dermatol*. 1998;134(12):1521–1530.

63. Laurberg G, Geiger JM, Hjorth N, et al. Treatment of lichen planus with acitretin. A double-blind, placebo-controlled study in 65 patients. *J Am Acad Dermatol*. 1991;24(3):434–437.

64. Spano F, Donovan JC. Efficacy of oral retinoids in treatment-resistant lichen planopilaris. *J Am Acad Dermatol*. 2014;71(5):1016–1018.

65. Cho BK, Sah D, Chwalek J, et al. Efficacy and safety of mycophenolate mofetil for lichen planopilaris. *J Am Acad Dermatol*. 2010;62(3):393–397.

66. Buell C, Koo J. Long-term safety of mycophenolate mofetil and cyclosporine: a review. *J Drugs Dermatol*. 2008;7(8):741–748.

67. Gafter-Gvili A, Sredni B, Gal R, Gafter U, Kalechman Y. Cyclosporin A-induced hair growth in mice is associated with inhibition of calcineurin-dependent activation of NFAT in follicular keratinocytes. *Am J Physiol Cell Physiol*. 2003;284(6):C1593–C1603.

68. Mirmirani P, Willey A, Price VH. Short course of oral cyclosporine in lichen planopilaris. *J Am Acad Dermatol*. 2003;49(4):667–671.

69. Menter A, Korman NJ, Elmets CA, et al. Guidelines of care for the management of psoriasis and psoriatic arthritis. Section 3. Guidelines of care for the management and treatment of psoriasis with topical therapies. *J Am Acad Dermatol*. 2009;60(4):643–659.

第 13 章

盘状红斑狼疮

JADE FETTIG，MD • DANIEL CALLAGHAN III，MD • LYNNE J. GOLDBERG，MD
（王雨馨 译 薛汝增 审）

引言

慢性皮肤型红斑狼疮（chronic cutaneous lupus erythematosus，CCLE）包括盘状红斑狼疮（discoid lupus erythematosus，DLE）、深在性红斑狼疮（lupus erythematosus profundus，LEP）/脂膜炎以及冻疮样红斑狼疮。由于冻疮样红斑狼疮不累及头皮，故本章主要着重于阐述 DLE 和 LEP。因为 CCLE 本身较为少见，且相关研究多为涉及系统性红斑狼疮（systemic lupus erythematosus，SLE）的皮肤症状，故 CCLE 的流行病学、发病机制和治疗尚不完全清楚。但由于多达 50% 的 DLE 患者均有头皮受累，故 DLE 是引起脱发的重要原因之一。头皮 DLE 不易与其他引起脱发的疾病相鉴别，尤其是毛发扁平苔藓（LPP），故本病的诊断需结合临床表现、毛发镜以及组织病理学特点综合考虑。

流行病学

CCLE 相关的流行病学资料有限。一项大型前瞻性研究评估了来自 29 个欧洲国家的 1002 例皮肤型红斑狼疮（cutaneous lupus erythematosus，CLE）患者，包括急性 CLE、亚急性 CLE 和慢性 CLE[1]。这些研究人员发现，女性与男性的患病比为 2.5∶1，这与其他类似研究一致，表明女性对此疾病易感。同时本研究发现 CCLE 的平均发病年龄为 41.2±14.5 岁。另一项研究表明，雷诺现象、关节痛和 SLE 在患有 CLE 的女性中比男性更

多见。其他初步研究表明，毛利人、太平洋岛民和部分夏威夷人的 SLE 和 CCLE 发病率高于欧洲人[2]。总体而言，儿童中 CCLE 的发病率比成人低得多，但确实可发生[3]。

病因与发病机制

DLE 是一种在多种因素共同作用下发生的自身免疫性疾病。虽然具体的发病机制尚不清楚，但目前认为是存在潜在遗传易感性的个体在环境压力下诱发疾病发生，这些因素包括紫外线（ultraviolet，UV）暴露、激素、压力、药物、化学药品和感染。在这种情况下，免疫系统失调，在自身抗体和异常的细胞信号通路的作用以及树突状细胞、T 细胞和 B 细胞的参与下，释放炎症级联反应，引起细胞凋亡和坏死，最终导致 DLE 的发生[4-6]。虽然 DLE 和 SLE 在临床上是不同的疾病，但观察到多达 28% 的 DLE 患者易转变为 SLE，提示它们有共同的信号通路和遗传背景[7]。

遗传因素在狼疮发病机制中所起的作用很显著，因为它在单卵双胞胎中有 25% 的共患率，而在异卵双胞胎中只有 2% 的共患率[8]。Dey-Rao 等人利用来自 DLE 患者皮损和非皮损部位的皮肤进行全基因组表达测序，发现了一组与 DLE 相关的差异表达基因（differentially expressed genes，DEGs），它们负责调节补体级联反应、凋亡和 1 型干扰素（interferon，IFN）的激活。在这些 DEGs 中，13% 与以往 SLE 相关的基因重叠；然而，剩下的 87% 没有重叠，提示 DLE 存在独有的遗

传异常[9]。与 DLE 风险增加相关的特定遗传缺陷包括 TYK2、IRF5 和 CLTA4[10]。

紫外线是引起 DLE 最常见的诱因之一，也是该病发病的重要因素。目前认为紫外线会导致角质细胞的异常凋亡和包括细胞因子、趋化因子和自身抗原等促炎物质的释放[11]。

吸烟也与 DLE 有关，并发现与较高的疾病严重程度、较低的生活质量和较差的治疗反应（特别是抗疟药）有关[12-14]。虽然吸烟也与 SLE 有关，但目前认为其与 DLE 关系更密切。吸烟在 DLE 发病机制中的作用可能是因为可以产生自由基、炎性细胞因子以及引起细胞凋亡[14]。

鉴于 DLE 在女性中较为多发，认为性激素在其发病机制中也起关键作用。其他涉及 DLE 发病机制的病因因素包括药物、化学物质、压力和感染；然而，还有待于进一步的研究来证实这些假说[5]。

IFN 系统被认为在 DLE 的发病机制中起着至关重要的作用。Braunstein 等人证实了在 DLE 患者中 IFN 基因表达水平与疾病活动度相关[15]。IFN-α 增加趋化因子和趋化因子受体的生成，进而刺激免疫细胞迁移至 DLE 皮损部位。IFN-α 也参与局部角质形成细胞细胞毒性反应，进一步促进 DLE 皮损的进展[4]。

目前研究发现 DLE 患者外周血单核细胞产生的 TNF-α 增加，这或许可以解释为什么相较其他形式的 CLE，在 DLE 皮损中可以见到更多的炎症细胞[16]。即便如此，TNF-α 抑制剂对治疗 DLE 病变无效，使人们对这种细胞因子在其发病机制中的作用产生了疑问。其他在 DLE 发病机制中涉及的趋化因子和细胞因子包括 B 淋巴细胞刺激因子（B-lymphocyte stimulator，BLyS/BAFF）、IL-6、IL-10、IL-17、CXCL9、CXCL10 和 CSCL11[4]。

参与 DLE 发病机制的炎性细胞包括固有免疫系统的炎性细胞，特别是树突状细胞，以及适应性免疫系统的炎性细胞，包括 T 细胞和 B 细胞。虽然 DLE 认为是一种自身免疫性疾病，但通常与 SLE 相关的抗体在 DLE 中没有明确的相关性，包括抗核抗体（antinuclear antibodies，ANAs）、抗 dsDNA 抗体、抗 SSA/Ro 抗体、抗 SSB/La 抗体、抗 Smith 抗体等。一项针对 115 名 DLE 患者的研究发现，ANA、抗 Ro 抗体和抗 ds-DNA 抗体的阳性率分别为 47.3%、25.6% 和 16.3%[17]。Kretz 等人发现 DLE 患者的抗膜联蛋白 -1 抗体水平显著升高，提示其有可能成为 DLE 的一种诊断工具。膜联蛋白 -1 在细胞凋亡过程中表达，具有抗炎作用[18]。Kim 等人证明抗 RNP 免疫球蛋白 G（immunoglobulin G，IgG）与 DLE 患者的疾病活动度相关；然而，目前还不清楚这些抗体是导致皮肤疾病发生还是炎症的副产物[19]。

最近，O'Brien 等人证实，DLE 病变中炎性浸润细胞随着病变的进展而改变。CD8+ T 细胞在早期病变中更为显著，而 CD20+ B 细胞在晚期病变中占较大比例，这些病变临床上缺乏明显的炎症反应，且表现为瘢痕性秃发。这与对 B 细胞产生细胞因子和自身抗体，导致胶原蛋白的产生、成纤维细胞的增殖，最终导致皮肤纤维化的认识相一致[20]。

综上所述，DLE 的发病机制涉及一个复杂的过程，包括激发、免疫系统上调、炎症反应和细胞死亡。更好地了解具体涉及 DLE 的病因因素，有利于更有针对性和更好的疾病管理方案选择。

临床表现

DLE 以伴有鳞屑的红色斑块为特征。典型的 DLE 皮肤表现为界限清楚的红斑，伴有黏着性毛囊角化（图 13.1），去除后可见角化过度的"地毯钉"征[21]，之后病变范围进一步扩大，最终形成色素减退及萎缩性瘢痕

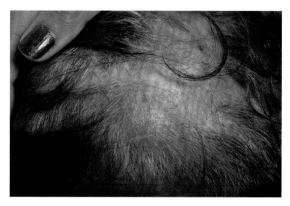

图 13.1　早期头皮盘状红斑狼疮表现。可见毛囊角栓（中央部位）、边界不清的红斑以及脱发

（图 13.2）。皮损多好发于包括头皮在内的紫外线暴露部位皮肤。实际上，大多数 DLE 患者首发表现就是头皮的受累，这可以作为瘢痕性秃发的一个鉴别诊断要点[22]。成熟皮损表现为光滑的、中央为色素减退或色素沉着性萎缩性瘢痕，伴部分或全部的毛囊开口消失（图 13.3）。头皮的 DLE 皮损可能与 LPP 或 Brocq 假性斑秃类似（图 13.4）。临床上很难鉴别 LPP 与 DLE，若临床表现缺乏毛囊角栓并伴有毛囊周围红斑及鳞屑，则更倾向于 LPP 而不是 DLE。LPP 和 DLE 的皮损中央都可出现色素减退[23]。极少数情况下，未经治疗的 DLE 皮损可能进展为鳞状细胞癌，或更少见的角化棘皮瘤、基底细胞癌、恶性纤维组织细胞瘤或非典型纤维黄瘤[24]。另有一种少见的、累及非光暴露部位（如躯干部位）

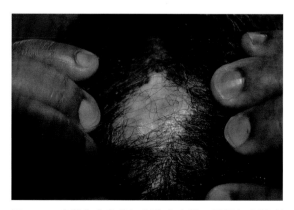

图 13.2　晚期头皮盘状红斑狼疮皮损，可见红斑及瘢痕性秃发

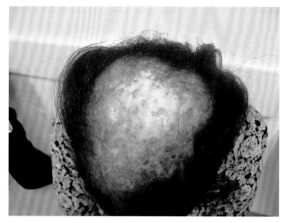

图 13.3　成熟期头皮盘状红斑狼疮表现为瘢痕性秃发及中央色素减退

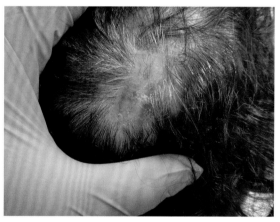

图 13.4　头皮的盘状红斑狼疮皮损表现与毛发扁平苔藓或 Brocq 假性斑秃类似

的播散性红斑狼疮，较局限性的 DLE 更容易进展为 SLE。

狼疮性脂膜炎可与 SLE 或盘状红斑狼疮皮损相关，表现为质硬的疼痛结节或斑块，最终发展为脂肪萎缩，其皮损通常位于四肢近端及躯干[25]。当狼疮性脂膜炎累及头皮，患者可出现伴有红斑、硬化及疼痛的秃发。皮损表面可看似正常或表现为红斑，也可能临床与盘状红斑狼疮或斑秃类似，容易误诊[26]。少数情况下，狼疮性脂膜炎可形成与头皮鳞状细胞癌临床表现类似的溃疡[25]。头皮深在性红斑狼疮的诊断有赖于临床高度怀疑且有关联的临床、组织病理学及血清学的支持。本病的鉴别诊断包括外伤性和人工性脂膜炎

以及皮下脂膜炎样 T 细胞淋巴瘤[25]。

皮肤镜表现

DLE 典型的毛发镜表现为毛囊开口消失、毛囊角栓形成、程度不一的鳞屑、散在的深褐色污点、界限清楚的蓝灰色区域、大的黄点征以及粗大的树枝状血管结构（图 13.5）[27-28]。

活动期的 DLE 皮损更容易出现深褐色污点（46.6%）和大的黄点征（93.3%）。深褐色的污点可能与色素失禁和表皮萎缩的组织病理学特征有关。DLE 中大的黄点征与斑秃和雄激素性秃发的黄点征不同，其直径更大（大约是后者的三倍），颜色也更暗[28]。因尚未形成瘢痕，故在活动期的 DLE 皮损中仍可见毛囊开口。相反的，非活动期或终末期DLE 皮损可有毛囊开口消失，瓷白色至奶红色区域以及伴有放射状、细的树枝状血管的黄点征结构[28]。

几乎所有的活动期或非活动期 DLE 患者的一个共同特点是粗大的树枝状血管，与基底细胞癌中的类似。这个毛发镜特征可以作为与其他脱发病因鉴别时的要点，因为除了很少一部分 LPP 患者之外，其他瘢痕性或非瘢痕性秃发中都几乎没有这种表现[28]。

Tosti 等在 13 例活动期 DLE 患者中发现 5 例存在毛囊性红点征，可作为活动期 DLE 的特征性表现[27]。但 Rakowska 等报道在 20 例患者中仅发现 1 例[28]。目前认为，这可能是一个预后良好的特征，表明头发再生的可能性很高。

组织病理学

DLE 病变活检的变化取决于皮损的持续时间和皮损标本的部位。活动性边缘炎症更重（图 13.6），而萎缩的中央区域则有较多的纤维化及瘢痕改变。通常活检提示界面皮炎，基底细胞层和毛囊上皮呈空泡化改变（图 13.7）。同时可见表皮萎缩，不同程度的角化过度伴毛囊角栓形成，浅深层血管及附属器周围致密淋巴细胞浸润，混杂浆细胞[29]。胶原间黏蛋白沉积较为多见（图 13.8）。皮脂腺减少。随病程进展，基底膜带增厚，这可以通过过碘酸-希夫染色（PAS 染色）观察（图13.9），最终出现毛囊破坏。

DLE 累及头皮时一般需要进行活检，以与其他类型的炎症性脱发进行区分。头皮

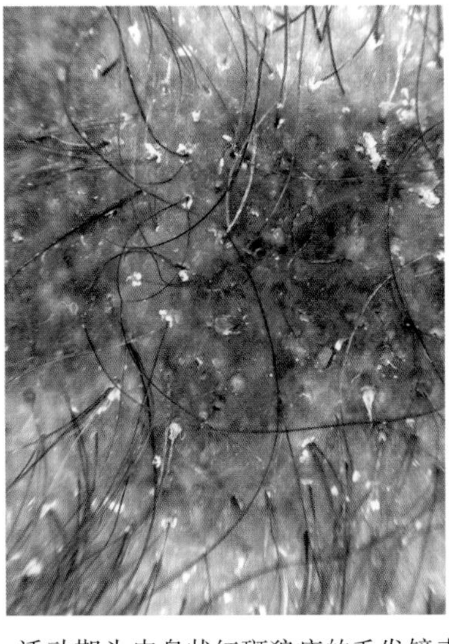

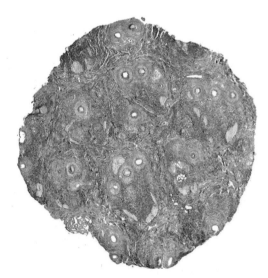

图 13.5　活动期头皮盘状红斑狼疮的毛发镜表现为毛囊角栓形成及棕色和蓝灰色色素沉着斑

图 13.6　盘状红斑狼疮的组织病理学表现。扫描放大显示毛囊周围和毛囊内明显炎症浸润（HE 染色，4×）

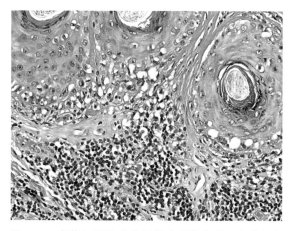

图 13.7　盘状红斑狼疮的组织病理学表现。毛囊上皮呈空泡化改变，可见致密的淋巴细胞浸润（H&E 染色，20×）

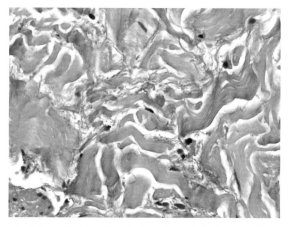

图 13.8　盘状红斑狼疮的组织病理学表现。胶原间黏蛋白沉积多见（H&E 染色，40×）

DLE 的组织病理改变与其他部位的类似，此外，毛囊漏斗部也可出现典型的界面皮炎改变以及基底膜带增厚。有时 LPP 和 CCLE 在临床和组织病理学表现上均非常相似；在有毛囊间界面皮炎的 LPP 病例中，存在深部的血管周围淋巴细胞浸润，以及毛囊周围和间质而非单纯毛囊周围的炎症（图 13.10），黏蛋白的沉积，有助于与 CCLE 区分[23]。

皮肤型红斑狼疮也可主要累及脂膜层，引起小叶淋巴细胞性脂膜炎，常伴有黏蛋白沉积增加。尽管一半左右的病例皮损表面呈 DLE 表现，也有皮损部位的表皮和真皮可不受累[30]。炎症可累及脂肪间隔，有时可见浆细胞、淋巴滤泡和淋巴细胞性血管炎表现。血管周围和脂肪的玻璃样变有助于诊断。本病主要与皮下脂膜炎样 T 细胞淋巴瘤相鉴别。

直接免疫荧光（direct immunofluorescence，DIF）可作为常规镜检辅助手段用于 DLE 的诊断。在最近对 75 例 DLE 患者的回顾中，68% 的 DIF 呈阳性，IgG 是表皮真皮交界处最常见的免疫沉积蛋白，其次是 IgM 和 IgA，有两种或以上的免疫沉积蛋白也很常见。与普通光学显微镜下结果相结合时，诊断率可提升至 85%，单独组织病理学只有 65%[31]。

少数（2%）的 DLE 皮损表现为增生而非

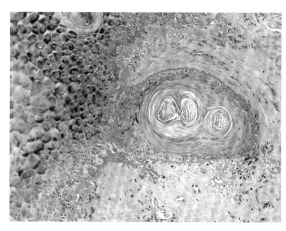

图 13.9　盘状红斑狼疮的组织病理学表现。过碘酸-希夫染色下可见表皮和毛囊漏斗部的基底膜增厚（H&E 染色，20×）

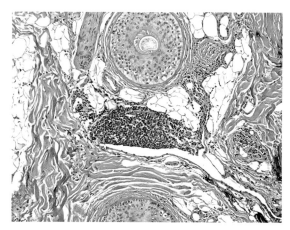

图 13.10　盘状红斑狼疮的组织病理学表现。真皮与皮下组织交界处血管周围致密炎症浸润（H&E 染色，20×）

萎缩[32]。肥厚型 DLE 皮损可表现为乳头瘤样增生或类似于鳞状细胞癌和角化棘皮瘤的火山口样结构，也可表现为类似扁平苔藓的苔藓样浸润。几项研究发现 CD123 的免疫组化染色在肥厚型 LE 中的诊断价值，CD123 是浆细胞样树突状细胞表达的白介素 -3 受体 α 链[33-34]。与鳞状细胞癌和日光性角化中的单个或小簇阳性细胞相比，肥厚型 DLE 患者的表皮真皮交界处有大量的 CD123 阳性细胞[33]。CD123阳性细胞的存在提高了肥厚型 DLE 诊断的准确性[34]，并已被用于鉴别 DLE 与其他淋巴细胞性瘢痕性秃发[35]。

处理

有许多正式的研究评估 SLE 治疗的各种因素；然而，关于 CLE 只有两项随机、安慰剂对照试验的结果[36]。因此，大多数的局部和全身治疗都是超适应证的。

研究表明，UVA 和 UVB 光暴露可引起皮肤的 CLE 皮损表现[37]。因此，防晒是 CLE患者预防管理的重要组成部分。患者应避免晒黑床和日光浴，以避免现有皮损恶化及诱导形成新的皮损。此外，应建议患者避免前往阳光充足的地区，并尽可能避免从事有大量户外时间的职业。由于 UVA 可透过玻璃窗，一些室内灯光和复印机也会发出 UVA，所以对 UVA 非常敏感的患者应该相应地调整自己的生活方式。建议患者在光暴露前至少半小时涂抹防晒指数至少为 50 的防晒霜，并增加补涂频率。研究发现，含有氧化钛（物理阻滞剂）或以八氧化二烯作为 UVB 保护剂，以麦素宁 SX、麦素宁 XL 和阿伏苯宗作为UVA 保护剂的防晒霜对 CLE 患者最有效[36]。建议患者每天服用 400 IU 的维生素 D_3（骨化三醇）的膳食补充剂，同时避免日晒和涂抹防晒霜。

一线治疗

局部外用 / 皮损内注射皮质类固醇和钙调磷酸酶抑制剂

虽然外用皮质类固醇通常是治疗 CLE 的一线药物，但关于在 CLE 中外用激素的随机对照试验研究仅有 1 项。本研究比较了 0.05%氟西诺奈德乳膏和 1% 氢化可的松乳膏的使用效果，发现强效皮质类固醇比弱效皮质类固醇疗效更佳[38]。大多数临床医生建议间歇性使用皮质类固醇治疗，以避免其引起萎缩和毛细血管扩张等不良反应。局部采用皮质类固醇封包可提高疗效。每 4～6 周进行皮损内皮质类固醇注射也对 CLE 有效[36]。

外用钙调磷酸酶抑制剂他克莫司和吡美莫司在皮肤型红斑狼疮皮损治疗中也有效。每日外用一次钙调磷酸酶抑制剂，连续使用4～8 周可以改善 CLE 的红斑及斑块，同时不引起萎缩的不良反应[39]。但是，此类药物仅批准用于治疗儿童和成人的特应性皮炎。一些病例报告局部外用维甲酸和咪喹莫特治疗 CLE，但尚未证明有效[36]。同样的，也有激光和冷冻治疗 DLE 皮损的病例报告，但是这类方法应该非常谨慎，因为 DLE 病变会发生同形反应，物理治疗可能会使 DLE 斑块进一步恶化[36]。

抗疟药

当 DLE 皮损局部治疗反应不佳时建议进行系统治疗。尽管抗疟药是一线系统用药，但只有一项随机对照试验比较羟氯喹（400 mg/ 日）和阿维 A（50 mg/ 日）的临床疗效。此研究发现，两组治疗组中约有 50% 的患者病情得到改善，然而，在服用阿维 A 的患者中，不良反应的发生率更高[40]。抗疟药治疗头皮 DLE 皮损的有效性尚缺乏高质量的证据。一般而言，50%～90% 的 DLE 患者接受系统抗疟药（通常是氯喹或羟氯喹）治疗后临床症状有所改善。根据理想体重限制每日最大剂量可降低眼部毒性风险［成人：羟氯喹，6.0 ～ 6.5 mg/（kg·d）；氯喹：3.5 ～ 4.0 mg/（kg·d）］[36]。如前文提及，吸烟与 DLE 的发病相关，故强烈建议患者戒烟。此外，应告诫患者尼古丁会干扰抗疟药物的作用机制，并已证明可降低抗疟药物改善症状的程度[41]。

二线治疗

CCLE 目前尚无针对性治疗方案，二线治疗方案用药多为其他风湿性疾病用药。小规模研究表明，每周口服或皮下注射 7.5 ～ 25 mg 甲氨蝶呤可改善 CCLE[42-43]。如前所述，尽管这些研究的参与者数量有限，已证明口服维甲酸和异维 A 酸的单日剂量为 0.2 ～ 1.0 mg/kg 时，对 50% ～ 86% 的 CCLE 患者有效[40, 44]。氨苯砜、霉酚酸酯、沙利度胺、氯法齐明、硫唑嘌呤、环磷酰胺和环孢素已在小范围研究或病例报告中证明为对难治性 CCLE 有效[45]。Kuhn 等人已制定对 CCLE 有用的治疗流程[45]。

生物制剂

临床研究中用皮肤型红斑狼疮面积和严重程度指数（Cutaneous Lupus Area and Severity Index，CLASI）评估 CLE 对临床治疗的反应，也可以评估生物制剂治疗 SLE 时皮损改善情况[46]。使用 sifalimumab 和 anifrolumab 这两种抗 IFN-α 单克隆抗体治疗，经 CLASI 评估可显著降低 CLE 活动度[46]。抗 IL-12/IL-23 单克隆抗体乌司奴单抗目前仅被批准用于治疗银屑病性关节炎和中重度斑块型银屑病，但病例报告发现其在 CLE 的治疗中也有效[46]。关于静脉注射免疫球蛋白（intravenous IG，IVIG）治疗 CLE 的效果结果不一，有的报道称病情恶化，有的报道则病情好转。目前没有任何随机对照试验评估 IVIG 对 CLE 的疗效。总之，对于难治性 CLE 患者，尚无获批的生物制剂。

小结

虽然 CCLE 不是造成瘢痕性秃发的常见原因，但重要的是要了解其临床表现、毛发镜和组织病理学特征，这些特征将其与造成瘢痕性秃发的其他原因区分开来，因为本病有有效的治疗方法，而未经治疗的病变有很小概率会发展成恶性肿瘤。

参考文献

1. Biazar C, Sigges J, Patsinakidis N, et al. Cutaneous lupus erythematosus: first multicenter database analysis of 1002 patients from the European Society of Cutaneous Lupus Erythematosus (EUSCLE). *Autoimmun Rev.* 2013;12(3):444–454. https://doi.org/10.1016/j.autrev.2012.08.019.
2. Jarrett P, Thornley S, Scragg R. Ethnic differences in the epidemiology of cutaneous lupus erythematosus in New Zealand. *Lupus.* 2016;25(13):1497–1502. https://doi.org/10.1177/0961203316651745.
3. AlKharafi NNAH, Alsaeid K, AlSumait A, et al. Cutaneous lupus erythematosus in children: experience from a tertiary care pediatric Dermatology clinic. *Pediatr Dermatol.* 2016;33(2):200–208. https://doi.org/10.1111/pde.12788.
4. Kirchhof MG, Dutz JP. The immunopathology of cutaneous lupus erythematosus. *Rheum Dis Clin N Am.* 2014;40(3):455–474. https://doi.org/10.1016/j.rdc.2014.04.006.
5. Grönhagen CM, Nyberg F. Cutaneous lupus erythematosus: an update. *Indian Dermatol Online J.* 2014;5(1):7–13. https://doi.org/10.4103/2229-5178.126020.
6. Privette ED, Werth VP. Update on pathogenesis and treatment of CLE. *Curr Opin Rheumatol.* 2013;25(5):584–590. https://doi.org/10.1097/BOR.0b013e32836437da.
7. Chong BF, Song J, Olsen NJ. Determining risk factors for developing systemic lupus erythematosus in patients with discoid lupus erythematosus. *Br J Dermatol.* 2012;166:29–35. https://doi.org/10.1111/j.1365-2133.2011.10610.x.
8. Sullivan KE. Genetics of systemic lupus erythematosus. Clinical implications. *Rheum Clin North Am.* 2000;26(2):229–256, v-vi.
9. Dey-Rao R, Smith JR, Chow S, Sinha AA. Differential gene expression analysis in CCLE lesions provides new insights regarding the genetics basis of skin vs. Systemic disease. *Genomics.* 2014;104(2):144–155. https://doi.org/10.1016/j.ygeno.2014.06.003.
10. Järvinen TM, Hellquist A, Koskenmies S, et al. Tyrosine kinase 2 and interferon regulatory factor 5 polymorphisms are associated with discoid and subacute cutaneous lupus erythematosus. *Exp Dermatol.* 2010;19(2):123–131. https://doi.org/10.1111/j.1600-0625.2009.00982.x.
11. Kuhn A, Wenzel J, Weyd H. Photosensitivity, apoptosis, and cytokines in the pathogenesis of lupus erythematosus: a critical review. *Clin Rev Allergy Immunol.* 2014;47(2):148–162. https://doi.org/10.1007/s12016-013-8403-x.
12. Miot HA, Bartoli Miot LD, Haddad GR. Association be-

tween discoid lupus erythematosus and cigarette smoking. *Dermatol Basel Switz.* 2005;211(2):118–122. https://doi.org/10.1159/000086440.

13. Boeckler P, Cosnes A, Francès C, Hedelin G, Lipsker D. Association of cigarette smoking but not alcohol consumption with cutaneous lupus erythematosus. *Arch Dermatol.* 2009; 145(9):1012–1016. https://doi.org/10.1001/archdermatol. 2009.199.

14. Piette EW, Foering KP, Chang AY, et al. Impact of smoking in cutaneous lupus erythematosus. *Arch Dermatol.* 2012;1 48(3):317–322. https://doi.org/10.1001/archdermatol.2011. 342.

15. Braunstein I, Klein R, Okawa J, Werth VP. The interferon-regulated gene signature is elevated in subacute cutaneous lupus erythematosus and discoid lupus erythematosus and correlates with the cutaneous lupus area and severity index score. *Br J Dermatol.* 2012;166(5):971–975. https://doi.org/10.1111/j.1365-2133.2012.10825.x.

16. Nabatian AS, Bashir MM, Wysocka M, Sharma M, Werth VP. Tumor necrosis factor α release in peripheral blood mononuclear cells of cutaneous lupus and dermatomyositis patients. *Arthritis Res Ther.* 2012;14(1):R1. https://doi.org/10.1186/ar3549.

17. Patsinakidis N, Gambichler T, Lahner N, Moellenhoff K, Kreuter A. Cutaneous characteristics and association with antinuclear antibodies in 402 patients with different subtypes of lupus erythematosus. *J Eur Acad Dermatol Venereol.* 2016;30(12):2097–2104. https://doi.org/10.1111/jdv.13769.

18. Kretz CC, Norpo M, Abeler-Dörner L, et al. Anti-annexin 1 antibodies: a new diagnostic marker in the serum of patients with discoid lupus erythematosus. *Exp Dermatol.* 2010;19(10):919–921. https://doi.org/10.1111/j.1600-0625.2010.01145.x.

19. Kim A, O'Brien J, Tseng L, Zhang S, Chong B. Autoantibodies and disease activity in patients with discoid lupus erythematosus. *JAMA Dermatol.* 2014;150(6): 651–654.

20. O'Brien JC, Hosler GA, Chong BF. Changes in T cell and B cell composition in discoid lupus erythematosus skin at different stages. *J Dermatol Sci.* 2017;85(3):247–249. https://doi.org/10.1016/j.jdermsci.2016.12.004.

21. Kuhn A, Landmann A. The classification and diagnosis of cutaneous lupus erythematosus. *J Autoimmun.* 2014;48-49:14–19. https://doi.org/10.1016/j.jaut.2014. 01.021.

22. Milam EC, Ramachandran S, Franks AG. Treatment of scarring alopecia in discoid variant of chronic cutaneous lupus erythematosus with tacrolimus lotion, 0.3. *JAMA Dermatol.* 2015;151(10):1113–1116. https://doi.org/10.1001/jamadermatol.2015.1349.

23. Nambudiri VE, Vleugels RA, Laga AC, Goldberg LJ. Clinicopathologic lessons in distinguishing cicatricial alopecia: 7 cases of lichen planopilaris misdiagnosed as discoid lupus. *J Am Acad Dermatol.* 2014;71(4):e135–e138. https://doi.org/10.1016/j.jaad.2014.04.052.

24. Sherman RN, Lee CW, Flynn KJ. Cutaneous squamous cell carcinoma in black patients with chronic discoid lupus erythematosus. *Int J Dermatol.* 1993;32(9): 677–679.

25. Mesinkovska NA, Galiczynski EM, Billings SD, Khera P. Nonhealing ulcers on the scalp. Diagnosis: lupus erythematosus panniculitis (LEP). *Arch Dermatol.* 2011;147(12):1443, 1448. https://doi.org/10.1001/archderm.147.12.1443-d.

26. Mitxelena J, Martínez-Peñuela A, Cordoba A, Yanguas I. Linear and annular lupus panniculitis of the scalp. *Actas Dermosifiliogr.* 2013;104(10):936–939. https://doi.org/10.1016/j.ad.2012.12.014.

27. Tosti A, Torres F, Misciali C, et al. Follicular red dots. *Arch Dermatol.* 2009;145(12):1406–1409. https://doi.org/10.1001/archdermatol.2009.277.

28. Rakowska A, Slowinska M, Kowalska-Oledzka E, et al. Trichoscopy of cicatricial alopecia. *J Drugs Dermatol.* 2012;11(6):753–758.

29. Bolduc C, Sperling LC, Shapiro J. Primary cicatricial alopecia: lymphocytic primary cicatricial alopecias, including chronic cutaneous lupus erythematosus, lichen planopilaris, frontal fibrosing alopecia, and Graham-Little syndrome. *J Am Acad Dermatol.* 2016;75(6):1081–1099. https://doi.org/10.1016/j.jaad.2014.09.058.

30. Patterson J. *Weedon's Skin Pathology.* 4th ed. Elsevier; 2015.

31. Bharti S, Dogra S, Saikia B, Walker RM, Chhabra S, Saikia UN. Immunofluorescence profile of discoid lupus erythematosus. *Indian J Pathol Microbiol.* 2015;58(4):479–482. https://doi.org/10.4103/0377-4929.168850.

32. Arps DP, Patel RM. Cutaneous hypertrophic lupus erythematosus: a challenging histopathologic diagnosis in the absence of clinical information. *Arch Pathol Lab Med.* 2013;137(9):1205–1210. https://doi.org/10.5858/arpa.2013-0241-CR.

33. Ko CJ, Srivastava B, Braverman I, Antaya RJ, McNiff JM. Hypertrophic lupus erythematosus: the diagnostic utility of CD123 staining. *J Cutan Pathol.* 2011;38(11):889–892. https://doi.org/10.1111/j.1600-0560.2011.01779.x.

34. Walsh NM, Lai J, Hanly JG, et al. Plasmacytoid dendritic cells in hypertrophic discoid lupus erythematosus: an objective evaluation of their diagnostic value. *J Cutan Pathol.* 2015;42(1):32–38. https://doi.org/10.1111/cup.12416.

35. Fening K, Parekh V, McKay K. CD123 immunohistochemistry for plasmacytoid dendritic cells is useful in the diagnosis of scarring alopecia. *J Cutan Pathol.* 2016;43(8):643–648. https://doi.org/10.1111/cup.12725.

36. Kuhn A, Ruland V, Bonsmann G. Cutaneous lupus erythematosus: update of therapeutic options part I. *J Am Acad Dermatol.* 2011;65(6):e179–e193. https://doi.org/10.1016/j.jaad.2010.06.018.

37. Kuhn A, Sonntag M, Richter-Hintz D, et al. Phototesting in lupus erythematosus: a 15-year experience. *J Am Acad Dermatol.* 2001;45(1):86–95. https://doi.org/10.1067/mjd.2001.114589.

38. Roenigk HH, Martin JS, Eichorn P, Gilliam JN. Discoid lupus erythematosus. Diagnostic features and evaluation of topical corticosteroid therapy. *Cutis.* 1980;25(3):281–285.

39. Sugano M, Shintani Y, Kobayashi K, Sakakibara N, Isomura I, Morita A. Successful treatment with topical tacrolimus in four cases of discoid lupus erythematosus. *J Dermatol.* 2006;33(12):887–891. https://doi.org/10.1111/j.1346-8138.2006.00203.x.

40. Ruzicka T, Sommerburg C, Goerz G, Kind P, Mensing H. Treatment of cutaneous lupus erythematosus with acitretin and hydroxychloroquine. *Br J Dermatol.* 1992;127(5): 513–518.

41. Jewell ML, McCauliffe DP. Patients with cutaneous lupus erythematosus who smoke are less responsive to antimalarial treatment. *J Am Acad Dermatol.* 2000;42(6):983–987.

42. Huber A, Tüting T, Bauer R, Bieber T, Wenzel J. Methotrexate treatment in cutaneous lupus erythematosus: subcutaneous application is as effective as intravenous administration. *Br J Dermatol.* 2006;155(4):861–862. https://doi.org/10.1111/j.1365-2133.2006.07431.x.

43. Bottomley WW, Goodfield MJ. Methotrexate for the treatment of discoid lupus erythematosus. *Br J Dermatol.* 1995;133(4):655–656.

44. Shornick JK, Formica N, Parke AL. Isotretinoin for refractory lupus erythematosus. *J Am Acad Dermatol.* 1991;24(1):49–52.

45. Kuhn A, Ruland V, Bonsmann G. Cutaneous lupus erythematosus: update of therapeutic options part II. *J Am Acad Dermatol.* 2011;65(6):e195–e213. https://doi.org/10.1016/j.jaad.2010.06.017.

46. Presto JK, Hejazi EZ, Werth VP. Biological therapies in the treatment of cutaneous lupus erythematosus. *Lupus.* 2016. https://doi.org/10.1177/0961203316670731.

第 14 章

秃发性毛囊炎

LAURA MIGUEL-GÓMEZ，MD，PHD • DAVID SACEDA-CORRALO，MD，PHD •
RITA RODRIGUES-BARATA，MD • SERGIO VAÑÓ-GALVÁN，MD，PHD
（杜旭峰　译　纪超　审）

历史和定义

历史

秃发性毛囊炎（folliculitis decalvans，FD）最早由 Quinquaid 于 1888 年描述，他将这种疾病命名为 "folliculite épilante"[1]。13 年后，Brocq 和他的同事将这种疾病描述为 "秃发性毛囊炎"，并确定了它的瘢痕性特征是由于慢性炎症过程所导致毛囊最终的破坏，这有别于其他类型的脱发[2]。1971 年，Smith 和 Sanderson[3] 使用名词 "丛状毛囊炎（tufted folliculitis，TF）" 指代一种非特异性临床征象，虽然它可见于其他类型的脱发疾病中，但它也是秃发性毛囊炎非常特征性的表现，可见数个毛囊从同一个毛囊开口处穿出。

定义

FD 是一种罕见的原发性瘢痕性秃发，可导致毛囊周围疼痛性炎症反应，并造成不可逆的毛囊破坏。它好发于中青年人[4]。临床上，炎性皮损和脱发斑发生在头顶和枕部区域[5]。该病的发病机制尚不完全清楚，然而，大多数病例中金黄色葡萄球菌的存在和患者局部免疫反应的异常改变[6] 可能为触发的因素。组织病理学被认为是诊断 FD 的金标准，治疗的目的则是避免疾病的进一步发展。

流行病学

目前还没有对该病进行充分的流行病学研究。FD 约占所有原发性瘢痕性秃发病例的 9% ～ 11%[7]。该病多出现在 35 岁左右的中年人中，男女性发病率相当，但部分研究发现男性发病率略高[4-5, 7]。一个有趣的现象是，在 50 岁以上的患者中女性占多数[5, 8]。未发现该病与特定人种间有明确的相关性。

发病机制

FD 的发病机制尚不清楚，最受支持的假说是，在遗传易感性个体中[5, 9-12]，金黄色葡萄球菌的感染和毛囊中细胞毒性物质（超抗原）的释放导致中性粒细胞大量向表皮和毛囊周围的真皮迁移，这是由先天免疫机制招募的。中性粒细胞破坏毛囊上皮、穿透毛囊，在局部吞噬金黄色葡萄球菌并引发慢性炎症，导致纤维化、萎缩，最终形成瘢痕及毛囊皮脂腺单位完全破坏[13]。鼻腔携带的金黄色葡萄球菌也可能在 FD 的慢性化中起重要作用[4]。

临床表现：体征和症状

头皮的头顶和枕部区域是最常见的受累部位，但也有其他部位受累的报道，如面部，包括胡须和眉毛，以及颈项部，但这种头皮外累及相对少见[5, 14]。在疾病早期阶段（图 14.1）可观察到几种临床及毛发镜特征：

- 毛囊性脓疱、丘疹
- 红斑
- 毛囊周围角化过度

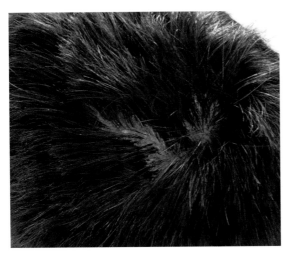

图 14.1 33 岁男性，5 年前被诊断为 FD。脱发斑周围有毛囊周围角化过度、丛状发、淡黄色痂屑

- "丛状发"：数个毛囊（6～20）从同一开口或毛囊口穿出，是该病的特点
- 淡黄色鳞屑和结痂

在 FD 晚期，炎性反应起始处的毛囊发生不可逆的破坏，出现不规则、萎缩、肉色的瘢痕性秃发。大多病例通常仅限于一个特定区域；然而有时病变的融合可导致广泛的瘢痕形成，严重影响美观（图 14.2）。

局部瘙痒、毛发根部疼痛和烧灼感是最常见的症状，通常与局部炎症程度相关。然而，炎症强度并非总是与临床情况直接相关，即使病情相似，一些患者可能毫无症状，而一些患者症状则可能非常明显。

毛发镜表现

毛发镜是一种可用于瘢痕性秃发鉴别诊断的无创性工具（图 14.3）。通过毛发镜可以观察到该病特征性表现是众毛症或"丛状发"。其他毛发镜表现包括弥漫性红斑、角化过度和毛囊周围线状纤维性条带、淡黄色痂屑和毛囊脓疱。晚期局部呈红色、乳白色和象牙色，毛囊口消失。白点征及黄点征少见，见于不到 20% 的患者，且没有特征性的血管模式[15]。

组织病理学

早期，镜下可观察到的病理表现有漏斗部呈粉刺样扩张，伴中性粒细胞毛囊内和毛囊周围浸润（图 14.4 和 14.5）。随着病变的进展，真皮乳头及附属器周围可见混合炎细胞浸润，包括中性粒细胞、淋巴细胞、浆细胞和异物型多核巨细胞等。晚期以附属器周围真皮纤维化为主。

诊断

病史

应提供完整的临床病史，包括年龄、种

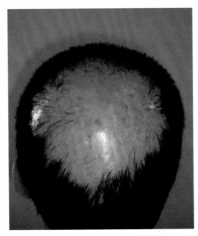

图 14.2 40 岁男性，16 年前被诊断为秃发性毛囊炎，表现为广泛的瘢痕性秃发斑。此病例是疾病晚期严重阶段的一个例子

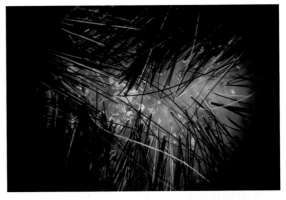

图 14.3 疾病发作期毛发镜检查，示秃发斑周围有丛状发、痂皮和毛囊周围角化过度

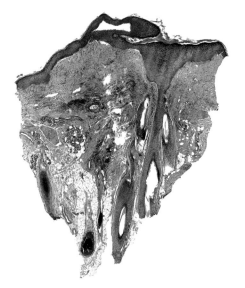

图 14.4　组织病理改变：多个毛囊从单个毛囊口穿出（HE，原始放大倍数 ×20）（Courtesy of Dr. Rosario Carrillo.）

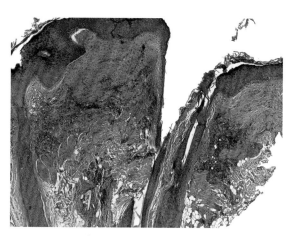

图 14.5　组织病理改变：慢性炎性浸润及毛周瘢痕增生（HE，原始放大倍数 ×40）（Courtesy of Dr. Rosario Carrillo.）

族、性别、患者服用的药物[17]，皮肤病及自身免疫性疾病史、反复感染史或免疫缺陷相关征象[9, 18]、FD 家族史[12]、发病时间、初始临床表现的进展情况及相关症状。

皮肤病学检查

除了 FD 的临床及毛发镜征象外，还须进行全面的体格检查，排除其他疾病，如扁平苔藓（砂纸甲、口腔黏膜受累、腕部紫红色瘙痒性丘疹）、真菌感染（甲真菌病、躯干四肢脓疱性红斑），或盘状红斑狼疮（耳垂及面部的萎缩斑块）。

影像学检查

数码照片（皮肤镜及全头部摄影）以及脱发区的评估对于监测疾病的进展非常有用。

细菌培养

选择一个脓疱进行培养和药敏试验（抗生素敏感试验）。许多患者中分离到了金黄色葡萄球菌，支持了其与 FD 发病相关的假说[19]。此外，建议进行鼻腔标本培养以确定鼻腔中该微生物的存在[20]。

皮肤活检

皮肤病理活检是确认临床疑似病例的金标准。选择正确的活检位置非常重要，必须在炎症活动性斑片边缘取材活检[20]。

鉴别诊断

在其他毛发疾病中也可以观察到类似 FD 的临床模式，因此了解它们的区别以避免误诊是非常重要的。

- **细菌性毛囊炎**：头皮可见散在脓疱，但不会导致脱发斑。
- **头癣**：可见毛囊性脓疱，但"逗号发""螺旋发"和营养不良性断发是本病的特征性毛发镜改变。KOH 检查和真菌培养有助于诊断。
- **盘状红斑狼疮、扁平苔藓、中央离心性瘢痕性秃发及经典 Brocq 假性斑秃**：均可见 FD 样瘢痕性秃发斑，但组织病理学所见为淋巴细胞浸润，脓疱样炎性改变少见。
- **项部瘢痕疙瘩性痤疮**：大多累及年轻的黑人男性患者。枕部、颈项部伴有

脱发

脓疱的坚硬丘疹，融合形成无毛、瘢痕疙瘩样的痛性结节、斑块，可严重毁容。

- **坏死性痘疮样痤疮**：多发于头皮（额部发际线）、面部的毛囊性脓疱、丘疹，偶见于躯干上部，有中央坏死、血痂及凹陷性瘢痕形成的倾向。
- **头皮糜烂性脓疱性皮病**：多见于有广泛日光暴露史的老年患者，可见头顶及枕部脓疱、结痂、糜烂，以及残留的瘢痕区域。组织病理示混合性炎性浸润。
- **头皮分割性蜂窝织炎**：头皮可见多个波动性疼痛结节，这些结节通过窦道相互连接，最后排出脓性物质。炎症深达真皮及皮下脂肪水平。

治疗

患者教育有助于达到满意的治疗依从性。事先向患者解释，治疗并不能治愈疾病，但对于阻止脱发进展非常重要。

局部治疗（轻症者适用；中、重症者须结合口服药物治疗）

- **抗葡萄球菌外用抗生素**（莫匹罗星、夫西地酸），可配合或不配合局部皮质类固醇使用（二丙酸倍他米松，氟替卡松）：一周3天。
- **皮损内皮质类固醇注射**（曲安奈德）：适于局部治疗无效者，每3个月一次。

口服药物治疗（表14.1）

- **口服抗生素**（如炎症较重，可结合使用口服皮质类固醇）。
  1. **四环素类**（米诺环素、多西环素）：持续8到12周。通常结合局部治疗[21]。
  2. **利福平和克林霉素**：利福平及克林霉素（均为每天两次，每次300 mg）连续10周的疗程已被证明可缓解病情[5]。

表 14.1　FD 口服治疗方案总结

	剂量	禁忌证	孕期及哺乳期用药	患者须知
多西环素，米诺环素	100 mg/d，连服2～3月	四环素类过敏 卟啉病	禁用（牙齿变色；影响发育）	服用四环素前后两小时内禁食乳制品
利福平＋克林霉素	300 mg/12 h，连服10周	利福平：利福平过敏 急性肝炎 卟啉病 克林霉素：脑膜炎	禁用（新生儿出血，畸形）	尿液和其他分泌物呈橙色（泪水）
阿奇霉素	500 mg，一周三次，连服3个月	大环内酯类药物过敏	FDA B类	—
异维A酸	20 mg/日，连服3～6个月	严重的血脂异常 肝衰竭 同时合用四环素治疗	禁用（严重畸形）	避免饮酒 皮肤保湿 避孕
氨苯砜	50～100 mg/日，连服3～6个月	G6PD缺乏 砜类药物过敏	禁用	—
皮质类固醇	0.5～1 mg/（kg·d），发病最初几周内使用	严重的系统性感染	禁用，如必须使用，则尽可能小剂量	萎缩纹/妊娠纹 体重增加 兴奋 骨质疏松

3. **其他**：阿奇霉素，氨苯砜[22]，磺胺甲噁唑-甲氧苄啶，口服夫西地酸。

- **其他口服治疗药物**：异维 A 酸、生物制剂[23-24]，人免疫球蛋白[25]。

- **其他治疗**

  1. **光动力治疗**：某些病例得到了改善和稳定，其中一些联合了局部和（或）口服药物治疗[26]。

  2. **激光[27]或放射治疗[28]**：可用于部分严格选择病例。

  3. **修复手术**：数年无任何治疗且无疾病活动迹象的严格选择病例可使用。

预后

　　FD 是一种慢性、持续性疾病，随着时间的推移其发病可逐渐减少，但治疗应及早开始，以防进展为不可逆性脱发斑。所幸此病无致死性，但可导致部分美学问题及局部的不适，从而影响患者的心理健康，有时可对患者社交及工作造成较大限制。目前出现了一些新的治疗方法，如果与现有的治疗方法相结合，可取得良好效果[25]。

参考文献

1. Quinquaud E. Folliculite épilante et destructive des régions velues. *Bull Mem Soc Med Paris.* 1888;5:395–398.
2. Brocq L, Leglet J, Ayrignaq J. Recherches sur l'alopécie atrophicante. *Ann Dermatol Syphil.* 1905;6:1–32.
3. Smith NP, Sanderson KV. Tufted folliculitis of the scalp. *J R Soc Med.* 1971;71:606–608.
4. Otberg N, Kang H, Alzolibani AA, Shapiro J. Folliculitis decalvans. *Dermatol Ther.* 2008;21:238–244.
5. Vano Galvan S, Molina Ruiz AM, Fernandez Crehuet P, et al. Folliculitis decalvans: a multicentre review of 82 patients. *J Eur Acad Dermatol Venereol.* 2015;29:1750–1757.
6. Ekmekci TR, Koslu A. Tufted hair folliculitis causing skullcap-pattern cicatricial alopecia. *J Eur Acad Dermatol Venereol.* 2006;20:227–229.
7. Tan E, Martinka M, Ball N, Shapiro J. Primary cicatricial alopecias: clinicopathology of 112 cases. *J Am Acad Dermatol.* 2004;50:25–32.
8. Bunagan MJ, Banka N, Shapiro J. Retrospective review of folliculitis decalvans in 23 patients with course and treatment analysis of long-standing cases. *J Cutan Med Surg.* 2014;18:1–5.
9. Shitara A, Igareshi R, Morohashi M. Folliculitis decalvans and cellular immunity-two brothers with oral candidosis. *Jpn J Dermatol.* 1974;28:133–140.
10. Vaughan Jones S, Black M. Cicatricial alopecia occurring in two sisters from Ghana. *Clin Exp Dermatol.* 1994;19:500–502.
11. Douwes KE, Landthaler M, Szeimies RM. Simultaneous occurrence of folliculitis decalvans capillitii in identical twins. *Br J Dermatol.* 2000;143:195–197.
12. Jaiswal AK, Vaishampayan S, Walia NS, Verma R. Folliculitis decalvans in a family. *Indian J Dermatol Venereol Leprol.* 2000;66:216–217.
13. Chiarini C, Torchia D, Bianchi B, Volpi W, Caproni M, Fabbri P. Immunopathogenesis of folliculitis decalvans: clues in early lesions. *Am J Clin Pathol.* 2008;130:526–534.
14. Karakuzu A, Erdem T, Aktas A, Atasoy M, Gulec AI. A case of folliculitis decalvans involving the beard, face and nape. *J Dermatol.* 2001;28:329–331.
15. Fernández-Crehuet P, Vañó-Galván S, Molina-Ruiz AM, et al. Trichoscopic features of folliculitis decalvans: results in 58 patients. *Int J Trichology.* 2017;9:140–141.
16. Ross EK, Tan E, Shapiro J. Update on primary cicatricial alopecias. *J Am Acad Dermatol.* 2005;53:1–37.
17. Hoekzema R, Drillenburg P. Folliculitis decalvans associated with erlotinib. *Clin Exp Dermatol.* 2010;35:916–918.
18. Frazer N, Grant P. Folliculitis decalvans with hypocomplementemia. *Br J Dermatol.* 1982;107:88.
19. Chandrawansa PH, Giam YC. Folliculitis decalvans–a retrospective study in a tertiary referred centre, over five years. *Singapore Med J.* 2003;44:84–87.
20. Olsen EA, Bergfeld WF, Cotsarelis G, et al. Summary of North American Hair Research Society (NAHRS)-sponsored workshop on cicatricial alopecia, Duke University Medical Center, February 10 and 11, 2001. *J Am Acad Dermatol.* 2003;48:103–110.
21. Sillani C, Bin Z, Ying Z, Zeming C, Jian Y, Xingqi Z. Effective treatment of folliculitis decalvans using selected antimicrobial agents. *Int J Trichol.* 2010;2:20–23.
22. Paquet P, Pierard GE. Dapsone treatment of folliculitis decalvans. *Ann Dermatol Venereol.* 2004;131:195–197.
23. Mihaljevic N, von den Driesch P. Successful use of infliximab in a patient with recalcitrant folliculitis decalvans. *J Dtsch Dermatol Ges.* 2012;10:589–590.
24. Kreutzer K, Effendy I. Therapy-resistant folliculitis decalvans and lichen planopilaris successfully treated with adalimumab. *J Dtsch Dermatol Ges.* 2014;12:74–76.
25. Ismail N, Ralph N, Murphy G. Intravenous human immunoglobulin for treatment of folliculitis decalvans. *J Dermatol Treat.* 2015;26:471–472.
26. Miguel-Gomez L, Vano-Galvan S, Perez-Garcia B, Carrillo-Gijon R, Jaen-Olasolo P. Treatment of folliculitis decalvans with photodynamic therapy: results in 10 patients. *J Am Acad Dermatol.* 2015;72:1085–1087.
27. Parlette EC, Kroeger N, Ross EV. Nd:YAG laser treatment of recalcitrant folliculitis decalvans. *Dermatol Surg.* 2004;30:1152–1154.
28. Elsayad K, Kriz J, Haverkamp U, et al. Treatment of folliculitis decalvans using intensity-modulated radiation via tomotherapy. *Strahlenther Onkol.* 2015.

第 15 章

头皮分割性蜂窝织炎

DAVID SACEDA-CORRALO，MD，PHD • LAURA MIGUEL-GÓMEZ，MD，PHD •
RITA RODRIGUES-BARATA，MD • SERGIO VAÑÓ-GALVÁN，MD，PHD
（杜旭峰 译 纪超 审）

定义

头皮分割性蜂窝织炎（dissecting cellulitis of the scalp，DC）是一种罕见的中性粒细胞性脱发，表现为头皮上的炎性结节、脓肿及痛性斑块慢性进展为永久性脱发[1]。本病主要发生在非裔美国男性，受累区域主要位于顶、枕部。

流行病学

DC 是一种少见的瘢痕性秃发，仅占其 1.4% ～ 4.5%[2-3]。它主要发生在 20 到 40 岁的非裔美国男性中[4]，也偶可发生于高加索人和女性[5-6]。尽管 DC 通常发生在青春期之后，但在儿童中也有报道[7]。

发病机制

DC 的病因尚不清楚，DC 与化脓性汗腺炎（hidradenitis suppurativa，HS）、藏毛囊肿、聚合性痤疮一起合称毛囊闭锁四联症[8]。这些疾病有一个共同的发病机制，即与毛囊角化过度、毛囊闭塞、继发性细菌感染以及随后的中性粒细胞和肉芽肿性炎症反应伴毛囊破坏有关[9-10]。关于 DC 炎症的分子基础，特别是白细胞介素 1 通路在炎症中的作用，已经有些新的发现[11]。

DC 与接触油性物质的工作（如机械工、"甜炸油饼"加工者）有关，这些油性物质可能会触发易感者发病，还有部分工种（如公交车司机、加油站销售员、机械师）经常与废气的接触也可能导致 DC 的活动，如吸烟可导致 HS[5]。

激素的影响也可能在 DC 中起作用。皮损主要局限于头顶部，也有观察发现部分病例对非那雄胺治疗有效[5-6]。此外，还有文献报道了三例健身房使用促雄激素合成的类固醇相关的 DC 病例[5]。

尽管 DC 脓液通常是无菌的，但也有报道指出细菌在该病的发病过程中起着重要作用。脓液中最常见的细菌是凝固酶阴性葡萄球菌（主要为表皮葡萄球菌和痤疮丙酸杆菌），其次是金黄色葡萄球菌[5, 12-14]。口服抗生素治疗有效也支持这一理论[12]。

DC 的遗传学基础尚未阐明。这种疾病可能并不依赖于特定的基因缺陷；然而，男性多发、发病年龄较小以及多发于非裔加勒比人患者，均提示有遗传性危险因素[11]。此外，文献也有家族性 DC 病例的报道[5, 7]。

临床表现

DC 临床表现为少量至数个坚实或波动的皮下结节，皮肤表面有脱发斑。这些结节往往发展成脓肿、窦道。脓肿含有出血性或脓性无菌物质，可自行排出或穿刺后排出[15]。

最常见于头顶部（49% ～ 71%）、枕部（47%）（图 15.1）[5-6]。但有单独发生于颞部和顶部的报道[5]。慢性病例可有全头皮弥漫性皮损，可呈脑回状[6, 15]。当病情活动时，常伴发颈部淋巴结肿大[15-16]。

通常与 DC 相关的症状是瘙痒和疼痛，但其发生率尚不明确[5-6]。

毛发镜表现

毛发镜检查有助于 DC 正确的诊断以便及早、正确的治疗[17-18]。脱发斑示毛囊开口消失，证实诊断为瘢痕性秃发。有时皮肤表面可见大片黄色、无定形区域[17]。Rudnicka 等人的研究中，共 1884 名秃发患者，其中 8 名 DC 患者中可见"3D"黄点征[3]，与营养不良毛干上常见的黄点征一致，被认为是 DC 最具特色的毛发镜特征之一（图 15.2）[3]。DC 中也可见普通黑点征和孤立性黄点征[19-21]。DC 中也可见红点征，尽管不是其特征性表现[21]。在新发（平均时间 9 个月）DC 患者中可以检测到断发和感叹号毛发[19, 21]。

在长期病例中，当瘢痕性秃发斑形成时可见白点征，与毛囊纤维化相符（图 15.3）[3, 21]。由于大多患者为非洲裔，他们不能被误诊为针尖样白点征。也有文献描述了在 DC 中可见点征周围环绕的白晕[17]。

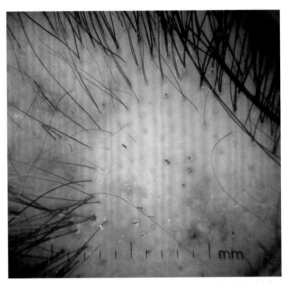

图 15.2 头皮分割性蜂窝织炎早期的毛发镜表现。多个"3D"黄点征、黑点征和断发。无毛囊开口消失的证据

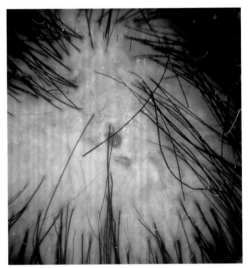

图 15.3 头皮分割性蜂窝织炎晚期毛发镜表现。见脱发斑、毛囊开口消失、孤立毳毛、角栓。可见先前皮质类固醇注射所致毛细血管扩张

组织病理学

DC 的组织病理学与 HS 及其他毛囊闭锁四联症相似[22-25]。DC 早期病变的病理组织学特征是毛囊扩张、毛囊角栓及中性粒细胞浸润[22]。在此阶段还可以观察到球周及毛囊下淋巴细胞、组织细胞和浆细胞浸润[26]。当炎

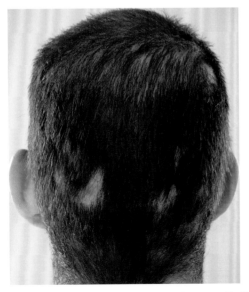

图 15.1 头皮分割性蜂窝织炎的早期表现。斑状脱发可能与其他原因的局灶性脱发相似，如斑秃或拔毛癖

症破坏毛囊上皮时，真皮和皮下组织即出现由窦道互相连通的脓肿[13, 24, 27]。

由于炎症导致急性退行期转化，处于退行期和休止期的毛发数量增加[15, 28]。与急性或亚急性斑秃一样，毛囊索中的色素管型也常见于 DC[28]。疾病早期皮脂腺不受累，但晚期最终会被破坏[15]。

晚期可见由淋巴细胞、浆细胞和异物巨细胞组成的慢性肉芽肿（图 15.4）[15, 24]。这些肉芽肿可见于所有毛囊闭锁四联症疾病，但在 DC 中似乎更常见[24]。真性窦道由多层鳞状上皮构成，其上皮源于外毛根鞘，是 DC 最具特征性的组织病理学特征[15, 22]。毛囊被破坏后导致瘢痕性秃发[27]。

合并症

DC 常与毛囊闭锁四联症中的其他疾病相关。大样本病例研究发现在 12% ～ 24% 的患者出现 HS，聚集性痤疮出现在 14% ～ 16% 的患者中[5-6]。也有伴发藏毛囊肿的报道[29]。另一种与 DC 相关的疾病是关节炎，类似于脊椎关节病（中轴型和外周关节炎）。还有很多合并其他不同疾病的报道[29]。表 15.1 总结了所有的合并症，包括一些少见病。

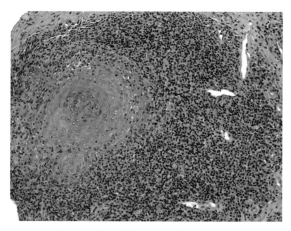

图 15.4　头皮分割性蜂窝织炎晚期病理改变。慢性肉芽肿包括淋巴细胞、浆细胞和异物巨细胞（Courtesy of Dr. Jesús Cuevas.）

鉴别诊断

晚期 DC 有独特的临床表现，然而，DC 的早期阶段可能类似于其他疾病。

鉴别诊断包括炎症性头癣（脓癣）、秃发性毛囊炎（FD）和回状颅皮。真菌培养及特殊染色可排除头癣。FD 的特征是浅表性炎症（毛囊周围脓疱），而 DC 受累范围更深（浅层脂肪组织）。

头皮脱发性无菌性结节（AANS）已被认为是一个独特的临床病种。AANS 很少见，主要影响年轻白人或亚洲男性，大多数患者在头皮的枕部或头顶有一或两个坚硬、圆顶状结节，但不会发生瘢痕性秃发[30]。

早期 DC 在毛发镜下类似斑秃，但毛囊开口消失和无感叹号样发有助于排除[31]。此外，拔毛癖可能类似于早期 DC，但典型的毛发镜所见有助于将二者区分开来[32]。

表 15.1　DC 的合并症
皮肤病
汗腺炎[6, 29]
聚合性痤疮[6, 29]
藏毛囊肿[4]
脓皮病[29, 34]
银屑病[4]
毛发红糠疹[34]
鳞状细胞癌（长期 DC 病例中）[4]
恶性增生性毛发囊肿[51]
骨关节病
脊椎关节炎[51]
骨髓炎[52]
胸肋锁骨骨质增生症[52]
关节病[52]
关节炎[52]
胃肠道病
Crohn 病[34]
非酒精性脂肪性肝炎[40]
其他疾病
角膜炎-鱼鳞病-耳聋综合征[44, 51, 53]
边缘性角膜炎[34, 54]

治疗

治疗包括改善头皮卫生，外用杀菌剂和外用抗生素。目前尚无临床试验证明 DC 任何治疗的有效性。大多数治疗方案都是基于系列病例报告和个人经验。不同治疗方案的组合是一种常见的做法。

皮质类固醇

皮质类固醇已用于 DC 治疗，以期发挥抗炎作用。口服类固醇在 DC 的临床治疗中尚未被证明有效，短期或长期使用会出现不良反应。皮质类固醇注射通常用于治疗炎性皮下结节及加快愈合[33]。

口服抗生素

不同的治疗方案已显示可降低炎症活动性，改善急性症状。可选药物包括四环素（土霉素每天 1 g，或多西环素每天 100 mg），大环内酯类（阿奇霉素，每天 500 mg，每周三次），喹诺酮类（环丙沙星，500 mg，每天两次），以及几种抗生素的组合（例如，利福平和克林霉素，300 mg，每天两次，共 10 周）[5-6, 34]。抗生素的疗程长短仍有争议，尚无证据证明长疗程方案可延缓疾病复发。

口服维甲酸

一些作者认为口服维甲酸必须是首选的治疗方法。

口服异维 A 酸（每天 0.5 ～ 0.8 mg/kg）已被证明是有效的，治疗 3 个月后完全缓解，但停药后经常复发[6]。也有报道称，在角膜炎-鱼鳞病-耳聋综合征和 DC 患者中使用阿维 A（每天 30 mg，结果未知）和阿利维 A 酸治疗[6, 35-36]。

其他治疗方法

- **英夫利昔单抗**：根据个别病例报道，这种静脉注射肿瘤坏死因子 α 抑制剂治疗 DC 是有效的。作者报告一次 5 mg/kg 注射，间隔 8 周，治疗 1 年炎性反应降低，并得到 1 年的缓解。其他研究显示无明显改善[6, 37-39]。

- **阿达木单抗**：将 DC 视为毛囊闭塞四联症中的一种，阿达木单抗的作用与在 HS 中一样。这种肿瘤坏死因子 α 抑制剂已按银屑病的治疗剂量用于治疗 DC（80 mg，1 周后 40 mg，然后每隔一周 40 mg），临床症状成功缓解，但有早期复发。就像在 HS 中一样，可能需要更高剂量来减少炎症和阻止疾病进展[39-43]。

- **非那雄胺**：3 例 DC 患者每日服用 1 mg 非那雄胺，其中 2 例明显改善[5]。

- **光动力治疗（photodynamic therapy，PDT）**：已有报道以 PDT 治疗 DC 获得疗效[44]，然而，也有治疗失败的报道[5]。

- **手术**：头皮切除可至帽状腱膜或帽状腱膜下水平。须保留骨膜，以便有肉芽组织增生的基础，其上才可行皮肤移植[33, 45-47]。

- **近距离放射疗法**：一个孤立的病例报告显示，近距离放射治疗对一些 DC 患者可能是一种有用的治疗方法。需要进一步观察来确定目标患者人群[48]。

预后

由于 DC 并不常见，患者往往很难及早诊断，治疗也不够及时，很难在早期阻止疾病的发展。接受医学治疗的患者，很多都可以得到控制，并且并发症很少。然而，晚期 DC 可能会导致严重的并发症，如其下颅骨的骨髓炎、慢性溃疡所致的鳞状细胞癌[33, 49]。需要牢记心的是，DC 会造成严重的精神压力和生活质量下降^[50]。

参考文献

1. Spitzer L. Dermatitis follicularis et perifollicularis conglo-bate. *Dermatol Z*. 1903;10:109–120.

2. Tan E, Martinka M, Ball N, Shapiro J. Primary cicatri-cial alopecias: clinicopathology of 112 cases. *J Am Acad Dermatol*. 2004;50(1):25–32. https://doi.org/10.1016/j.jaad.2003.04.001.

3. Rudnicka L, Olszewska M, Rakowska A, Slowinska M. Trichoscopy update 2011. *J Dermatol Case Rep*. 2011;5(4):82–88. https://doi.org/10.3315/jdcr.2011.1083.

4. Scheinfeld N. Dissecting cellulitis (Perifolliculitis Capitis Abscedens et Suffodiens): a comprehensive review focus-ing on new treatments and findings of the last decade with commentary comparing the therapies and causes of dissecting cellulitis to hidradenitis suppura. *Dermatol Online J*. 2014;20(5):2.

5. Segurado-Miravalles G, Camacho-Martínez FM, Arias-Santiago S, et al. Epidemiology, clinical presentation and therapeutic approach in a multicentre series of dissect-ing cellulitis of the scalp. *J Eur Acad Dermatol Venereol*. 2016;0–1. https://doi.org/10.1111/jdv.13948.

6. Badaoui A, Reygagne P, Cavelier-Balloy B, et al. Dissecting cellulitis of the scalp: a retrospective study of 51 patients and review of literature. *Br J Dermatol*. 2016;174(2):421–423. https://doi.org/10.1111/bjd.13999.

7. Ramesh V. Dissecting cellulitis of the scalp in 2 girls. *Der-matologica*. 1990;180(1):48–50. http://www.ncbi.nlm.nih.gov/pubmed/2106459.

8. Chicarilli ZN. Follicular occlusion triad: hidradenitis sup-purativa, acne conglobata, and dissecting cellulitis of the scalp. *Ann Plast Surg*. 1987;18(3):230–237. http://www.ncbi.nlm.nih.gov/pubmed/2954503.

9. Van der Zee HH, Laman JD, Boer J, Prens EP. Hi-dradenitis suppurativa: viewpoint on clinical phe-notyping, pathogenesis and novel treatments. *Exp Dermatol*. 2012;21(10):735–739. https://doi.org/10.1111/j.1600-0625.2012.01552.x.

10. Hoffman E. Perifolliculitis capitis abscedens et suffodiens. *Dermatol Z*. 1908;15:122–123.

11. Kong HH, Segre JA. Skin microbiome: looking back to move forward. *J Invest Dermatol*. 2012;132(3 Pt 2):933–939. https://doi.org/10.1038/jid.2011.417.

12. Bjellerup M, Wallengren J. Familial perifolliculitis capitis abscedens et suffodiens in two brothers successfully treated with isotretinoin. *J Am Acad Dermatol*. 1990;23(4 Pt 1):752–753. http://www.ncbi.nlm.nih.gov/pubmed/2229506.

13. Navarini AA, Trüeb RM. 3 cases of dissecting celluli-tis of the scalp treated with adalimumab: control of inflammation within residual structural disease. *Arch Dermatol*. 2010;146(5):517–520. https://doi.org/10.1001/archdermatol.2010.16.

14. Mihić LL, Tomas D, Situm M, et al. Perifolliculitis capitis abscedens et suffodiens in a caucasian: diagnostic and ther-apeutic challenge. *Acta Dermatovenerol Croat*. 2011;19(2):98–102. http://www.ncbi.nlm.nih.gov/pubmed/21703156.

15. Bolduc C, Sperling LC, Shapiro J. Primary cicatricial alo-pecia: other lymphocytic primary cicatricial alopecias and neutrophilic and mixed primary cicatricial alopecias. *J Am Acad Dermatol*. 2016;75(6):1101–1117. https://doi.

16. Torok RD, Bellet JS. Tinea capitis mimicking dissecting cellulitis. *Pediatr Dermatol*. 2013;30(6):753–754. https://doi.org/10.1111/pde.12235.

17. Rakowska A, Slowinska M, Kowalska-Oledzka E, et al. Trichoscopy of cicatricial alopecia. *J Drugs Dermatol*. 2012;11(6):753–758. http://www.ncbi.nlm.nih.gov/pubmed/22648224.

18. Olszewska M, Rudnicka L, Rakowska A, Kowalska-Oledzka E, Slowinska M. Trichoscopy. *Arch Dermatol*. 2008;144(8):1007. https://doi.org/10.1001/archderm.144.8.1007.

19. Tosti A, Torres F, Miteva M. Dermoscopy of early dissecting cellulitis of the scalp simulates alopecia areata. *Actas Der-mosifiliogr*. 2013;104(1):92–93. https://doi.org/10.1016/j.ad.2012.05.008.

20. Kowalska-Oledzka E, Slowinska M, Rakowska A, et al. "Black dots" seen under trichoscopy are not specific for alopecia areata. *Clin Exp Dermatol*. 2012;37(6):615–619. https://doi.org/10.1111/j.1365-2230.2012.04401.x.

21. Segurado-Miravalles G, Camacho-Martinez F, Arias-Santiago S, et al. Trichoscopy of dissecting cellulitis of the scalp: exclamation mark hairs and white dots as markers of disease chronicity. *J Am Acad Dermatol*. 2016;75(6):1267–1268. https://doi.org/10.1016/j.jaad.2016.08.035.

22. Bernárdez C, Molina-Ruiz AM, Requena L. Histopa-tología de las alopecias. Parte II: alopecias cicatriciales. *Actas Dermosifiliogr*. 2015;106(4):260–270. https://doi.org/10.1016/j.ad.2014.06.016.

23. Stenn KS, Sundberg JP, Sperling LC. Hair follicle biology, the sebaceous gland, and scarring alopecias. *Arch Der-matol*. 1999;135(8):9–12. https://doi.org/10.1001/arch-derm.135.8.973.

24. Childs JM, Sperling LC. Histopathology of scarring and nonscarring hair loss. *Dermatol Clin*. 2013;31(1). https://doi.org/10.1016/j.det.2012.08.001.

25. Thakur BK, Verma S, Raphael V. Clinical, trichoscopic, and histopathological features of primary cicatricial alopecias: a retrospective observational study at a tertiary care cen-tre of North East India. *Int J Trichol*. 2015;7(3):107–112. https://doi.org/10.4103/0974-7753.167459.

26. Sperling LC, Cowper SE, Knopp EA. Dissecting cellulitis of the scalp (perifolliculitis capitis abscedens et suffodiens). In: *An Atlas of Hair Pathology with Clinical Correlations*. 2nd ed. London: Informa Healthcare; 2012:166–170.

27. Sperling LC. Scarring alopecia and the dermatopatholo-gist. *J Cutan Pathol*. 2001;28(7):333–342.

28. Miteva M, Romanelli P, Tosti A. Pigmented casts. *Am J Der-matopathol*. 2014;36(1):58–63. https://doi.org/10.1097/DAD.0b013e3182919ac7.

29. Koshelev MV, Garrison PA, Wright TS. Concurrent hidradeni-tis suppurativa, inflammatory acne, dissecting cellulitis of the scalp, and pyoderma gangrenosum in a 16-year-old boy. *Pedi-atr Dermatol*. 2014;31(1). https://doi.org/10.1111/pde.12196.

30. Abdennader S, Reygagne P. Alopecic and aseptic nodules of the scalp. *Dermatology*. 2008;218(1):86. https://doi.org/10.1159/000165608.

31. Miteva M, Tosti A. Hair and scalp dermatoscopy. *J Am Acad Dermatol*. 2012;67(5):1040–1048. https://doi.org/10.1016/j.jaad.2012.02.013.

32. Miteva M, Tosti A. Flame hair. *Ski Appendage Disord*. 2015;1(2):105–109. https://doi.org/10.1159/000438995.

33. Jerome MA, Laub DR. Dissecting cellulitis of the scalp: case discussion, unique considerations, and treatment options. *Eplasty*. 2014;14:ic17. http://www.ncbi.nlm.nih.gov/pubmed/24966998.

34. Scheinfeld NS. A case of dissecting cellulitis and a review of the literature. *Dermatol Online J.* 2003;9(1):87–93. https://doi.org/10.1007/s11845-008-0177-4.

35. Werchau S, Toberer F, Enk A, Helmbold P. Keratitis-ichthyosis-deafness syndrome: response to alitretinoin and review of literature. *Arch Dermatol.* 2011;147(8):993. https://doi.org/10.1001/archdermatol.2011.216.

36. Prasad S, Bygum A. Successful treatment with alitretinoin of dissecting cellulitis of the scalp in keratitis-ichthyosis-deafness syndrome. *Acta Derm Venereol.* 2013;93(4):473–474. https://doi.org/10.2340/00015555-1499.

37. Brandt HRC, Malheiros APR, Teixeira MG, Machado MCR. Perifolliculitis capitis abscedens et suffodiens successfully controlled with infliximab. *Br J Dermatol.* 2008;159(2):506–507. https://doi.org/10.1111/j.1365-2133.2008.08674.x.

38. Wollina U, Gemmeke A, Koch A. Dissecting cellulitis of the scalp responding to intravenous tumor necrosis factor-alpha antagonist. *J Clin Aesthet Dermatol.* 2012;5(4):36–39. http://www.ncbi.nlm.nih.gov/pubmed/22708007.

39. Sand FL, Thomsen SF. Off-label use of TNF-alpha inhibitors in a dermatological university department: retrospective evaluation of 118 patients. *Dermatol Ther.* 2015;28(3):158–165. https://doi.org/10.1111/dth.12222.

40. Mansouri Y, Martin-Clavijo A, Newsome P, Kaur MR. Dissecting cellulitis of the scalp treated with tumour necrosis factor-alpha inhibitors: experience with two agents. *Br J Dermatol.* 2016;174(4):916–918. https://doi.org/10.1111/bjd.14269.

41. Navarini AA, Trüeb RM. 3 cases of dissecting cellulitis of the scalp treated with adalimumab. *Arch Dermatol.* 2010;146(5). https://doi.org/10.1001/archdermatol.2010.16.

42. Sukhatme SV, Lenzy YM, Gottlieb AB. Refractory dissecting cellulitis of the scalp treated with adalimumab. *J Drugs Dermatol.* 2008;7(10):981–983. http://www.ncbi.nlm.nih.gov/pubmed/19112766.

43. Martin-García RF, Rullán JM. Refractory dissecting cellulitis of the scalp successfully controlled with adalimumab. *P R Health Sci J.* 2015;34(2):102–104. http://www.ncbi.nlm.nih.gov/pubmed/26061062.

44. Liu Y, Ma Y, Xiang LH. Successful treatment of recalcitrant dissecting cellulitis of the scalp with ALA-PDT: case report and literature review. *Photodiagnosis Photodyn Ther.* 2013;10(4):410–413. https://doi.org/10.1016/j.pdpdt.2013.03.008.

45. Housewright CD, Rensvold E, Tidwell J, Lynch D, Butler DF. Excisional surgery (scalpectomy) for dissecting cellulitis of the scalp. *Dermatol Surg.* 2011;37(8):1189–1191. https://doi.org/10.1111/j.1524-4725.2011.02049.x.

46. Bellew SG, Nemerofsky R, Schwartz RA, Granick MS. Successful treatment of recalcitrant dissecting cellulitis of the scalp with complete scalp excision and split-thickness skin graft. *Dermatol Surg.* 2003;29(10):1068–1070. http://www.ncbi.nlm.nih.gov/pubmed/12974708.

47. Arneja JS, Vashi CN, Gursel E, Lelli JL. Management of fulminant dissecting cellulitis of the scalp in the pediatric population: case report and literature review. *Can J Plast Surg.* 2007;15(4):211–214. http://www.ncbi.nlm.nih.gov/pubmed/19554179.

48. Paul S, Bach D, Leboeuf NR, Devlin PM, Lipworth AD. Successful use of brachytherapy for a severe hidradenitis suppurativa variant. *Dermatol Ther.* 2016;29:455–458.

49. Curry SS, Gaither DH, King LEJ. Squamous cell carcinoma arising in dissecting perifolliculitis of the scalp. A case report and review of secondary squamous cell carcinomas. *J Am Acad Dermatol.* 1981;4(6):673–678. https://doi.org/10.1016/S0190-9622(81)70068-9.

50. Chiang YZ, Bundy C, Griffiths CEM, Paus R, Harries MJ. The role of beliefs: lessons from a pilot study on illness perception, psychological distress and quality of life in patients with primary cicatricial alopecia. *Br J Dermatol.* 2015;172(1):130–137. https://doi.org/10.1111/bjd.13259.

51. Nyquist G, Mumm C, Grau R, et al. Malignant proliferating pilar tumors arising in KID syndrome: a report of two patients. *Am J Med Genet A.* 2007;143(7):734–741.

52. Wasserman E. Perifolliculitis capitis abscedens et suffodiens with rheumatoid arthritis; report of a case. *AMA Arch Derm Syphilol.* 1951;64(6):787–789.

53. Coggshall K, Farsani T, Ruben B, et al. Keratitis, ichthyosis, and deafness (KID) syndrome: a review of infectious and neoplastic complications. *J Am Acad Dermatol.* 2013;69(1):127–134. https://doi.org/10.1016/j.jaad.2012.12.965.

54. Enrenreich E. Perifolliculitis capitis abscedens et suffodiens. Interstitial keratitis. *AMA Arch Derm Syphilol.* 1953;68(6):744–746.

第 16 章

项部瘢痕疙瘩性痤疮

RITA RODRIGUES-BARATA，MD • LAURA MIGUEL-GÓMEZ，MD，PHD •

DAVID SACEDA-CORRALO，MD，PHD • SERGIO VAÑÓ-GALVÁN，MD，PHD

（杜旭峰 译 纪超 审）

引言

　　瘢痕疙瘩性痤疮（acne keloidalis）或项部瘢痕疙瘩性毛囊炎（folliculitis keloidalis nuchae）是一种慢性瘢痕性秃发，最常见于非洲裔男性[1]。该病最早在 1860 年由 Hebra 认识，随后在 1896 年，Kaposi 将其描述为另一种疾病——头皮乳头状皮炎（dermatitis papillaris capillittii）[2]。最终，Bazin 在 1872 年将其命名为项部瘢痕疙瘩性痤疮（acne keloidalis nuchae，AKN）[3]。该病临床特点为枕颈部出现丘疹、脓疱，偶见瘢痕疙瘩样肿块[4]。有些已知的因素会导致易感个体的发病，如雄激素、感染、炎症、创伤和内生发[5-6]。AKN 为混合性瘢痕性秃发，之所以这样命名，是因其具有其他形式的瘢痕性秃发相似的特征，同时也因为该病可以与它们同时发生[7]。为防止疾病进展乃至出现瘢痕性秃发，及时治疗干预很重要。

流行病学

　　项部瘢痕疙瘩性痤疮主要发生在非洲裔的年轻男性患者中[4]。在高加索人和其他种族群体中也有报道[8-9]。它在男性中的发病率是女性的 20 倍[9-11]。确切的患病率尚不清楚，但文献报道在加勒比黑人中可低至 0.45%，而美式橄榄球运动员中可高达 13.6%[4, 12-18]。

发病机制

　　目前认为非洲患者独特的发质和卷曲发是疾病发展的必要因素，但不是唯一的因素[19]。青春期出现的一些生理变化可能会促进相关症状的出现，如雄激素水平、皮脂腺活性、毛囊雄激素受体活性的增加[6, 20]。因患者都是非洲血统，故遗传因素可能在发病过程中有一定影响。

　　此外，有人提出，剃发行为、加之患者发质的特殊性，可刺激并诱导毛囊的经上皮排出，从而促进毛发内生的现象，与须部假性毛囊炎的发生机制类似[21]。然而，皮肤镜和组织病理学的发现并不支持这一理论[22-24]。此外，尚无文献报道 AKN 与须部假性毛囊炎的相关性。

　　局部创伤如擦伤、剔伤、戴过紧头盔而造成局部的挤压、摩擦，以及肥胖等共同促进慢性炎症的产生，但其潜在的机制尚不清楚[1, 25-26]。已经提出了几种理论，一些人认为这与丘疹性慢性单纯性苔藓样反应有关，因这些患者特别容易出现该现象[27]。另一些人假设这可能是原有早期毛囊炎的机械性刺激所致，或者局部创伤诱导角蛋白异常表达所致[28-29]。尽管如此，AKN 仍被认为是一种原发性瘢痕性秃发[23]。

　　Herzberg 等人提出，毛囊或其周围上皮中存在的未知抗原可导致针对该毛囊的自身免疫反应，从而导致炎症产生，以及随后的毛囊皮脂腺单位的破坏、发展为纤维化[19]。

毛囊蠕形螨、皮肤菌群、脱落的角质形成细胞、皮脂，以及美发产品，都可成为潜在抗原。其次，细菌（特别是金黄色葡萄球菌）和真菌（如马拉色菌）在 AKN 发病中亦有作用。药物所致 AKN 的报道涉及某些患者使用的环孢素、二苯海因和卡马西平等药物[8, 30-31]。

临床表现

皮损于青春期后出现在项部和（或）枕部，平均发病年龄 29 岁[4]。患者均无在身体其他部位发生瘢痕疙瘩的倾向，皮损也不符合瘢痕疙瘩的组织学标准。早期在颈部或枕部逐渐形成不同大小肉色或粉红色的丘疹，并向侧方或顶部进行性发展。AKN 更好发于枕项区，其原因可能与该区域相对于额顶部头皮具有更高密度的肥大细胞、局部真皮毛细血管扩张更加明显等特点相关[20]。

AKN 病变的临床表现多种多样，患者可在皮损出现前几个小时开始出现瘙痒或疼痛。瘙痒会导致挠抓、刺激及随之发生的炎症。继发性细菌感染使得病情复杂化，往往发展为脓疱、窦道和脓肿，并有脓液流出。一些病变可以迅速发展成肿块样或瘢痕疙瘩样的结节。少数患者最初表现为泛发性毛囊炎。也有与 AKN 相关的雄激素性秃发、中央离心性瘢痕性秃发及秃发性毛囊炎的报道[7, 32-33]。Verma 还曾指出，在某些患者中，代谢综合征与 AKN 可并发，认为瘢痕疙瘩性痤疮可成为该综合征的另一症状[34]。有学者报道了身体其他部位发生的瘢痕疙瘩，但这种并发症极为罕见[14]。晚期，毛囊的破坏会导致瘢痕性秃发、毛囊开口消失（图 16.1）。

毛发镜表现

在皮肤镜检查中，早期可见丛状发性毛囊炎及毛囊角化过度，后期出现白点征，毛

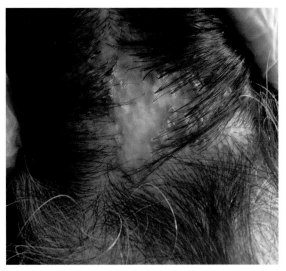

图 16.1　脱发斑以及毛囊开口消失、丛状发，斑片边缘小丘疹

囊开口消失。无内生毛发的报道（图 16.2）。

组织病理学

疾病的不同阶段，其病理表现各不相同[35-36]，且不具有特异性，均可在其他瘢痕性秃发中观察到。Sperling 曾报道浆细胞及淋巴细胞性慢性毛囊周围炎症改变，且在峡部及漏斗下部炎症更加明显[23]。并且在峡部水平也可观察到板层状纤维增生及毛囊上皮变薄。可见皮脂腺缺如或破坏[37]。目前尚不清

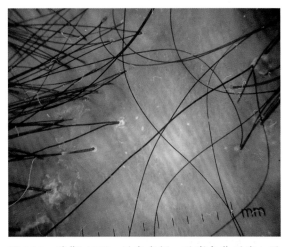

图 16.2　晚期 AKN，见白点征、毛囊角化过度、毛囊开口消失

楚皮脂腺是炎症过程的主要靶点，还是因为继发性机制而受损。

还可见肉芽肿反应、内毛根鞘脱落、多毛症改变。随后的显著改变即是毛囊消失并被结缔组织替代，继发性细菌感染、微脓肿及窦道形成等迹象也有助于病理诊断。

鉴别诊断

- **秃发性毛囊炎（folliculitis decalvans，FD）**：虽有许多共同的特征，但本病纤维化通常明显较轻。通过临床表现即可鉴别。
- **深在感染性毛囊炎**：炎性浸润倾向紧密围绕在受累毛囊的周围，而较少出现广泛的毛囊破坏或真皮瘢痕。特殊染色也可辅助鉴别诊断。如仍不能诊断，应进行细菌培养。
- **化脓性汗腺炎（hidradenitis suppurativa，HS）**：好发部位和临床表现不同，但该病也会出现窦道和大面积脓肿形成。

治疗

早期的治疗干预非常重要，目的是防止疾病进展和最终的瘢痕性秃发。患者应避免频繁理发、戴过紧的头饰以及抓挠等诱发疾病加重的行为[38-39]。

发病早期可**外用强效皮质类固醇**治疗。Callender 等人发现使用 0.05% 丙酸氯倍他索泡沫剂 8 ～ 12 周，每天两次冲击剂量，可有效改善非洲裔患者的 AKN[40]。如果有脓疱性皮损，可以联合使用**局部抗生素**和皮质类固醇；研究发现，外用 1% 克林霉素洗剂每天两次，10 名 AKN 患者症状都有改善[41]。泛发性患者需**口服抗生素**，最常用的口服抗生素包括多西环素、米诺环素和四环素，用痤疮的治疗剂量即可[1, 32, 42]，头孢菌素和青霉素亦有效[33]。应使用**抗菌溶液**以防止继发性细菌感染[38]。

对于轻到中度的疾病，若出现较大的丘疹结节性皮损，推荐采用皮损内注射曲安奈德（5 ～ 40 mg/ml，间隔 4 周）[39]。曲安奈德剂量不应过大，以防出现色素减退及皮肤萎缩等副作用。对于伴发 FD 的患者，可在此基础上长期口服维甲酸，有助于两种疾病的控制[32-33]。

治疗 AKN 也有其他的治疗方案，但结果各不相同。冷冻治疗对早期和纤维化病变均有效（每次 20 s 的两次冻融循环）；注意避免冷冻强度过大可能出现的永久性色素脱失[43]。维甲酸类化合物及咪喹莫特疗效亦不确定[44-45]，咪喹莫特每天一次、每周使用 5 天、连续 8 周可使皮损数量平均减少 28%，而吡美莫司每天两次、连用 8 周，皮损数量减少 17%[46]。

外科治疗仅限用于对药物治疗无反应的情况，或出现毁容性广泛纤维化的患者[47]。可深达毛球部的小的环钻能有效清除纤维化的病变。电外科和冷冻外科治疗也有报道，对于广泛难治性及毁容性病例，须采用梭形切除，留待一期或二期愈合（后者更受大多数作者青睐）[43, 48-51]。一名 40 岁男性患者曾使用过半月形组织扩张器治疗并获得成功[52]。

最近，术后放射治疗用于治疗一例难治性 AKN，并成功避免了复发[52-53]。用 1064 nm Nd：YAG 激光、595 nm PDL 和 810 nm 半导体激光治疗，可以显著减少 AKN 患者的皮损数目和大小[54-55]。两名东印度男性病例中，使用半导体激光联合 0.025% 维甲酸乳膏及 0.05% 倍他米松乳膏治疗，每疗程 4 ～ 6 周，4 个疗程后总体改善 90%[56]。CO_2 激光和 UVB-BE 治疗也证明了其有效性，可作为严格选择性及难治性病例的替代疗法[8, 57-59]（表 16.1）。

表 16.1　项部瘢痕疙瘩性痤疮的治疗方案

	治疗方案	说明
强效皮质类固醇	0.05% 丙酸氯倍他索泡沫剂，每日两次，8～12 周[40]	疾病早期
外用抗生素	1% 克林霉素洗剂，每日两次[41]	如果有脓疱性病变，联合使用皮质类固醇
口服抗生素	痤疮剂量的多西环素、米诺环素和四环素[1, 32, 42] 头孢菌素类和青霉素类[33]	泛发性病例
皮损内皮质类固醇注射	曲安奈德 5～40 mg/ml，间隔 4 周[39]	在轻到中度的疾病中，伴有大的丘疹到结节
口服维甲酸	异维 A 酸[32-33]	伴发秃发性毛囊炎的患者
其他外用药物	维甲酸类化合物[44] 咪喹莫特每天一次或每周 5 天，共 8 周[45] 吡美莫司，每天两次，共 8 周[46]	轻中度患者
冷冻疗法[43]	每次 20 s 的两次冻融循环	早期患者及纤维化皮损
外科治疗[43, 48-51]	环钻切除 电外科 冷冻外科 梭形切除 组织扩张器	广泛难治、毁容性病变
术后放疗[52-53]		难治性项部瘢痕疙瘩性痤疮
光疗[54-59]	1064 nm Nd：YAG 激光 595 nm PDL 810 nm 半导体激光 CO_2 激光 UVB-BE	严格选择性、难治性病例的替代治疗

预后

　　要防止疾病进展及随之发生的瘢痕性秃发，治疗干预是必须的。皮损出现前往往有理发或其他形式的局部刺激、使用帽子或头盔等。避免这些行为将有助于预防其发生或复发。

参考文献

1. Dinehart SM, Herzberg AJ, Kerns BJ, Pollack SV. Acne keloidalis: a review. *J Dermatol Surg Oncol*. 1989;15(6): 642–647.

2. Adamson H. Dermatitis papillaris capillitii (Kaposi): acne keloid. *Br Dermatol*. 1914;26:69–83.

3. Fox H. Folliculits keloidalis a better term than dermatitis papillaris capillitii. *Arch Dermatol Syphilol*. 1947; 55:112–113.

4. Adegbidi H, Atadokpede F, do Ango-Padonou F, Yedomon H. Keloid acne of the neck: epidemiological studies over 10 years. *Int J Dermatol*. 2005;44(suppl 1):49–50.

5. Ogunbiyi AO, Adedokun B. Perceived etiological factors of folliculitis keloidalis nuchae and treatment options amongst Nigerian men. *Br J Dermatol*. 2015;173(suppl 2):22–25.

6. Ogunbiyi AO. Acne keloidalis nuchae: prevalence, impact, and management challenges. *Clin Cosmet Investig Dermatol*. 2016;14(9):483–489.

7. Olsen EA, Bergfeld WF, Cotsarelis G, et al. Summary of North American Hair Research Society (NAHRS)-sponsored workshop on cicatricial alopecia, Duke Medical Centre, February 10 and 11, 2001. *J Am Acad Dermatol*. 2003;48(1):103–110.

8. Azurdia RM, Graham RM, Wesmann K, Guerin DM. Acne keloidalis in Caucasian patients on cyclosporine following organ transplantation. *Br J Dermatol*. 2000;143(2): 465–467.

9. Loayza E, Cazar T, Uraga V, Lubkov A, Garces JC. Acne keloidalis nuchae in Latin American women. *Int J Dermatol.* 2015;54(5):e183–e185.

10. Dinehart SM, Tanner L, Mallory SB, Herzberg AJ. Acne keloidalis in women. *Cutis.* 1989;44(3):250–252.

11. Ogunbiyi AO, George AO. Acne keloidalis in females; case report and review of literature. *JNMA.* 2005;97:736–738.

12. Dunwell P, Rose A. Study of the skin disease spectrum occurring in an Afro-Caribbean population. *Int J Dermatol.* 2003;42(4):287–289.

13. Ogunbiyi AO, Daramola OO, Alese OO. Prevalence of skin diseases in Ibadan, Nigeria. *Int J Dermatol.* 2004;43(1):32–36.

14. Salami T, Omeife H, Samuel S. Prevalence of acne keloidalis nuchae in Nigerians. *Int J Dermatol.* 2007;46:482–484.

15. Ogunbiyi AO, Owoaje E, Ndahi A. Prevalence of skin diseases in school children. *Pediatr Dermatol.* 2005;22:6–10.

16. Child FJ, Fuller LC, Higgind EM, Du Vivier AW. A study of the spectrum of skin disease occurring in the black population in South East London. *Br J Dermatol.* 1991;141:512–517.

17. Khumalo NP, Jessop S, Gumedze F, Ehrlich R. Hair dressing is associated with scalp disease in African school children. *Br J Dermatol.* 2007;157:106–110.

18. Knable Jr AL, Hanke CW, Gonin R. Prevalence of acne keloidalis nuchae in football players. *J Am Acad Dermatol.* 1997;37(4):570–574.

19. Herzberg AJ, Dinehart SM, Kerns BJ, Pollack SV. Acne keloidalis. Transverse microscopy, immmnunohistochemistry, and electron microscopy. *Am J Dermatopathol.* 1990;12(2):109–121.

20. George AO, Akanji AO, Nduka EU, Olasode O. Clinical biochemistry and morphological features of acne keloidalis in a black population of acne keloidalis in a black population. *Int J Dermatol.* 1993;32(10):714–716.

21. Kelly AP. Psuedofolliculitis barbae and acne keloidalis nuchae. *Dermatol Clin.* 2003;21(4):645–653.

22. Sperling LC, Skelton 3rd HG, Smith KJ, Sau P, Friedman K. Follicular degeneration syndrome in men. *Arch Dermatol.* 1994;130(6):763–769.

23. Sperling LC, Homoky C, Prat L, Sau P. Acne keloidalis is a form of primary scarring alopecia. *Arch Dermatol.* 2000;136:479–484.

24. Tosti A. Acne keloidalis nuchae. In: Tosti A, ed. *Dermoscopy of the Hair and Nails.* 2nd ed. Boca Raton, Florida: Taylor & Francis group; 2016:65.

25. Smith JD, Odom RB. Pseudofolliculitis of the beard. *Arch Dermatol.* 1977;113:328–329.

26. Halder RM. Hair and scalp disorders in blacks. *Cutis.* 1983;32(4):378–380.

27. Burkhart CG, Burkhart CN. Acne keloidalis is lichen simplex chronicus with fibrotic keloidal scarring. *J Am Acad Dermatol.* 1998;39(4 Pt 1):661.

28. Winter H, Schissel D, Parry D, et al. Unusual Ala12Thr polymorphism in the 1A-helical segment of the companion layer-specific keratin K6hf: evidence for a risk factor in etiology of the common hair disorder pseudofolliculitis barbae. *J Invest Dermatol.* 2004;122:652–657.

29. Kurokawa I, Konishi T, Kakuno A, Tsubura A. Keratin and filaggrin expression in dermatitis papillaris capilliti. *Int J Dermatol.* 2014;53(9):e392–e395.

30. Grunwals MH, Ben-Dor D, Livini E, Halevy S. Acne keloidalis-like lesions n the scalp associated with antiepileptic drugs. *Int J Dermatol.* 1990;29(8):559–561.

31. Wu WY, Otberg N, McElwee KJ, Shapiro J. Diagnosis and management of primary cicatricial alopecia: part II. *Skinmed.* 2008;7(2):78–83.

32. Goh MSY, Magee J, Chong AH. Keratosis follicularis spinulosa decalvans and acne keloidalis nuchae. *Australas J Dermatol.* 2005;46(4):257–260.

33. Janjua SA, Iftikhar N, Pastar Z, Hosler GA. Keratosis follicularis spinulosa decalvans associated with acne keloidalis nuchae and tufted hair folliculitis. *Am J Clin Dermatol.* 2008;9(2):137–140.

34. Verma SB, Wollina U. Acne keloidalis nuchae; another cutaneous symptom of metabolic syndrome, truncal obesity and impending overt diabetes mellitus. *Am J Clin Dermatol.* 2010;11(6):433–436.

35. Tan E, Martinka M, Ball N, Shapiro J. Primary cicatricial alopecias – a clinicopathologic review of 112 cases. *J Am Acad Dermatol.* 2004;50(1):25–32.

36. Bernárdez C, Molina-Ruiz AM, Requena L. Histologic features of alopecias: part II: scarring alopecias. *Actas Dermosifiliogr.* 2015;106(4):260–270.

37. Al-Zaid T, Vanderwell S, Genbowic A, Lyle S. Sebaceous gland loss and inflammation in scarring alopecia: a potential role in pathogenesis. *J Am Acad Dermatol.* 2011;65:597–603.

38. Alexis A, Heath CR, Halder RM. Folliculitis keloidalis nuchae and pseudofolliculitis barbae: are prevention and effective treatment within reach? *Dermatol Clin.* 2014;32(2):183–191.

39. Maranda EL, Simmons BJ, Nguyen AH, Lim VM, Keri JE. Treatment of acne keloidalis nuchae: a systematic review of the literature. *Dermatol Ther (Heidelb).* 2016;6(3):363–378.

40. Callender VD, Young CM, Haverstock CL, et al. An open label study of clobetasol propionate 0.05% and betamethasone valerate 0.12% foams in treatment of mild to moderate acne keloidalis. *Cutis.* 2005;75(6):317–321.

41. Chu T. Pseudofolliculitis barbae. *Practitioner.* 1989;233 (1464):307–309.

42. Bajaj V, Langtry JAA. Surgical excision of acne keloidalis nuchae with secondary intention healing. *Clin Exp Dermatol.* 2008;9(2):137–140.

43. Layton AM, Yip J, Cunliffe WJ. A comparison of intralesional triamcinolone and cryosurgery in the treatment of acne keloids. *Br J Dermatol.* 1994;130(4):498–501.

44. Karpouzis A, Giatromanolaki A, Sivridis E, Kouskoukis C. Perifolliculitis capitis abscedens et suffodiens successfully controlled with topical isotretinoin. *Eur J Dermatol.* 2003;13(2):192–195.

45. Shaffer N, Billick RC, Srolovitz H. Perifolliculitis capitis abscedens et suffodiens. Resolution with combination therapy. *Arch Dermatol.* 1992;128(10):1329–1331.

46. Barr J, Friedman A, Baldwin H. Use of imiquimod and pimecrolimus in the treatment of acne keloidalis nuchae (Poster abstract). *J Am Acad Dermatol.* 2005; 3(suppl):P64.

47. Gloster HMJ. The surgical management of extensive cases of acne keloidalis nuchae. *Arch Dermatol.* 2000;136(11):1376–1379.

48. Glenn MJ, Bennett RG, Kelly AP. Acne keloidalis nuchae treatment with excision and secondary intention healing. *J Am Acad Dermatol.* 1995;33(1):243–246.

49. Beckett N, Lawson C, Cohen G. Electrosurgical excision acne keloidalis with secondary intention healing. *J Clin Aesthet Dermatol.* 2011;4(1):36–39.

50. Califano J, Miller S, Frodel L. Treatment of occipital acne keloidalis by excision followed by secondary intention healing. *Arch Facial Plast Surg.* 1999;1(4):308–311.

51. Etzkorn JR, Chitwood K, Cohen G. Tumor stage acne keloidalis nuchae treated with surgical excision and secondary intention healing. *J Drugs Dermatol.* 2012;11(4):540–541.

52. Pestalardo CM, Cordero AJ, Ansorena JM, Bestue M, Martinho A. Acne keloidalis nuchae. Tissue expansion treatment. *Dermatol Surg.* 1995;21(8):723–724.

53. Millan-Cayetano JF, Repiso-Jimenez JB, Del Boz J, de Troya-Martin M. Refractory acne keloidalis nuchae treated with radiotherapy. *Australas J Dermatol.* 2017;58(1):e11–e13.

54. Esmat SM, Abdel Hay RM, Abu Zeid OM, et al. The efficacy of laserassisted hair removal in the treatment of acne keloidalis nuchae: a pilot study. *Eur J Dermatol.* 2012;22(5):645–650.

55. Dragoni F, Bassi A, Cannarozzo G, Bonan P, Moretti S, Campolmi P. Successful treatment of acne keloidalis nuchae resistant to conventional therapy with 1064-nm ND:YAG laser. *G Ital Dermatol Venereol.* 2013:231–232.

56. Shah GK. Efficacy of diode laser for treating acne keloidalis nuchae. *Indian J Dermatol Vnereol Leprol.* 2005;71(1):31–34.

57. Kantor GR, Ratz JL, Wheeland RG. Treatment of acne keloidalis nuchae with carbon dioxide laser. *J Am Acad Dermatol.* 1986;14:263–267.

58. Sattler ME. Folliculitis keloidais nuchae. *WMJ.* 2001;100(1):37–38.

59. Okoye GA, Rainer BM, Leung SG, et al. Improving acne keloidalis nuchae with targeted ultraviolet B treatment: a prospective, randomized split-scalp study. *Br J Dermatol.* 2014;171(5):1156–1163.

第 17 章

头皮糜烂性脓疱性皮病

RITA RODRIGUES-BARATA，MD • DAVID SACEDA-CORRALO，MD，PHD •
LAURA MIGUEL-GÓMEZ，MD，PHD • SERGIO VAÑÓ-GALVÁN，MD，PHD
（王芳 译 薛汝增 审）

引言

头皮糜烂性脓疱性皮病（erosive pustular dermatosis of scalp，EPDS）是一种罕见，但相对诊断不足的瘢痕性秃发疾病，最初由 Burton 于 1977 年报道[1]，该病多发于老年人，以头皮逐渐发展的无菌性脓疱和糜烂为特点，随后结痂，最终出现瘢痕性秃发和皮肤萎缩[2]。本病病因不明，患者通常有头皮外伤、手术或光化性损伤的病史[3]。类似皮疹也可发生于腿部。微生物培养常为阴性，组织病理学常为非特异性表现。该病常为慢性病程，药物治疗效果不理想。

流行病学

EPDS 是一种非常罕见的疾病，患病率未知，可能高于文献报道的水平。它主要发生于老年人，女性多发，估计约 2 : 1[4-5]。一篇最大病例系列报道中纳入 20 例患者，平均年龄为 59.4 岁，与其他病例报告一致[2]。然而，它也可发生于年轻人。Patton 等人[4]报道了一名 15 岁患者，Shimada 等人[6]也报道了一名 6 个月大女婴患有 Klippel-Feil 综合征的 EPDS。目前，未发现该病有种族差异，但在黑色人种中尚无报道。

发病机制

EPDS 的确切病理生理机制尚不清楚。在疾病发生前数周至数月内头皮常先有诱发发病的化学或机械性损伤[7-8]。一些作者因此推断：该病的发病机制是针对毛囊创伤后的一种自身免疫反应，随后出现慢性炎症和瘢痕[9-10]。该疾病常伴发其他自身免疫性疾病（例如类风湿关节炎、Takayasu 动脉炎或桥本甲状腺炎），以及该病对皮质类固醇激素和抗炎药物治疗效果良好，都证实它是一种自身免疫相关的疾病[11-12]。Starace 等人的大样本病例研究中[2]，25% 的患者伴有自身免疫性疾病。此外，有作者推断该病和中性粒细胞趋化机制受损和（或）细胞因子产生障碍有关[13-14]。EPDS 中是否有细胞免疫通路受损尚未得到证实。

创伤与 EPDS 的发生相关，包括光损伤、皮肤移植、激光、冷冻治疗、放疗、二氧化碳激光治疗、毛发移植以及光动力疗法[7, 15-18]。此外，糜烂性皮损可发生于原带状疱疹后部位或人工耳蜗植入后[19-20]。也有报道称 EPDS 与药物（如米诺地尔）和其他局部治疗（如维甲酸、拉坦前列素、咪喹莫特和丁酸羟丁香酚）有关[21-25]。Toda 等人报道了一例接受吉非替尼治疗的患者头皮上出现糜烂性脓疱性皮病样皮疹[26]。有报道描述了 11 例患者使用抗表皮生长因子受体疗法时出现类似皮疹。另有一报道证实一名女性患者在分娩后的头皮伤口处出现 EPDS[4]。该病例中，激素水平失调可能触发了炎症反应。同样，雄激素性秃发和慢性光化性损伤也被认为是 EPDS 的诱发因素[2, 9]。这可以用萎缩性皮肤与愈合机制受损有关来解释，由此诱发针对不确定皮肤抗原的免疫反应[11-12]。最近，Herbst 等人报道了 EPDS 发生于假发致接触性皮炎后[27]（表 17.1）。

临床表现

该病好发于年龄较大的光头伴有光损伤的人群中。在既往曾有创伤或病毒感染的部位发病可高度提示 EPDS。在 Starace 等人的报道中，机械性创伤是最常见的诱因[2]。皮损表现为侵袭性、渗出性斑块，并逐渐增大，最终发展为瘢痕。脓疱的存在可提示该疾病，但也可不出现（图 17.1）。

表 17.1　头皮糜烂性脓疱性皮病的诱因
局部创伤[7, 15-18, 20]
光损伤，皮肤移植，冷冻治疗，放疗，激光治疗
光动力疗法
毛发移植
植入人工耳蜗
感染[19]
带状疱疹
药物[21-26]
米诺地尔，维甲酸，拉坦前列素，咪喹莫特
甲磺酸异丁酸酯
抗表皮生长因子疗法
假发致接触性皮炎[27]

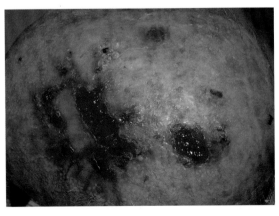

图 17.1　一名 80 岁老年男性患者，头皮可见泛发糜烂和结痂，边缘可见点状脓疱

毛发镜表现

毛发镜对该疾病诊断及鉴别其他形式的瘢痕性秃发非常有用。本病的特征性表现包括：严重的皮肤萎缩、毛囊开口消失、出现糜烂和结痂、有黄色渗液以及透过表皮可看见毛球[2, 28]。后一种征象仅见于先天皮肤发育不全[29]。也可见棕灰色色素沉着性斑块模式，同时可见迂回弯曲的发干，在离毛囊开口数毫米的位置断裂。在 2 例患者中观察到簇状毛发且同一毛囊口中的发干不超过 4 根[2]。

通常细菌和真菌的微生物培养结果为阴性，若结果为阳性，则提示继发定植。

组织病理学

尽管 EPDS 被归为原发性瘢痕性秃发，尚无证据表明毛囊参与原发损害。病理结果通常不典型，需要结合临床提示诊断[27-30]。表皮可出现萎缩、正常、角化不全或糜烂，这取决于活检部位的选择。真皮可见不以毛囊为中心的慢性混合性炎细胞浸润，包括淋巴细胞、浆细胞和少量中性粒细胞。随后，由于退行期毛囊增加可出现急性脱发。由于愈合机制不良致使炎症持续存在，裸露的发干周围可见异物肉芽肿。到后期，毛囊和皮脂腺单位可减少或消失。免疫荧光检查结果为阴性。

鉴别诊断

鉴别诊断依据临床表现、皮肤镜、病理和微生物培养结果[7, 10, 31]。包括感染性疾病（如脓皮病、脓癣和萎缩性念珠菌病）和非感染性疾病，如秃发性毛囊炎、寻常型天疱疮、落叶型天疱疮、瘢痕性类天疱疮、溃疡性扁平苔藓、鳞状细胞癌或人工皮炎。褶皱部位无菌性脓疱病是一种罕见的嗜中性皮病，也应该予以鉴别，该病常见于年轻女性，表现为皮肤褶皱部位脓疱，和免疫失调有关[32]。

治疗

EPDS 是一种需要长期治疗的慢性疾病。在测试的多种治疗手段中，外用强效皮质类固醇和他克莫司被认为一线药物[2, 33]。口服和外用抗生素治疗效果不佳。文献中报道的其他治疗被认为二线或三线治疗[34]。

外用强效皮质类固醇在大多数病例报道中使用，疗效和安全性较好。然而缺点是长时间使用可能导致皮肤萎缩。此外，初次使用激素效果良好的 EPDS 患者停药后疾病通常复发。Starace 等人的病例报道中，18 例患者中有 16 例使用 0.5% 丙酸氯倍他索乳膏治疗有效，仅有 2 例患者需要寻求其他治疗方法[2]。Guarneri 和 Vaccaro 在对一例光动力疗法引起 EPDS 所致瘢痕性秃发的患者治疗时发现，连续 12 周口服皮质类固醇激素并逐渐减量可完全清除皮损[16]。

外用 0.1% 他克莫司软膏是一种避免皮质类固醇副作用的替代疗法，研究报道称疗效相似[19-20, 34, 35]。推荐每天使用一到两次，证实不仅对头皮 EPDS 有效，对腿部的 EPD 也有效。根据文献报道，用药 1 ～ 2 周后皮损即可改善，但皮损完全清除可能需要 16 周。外用他克莫司可作为单一疗法，也可与外用皮质类固醇激素联合使用，或是作为激素初步改善皮损后的维持治疗手段。在 1 例腿部 EPD 患者中，1 周外用 2 次他克莫司软膏长达一年可有效避免皮损复发[36]。他克莫司比外用皮质类固醇的优势在于避免皮肤萎缩，甚至可以部分逆转由于 EPDS 引起的皮肤萎缩。

Boffa 用 **0.005% 卡泊三醇乳膏**治疗 1 例 EPDS 患者发现，在第 8 周时症状明显改善，12 周后可见部分新生毛发[37]。**口服氨苯砜**治疗 EPDS 效果不佳，有学者推断是由于系统给药时，皮疹局部药物浓度未达到起效水平[13]。然而，用 **5% 氨苯砜凝胶**治疗 4 名患者发现皮损全部清除，并且相当长时间未用药情况

下未见复发。通常皮疹情况改善是在用药第 2 周至 2 个月后，用药 1 ～ 4 个月内可见到皮损完全清除。目前未发现副作用[13]。

其他治疗方法也显示有效，例如口服异维 A 酸、尼美舒利和硫酸锌[9, 38]。阿维 A 可能对一些患者有效，但要注意化验和采取避孕措施[39]。口服药物治疗 EPDS 疗效各异，因本病有复发风险，故都需要长期治疗。因此，推荐用钙调磷酸酶抑制剂进行维持治疗。

在 1 例接受光动力疗法的患者中观察到皮损显著改善，尽管有些报道发现同样的治疗与 EPDS 发生有关[40, 16]。Meyer 等人用 5-甲基氨基乙酰丙酸乳膏联合 603nm 激光进行 2 轮光动力疗法，每次治疗间隔 1 周，12 周后疗效显著[40]。该方法可作为三线治疗，但应谨慎评估触发 EPDS 的风险。手术疗法可用于排除鳞状细胞癌，效果可。

预后

本病慢性病程，治疗需要较长时间。推荐预防手段包括戴帽子避免头皮日光暴露以及避免机械性或化学性创伤。

参考文献

1. Burton JL. Case for diagnosis. Pustular dermatosis of the scalp. Br J Dermatol. 1977;97(suppl 15):67–69.
2. Starace M, Loi C, Bruni F, et al. Erosive pustular dermatosis of the scalp: clinical, trichoscopic, and histopathologic features of 20 cases. J Am Acad Dermatol. 2017;76(6).1109–1114.e2.
3. Vano-Galvan S, Martorell-Catayud A, Jaen P. Erosive pustular dermatosis of the scalp. J Pak Med Assoc. 2012;62: 501–502.
4. Patton D, Lynch PJ, Fung MA, et al. Chronic atrophic erosive dermatosis of the scalp and extremities: a recharacterization of erosive pustular dermatosis. J Am Acad Dermatol. 2007;57(3):421–427.
5. Pye RJ, Peachey RD, Burton JL. Erosive pustular dermatosis of the scalp. Br J Dermatol. 1979;100(5):559–566.
6. Shimada R, Masu T, Hanamizu H, Aiba S, Okuyama R. Infantile erosive pustular dermatosis of the scalp associated with Klippel-Feil syndrome. Acta Derm Venereol. 2010;90(2):73–77.
7. Grattan CE, Peachey RD, Boon A. Evidence for a role of local trauma in the pathogenesis of erosive pustular dermatosis of the scalp. Clin Exp Dermatol. 1988;13:7–10.

8. Layton AM, Cunliffe WJ. Acase of erosive pustular dermatosis of the scalp following surgery and a literature review. *Br J Dermatol.* 1995;132:472–473.

9. Mastroianni A, Cota C, Minutilli E, et al. Erosive pustular dermatosis of the scalp: a case report and review of the literature. *Dermatology.* 2005;211:273–276.

10. Van Exel CE, English III JC. Erosive pustular dermatosis of the scalp and nonscalp. *J Am Acad Dermatol.* 2007;57(2 suppl):S11–S14.

11. Hashimoto N, Ishibashi Y. Pustular dermatosis of the scalp associated with autoimmune diseases. *J Dermatol.* 1989;16:383–387.

12. Yamamoto T, Furuse Y. Erosive pustular dermatosis of the scalp in association with rheumatoid arthritis. *Int J Dermatol.* 1995;34:148.

13. Broussard KC, Berger TG, Rosenblum M, et al. Erosive pustular dermatosis of the scalp: a review with a focus on dapsone therapy. *J Am Acad Dermatol.* 2012;66(4):680–686.

14. Yang CS, Kuhn H, Cohen LM, et al. Aminolevulinic acid photodynamic therapy in the treatment of erosive pustular dermatosis of the scalp: a case series. *JAMA Dermatol.* 2016;152(6):694–697.

15. Mehmi M, Abdullah A. Erosive pustular dermatosis of the scalp occurring after partial thickness skin graft for squamous cell carcinoma. *Br J Plast Surg.* 2004;57(8):806–807.

16. Guarneri C, Vaccaro M. Erosive pustular dermatosis of the scalp following topical methylaminolaevulinate photodynamic therapy. *J Am Acad Dermatol.* 2009;60:521–522.

17. Tavares-Bello R. Erosive pustular dermatosis of the scalp. A chronic recalcitrant dermatosis developed upon CO_2 laser treatment. *Dermatology.* 2009;219(1):71–72.

18. Shahmoradi Z, Abtahi-Naeini B, Pourazizi M. Erosive pustular dermatosis of the scalp following hair transplantation. *Adv Biomed Res.* 2014;3:176.

19. Kim KR, Lee JY, Kim MK, Yoon TY. Erosive pustular dermatosis of the scalp following herpes zoster: successful treatment with topical tacrolimus. *Ann Dermatol.* 2010;22(2):232–234.

20. Marzano AV, Ghislanzoni M, Zaghis A, Spinelli D, Crosti C. Localized erosive pustular dermatosis of the scalp at the site of a cochlear implant: successful treatment with topical tacrolimus. *Clin Exp Dermatol.* 2009;34(5):157–159.

21. Guarneri C, Cannavo SP. Erosive pustular dermatosis of the scalp from topical minoxidil 5% solution. *Int J Dermatol.* 2013;52(4):507–509.

22. Rongioletti F, Delmonte S, Rossi ME, et al. Erosive pustular dermatosis of the scalp following cryotherapy and topical tretinoin for actinic keratoses. *Clin Exp Dermatol.* 1999;24(6):499–500.

23. Vaccaro M, Barbuzza O, Borgia F, et al. Erosive pustular dermatosis of the scalp following topical latanoprost for androgenetic alopecia. *Dermatol Ther.* 2015;28(2):65–67.

24. Vaccaro M, Barbuzza O, Guarneri B. Erosive pustular dermatosis of the scalp following treatment with topical imiquimod for actinic keratosis. *Arch Dermatol.* 2009;145(11):1340–1341.

25. Rongioletti F, Chinazzo C, Javor S. Erosive pustular dermatosis of the scalp induced by ingenol mebutate. *J Eur Acad Dermatol Venereol.* 2016;30:e110–e111.

26. Toda N, Fujimoto N, Kato T, et al. Erosive pustular erosive dermatosis of the scalp-like eruption due to gefitinib: case report and review of the literature of alopecia associated with EGFR inhibitors. *Dermatology.* 2012;225(1):18–21.

27. Herbst JS, Herbst AT. Erosive pustular dermatosis of the scalp after contact dermatitis from a prosthetic hair piece. *JAAD Case Rep.* 2017;3:121–123.

28. Starace M, Patrizi A, Piraccini BM. Visualization of hair bulbs through the scalp: a trichoscopic feature of erosive pustular dermatitis of the scalp. *Int J Trichology.* 2016;8(2):91–93.

29. Kowalska-Oledzka E, Slowinska M, Rakowska A, et al. 'Black dots' seen under trichoscopy are not specific for alopecia areata. *Clin Exp Dermatol.* 2012;37(6):615–619.

30. Bernárdez C, Molina-Ruiz AM, Requena L. Histologic features of alopecias: part II: scarring alopecias. *Actas Dermosifiliogr.* 2015;106(4):260–270.

31. Lugovic-Mihie L, Barisie F, Bulat V, et al. Differential diagnosis of the scalp hair folliculitis. *Acta Clin Croat.* 2011;50(3):395–402.

32. Marzano AV, Ramoni S, Caputo R. Amicrobial pustulosis of the folds. Report of 6 cases and a literature review. *Dermatology.* 2008;216(4):305–311.

33. Cenkowski MJ, Silver S. Topical tacrolimus in the treatment of erosive pustular dermatosis of the scalp. *J Cutan Med Surg.* 2007;11:222–225.

34. Semkova K, Tchernev G, Wollina U. Erosive pustular dermatosis (chronic atrophic dermatosis of the scalp and extremities). *Clin Cosmet Investig Dermatol.* 2013:177–182.

35. Tardio NB, Daly TJ. Erosive pustular dermatosis of the scalp and associated alopecia successfully treated with topical tacrolimus. *J Am Acad Dermatol.* 2011;65(3):93–94.

36. Dal'Olio E, Rosina P, Girolomoni G. Erosive pustular dermatosis of the leg: long-term control with topical tacrolimus. *Australas J Dermatol.* 2011;52(1):e15–e17.

37. Boffa MJ. Erosive pustular dermatosis of the scalp successfully treated with calcipotril cream. *Br J Dermatol.* 2003;148(3):593–595.

38. Caputo R, Veraldi S. Erosive pustular dermatosis of the scalp. *J Am Acad Dermatol.* 1993;28:96–98.

39. Darwich E, Muñoz-Santos C, Mascaró Jr JM. Erosive pustular dermatosis of the scalp responding to acitetrin. *Arch Dermatol.* 2011;147:252–253.

40. Meyer T, Lopez-Navarro N, Herrera-Costa E, Jose A, Herrera E. Erosive pustular dermatosis of the scalp: a successful treatment with photodynamic therapy. *Photodermatol Photoimmunol Photomed.* 2010;26(1):44–45.

第 18 章

系统性疾病的头发及头皮疾病（继发性秃发）

SEBASTIAN VERNE，MD • MARIYA MITEVA，MD
（王芳　译　叶艳婷　审）

脱发可分为瘢痕性和非瘢痕性秃发，瘢痕性秃发又分为原发性和继发性[1]。原发性瘢痕性秃发的病变起源于毛囊，继而出现秃发，而由其他原因引起的瘢痕性秃发归为继发性瘢痕性秃发。本章涵盖了因累及头皮而导致继发性秃发的疾病（表 18.1）。与红斑狼疮（lupus erythematosus，LE）、皮肌炎（dermatomyositis，DM）和银屑病相关的继发性脱发将在单独章节中探讨。继发性秃发的治疗应包括原发病的治疗。

表 18.1　与继发性秃发相关的常见疾病	
非瘢痕性	淀粉样变
	落叶型天疱疮
	皮肌炎
	系统性红斑狼疮
	麻风
瘢痕性	瘢痕性类天疱疮
	大疱性表皮松解症
	硬斑病
	盘状红斑狼疮
	结节病
	皮肤 T 细胞淋巴瘤
	肿瘤性秃发
	肥大细胞增生症
混合性	寻常型天疱疮
	术后脱发
	移植物抗宿主病

淀粉样变

淀粉样变是一组以淀粉样蛋白在细胞外沉积为特征的疾病。它可以分为三类：异常蛋白（单克隆免疫球蛋白轻链），如其在获得性系统性（AL）淀粉样变中的沉积；非免疫球蛋白急性期蛋白，如其在反应性系统性（AA）淀粉样变中的沉积；以及特发性的野生型转甲状腺素蛋白淀粉样变[2]。系统性淀粉样变的皮肤黏膜表现包括巨舌、眶周紫癜、手掌和掌指尖蜡状浸润，以及面部、颈部、头皮和肛门生殖器区域的无触痛性丘疹或结节和甲营养不良[2-3]。系统性淀粉样变病可出现脱发，可累及任何有毛发的区域，从孤立的非瘢痕性秃发到普秃均有报道，且所有患者均表现出一定程度的浆细胞增生异常，包括多发性骨髓瘤[4-9]。体格检查可见斑片状或弥漫性非瘢痕性秃发（图 18.1A），皮肤镜下可见空毛囊、含终毛或毳毛的毛囊、黑点和（或）断发周围有鲑鱼色光晕围绕（图 18.1B）[4, 6]。头皮组织水平切面可见毛囊结构，包括完整的皮脂腺单位、残存的休止期毛胚单位，仅留有少量生长期毛囊提示毛发生长周期停滞[4, 6]。最显著的改变是毛囊结构周围有均质嗜酸性的淀粉样蛋白沉积（图 18.1C）。这些受挤压的毛囊结构与在皮肤镜下见到的鲑鱼色光晕围绕的营养不良性头发相对应。既往有报道示头皮组织垂直切面上可见头皮毛囊单位消失和皮脂腺萎缩，提示瘢痕形成的可能[7, 9]。

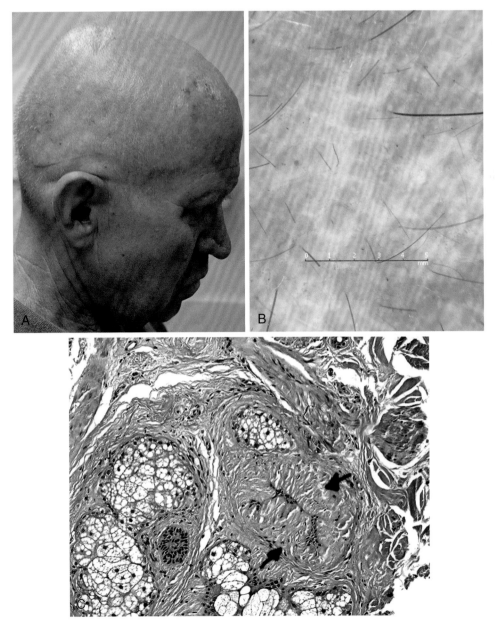

图 18.1 （A）多发性骨髓瘤患者头皮的淀粉样变。全头呈弥漫性脱发，只残留少许稀疏的短发，皮肤增厚，局部可见瘀斑。（B）皮肤镜检查可见明显的鲑鱼色光晕环绕着毳毛、断发和黑点（FotoFinder 系统手持式皮肤镜，×20）。（C）毛囊峡部水平切片可见完整的皮脂腺，有两个休止期毛囊，其中一个因被厚厚的粉红色均质物破坏（淀粉样蛋白，箭头所示），而仅剩局灶的上皮残留（HE，×40）

大疱病

自身免疫性大疱病的发病是因为机体产生针对表皮或表皮下抗原的自身抗体。靶向抗原的类型和位置决定了疾病类型和相对应的临床表现。若产生自身抗体的患者的头皮中存在靶向抗原，则自身抗体会参与发病，甚至出现脱发[10]。并非所有抗原都在皮肤中均匀分布，在很多毛囊间上皮的基底膜带和表皮内也可见相关抗原的分布，包括大疱性类天疱疮抗原 180 和 230、a6b4 整合素、层粘连蛋白 311 和 332、Ⅳ 型和 Ⅶ 型胶原蛋白、桥粒芯蛋白 1 和 3 型[11-14]。基底膜带成分 BP180、BP230、a6b4 整合素、层粘连蛋白 332 和胶原蛋白Ⅳ型在毛囊上段与毛囊间上皮的染色较一致，在毛囊下段染色逐渐减少，且在毛球部染色不连续[12]。桥粒芯蛋白 1 在分化程度更高的细胞中表达，包括外毛根鞘（outer root sheath，ORS）的基层以上的细胞和毛囊下段的内毛根鞘（inner root sheath，IRS）。桥粒芯蛋白 3 在 ORS 的上皮基底细胞中全部表达，在毛囊峡部至漏斗部表达逐渐减少，且主要在基底层表达，在 IRS 中则无表达[14]。

天疱疮

寻常型天疱疮（pemphigus vulgaris，PV）通常累及头皮，但却少见有伴随脱发的报道。一项关于 15 名天疱疮患者头皮上拔下的 50 根头发的直接免疫荧光研究显示，在毛囊 ORS 可见明显至强烈的荧光，甚至在疾病稳定期患者和临床上无头皮受累患者的 ORS 中也有荧光[15]。PV 与生长期脱发有关，可能出现秃发，有报道示 PV 患者因簇状毛囊炎和继发细菌感染，形成瘢痕性秃发[10, 16-17]。

PV 主要造成皮损及皮损周围的生长期脱发，而不出现秃发（图 18.2A 和 B）。PV 患者的头发连同毛根鞘一起可轻易被拔出，直接免疫荧光可见外毛根鞘分离伴 IgG 和 C3 沉积。疾病控制后，患者的头发可以再生[16]。

增殖型天疱疮是一种 PV 的变异型，很少累及头皮，且未见任何脱发的报道[18]。落叶型天疱疮（pemphigus foliaceus，PF）相关性脱发是一种非瘢痕性斑状脱发，从严重的红斑痂屑中发展而来。PF 相关性脱发之所以为非瘢痕性秃发，是因为其靶抗原——桥粒芯蛋白 1 在毛囊全层表达，但在具有毛发再生功能的毛囊隆突部缺如[10]。头皮皮损处活检显示角层下棘层松解延续至漏斗部上皮，皮损周围直接免疫荧光显示细胞间 IgG 沉积，ELISA 法可见 Dsg1 抗体[19]。

类天疱疮

大疱性类天疱疮尚未见有脱发表现的报道。瘢痕性类天疱疮（cicatricial pemphigoid，CP）类似于大疱性类天疱疮，最早在 1957 年，Brunsting 和 Perry 报道了几例重症 CP 患者出现瘢痕性秃发[20]。CP 的靶抗原是 BP180、BP230 和层粘连蛋白 5，这些靶抗原也存在于毛囊里。尽管靶抗原一直存在，但只有少数 CP 患者出现脱发。这种选择性差异可能由于患者缺乏抗体-抗原靶结合或者普遍的结合导致患者间的瘢痕反应各不相同所致。组织学显示基底层处表皮真皮分离，真皮偶见单核细胞，

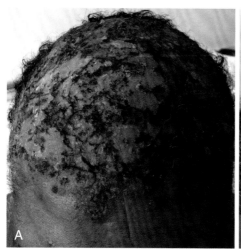
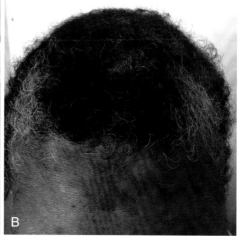

图 18.2 （A 和 B）寻常型天疱疮患者头皮受累。可见泛发糜烂和血痂，治愈后毛发可完全再生（Image courtesy of Rodrigo Pirmez MD.）

盐裂皮肤试验 IgG 位于表皮侧[21]。

大疱性表皮松解症

普秃和局部先天性秃发分别在致死性棘层松解性大疱表皮松解症（epidermolysis bullosa，EB）和伴有肌营养不良的单纯型 EB 中被报道[22-23]。在交界型和营养不良型 EB 中，透明板及其下的水疱出现炎症反应，导致瘢痕性秃发。水疱形成和外伤相互作用导致枕部最常出现脱发[24]。交界型 EB、Herlitz 交界型 EB，非 Herlitz 交界型 EB 和伴有幽门闭锁的交界型 EB 可出现斑片状或弥漫性瘢痕性秃发[25-27]。营养不良型 EB 可能出现毛发稀疏，然后出现瘢痕性秃发或毛囊炎样皮损[28-29]。

其他大疱性疾病，包括疱疹样皮炎和线状 IgA 大疱性皮病，虽然分别在斑秃（alopecia areata，AA）和 Vogt-Koyanagi-Harada 疾病患者中有报道，但尚未见有引起脱发的报道[30-31]。

结缔组织病

硬皮病

硬皮病是一种以胶原广泛沉积为特点的自身免疫性疾病，可分为泛发性和局限性。在这两种类型中，只有局限性硬皮病（硬斑病）可引起脱发。头皮的局限性硬皮病通常呈线状，因为皮疹类似刀砍状，因此也叫"刀砍状硬皮病"（en coup de sabre，ECDS）。尽管关于线状硬皮病是否沿 Blaschko 线分布仍有争议，但很明显 ECDS 最常见的模式是邻近前额与头皮中线的纵向线状皮疹[32]。然而，有些变异型可表现为同侧或双侧的两条线状皮疹、同侧的三条线状皮疹，可累及头顶部及枕部[32-35]。尽管 ECDS 的经典表现为头皮线状皮疹，然而也有患者表现为枕部头皮的圆形萎缩性瘢痕[36]。瘢痕性秃发和皮肤受累通常不累及眉毛。应要注意 ECDS 和渐进性面部偏侧性萎缩的区别，后者表现为更

广泛的萎缩以及眼部和神经系统后遗症[37]。ECDS 的鉴别诊断应包括呈线性分布的盘状红斑狼疮（discoid lupus erythematosus，DLE）、毛发扁平苔藓和头皮糜烂性脓疱性皮病[38]。

组织病理学可见真皮硬化，外分泌腺萎缩，脂肪组织被胶原纤维替代，皮脂腺消失，立毛肌残留。水平切面可见类似于休止期毛芽单位的柱状细长的毛囊上皮结构（图 18.3）[39]。神经周围有淋巴细胞和浆细胞浸润，并延伸至皮下组织和筋膜层[40]。

皮肌炎

DM 是一种伴有经典皮肤表现的特发性炎症性肌病。特征性皮肤表现包括手部 Gottron 丘疹和眼周淡紫红斑，其他特征性皮疹包括颜部红斑、光敏部位如上背部和颈胸 V 区分布的呈"披肩征"的皮肤异色征，以及甲周毛细血管扩张等[41]。DM 常累及头皮，表现为弥漫性红斑、鳞屑、萎缩性皮肤病，与狼疮不同，DM 患者常有明显的灼热和瘙痒感（图 18.4A）。有研究发现，在 33% ～ 43% 的 DM 患者中可见非瘢痕性秃发[42-43]。头皮受累可能与脂溢性皮炎或头皮银屑病相混淆[42, 44]。头皮皮损组织学表现与其余皮损部位的特点类似，包括角化过度、毛囊角栓、表皮不规则

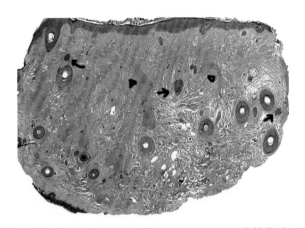

图 18.3　刀砍状硬斑病。水平切面可见毛囊结构改变，真皮间胶原纤维增厚，皮脂腺消失，但可见立毛肌残留（三角形）。注意类似于休止期毛芽单位的萎缩毛囊上皮结构（HE，×10）

萎缩、基底层液化变性、基底膜增厚以及血管周围淋巴细胞浸润（图 18.4B）[42]。

红斑狼疮

LE 是一种慢性自身免疫性炎症性疾病，涵盖许多亚型。皮肤表现可见于系统性红斑狼疮（systemic lupus erythematosus，SLE）或皮肤型 LE，后者又可分为急性皮肤型 LE、亚急性皮肤型 LE 和慢性皮肤型 LE。头皮脱发常见于 SLE 和 DLE，DLE 是慢性皮肤型 LE 的一种亚型（参阅第 3 章）。简而言之，DLE 的头皮特征性皮损表现为红色或紫红色鳞屑性丘疹，融合成萎缩性斑块，毛囊角栓，毛细血管扩张和色素异常沉着并最终发展为瘢痕[45]。DLE 的皮肤镜下特征包括：毛囊开口消失、白斑、分枝状毛细血管、角栓、蓝灰色点、毛囊性红点和蓝白幕[46-49]。DLE 的病理特征包括：界面液化变性，浅深层血管和附属器周围淋巴细胞浸润，毛囊口角栓，色素失禁伴有真皮乳头层可见嗜黑素细胞，基底层增厚，浅深层真皮黏蛋白沉积（参阅第 3 章）。直接免疫荧光显示颗粒状 IgG 和 C3 免疫球蛋白主要在表皮真皮交界处沉积[50]。与 DLE 相反，SLE 通常出现类似于 AA 的非瘢痕性秃发。病理学上可见 LE 的典型特点，但终毛和毳毛毛囊数目正常，炎症细胞浸润更深在[50-51]。

肉芽肿性皮炎

结节病

结节病是一种全身性肉芽肿性疾病，可累及皮肤，但很少累及头皮，且极少仅累及头皮而无其他部位的皮损或全身症状[52]。临床上，结节病相关性脱发的表现为局部瘢痕性秃发且皮损具有多形性，如红斑鳞屑、浸润性皮损和边界，硬化性斑块和结节（图 18.5），浅表溃疡以及类似于 DLE 的皮损[52-53]。据报道，有两例患者表现为非瘢痕性秃发，但临床上未见头皮有明显的皮损，提示可能为早期皮肤受累所致[54-55]。皮肤镜检查示头发密度减少，毛囊口缺失，毛囊和毛囊周围可见弥漫性橙色病变，还可见毛囊周围鳞屑，毛发营养不良及毛细血管扩张[56]。组织学上，垂直切面可见由上皮样组织细胞组成的结节病样肉芽肿，周围淋巴细胞浸润，分布于整个乳头层和真皮中层。水平切面可见病变位于毛囊峡部，毛囊单位被肉芽肿破坏以及散在分布的微小生长期毛囊被上皮样巨细胞包围[56-57]。

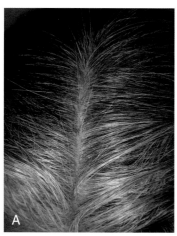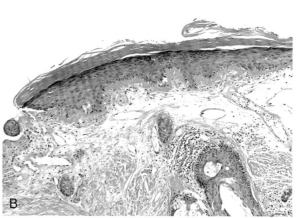

图 18.4 （**A**）头皮皮肌炎（DM）：头皮可见弥漫性红斑鳞屑，类似脂溢性皮炎。[（**A**）Image courtesy of Julio Jasso-Olivares MD.]（**B**）头皮皮肌炎组织学表现，可见界面皮炎，基底膜增厚，毛细血管扩张和真皮黏蛋白沉积（HE，×10）

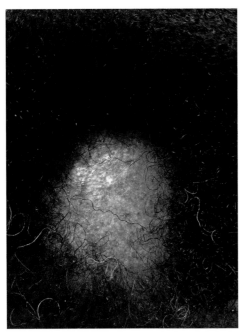

图 18.5 头皮结节病。可见斑块状瘢痕性秃发，类似中央离心性瘢痕性秃发。该患者伴发有小腿斑块及肺部疾病（Image courtesy of Rodrigo Pirmez MD.）

麻风

麻风是由麻风分枝杆菌引起的传染病。因头皮温度高于身体其他部位，麻风很少累及头皮。尽管少见，但从结核样型麻风到瘤型麻风这一麻风疾病谱中，脱发均有报道[58]。临床上，麻风结节性皮疹表现从浸润性无痛性红斑至脱色性斑块均有报道，伴有非瘢痕性秃发及典型的感觉迟钝[59]。病理上可见真皮全层多核巨细胞及密集淋巴细胞浸润，并播散至皮肤附属器、血管和神经纤维[58-59]。多药联合治疗可使部分或全部皮损消退和毛发再生。

恶性肿瘤

淋巴增生性疾病

蕈样肉芽肿（mycosis fungoides，MF）和 Sezary 综合征（Sezary syndrome，SS）是皮肤 T 细胞淋巴瘤（cutaneous T-cell lymphoma，CTCL）的两种亚型，均有引起脱发的报道。一项大型的回顾性研究分析了 1550 例经活检确诊为 MF 或 SS 的患者以及调查了 5000 例国家斑秃注册中心的斑秃患者[60]。在这项研究中，有 2.5%MF/SS 患者曾有脱发，而国家斑秃注册中心的患者在自我报告中均未诉曾患 MF/SS。在这些脱发的 MF/SS 患者中，34% 患者出现斑状脱发，临床上与 AA 相同，66% 患者的脱发发生在明显 MF 皮损上。全身体毛脱落仅出现在 SS 患者和泛发性红皮病患者上。毛囊性 MF（F-MF）是一种不常见的 MF 变异类型，以不典型 T 淋巴细胞优先浸润毛囊上皮为特点，在部分患者中可表现为斑状脱发。

报道了一例毛囊性 MF 患者在临床上和初次活检都考虑为耻骨部斑秃，但因脱发持续不退且伴有新发皮损，再次活检后确诊为 F-MF[61]。当变异型 CTCL 不表现为红色斑块，表现为光滑的无毛皮肤时，临床上对普秃和 CTCL 相关性普秃的鉴别有困难，但皮肤镜检查和病理检查可明确鉴别。皮肤镜下，CTCL 可见毛囊性或弥漫性鳞屑伴毛囊开口减少，可见断发、短发或角化性丝状毛发；而 AA 可见黄点征和表现为黑点、断发和感叹号样发的营养不良性毛发。组织学上，CTCL 可能出现皮脂腺缺失以及毛囊黏蛋白沉积，而 AA 的皮脂腺完整。在 CTCL 脱发的头皮活检中可见所有毛囊均有 CD4+ T 细胞亲表皮现象，而 AA 的 CD4+ T 细胞浸润仅限于毛球周围或毛球内（图 18.6）[62]。

肿瘤性秃发

本文讨论中的肿瘤性秃发（alopecia neoplastica，AN）是指内脏恶性肿瘤头皮转移引起的继发性脱发，因此称为继发性 AN，以区分起源于头皮肿瘤的原发性 AN[63]。自 1949 年首次报道以来[64]，AN 在乳腺癌（导管、导管内、浸润性导管癌、腺癌和硬化型[65]）、

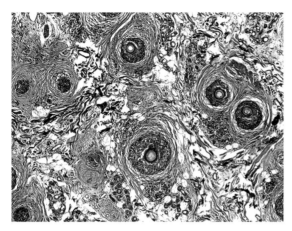

图 18.6 皮肤 T 细胞淋巴瘤相关性斑秃样脱发。在毛囊下部的水平切面，可见大部分毛囊微小化或处于休止期，在毛囊上皮中见不典型淋巴细胞的亲表皮现象，伴有黏蛋白沉积，可见苔藓样浸润和稀疏的毛囊周围纤维化（HE，×4）

胃肠道癌（胃和结肠腺癌和印戒细胞癌）[66]、肺腺癌[67]、宫颈鳞状细胞癌[68] 和胎盘滋养细胞肿瘤[69] 中均有报道。虽然不常见，但 AN 的存在可先于并有利于原发性恶性肿瘤的诊断[67, 69-71]，或更常见的是患者有明确的恶性肿瘤病史后被诊断为 AN，甚至 AN 可能在恶性肿瘤确诊 10 多年后才发病[72]。早期可见单发或多发、斑块或斑片状，大小不等的脱发斑，易与 AA 混淆；也可表现为瘢痕性秃发。受累皮肤病理上可见原发病灶的肿瘤细胞浸润真皮全层，毛囊皮脂腺单位萎缩或消失[73]。

其他

肥大细胞增生症

皮肤型肥大细胞增生症（cutaneous mastocytosis，CM）是一组皮肤中肥大细胞聚集的疾病。CM 很少累及头皮造成脱发。既往报道了一名 CM 患者的头顶出现不规则形状的瘢痕性秃发，且无其他皮肤表现。病理显示真皮浅层高度纤维化，毛囊数量减少，毛囊及毛周纤维化，原毛囊单位被纤维束取代，毛囊周围有肥大细胞浸润；染色示真皮弥漫性

和毛囊周围局灶性的肥大细胞浸润[74]。另一病例示一名先天性秃发患者的头皮脱发区域有黄褐色结节伴红斑，病理示真皮乳头层和血管周围肥大细胞大量增生。治疗后可出现斑片状的头发再生，进一步提示为非瘢痕性秃发[75]。

术后脱发

术后脱发（postoperative alopecia，PA），也称为压力性脱发，是指由于压力性缺氧引起头顶和枕部脱发。PA 首次报道于 8 名接受长时间妇科手术的患者，后在多个外科手术中报道，最常见于手术时间长和制动的患者[76-77]。脱发一般发生于术后 3 至 28 天，头发再生一般发生于术后 28 至 120 天。术后数天内，患者常有枕部不适，后出现水肿和糜烂结痂，或可能完全无症状[78]。随后出现临床上类似于 AA 的局部脱发（图 18.7）。虽然非瘢痕性秃发更常见，但研究发现 PA 可以表现为从非瘢痕性秃发到瘢痕性秃发，这取决于手术制动的时间，也与头皮局部缺氧的程度有关[79]。

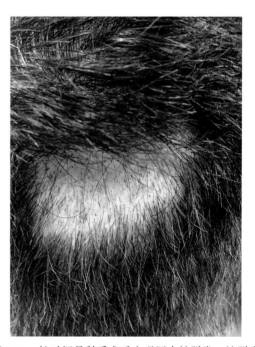

图 18.7 长时间骨科手术后出现压力性脱发。该脱发斑类似于斑秃或拔毛癖。临床检查可见明显的断发

皮肤镜下可见不同长度的断发、尸发、黑点征和黄点征。病理上非瘢痕性 PA 可见所有毛囊处于退行期，未见毛囊破坏和萎缩，未见血管、附属器和毛球周围炎症细胞浸润。毛囊上皮可见凋亡小体。毛囊漏斗部也可见色素管型[78]。PA 的自然病程可导致痊愈或永久性秃发，这取决于原发损害的严重程度。为预防 PA，重要的是临床医生要熟悉本病，并在手术期间或其他操作过程中定期变换患者体位，避免长时间制动。

移植物抗宿主病

骨髓移植后脱发通常与移植准备时使用的化疗药物有关（请参阅第 5 章），但是移植物抗宿主病（graft-versus-host disease，GVHD）本身也与脱发有关[80]。GVHD 中出现斑秃（AA），证明了 AA 的发展是建立在免疫机制失调的基础上的，在急性和慢性 GVHD 中均可出现[80-82]。根据 NIH 关于 GVHD 临床试验的标准，化疗后新出现的瘢痕性秃发或非瘢痕性秃发被认为是慢性 GVHD 的一个显著特征[83]。然而，很少有文献详细报道该疾病的临床和组织病理学特征[84]。

骨髓移植后脱发对患者的生活质量有很大的影响，无论脱发能否逆转，及时准确诊断对患者都很重要，可以通过结合患者病史、体格检查和病理学检查来达到。

参考文献

1. Sperling LC, Sinclair RD, Shabrawi-Caelen LE. Alopecias. In: Bolognia JL, Jorrizo JL, Schaffer JV, eds. Dermatology. 3rd ed. 2012.
2. Wechalekar AD, Gillmore JD, Hawkins PN. Systemic amyloidosis. Lancet. 2016;387(10038):2641–2654.
3. Wong CK. Mucocutaneous manifestations in systemic amyloidosis. Clin Dermatol. 1990;8(2):7–12.
4. Miteva M, Wei E, Milikowski C, Tosti A. Alopecia in systemic amyloidosis: trichoscopic-pathologic correlation. Int J Trichol. 2015;7(4):176–178.
5. Wheeler GE, Barrows GH. Alopecia universalis. A manifestation of occult amyloidosis and multiple myeloma. Arch Dermatol. 1981;117(12):815–816.
6. Hunt SJ, Caserio RJ, Abell E. Primary systemic amyloidosis causing diffuse alopecia by telogen arrest. Arch Dermatol. 1991;127(7):1067–1068.
7. Lutz ME, Pittelkow MR. Progressive generalized alopecia due to systemic amyloidosis. J Am Acad Dermatol. 2002;46(3):434–436.
8. Renker T, Haneke E, Rocken C, Borradori L. Systemic light-chain amyloidosis revealed by progressive nail involvement, diffuse alopecia and sicca syndrome: report of an unusual case with a review of the literature. Dermatology. 2014;228(2):97–102.
9. Barja J, Pineyro F, Almagro M, et al. Systemic amyloidosis with an exceptional cutaneous presentation. Dermatol Online J. 2013;19(1):11.
10. Miteva M, Murrell DF, Tosti A. Hair loss in autoimmune cutaneous bullous disorders. Dermatol Clin. 2011;29(3):503–509. xi.
11. Chuang YH, Dean D, Allen J, Dawber R, Wojnarowska F. Comparison between the expression of basement membrane zone antigens of human interfollicular epidermis and anagen hair follicle using indirect immunofluorescence. Br J Dermatol. 2003;149(2):274–281.
12. Joubeh S, Mori O, Owaribe K, Hashimoto T. Immunofluorescence analysis of the basement membrane zone components in human anagen hair follicles. Exp Dermatol. 2003;12(4):365–370.
13. Kurzen H, Moll I, Moll R, et al. Compositionally different desmosomes in the various compartments of the human hair follicle. Differentiation. 1998;63(5):295–304.
14. Wu H, Stanley JR, Cotsarelis G. Desmoglein isotype expression in the hair follicle and its cysts correlates with type of keratinization and degree of differentiation. J Invest Dermatol. 2003;120(6):1052–1057.
15. Schaerer L, Trueb RM. Direct immunofluorescence of plucked hair in pemphigus. Arch Dermatol. 2003;139(2):228–229.
16. Delmonte S, Semino MT, Parodi A, Rebora A. Normal anagen effluvium: a sign of pemphigus vulgaris. Br J Dermatol. 2000;142(6):1244–1245.
17. Petronic-Rosic V, Krunic A, Mijuskovic M, Vesic S. Tufted hair folliculitis: a pattern of scarring alopecia? J Am Acad Dermatol. 1999;41(1):112–114.
18. Danopoulou I, Stavropoulos P, Stratigos A, et al. Pemphigus vegetans confined to the scalp. Int J Dermatol. 2006;45(8):1008–1009.
19. Mlynek A, Bar M, Bauer A, Meurer M. Juvenile pemphigus foliaceus associated with severe nonscarring alopecia. Br J Dermatol. 2009;161(2):472–474.
20. Brunsting LA, Perry HO. Benign pemphigoid; a report of seven cases with chronic, scarring, herpetiform plaques about the head and neck. AMA Arch Derm. 1957;75(4):489–501.
21. Ball S, Walkden V, Wojnarowska F. Cicatricial pemphigoid rarely involves the scalp. Australas J Dermatol. 1998;39(4):258–260.
22. Jonkman MF, Pasmooij AM, Pasmans SG, et al. Loss of desmoplakin tail causes lethal acantholytic epidermolysis bullosa. Am J Hum Genet. 2005;77(4):653–660.
23. Yin J, Ren Y, Lin Z, Wang H, Zhou Y, Yang Y. Compound heterozygous PLEC mutations in a patient of consanguineous parentage with epidermolysis bullosa simplex with muscular dystrophy and diffuse alopecia. Int J Dermatol. 2015;54(2):185–187.
24. Tosti A, Duque-Estrada B, Murrell DF. Alopecia in epidermolysis bullosa. Dermatol Clin. 2010;28(1):165–169.
25. Laimer M, Lanschuetzer CM, Diem A, Bauer JW. Herlitz junctional epidermolysis bullosa. Dermatol Clin. 2010;

28(1):55–60.

26. Hintner H, Wolff K. Generalized atrophic benign epidermolysis bullosa. *Arch Dermatol.* 1982;118(6):375–384.

27. Dang N, Klingberg S, Rubin AI, et al. Differential expression of pyloric atresia in junctional epidermolysis bullosa with ITGB4 mutations suggests that pyloric atresia is due to factors other than the mutations and not predictive of a poor outcome: three novel mutations and a review of the literature. *Acta Derm Venereol.* 2008;88(5):438–448.

28. Horn HM, Tidman MJ. The clinical spectrum of dystrophic epidermolysis bullosa. *Br J Dermatol.* 2002;146(2):267–274.

29. Fan YM, Yang YP, Li SF. Medical genetics: sporadic dystrophic epidermolysis bullosa with albopapuloid and prurigo- and folliculitis-like lesions. *Int J Dermatol.* 2009;48(8):855–857.

30. Reunala T, Collin P. Diseases associated with dermatitis herpetiformis. *Br J Dermatol.* 1997;136(3):315–318.

31. Yanagihara S, Mizuno N, Naruse A, Tateishi C, Tsuruta D, Ishii M. Linear immunoglobulin A/immunoglobulin G bullous dermatosis associated with Vogt-Koyanagi-Harada disease. *J Dermatol.* 2011;38(8):798–801.

32. Soma Y, Fujimoto M. Frontoparietal scleroderma (en coup de sabre) following Blaschko's lines. *J Am Acad Dermatol.* 1998;38(2 Pt 2):366–368.

33. Dilley JJ, Perry HO. Bilateral linear scleroderma en coup de sabre. *Arch Dermatol.* 1968;97(6):688–689.

34. McKenna DB, Benton EC. A tri-linear pattern of scleroderma 'en coup de sabre' following Blaschko's lines. *Clin Exp Dermatol.* 1999;24(6):467–468.

35. Asano Y, Ihn H, Tamaki K. An unusual manifestation of linear scleroderma 'en coup de sabre' on the vertex and frontoparietal regions. *Clin Exp Dermatol.* 2007;32(6):758–759.

36. Saceda-Corralo D, Nusbaum AG, Romanelli P, Miteva M. A case of circumscribed scalp morphea with perineural lymphocytes on pathology. *Skin Appendage Disord.* 2017;3:175–178.

37. Gambichler T, Kreuter A, Hoffmann K, Bechara FG, Altmeyer P, Jansen T. Bilateral linear scleroderma "en coup de sabre" associated with facial atrophy and neurological complications. *BMC Dermatol.* 2001;1:9.

38. Starace M, Loi C, Bruni F, et al. Erosive pustular dermatosis of the scalp: clinical, trichoscopic, and histopathologic features of 20 cases. *J Am Acad Dermatol.* 2017;76(6):1109–1114. e1102.

39. Pierre-Louis M, Sperling LC, Wilke MS, Hordinsky MK. Distinctive histopathologic findings in linear morphea (en coup de sabre) alopecia. *J Cutan Pathol.* 2013;40(6):580–584.

40. Goh C, Biswas A, Goldberg LJ. Alopecia with perineural lymphocytes: a clue to linear scleroderma en coup de sabre. *J Cutan Pathol.* 2012;39(5):518–520.

41. Callen JP. Dermatomyositis. *Lancet.* 2000;355(9197):53–57.

42. Kasteler JS, Callen JP. Scalp involvement in dermatomyositis. Often overlooked or misdiagnosed. *JAMA.* 1994;272(24):1939–1941.

43. Tilstra JS, Prevost N, Khera P, English 3rd JC. Scalp dermatomyositis revisited. *Arch Dermatol.* 2009;145(9):1062–1063.

44. Moghadam-Kia S, Franks Jr AG. Autoimmune disease and hair loss. *Dermatol Clin.* 2013;31(1):75–91.

45. Trueb RM. Involvement of scalp and nails in lupus erythematosus. *Lupus.* 2010;19(9):1078–1086.

46. Cervantes J, Hafeez F, Miteva M. Blue-white veil as novel dermatoscopic feature in discoid lupus erythematosus in 2 African-American patients. *Skin Appendage Disord.* 2017;3:211–214.

47. Duque-Estrada B, Tamler C, Sodre CT, Barcaui CB, Pereira FB. Dermoscopy patterns of cicatricial alopecia resulting from discoid lupus erythematosus and lichen planopilaris. *An Bras Dermatol.* 2010;85(2):179–183.

48. Tosti A, Torres F, Misciali C, et al. Follicular red dots: a novel dermoscopic pattern observed in scalp discoid lupus erythematosus. *Arch Dermatol.* 2009;145(12):1406–1409.

49. Lanuti E, Miteva M, Romanelli P, Tosti A. Trichoscopy and histopathology of follicular keratotic plugs in scalp discoid lupus erythematosus. *Int J Trichol.* 2012;4(1):36–38.

50. Trueb RM. Hair and nail involvement in lupus erythematosus. *Clin Dermatol.* 2004;22(2):139–147.

51. Ye Y, Zhao Y, Gong Y, et al. Non-scarring patchy alopecia in patients with systemic lupus erythematosus differs from that of alopecia areata. *Lupus.* 2013;22(14):1439–1445.

52. Katta R, Nelson B, Chen D, Roenigk H. Sarcoidosis of the scalp: a case series and review of the literature. *J Am Acad Dermatol.* 2000;42(4):690–692.

53. Henderson CL, Lafleur L, Sontheimer RD. Sarcoidal alopecia as a mimic of discoid lupus erythematosus. *J Am Acad Dermatol.* 2008;59(1):143–145.

54. Greer KE, Harman Jr LE, Kayne AL. Unusual cutaneous manifestations of sarcoidosis. *South Med J.* 1977;70(6):666–668.

55. Smith SR, Kendall MJ, Kondratowicz GM. Sarcoidosis–a cause of steroid responsive total alopecia. *Postgrad Med J.* 1986;62(725):205–207.

56. Torres F, Tosti A, Misciali C, Lorenzi S. Trichoscopy as a clue to the diagnosis of scalp sarcoidosis. *Int J Dermatol.* 2011;50(3):358–361.

57. La Placa M, Vincenzi C, Misciali C, Tosti A. Scalp sarcoidosis with systemic involvement. *J Am Acad Dermatol.* 2008;59(5 suppl):S126–S127.

58. Macedo RB, Santos T, Ramos PB, Takano DM, Leal VS. Leprosy on the scalp. *An Bras Dermatol.* 2016;91(5 suppl 1):69–71.

59. Jadhav P, Zawar V. Interesting patchy alopecia. *Int J Trichol.* 2015;7(2):74–76.

60. Bi MY, Curry JL, Christiano AM, et al. The spectrum of hair loss in patients with mycosis fungoides and Sezary syndrome. *J Am Acad Dermatol.* 2011;64(1):53–63.

61. Iorizzo M, El Shabrawi Caelen L, Vincenzi C, Misciali C, Tosti A. Folliculotropic mycosis fungoides masquerading as alopecia areata. *J Am Acad Dermatol.* 2010;63(2):e50–e52.

62. Miteva M, El Shabrawi-Caelen L, Fink-Puches R, et al. Alopecia universalis associated with cutaneous T cell lymphoma. *Dermatology.* 2014;229(2):65–69.

63. Cohen PR. Primary alopecia neoplastica versus secondary alopecia neoplastica: a new classification for neoplasm-associated scalp hair loss. *J Cutan Pathol.* 2009;36(8):917–918.

64. Ronchese F. Alopecia due to metastases from adenocarcinoma of the breast; report of a case. *Arch Derm Syphilol.* 1949;59(3):329–332.

65. Conner KB, Cohen PR. Cutaneous metastasis of breast carcinoma presenting as alopecia neoplastica. *South Med J.* 2009;102(4):385–389.

66. Kim JH, Kim MJ, Sim WY, Lew BL. Alopecia neoplastica due to gastric adenocarcinoma metastasis to the scalp, presenting as alopecia: a case report and literature review. *Ann Dermatol.* 2014;26(5):624–627.

67. Cohen PR. Lung cancer-associated scalp hair loss: a

rare cause of secondary alopecia neoplastica. *Cutis.* 2013;92(5):E7–E8.

68. Chung JJ, Namiki T, Johnson DW. Cervical cancer metastasis to the scalp presenting as alopecia neoplastica. *Int J Dermatol.* 2007;46(2):188–189.

69. Yuen YF, Lewis EJ, Larson JT, Wilke MS, Rest EB, Zachary CB. Scalp metastases mimicking alopecia areata. First case report of placental site trophoblastic tumor presenting as cutaneous metastasis. *Dermatol Surg.* 1998;24(5):587–591.

70. Carson HJ, Pellettiere EV, Lack E. Alopecia neoplastica simulating alopecia areata and antedating the detection of primary breast carcinoma. *J Cutan Pathol.* 1994;21(1): 67–70.

71. Martin J, Ross JB. Alopecia totalis as a presentation of cutaneous metastasis (alopecia neoplastica). *Int J Dermatol.* 1983;22(8):487–489.

72. Haas N, Hauptmann S. Alopecia neoplastica due to metastatic breast carcinoma vs. extramammary Paget's disease: mimicry in epidermotropic carcinoma. *J Eur Acad Dermatol Venereol.* 2004;18(6):708–710.

73. Cohen I, Levy E. SCHREIBER H: Alopecia neoplastica due to breast carcinoma. *Arch Dermatol.* 1961;84:490–492.

74. Xu X, Solky B, Elenitsas R, Cotsarelis G. Scarring alopecia associated with mastocytosis. *J Cutan Pathol.* 2003; 30(9):561–565.

75. Kim CR, Kim HJ, Jung MY, et al. Cutaneous mastocytosis associated with congenital alopecia. *Am J Dermatopathol.* 2012;34(5):529–532.

76. Abel RR, Lewis GM. Postoperative (pressure) alopecia. *Arch Dermatol.* 1960;81:34–42.

77. Davies KE, Yesudian P. Pressure alopecia. *Int J Trichol.* 2012;4(2):64–68.

78. Hanly AJ, Jorda M, Badiavas E, Valencia I, Elgart GW. Postoperative pressure-induced alopecia: report of a case and discussion of the role of apoptosis in non-scarring alopecia. *J Cutan Pathol.* 1999;26(7):357–361.

79. Lwason NW, Mills NL, Ochsner JL. Occipital alopecia following cardiopulmonary bypass. *J Thorac Cardiovasc Surg.* 1976;71(3):342–347.

80. Bresters D, Wanders DC, Louwerens M, Ball LM, Fiocco M, van Doorn R. Permanent diffuse alopecia after haematopoietic stem cell transplantation in childhood. *Bone Marrow Transpl.* 2017.

81. Sanli H, Kusak F, Arat M, Ekmekci P, Ilhan O. Simultaneous onset of chronic graft versus host disease and alopecia areata following allogeneic haematopoietic cell transplantation. *Acta Derm Venereol.* 2004;84(1):86–87.

82. Zuo RC, Naik HB, Steinberg SM, et al. Risk factors and characterization of vitiligo and alopecia areata in patients with chronic graft-vs-host disease. *JAMA Dermatol.* 2015;151(1):23–32.

83. Jagasia MH, Greinix HT, Arora M, et al. National institutes of health consensus development project on criteria for clinical trials in chronic graft-versus-host disease: I. The 2014 diagnosis and staging working group report. *Biol Blood Marrow Transpl.* 2015;21(3):389–401. e381.

84. Basilio FM, Brenner FM, Werner B, Rastelli GJ. Clinical and histological study of permanent alopecia after bone marrow transplantation. *An Bras Dermatol.* 2015;90(6): 814–821.

第 19 章

儿童脱发

KATE E. OBERLIN，MD • LAWRENCE A. SCHACHNER，MD

（徐婧 译 叶艳婷 审）

引言

本章介绍了儿童脱发最常见的病因和临床表现。对于儿童脱发的诊断和治疗的介绍，着重于临床表现、毛发镜表现和病理学的特征。儿童脱发可分为斑片状或弥漫性脱发，伴有或不伴有毛干脆性增加有助于病因的寻找。毛干异常可能是遗传异常引起的，也可能是由于外力损伤而引起的。采集详细病史、人口学资料以及全面的皮肤和毛发检查，有助于病因的寻找。通过拉发试验和毛发镜检查寻找特征性表现。毛发镜检查是一种非侵入性的、便携的检查，可根据头皮和毛发的特征性毛发镜表现来快速诊断疾病。如果以上方法仍无法确诊，则可能需要进行组织病理活检，但很少在儿童中进行。最近有学者为了临床监测和研究的需要，建立了儿童脱发严重程度评分[1]。本章介绍了儿童脱发的特征性毛发镜表现、临床表现和组织病理学表现，有助于对患者的准确诊断和优化治疗。

儿童斑片状脱发

许多疾病可以引起儿童的斑片状脱发，这也是儿童脱发最常见的临床表现。常见原因包括斑秃、拔毛癖（trichotillomania，TTM）、颞部三角形脱发（temporal triangular alopecia，TTA）、头癣、先天性皮肤发育不全（aplasia cutis congenita，ACC）和牵拉性脱发。最近一项关于约旦皮肤科诊所 2800 名脱发患儿的研究表明，头癣是造成脱发的最常见原因

（40%），其次是斑秃（26.2%）和休止期脱发（17.6%）[2]。另外，原发性瘢痕性秃发很少见于儿童。临床表现、家族史、牙齿和甲的异常以及其他生长发育的异常表现有助于疾病的诊断。毛发镜作为一种非侵入性的实用性工具，是儿童脱发患者的基本检查工具，且可以与光学显微镜联合用于毛干异常的诊断。

斑秃

斑秃是一种自身免疫性疾病，常为局限性，可形成非瘢痕性斑状脱发。斑秃可以自行减轻、缓解，或进展为头发全部脱落（称为全秃）或全身毛发脱落（称为普秃）。第 4 章详细讨论了斑秃的临床表现和处理，因此这里重点介绍儿童斑秃的特点。

年龄

任何年龄的儿童都可发病。此外，斑秃还可在新生儿期作为先天性疾病的表现之一出现，表现为出生时斑片状或弥漫性脱发[3]。

合并症

斑秃是一种自身免疫性疾病，可伴有其他自身免疫性表现。最常见的自身免疫性合并症包括有白癜风、银屑病、甲状腺疾病、幼年特发性关节炎和特应性皮炎[4-5]。如果斑秃患儿有唐氏综合征或特应性疾病的个人史、甲状腺疾病的家族史或提示甲状腺功能异常的临床表现，则其更容易患有甲状腺异常的疾病[6]。

临床表现

斑秃最常见的临床表现是孤立的脱发斑（图 19.1）。头皮是最常见的部位，但脱发斑可出现在任何有毛发的皮肤，如眉毛。匐行性斑秃表现为枕后头皮带状分布的脱发斑，病情呈进展性。弥漫性斑秃表现为头皮广泛受累，但缺乏典型的斑片状脱发斑。可伴有甲改变，通常表现为甲板顶针状凹陷，此外还有甲纵嵴和甲面粗糙（粗糙、砂纸样甲）。

毛发镜表现

要明确斑秃的诊断，最重要的是临床病史和毛发镜检查结果。毛发镜下可见特征性的近端渐细的"感叹号"样发、断发、新生短发和黑点（这是一种断裂毛发的残骸）。黄点征，相当于漏斗部扩张并充满脂质和角蛋白的空毛囊，在青春期前儿童中较不常见[7]。

组织病理学

急性期皮损组织病理学表现为特征性的毛球部周围淋巴细胞浸润，称为"蜂拥状"外观。亚急性期表现为休止期毛囊数量增加，慢性期表现以毳毛毛囊及侏儒样毛囊为主。

治疗

鉴于儿童斑秃的发病早和病程长，其治疗尤其具有挑战性。病灶内注射皮质类固醇

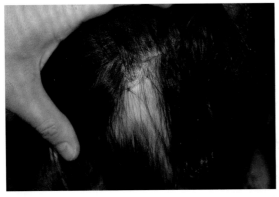

图 19.1 一名儿童斑秃患者，头顶可见界限清楚的脱发斑

激素是成人斑秃的一线疗法，但由于患儿对注射和针头的恐惧，这一治疗方案不适用于幼龄儿童，仅在某些情况下可以在使用局麻药膏后使用。对于非常年幼的患儿，常常建议先观察，暂不予药物治疗。

表 19.1 总结了斑秃的治疗方法[8-9]。

拔毛癖

拔毛癖（trichotillomania，TTM）是一种患者在有意识或无意识的情况下，强迫性地拔出自己的毛发而引起的毛发疾病。头皮是最常见的受累部位，眉毛、睫毛和体毛也会受累。

年龄

可见于所有年龄的儿童，以青春期前女童居多。

合并症

需与儿科医生关注本病形成的社会心理因素。此外，食甲癖和食毛癖在拔毛癖患者

表 19.1	斑秃的治疗选择
局部治疗	皮质类固醇激素
	米诺地尔
	接触性免疫疗法（包括二苯基环丙烯酮和角鲨烯酸二丁酯）
	刺激性物质，包括蒽林和维 A 酸类
	前列腺素类似物
	JAK 抑制剂（鲁索替尼）
	钙调神经磷酸酶抑制剂
	准分子激光（308 nm）
皮损内注射	皮质类固醇激素
系统治疗	皮质类固醇激素（间歇疗法和每日疗法）
	光疗
	免疫抑制剂（甲氨蝶呤，硫唑嘌呤和环孢素）
	JAK 抑制剂（托法替尼）

中更为常见。吞食毛发的行为甚至可能导致毛粪石的形成，可能会导致胃肠道功能障碍而危及生命[10]。

临床表现

TTM 表现为不规则或矩形的脱发斑片，好发于额部和顶部头皮，通常优势手侧更加严重[10-11]，可见脱发区域内的毛发呈不同的长度和厚度，最常见的是剃度样模式（Friar Tuck 征）。拉发试验为阴性。

毛发镜表现

尽管断发在斑秃和头癣中均可见到，但断发是 TTM 患者的共同特征[12]。卷曲发在拔毛癖和头癣中都可见到。卷曲发是由牵拉引起的毛干断裂，之后残留的断发远端部分可能会回缩并向头皮方向卷回[12]。其他毛发镜表现还包括：**火焰状发**，指的是在拔除生长期毛发后留下的波浪状、圆锥形残留物；**V征**，指的是从单个毛囊开口中长出的两根头发在同一水平线上断裂；**郁金香样发**，指的是短发伴有深色的花形末梢，可能是由于牵拉引起的斜形断裂[12]；**毛发粉末征**，指的是毛干受到机械力损伤，形成"毛发粉末"样的结构[12]。

组织病理学

组织病理学表现为退行期/休止期毛囊计数增加、毛发软化和色素管型[13]。

治疗

本病治疗的目的是预防和减轻心理压力；严重时需精神科医师协助，可能需要系统性用药治疗。将 TTM 患儿转诊至行为心理学门诊就诊是常用的一线疗法。第 7 章中详细讨论了本病。

颞部三角形脱发

颞部三角形脱发（temporal triangular alopecia，TTA），或称先天性三角形脱发，是一种儿童时期出现的非瘢痕性、局限性脱发。

年龄

大多数病例发生在儿童早期，散发性遗传。Yamakazi 等回顾了 52 例 TTA，发现本病好发于 2 至 9 岁患儿，无性别差异，其中 3 例患儿有家族史[14]。

合并症

Yamakazi 等发现 4 例 TTA 患儿伴有色素血管性斑痣性错构瘤病[14]。2000 年 Kim 等报告了另外 3 例 TTA 患儿与色素血管性斑痣性错构瘤病相关[15]；这两者的潜在发病机制和关联性还需进一步研究。

临床表现

TTA 表现为额颞部头皮处边界清楚的三角形脱发斑（图 19.2A）。非瘢痕性脱发，脱发斑内可见毳毛，通常呈单侧分布。临床上最常与斑秃、TTM、牵拉性脱发和先天性皮肤发育不全等相混淆[16]。

毛发镜表现

毛发镜是一种可用于鉴别诊断和明确诊断的工具。毛发镜表现为毛囊开口内可见直立性再生发、毳毛和猪尾样发，皮损边缘被终毛围绕（图 19.2B）[17]。未见感叹号样发、黄点征及黑点征，这有助于与斑秃鉴别。

组织病理学

通常来说，TTA 可临床诊断。当临床上不能确诊时，可进行组织病理学检查，后者表现为毛囊微小化，终毛缺失，但毛囊总数正常[14]。

治疗

虽然本病将会持续终生，但一般不会进行性发展，家长应对此放心。

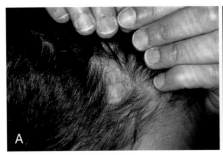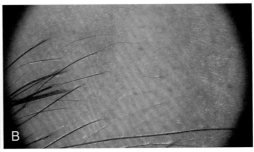

图 19.2 （**A**）颞部三角形脱发，额颞部头皮可见边界规则的三角形脱发斑片。（**B**）颞部三角形脱发的毛发镜表现，显示直立性再生发、毳毛、猪尾样发以及周围的终毛（Image courtesy of Giselle Martins，MD.）

先天性皮肤发育不全

先天性皮肤发育不全（aplasia cutis congenita，ACC）是一种局限性的先天性皮肤缺失，在出生时很容易识别。

临床表现

临床上，ACC 可表现为边界清晰的圆形萎缩性皮损，有时表面覆有一层薄膜[10]。此外，ACC 可与"毛项圈征"一起出现。1989年，Commens 等首先描述了"**毛项圈征**"[18]，即头顶脱发斑周围有一圈深色的终毛围绕。这两个初始病灶也与异位的神经组织有关，因此考虑到皮损可能与神经组织有关，进行皮损活检之前必须先行影像学检查。

合并症

ACC 确诊后，建议患者完善影像学检查以排除任何潜在的疾病。目前发现，具有"**毛项圈征**"的 ACC 与脑膨出、脑膜膨出、软组织和骨缺损有关；因此，影像学检查至关重要[19-20]。此外，脑膨出和脑膜膨出产生的异常剪切力，可使发育中的毛囊向外生长，远离病变区域，从而导致皮损外周簇状毛发的出现[21]。

毛发镜表现

毛发镜表现可作为诊断 ACC 的线索，同时结合临床表现，多数情况下患者不需进行组织学活检。Rakowska 等在对 5 名患者的回顾性分析中指出，本病的毛发镜特征包括通过半透明的上皮可见细长的毛球部，这些毛囊呈放射状排列在病变的周围[17]，而病变中央无毛囊开口，且因局部皮肤萎缩可见明显的脉管系统；这一表现对 ACC 具有高度特异性[17]。诊断上要与皮脂腺痣相鉴别，后者毛发镜表现为与毛囊无关的黄点征模式[22]。

组织病理学

组织学检查可见表皮和真皮附属器的缺失以及弹力纤维减少。

治疗

ACC 的预后取决于神经组织异常及颅内异常的情况。但大多数患者治愈后只有轻微的美容并发症。

头癣

头癣是主要由癣菌属和小孢子菌属皮肤癣菌引起的皮肤感染。

年龄

头癣多见于青春期前儿童，大多数发生在 4～7 岁的儿童。

临床表现

头癣表现为伴有鳞屑的局限性脱发斑，有时炎症明显可导致形成皮下脓肿，即**脓癣**[10]。典型的临床三联征表现为脱发、鳞屑及颈部、耳后或枕后淋巴结肿大。

毛发镜表现

Amer 等将头癣与斑秃的毛发镜表现进行对比总结发现，头癣的毛发镜表现从常见到少见依次分别为逗号样发、Z 字形发、黑点征、摩斯码样发和螺旋状发[23]。

逗号样发被认为是头癣具有诊断价值的特征性表现，在白种人和非洲患儿中均有报道，而螺旋状发仅在非洲患儿中有报道[17, 24]。**Z 字形发**和**螺旋状发**被认为是逗号样发的变异。逗号样发有一个倾斜锐利的末端，而毛干均匀的色素沉着被认为是由于菌丝浸润引起毛干开裂和弯曲所造成的[24-25]。**摩斯码样发**是指毛发镜下可见不规则的正常色素和苍白狭窄间隔交替出现，认为是由真菌入侵引起的[23]。与斑秃相似，头癣也可出现断发和卷曲发[12]。图 19.3 描述了上述毛发类型的特征，以助于在毛发镜检查中识别[23]。

治疗

头癣患者需完善真菌培养以确定致病真菌，选择敏感的抗真菌药物治疗。大多数情况下，真菌镜检可观察到菌丝和孢子。伍德灯检查可以见到特征性荧光（被大量小孢子菌属感染的毛干呈绿色荧光）。在等待培养结果时应开始经验性治疗；一线治疗方案为灰黄霉素 20 ~ 25 mg/（kg·d）（至少 6 ~ 8 周），特别是对于小孢子菌感染病例。最新研究表明，特比萘芬可用于治疗由毛癣菌属引起的 4 岁以上儿童的头癣，治疗周期更短[26]。第 20 章将进一步讨论头癣。

牵拉性脱发

牵拉性脱发是由于过度拉扯或发型太紧而造成的脱发，通常表现为头皮发际线处的边缘性牵拉性脱发，但有时也表现为非边缘性脱发。由于特定的发型，这种情况在黑人女性中更为常见。Wright 等对 200 多名 1 至 15 岁的非洲裔美国女孩进行了头发护理习惯的调查，分析了头发状况发现，玉米垄发型和化学拉直的发型都是与牵拉性脱发相关的主要危险因素[27]。与发型有关的牵拉会对毛囊造成机械性损伤，引起毛囊炎，表现为毛囊性丘疹和脓疱。如果停止牵拉，则头发有机会再生。

临床表现

最常累及头皮外周，尤其是额部、颞部和耳前区。大体检查可见脱发区域终毛缺失，仅保留纤细的毳毛（边缘征）[29]。

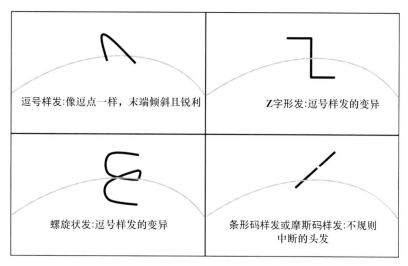

逗号样发：像逗点一样，末端倾斜且锐利

Z 字形发：逗号样发的变异

螺旋状发：逗号样发的变异

条形码样发或摩斯码样发：不规则中断的头发

图 19.3　头癣中各种头发类型的示意图

毛发镜表现

早期可见毛囊周围的红斑、脓疱、脱屑和断发。发白的黄色角质圆柱包绕毛干形成可自由移动的毛发管型，这些管型类似头虱病中的幼虫以及儿童特发性毛发管型[30-31]。

治疗

临床诊断明确后，大多数疗法都依赖于消除特定的束发习惯。牵拉性脱发的治疗需要终止施加张力的发型，改换松散、自然的发型来防止毛囊破坏和瘢痕形成。

压力性脱发

压力性脱发，当与手术相关时也称为术后脱发，可见于长时间卧床、手术干预和使用某些医疗设备的儿童，最常累及后枕部。部分患者会逐渐恢复，而部分患者会形成永久性瘢痕性脱发。手术时长与永久性脱发的发生有着直接关系。低氧血症和低血压可能是压力性脱发的加重因素[32]。

在术中和术后复苏时经常改变体位，可预防术后脱发的发生。其中一例压力性脱发是由手术支具产生的压力引起的（图 19.4A）。毛发镜下可见不同长度的营养不良性毛发

（图 19.4B）。

瘢痕性秃发

尽管斑片状瘢痕性秃发在儿童时期很少见，但仍有多种这类病例的报道。

前额纤维性秃发

Atarquine 等报道了 3 名继发于前额纤维性秃发的瘢痕性秃发患儿[33]：一对双胞胎姐妹，她们自 5 岁开始出现额颞部对称性进行性脱发，并与毛囊性面部丘疹有关；一名 7 岁女孩出现额颞部的脱发带和眉毛脱落，经活检确诊为毛发扁平苔藓[33]。这 3 名患儿予以每月一次的病灶内皮质类固醇激素注射治疗，疗效良好[33]。

盘状红斑狼疮

盘状红斑狼疮（DLE）在儿童中也并不常见，只有不到 3% 的 DLE 患者在 10 岁之前发病。儿童 DLE 的毛发镜表现为具有特征性的头皮脱发伴角化鳞屑，毛囊开口消失以及扩张的分支状血管[34-35]。

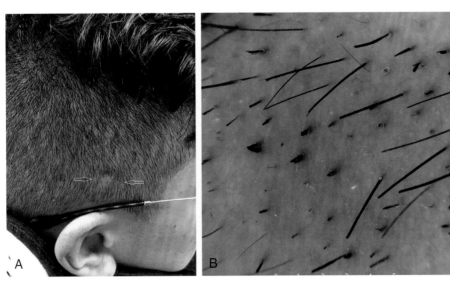

图 19.4 （A）一名有颈部手术史的小男孩在双颞侧头皮手术支具部位（箭头）出现小块对称的脱发斑。（B）毛发镜下可见不同长度的营养不良性毛发（手持毛发镜，×10）（Image courtesy of Mariya Miteva，MD.）

毛发扁平苔藓

　　毛发扁平苔藓是一种瘢痕性秃发，很少在儿童中出现。在 Christensen 等的回顾性研究中，有 4 例经活检证实的毛发扁平苔藓患儿，年龄在 13 至 16 岁之间，头皮最常见的表现是毛周鳞屑及瘢痕（图 19.5A）[36]。毛发镜表现为毛囊开口消失、毛囊周围红斑以及毛发管型（图 19.5B）。Christensen 等建议本病需与斑秃鉴别，特别是当患者除脱发外的其他临床表现不典型时。一线治疗包括局部外用皮质类固醇激素或病灶内类固醇激素注射治疗[36]。

中央离心性瘢痕性秃发

　　2017 年，Eginli 等报道了 6 例经病理检查确诊为中央离心性瘢痕性秃发（central centrifugal cicatricial alopecia，CCCA）的年龄在 14 至 19 岁之间的青少年患者[37]。值得注意的是，这 6 名患者中只有 5 名患者有头皮症状，表现为丘疹和瘙痒[37]；有 5 名患者有家族史。尽管本病在儿童中的发病率低，但在临床诊断时应考虑有无 CCCA 的可能，以便及时阻止疾病的进一步发展。

遗传性皮肤病

　　最后，许多罕见的遗传性皮肤病可伴有瘢痕性秃发，包括但不限于点状软骨发育不良或 Conradi-Hünermann 综合征、棘状秃发性毛囊角化病、色素失禁症、局灶性皮肤发育不全或 Goltz 综合征以及外胚叶发育不良等。

　　表 19.2 总结儿童斑片状脱发的疾病。

儿童弥漫性脱发

　　引起儿童弥漫性脱发的原因不多，本章对最常见的病例进行了总结。毛干异常可以表现为弥漫性毛发减少，且将在随后的章节中进行介绍，本章不详述。

休止期脱发

　　休止期脱发表现为弥漫性的头发稀疏和脱落，通常在发病前 3 个月左右有生理或情绪应激等诱因。休止期脱发是引起儿童脱发

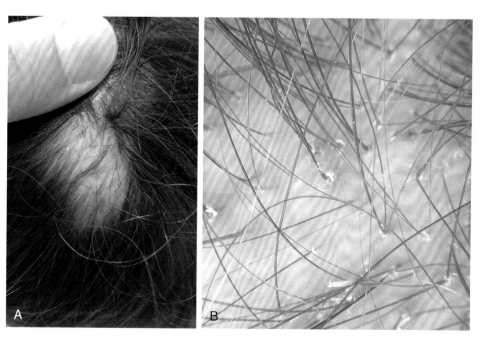

图 19.5　（**A**）一名经活检诊断为毛发扁平苔藓的 10 岁男孩。（**B**）毛发镜表现为毛囊开口消失以及毛囊周围红斑，毛发管型（围绕发干的近端部分）和红斑（手持毛发镜，×10）（Image courtesy of Mariya Miteva，MD.）

表 19.2　儿童斑片状脱发的疾病总结			
	病史	临床表现	毛发镜表现
斑秃	反复的病程	斑片状脱发斑 匍行性 全秃、普秃	感叹号样发 黄点征 黑点征 断发 再生短发
先天性皮肤发育不全	出生即有	萎缩性脱发斑	病灶周围呈放射状排列的细长毛发 中心为半透明的皮肤和脉管性结构
拔毛癖	自我损伤引起	不规则的脱发斑，头发长短不一	断发 V 征 郁金香样发 火焰状发
颞部三角形脱发	出生即有	额颞区局部脱发斑	中央为毳毛 边缘为终毛
头癣	近期发病	炎症性脱发斑，鳞屑，伴或不伴淋巴结肿大	逗号样发 螺旋状发 Z 字形发 断发
牵拉性脱发	容易产生拉力的发型	外围的 边缘带状脱发 零散的边界不清的脱发	断发 毛发管型

的常见原因之一。在一项关于 210 名年龄在 2 个月至 16 岁之间儿童的研究中，大约 17% 患者为休止期脱发[2]。最常见的诱因是起病前有高热病史，其次是缺铁性贫血[2]。临床表现为弥漫性脱发，无孤立性脱发斑。急性休止期脱发的毛发镜表现为空毛囊和正常粗细的再生短发[38]。拉发试验阳性，提示存在活动性脱发。显微镜检查的毛发特征为无色素性棒状发，毛干直径均一。本病的诊断依靠病史、住院史或特征性临床表现和毛发镜检查结果。去除诱因后数月，毛发可自发再生。第 6 章进一步讨论了休止期脱发。

生长期脱发

当处于生长期或优势生长期的毛发生长中断时，可导致生长期脱发。由于大多数同步处于生长期的毛囊受累，临床表现为整个头皮的弥漫性和突然性脱发。生长期脱发主要由药物引起，如化疗，其他原因包括放射线、毒素暴露和感染。其他有毛发的部位均有可能受累。近期一项对诊断为淋巴瘤和白血病的儿科患者的回顾性分析发现，生长期脱发是最常见的皮肤表现，发生于 74% 的经诱导化疗后的儿童患者[39]。拉发试验阳性，显微镜检查示毛发近端逐渐变细的"铅笔尖"毛发[40]。去除诱因是本病治疗的关键。

值得注意的是，已有文献描述了儿童出现**化疗后永久性脱发**。Bresters 等研究了在 19 岁之前进行造血干细胞移植并移植后至少 2 年的患者，发现大约 15% 患者有永久性脱发[41]。所有患者均出现过弥漫性脱发，且与治疗方案中的白消安有关[41]。另一项对 159 名接受了化疗和造血干细胞移植的儿科患者的研究发现，12% 患者出现了永久性脱发，且与烷基化药物噻替派的使用密切相关[42]。这些研究都说明了对特定人群的药物副作用的研究的重要性。

生长期毛发松动综合征

生长期毛发松动综合征（loose anagen syndrome，LAS）在临床上表现为弥漫性脱发，是因发干与毛囊的连接异常引起的。回顾性分析了 37 例 LAS 发现，本病在金发白人女性中更常见，平均发病年龄为 5 岁[43]。LAS 通常为散发性或呈常染色体显性遗传，但也可能与某些遗传综合征（包括 Noonan 综合征和类 Noonan 综合征）相关[44]。头皮检查示毛发密度降低和短发，即便是最轻微的创伤也可轻松地去除头发。父母可能会抱怨孩子的头发长不长。除非患儿在就诊之前梳理了头发，否则拉发试验常为阳性。显微镜下的特征性表现包括没有外毛根鞘的生长期毛发和毛发近端扭曲（图 19.6）[43]。LAS 的毛发镜下可见长方形颗粒状结构（推测与可能生长期毛囊的长方形形状相对应）和孤立的黄点，提示毛囊孔充满皮脂或角质[45]。

拉发试验

正常儿童的拉发试验结果通常是可拉出 1 ～ 2 根松动的生长期毛发，而 LAS 患儿的拉发试验结果则可拉出多于 3 根，甚至常常超过 10 根松动的生长期毛发[46]。

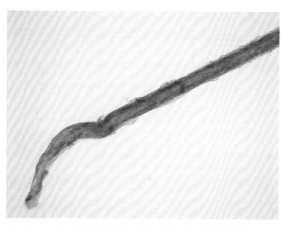

图 19.6　生长期毛发松动综合征患者的脱落头发，显微镜下可见无外毛根鞘和毛发近侧扭曲（Image courtesy of Mariya Miteva，MD.）

治疗包括放松心情和改用松散的发型。本病随着患者年龄的增长，病情可能会好转。

短生长期综合征

短生长期综合征是由特发性短生长期引起的一种毛发周期性疾病，生长期可缩短至约 4 ～ 10 个月，临床表现为毛发最长约 6 cm[47-49]。患者表现为毛发脱落增多及抱怨头发无法长长。拉发试验阳性，显微镜下可见特征性的末端呈锥形的短休止期毛发。本病主要与 LAS 相鉴别。然而，正如前面所述，LAS 有特异性显微镜表现，将有助于鉴别。治疗包括放松心情和改用松散的发型；有些患者进入青春期后可得到改善[48]。外用米诺地尔可延长毛发生长期，从而增加头发长度，同时尽量减少休止期脱发的发生，但必须告知患儿父母，该外用药方案未经 FDA 批准，并且需维持每日用药[50-51]。

表 19.3 总结儿童弥漫性脱发的疾病。

毛干异常

毛干异常伴随脆性增加

这里仅讨论最常见的毛干异常疾病。毛发镜检查是重要的诊断工具，尤其是对于儿童[52]。

念珠状发

念珠状发是一种主要由常染色体显性遗传的毛干缺陷疾病，临床表现为具有典型的"串珠"外观的短发，最常累及枕部头皮。短发是由毛干狭窄处发生断裂所致[7]。患者刚出生时头发通常是正常的，但数周后受累头发变脆变暗，大约在长出头皮约 0.5 ～ 2.5 cm 的长度发生断裂。体格检查时可见头皮、面部和四肢毛囊角化过度，伴匙状甲。显微镜下可见毛发呈串珠样外观，结节部位是正常毛发，中间狭窄部分即毛发断裂部位。本病是由 12 号染色体上的毛发角蛋白 K81（hHb1）

表 19.3　儿童弥漫性脱发的诊断			
	病史	临床表现	显微镜表现
休止期脱发	先前的疾病或压力事件	弥漫性脱发	棒状休止期毛发
生长期脱发	化疗，放射线，毒素暴露或感染	弥漫性脱发至全秃	近端成锥形的休止期毛发，拉发试验阳性
生长期毛发松动综合征	白种人女性抱怨毛发无法变长	弥漫性脱发伴随短发	缺乏外毛根鞘的生长期毛发 毛发的近端扭曲 拉发试验阳性
短生长期综合征	女性抱怨头发无法变长	弥漫性脱发伴随短发	伴锥形末端的短休止期毛发 拉发试验阳性

或 K86（hHb6）发生特异性突变所导致的。常染色体隐性遗传是因 18 号染色体上的突变影响了桥粒芯蛋白 4，导致毛干桥粒脂质体改变而引起的[7]。该病预后良好，可随着年龄的增长而改善，尤其是在女孩中，这可能是受激素水平影响。

套叠性脆发（Netherton 综合征）

套叠性脆发（trichorrhexis invaginata，TI）也称为"竹节样发"，其特征是异常的毛干缠绕在远端坚硬的毛干周围，造成远端毛干向近端毛干的浅内凹，在显微镜下形成球窝状结构。TI 是 Netherton 综合征的一种特殊表现，Netherton 综合征是一种常染色体隐性遗传性皮肤病，表现为特应性皮炎、线性鱼鳞病和 TI[10]。Netherton 综合征是由 5 号染色体上的一种丝氨酸蛋白酶抑制剂 SPINK5 突变引起的[10]。患者表现为脆弱、短而无光泽的头发；可能会影响头发、眉毛、睫毛以及躯干和四肢的毛发[34]。本病眉毛的病变可能早于头发。需注意的是，该病可能只有部分毛发会出现这些变化。因此，应该对受累的毛发部位进行全面检查，并结合临床表现综合考虑。在患者一生中，头发将保持短而易碎状态，且易因创伤而断裂。

泡沫状发

泡沫状发是由于毛发内有大量残留的气泡而导致的发干异常，通常是由吹干和拉直头发等操作造成的热损伤引起。干热会使头发的髓质变宽，导致皮层扩张，看起来像气泡，毛干可以在最宽的气泡段折断[7]。临床检查表明，由于脆性增加，头发干裂，导致斑片状脱发。显微镜表现具有诊断意义，毛干内可见多个气泡。本病可能与其他获得性毛干缺陷有关，例如结节性脆发（trichorrhexis nodosa，TN）和脆发症，表现为发干或发梢分叉[54]。治疗包括停止对头发的热损伤。

扭曲发

扭曲发的特征为毛干在长轴上变平并扭曲。毛发镜检查显示，在低倍镜下，毛干呈锐角不规则弯曲，在高倍镜下，扁平的头发呈 180 度扭曲这一特征[34]。扭曲发可出现在 Menkes 综合征，后者是由于 ATP7A 突变导致的 X 连锁隐性遗传病，会引起铜缺乏[10, 55]。患者在婴儿期表现为"钢丝样"短发，头发色浅且干枯，易在不同长度折断。Menkes 综合征患者会出现严重的神经功能病变，且大多数患者仅能存活数年。扭曲发也与 Björnstad 综合征有关，该病与 Menkes 综合征有相似的特点。Björnstad 综合征患者伴有感音神经性听力损失，但预期寿命正常。扭曲发还与 Bazex 综合征、Beare-Stevenson 综合征、Crandall 综合征或营养缺乏症（如神经性厌食症）有关，部分患者可通过口服维生素 A 系统性治疗[7, 34]。

毛发硫营养不良

毛发硫营养不良（trichothiodystrophy，TTD）是一种常染色体隐性遗传的神经外胚层疾病，由几种功能性基因缺陷引起，这些缺陷导致毛发脆性增加、指甲变薄和纵嵴以及其他皮肤表现：如光敏感、鱼鳞病、红皮病或出生时广泛的细鳞屑[55]。患者可发展为精神异常、生育力下降和认知缺陷。由于硫含量低，头发、眉毛和睫毛的毛发可能短且易脆。光学显微镜下可见毛干扁平，有横向折断或脆发症，偏振光下可见交替出现的暗带和亮带的独特表现，被称为"虎尾"样条带[7]。Liang 等报道了 14 例 TTD 患者，均表现有"虎尾"样条带，此外还有脆发、TN 样缺陷、条带和表面不规则[56]。毛发镜表现除脆发外无其他特征性表现。毛干可能显示出虎斑样结构，即深色带与浅色带交替出现，形成轮廓[7]。头发异常将持续存在，这是诊断的重要线索。

结节性脆发

结节性脆发（trichorrhexis nodosa，TN）是指在毛干上存在结节或破裂，显微镜下可见发干破裂张开，形成类似于将两个刷子的末端推在一起的外观[7]。本病会引起头发脆性增加，自发性或受到创伤时毛发断裂。TN 可能与常染色体显性遗传或与精氨琥珀酸尿有关，但更常为获得性所致，与使用吹风机、直发器或化学处理有关[10]。低倍镜下可见沿着发干的间歇性白色结节或间隙，高倍镜下可见断裂部位处许多纤维彼此相对[34]。拉发试验阳性，毛发在结节处断裂。对获得性 TN 的处理包括避免头发损伤，包括反复暴露于热、化学处理和过度的机械牵拉。

毛干异常不伴脆性增加

三角形小管发（蓬发综合征）

蓬发综合征（uncombable hair syndrome）在儿童中表现为不规则、干燥、浅色的头发，头发无法梳理，通常被描述为"**玻璃丝样发**"，头发卷曲、蓬松。头发的长度和拉伸度通常正常。因毛干不同于正常的圆柱形，表现为异常的三角形状而得名[57]。扫描电子显微镜下可见毛干横截面为三角形，这是由于纵轴通道异常所致[7]。此缺陷也可见于其他综合征，包括早衰、Hay-Wells 综合征、口面指综合征、少汗型外胚层发育不良和多汗性外胚层发育不良[10]。蓬发综合征是一种少见病，只有不足 100 例的文献报道，且表现为常染色体显性和隐性遗传模式。

环纹发

环纹发是指交替的亮带和暗带，其中亮带对应的是皮质内充满空气的腔中散射的光[34]。由于明暗交替产生带状外观，所以环纹发也被称为环状头发[7]。本病可以是自身基因突变或常染色体显性遗传，由于头发脆性正常，因此仅当影响美观时才需治疗。扫描电子显微镜下可见异常区的纵向折叠，这可能是由于相应空间中的水分蒸发所致[10]。透射电子显微镜显示皮质内有多个孔。环纹发通常是常染色体显性遗传疾病，或偶见于斑秃中[34]。

羊毛状发

羊毛状发表现为卷曲、柔软和纤细的头发，可弥漫性出现于遗传性疾病，或表现为羊毛状发痣局限性出现，或以局限性和弥漫性形式共同出现[7]。毛发镜表现包括"爬行蛇"样表现，这是由于受累毛干紧密起伏的间隔很短所致[58]。羊毛状发与眼部异常、Noonan 综合征、巨大轴索性神经病和表皮痣有关，所以羊毛状发的诊断很重要[10]。特别是羊毛状发伴掌跖角化病的患儿，需考虑到 Naxos 病和

Carvajal 综合征引起心肌病的可能，因此必须尽量寻找相关因素以明确诊断。本病头发的异常是持久存在的，需警惕其他伴随疾病的风险。局限性皮损可以选择手术切除，但是通常不建议，仅有美容需求时才考虑。

参考文献

1. Bernardis E, Nukpezah J, Li P, Christensen T, Castelo-Soccio L. Pediatric severity of alopecia tool. *Pediatr Dermatol*. 2018;35(1):e68–e69.

2. Al-Refu K. Hair loss in children: common and uncommon causes; clinical and epidemiological study in Jordan. *Int J Trichology*. 2013;5(4):185.

3. Lenane P, Pope E, Krafchik B. Congenital alopecia areata. *J Am Acad Dermatol*. 2005;52(2 suppl 1):8–11.

4. Mohan GC, Silverberg JI. Association of vitiligo and alopecia areata with atopic dermatitis: a systematic review and meta-analysis. *JAMA Dermatol*. 2015;151(5):522–528.

5. Sorrell J, Petukhova L, Reingold R, et al. Shedding light on alopecia areata in pediatrics: a retrospective analysis of comorbidities in children in the National Alopecia Areata Registry. *Pediatr Dermatol*. 2017;34(5):e271–e272.

6. Patel D, Li P, Bauer AJ, Castelo-Soccio L. Screening guidelines for thyroid function in children with alopecia areata. *JAMA Dermatol*. 2017;153(12):1307–1310.

7. Ferrando J, Grimalt R. *Pediatric Hair Disorders: An Atlas and Text*. 3rd ed. Boca Raton, FL: CRC Press; 2017:1–85.

8. Craiglow BG, Liu LY, King BA. Tofacitinib for the treatment of alopecia areata and variants in adolescents. *J Am Acad Dermatol*. 2017;76(1):29–32.

9. Wang E, Lee JS, Tang M. Current treatment strategies in pediatric alopecia areata. *Indian J Dermatol*. 2012;57(6):459–465.

10. Schachner LS, Hansner RC. Hair disorders. In: Krafchik BR, Lucky AW, Paller AS, Rogers M, Torrelo A, eds. *Pediatric Dermatology*. 4th ed. China: Mosby Elsevier; 2011:768–793.

11. Tay YK, Levy ML, Metry DW. Trichotillomania in childhood; case series and review. *Pediatrics*. 2004;113(5):e494–e498.

12. Rakowska A, Slowinska M, Olszewska M, Rudnicka L. New trichoscopy findings in trichotillomania: flame hairs, V-sign, hook hairs, hair powder, tulip hairs. *Acta Derm Venereol*. 2014;94(3):303–306.

13. Miteva M, Romanelli P, Tosti A. Pigmented casts. *Am J Dermatopathol*. 2014;36(1):58–63.

14. Yamazaki M, Irisawa R, Tsuboi R. Temporal triangular alopecia and a review of 52 past cases. *J Dermatol*. 2010;37(4):360–362.

15. Kim HJ, Park KB, Yang JM, Park SH, Lee ES. Congenital triangular alopecia in phakomatosis pigmentovascularis: report of 3 cases. *Acta Derm Venereol*. 2000;80(3):215–216.

16. Campos JG, Oliveira CM, Romero SA, Klein AP, Akel PB, Pinto GM. Use of dermoscopy in the diagnosis of temporal triangular alopecia. *An Bras Dermatol*. 2015;90(1):123–125.

17. Rakowska A, Maj M, Zadurska M, et al. Trichoscopy of focal alopecia in children – new trichoscopic findings: hair bulbs arranged radially along hair-bearing margins in aplasia cutis congenita. *Skin Appendage Disord*. 2016;2(1–2):1–6.

18. Commens C, Rogers M, Kan A. Heterotropic brain tissue presenting as bald cysts with a collar of hypertrophic hair. The 'hair collar' sign. *Arch Dermatol*. 1989;125(9):1253–1256.

19. Bassi A, Greco A, de Martino M. Aplasia cutis with 'hair collar sign'. *Arch Dis Child*. 2014;99(11):1003.

20. Chien MM, Chen KL, Chiu HC. The "hair-collar" sign. *J Pediatr*. 2016;168:246.

21. Drolet BA, Clowry Jr L, McTigue MK, Esterly NB. The hair collar sign: marker for cranial dysraphism. *Pediatrics*. 1995;96(2 Pt 1):309–313.

22. Neri I, Savoia F, Giacomini F, Raone B, Aprile S, Patrizi A. Usefulness of dermatoscopy for the early diagnosis of sebaceous nevus and differentiation from aplasia cutis congenita. *Clin Exp Dermatol*. 2009;34(5):e50–e52.

23. Amer M, Helmy A, Amer A. Trichoscopy as a useful method to differentiate tinea capitis from alopecia areata in children at Zagazig University Hospitals. *Int J Dermatol*. 2017;56(1):116–120.

24. Hughes R, Chiaverini C, Bahadoranp W, et al. Corkscrew hair: a new dermoscopic sign for diagnosis of tinea capitis in black children. *Arch Dermatol*. 2011;147(3):355–356.

25. Slowinska M, Rudnicka L, Schwartz RA, et al. Comma hairs: a dermatoscopic marker for tinea capitis: a rapid diagnostic method. *J Am Acad Dermatol*. 2008;59(5 suppl):S77–S79.

26. Bennassar A, Grimalt R. Management of tinea capitis in childhood. *Clin Cosmet Investig Dermatol*. 2010;3:89–98.

27. Wright DR, Gathers R, Kapke A, Johnson D, Joseph CL. Hair care practices and their association with scalp and hair disorders in African American girls. *J Am Acad Dermatol*. 2011;64(2):253–262.

28. Fox GN, Stausmire JM, Mehregan DR. Traction folliculitis: an underreported entity. *Cutis*. 2007;79(1):26–30.

29. Samrao A, Price VH, Zedek D, Mirmirani P. The "fringe sign"-a useful clinical finding in traction alopecia of the marginal hair line. *Dermatol Online J*. 2011;17(11):1.

30. Hantash BM, Schwartz RA. Traction alopecia in children. *Cutis*. 2003;71(1):18–20.

31. Tosti A, Miteva M, Torres F, Vincenzi C, Romanelli P. Hair casts are a dermoscopic clue for the diagnosis of traction alopecia. *Br J Dermatol*. 2010;163(6):1353–1355.

32. Khokhar RS, Baaj J, Alhazmi HH, Dammas FA, Aldalati AM. Pressure-induced alopecia in pediatric patients following prolonged urological surgeries: the case reports and a review of the literature. *Anesth Essays Res*. 2015;9(3):430–432.

33. Atarquine H, Hocar O, Hamdaoui A, Akhdari N, Amal S. Frontal fibrosing alopecia: report on three pediatric cases. *Arch Pediatr*. 2016;23(8):832–835.

34. Lencastre A, Tosti A. Role of trichoscopy in children's scalp and hair disorders. *Pediatr Dermatol*. 2013;30(6):674–682.

35. Moises-Alfaro C, Berrón-Pérez R, Carrasco-Daza D, Gutiérrez-Castrellón P, Ruiz-Maldonado R. Discoid lupus erythematosus in children: clinical, histopathologic, and follow-up features in 27 cases. *Pediatr Dermatol*. 2003;20(2):103–107.

36. Christensen KN, Lehman JS, Tollefson MM. Pediatric lichen planopilaris: clinicopathologic study of four new cases and a review of the literature. *Pediatr Dermatol*. 2015;32(5):621–627.

37. Eginli AN, Dlova NC, McMichael A. Central centrifugal cicatricial alopecia in children: a case series and review of the literature. *Pediatr Dermatol*. 2017;34(2):133–137.

38. Miteva M, Tosti A. Hair and scalp dermatoscopy. *J Am*

Acad Dermatol. 2012;67(5):1040–1048.

39. Cardoza-Torres MA, Liy-Wong C, Welsh O, et al. Skin manifestations associated with chemotherapy in children with hematologic malignancies. *Pediatr Dermatol.* 2012;29(3):264–269.

40. Sperling LC. Evaluation of hair loss. *Curr Probl Dermatol.* 1996;8(97).

41. Bresters D, Wanders DCM, Louwerens M, et al. Permanent diffuse alopecia after hematopoietic stem cell transplantation in childhood. *Bone Marrow Transplant.* 2017;52(7):984–988.

42. Choi M, Kim MS, Park SY, et al. Clinical characteristics of chemotherapy-induced alopecia in childhood. *J Am Acad Dermatol.* 2014;70(3):499–505.

43. Swink SM, Castelo-Soccio L. Loose anagen syndrome: a retrospective chart review of 37 cases. *Pediatr Dermatol.* 2016;33(5):507–510.

44. Ferrero GB, Picco G, Baldassarre G, et al. Transcriptional hallmarks of Noonan syndrome and Noonan-like syndrome with loose anagen hair. *Hum Mutat.* 2012;33(4):703–709.

45. Rakowska A, Zadurska M, Czuwara J, et al. Trichoscopy findings in loose anagen hair syndrome: rectangular granular structures and solitary yellow dots. *J Dermatol Case Rep.* 2015;9(1):1–5.

46. Olsen EA, Bettencourt MS, Coté NL. The presence of loose anagen hairs obtained by hair pull in the normal population. *J Investig Dermatol Symp Proc.* 1999;4(3):258–260.

47. Antaya RJ, Sideridou E, Olsen EA. Short anagen syndrome. *J Am Acad Dermatol.* 2005;53(2):S130–S134.

48. Giacomini F, Starace M, Tosti A. Short anagen syndrome.

49. Herskovitz I, de Sousa IC, Simon J, Tosti A. Short anagen hair syndrome. *Int J Trichology.* 2013;5(1):45–46.

50. Cheng Y-P, Chen Y-S, Lin S-J, Hsiao C-H, Chiu H-C, Chan J-YL. Minoxidil improved hair density in an Asian girl with short anagen syndrome: a case report and review of literature. *Int J Dermatol.* 2016;55(11):1268–1271.

51. Jung HD, Kim JE, Kang H. Short anagen syndrome successfully controlled with topical minoxidil and systemic cyclosporine. *J Dermatol.* 2011;38(11):1108–1110.

52. Miteva M, Tosti A. Dermatoscopy of hair shaft disorders. *J Am Acad Dermatol.* 2013;68(3):473–481.

53. Gebhart M, Fischer T, Claussen U, et al. Monilethrix-improvement by hormonal influences? *Pediatr Dermatol.* 1999;16(4):297–300.

54. Savitha A, Sacchidanand S, Revathy T. Bubble hair and other acquired hair shaft anomalies due to hot ironing on wet hair. *Int J Trichology.* 2011;3(2):118–120.

55. Paller AS, Mancini AJ. Disorders of hair and nails. In: *Hurwitz Clinical Pediatric Dermatology.* 5th ed. Canada: Elsevier; 2016:136–164.

56. Liang C, Kraemer KH, Morris A, et al. Characterization of tiger-tail banding and hair shaft abnormalities in trichothiodystrophy. *J Am Acad Dermatol.* 2005;52(2):224–232.

57. Calderon P, Otberg N, Shapiro J. Uncombable hair syndrome. *J Am Acad Dermatol.* 2009;61(3):512–515.

58. Rakowska A, Slowinska M, Kowalska-Oledzka E, et al. Trichoscopy in genetic hair shaft abnormalities. *J Dermatol Case Rep.* 2008;2:14–20.

Pediatr Dermatol. 2011;28(2):133–134.

第 20 章

头发与头皮感染

GISELLE MARTINS，MD • MARIYA MITEVA，MD
（慕彰磊　译　孙蔚凌　审）

引言

头发和头皮感染在毛发门诊很常见，可引起脱发。累及头皮的几组感染包括：细菌性（脓疱疮、梅毒和秃发性毛囊炎）、真菌性［脂溢性皮炎（seborrheic dermatitis，SD）、毛结节病、头癣（tinea capitis，TC）］、病毒性（单纯疱疹和带状疱疹）和寄生虫性（虱病、蠕形螨病）。在某些感染性疾病，头发可为继发受累和（或）出现异常特征［如人类免疫缺陷病毒（human immunodeficiency virus infection，HIV）感染时的头发改变以及丙型肝炎治疗时出现的副作用普秃］。

在此，仅探讨原发性头皮和头发感染。

头癣

病因

TC 是头皮毛囊的皮肤癣菌感染。TC 主要有两种致病菌：毛癣菌（亲人性）和小孢子菌（亲动物性）。侵袭头发的类型可分为发外型、发内型和黄癣型。发外亲人性感染可迅速传播，而发内和黄癣感染的传染性较低[1]。TC 是青春期前儿童常见的一种皮肤癣菌感染。在美国，TC 更常见于女童（59% 女孩 vs 41% 男孩），且 95% 的患者感染的是断发毛癣菌[2-3]。最常见的传播方式是通过直接接触患儿或间接接触污染物，但也可以通过接触无症状的成人携带者感染[4]。第二常见的致病菌是犬小孢子菌，它是地中海盆地很多国家的主要致病菌。这种皮肤癣菌的携带者是猫和狗，包括宠物狗和小猫以及兔子[4]。

临床表现

有四种模式：

- **非炎症性黑点模式**：以境界清楚的脱发区为特征，伴有脱发斑上特征性的黑点，这是因为头发在头皮表面或下方折断。细胞介导的真菌抗原皮肤试验通常为阴性，且大多无淋巴结肿大（图 20.1）[4]。

- **非炎症性 SD 型**：头皮出现弥漫性或斑片状细小的白色黏着性鳞屑。因为类似头皮屑，所以是最难诊断的。

- **脓癣或炎症性 TC**：可有一个或多个疼痛性、炎症性、秃发性结节，表面有脓疱（图 20.2A 和 B）。可出现发热、枕部淋巴结肿大、白细胞增多甚至弥漫性麻疹样皮疹[4]。脓癣可能导致瘢痕性秃发。某些病例可能与头皮分割

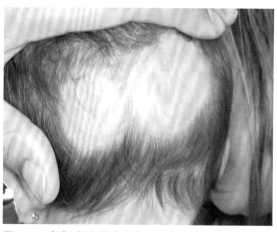

图 20.1　年轻女孩的非炎症性黑点模式，以境界清楚的脱发区为特征

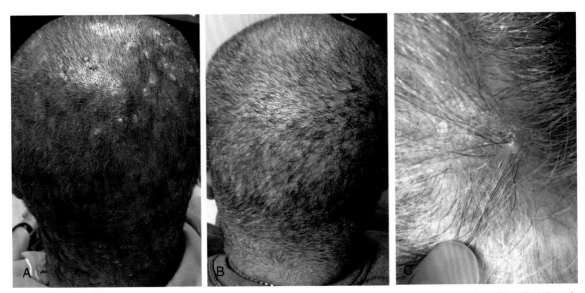

图 20.2 （A）一例 30 多岁年轻男性的炎症性头癣被误诊为毛囊炎并口服抗生素治疗。患者有淋巴结肿大，常服用止痛药以助眠。（B）该患者在口服一个疗程的泼尼松和特比萘芬治疗后感染完全消失。（C）一位 80 多岁的老年妇女，头皮出现个别脓疱和潮湿的炎症区域，考虑化脓性毛囊炎，采用抗生素治疗。正确的诊断是似分割性蜂窝织炎的炎症性头癣（见图 20.3B 病理），通过反复真菌培养毛癣菌阳性而确诊

性蜂窝织炎难以鉴别（似分割性蜂窝织炎的 TC）（图 20.2C）。

- **黄癣**（许兰毛癣菌所致）：炎症性 TC 的罕见类型，特征为蜜黄色杯形毛囊结痂，称为黄癣痂，也可引起瘢痕性秃发[4]。头皮有难闻的"鼠骚"味。

皮肤镜表现

TC 的毛发镜特征包括逗号样发、螺旋状发和断发[5]（图 20.3A 和 B）。逗号样发是 TC 的特征性表现，据报道出现在白人、非裔美国人，而螺旋状发也见于外胚叶发育不良，且仅见于非裔美国人。其他的毛发镜表现还包括条形码样发和锯齿状发。逗号样发有助于在儿童中鉴别 TC 和其他常见的头皮疾病，如斑秃和拔毛癖。

组织病理学

在发外感染引起的头癣，菌丝和孢子覆盖在发干外表面，导致毛小皮的破坏。

在发内感染引起的头癣，发干内仅被圆形和方形分节孢子侵入，而无菌丝（图 20.4A）。

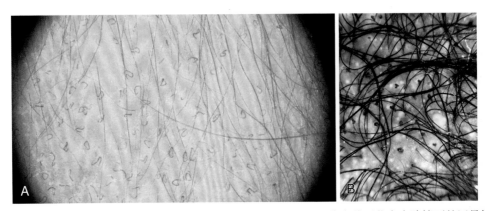

图 20.3 （A）白人儿童非炎症性头癣在皮肤镜下的逗号样发。（B）非裔美国儿童皮肤镜下的逗号样发

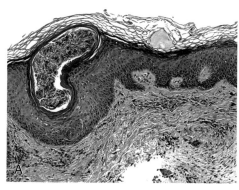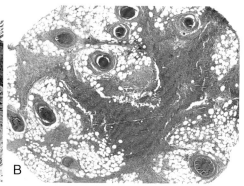

图 20.4 （**A**）头癣：发内感染的特征是发干内存在孢子而无菌丝（HE 染色，×10）。（**B**）炎症性头癣：横切面上毛球间有脓肿样致密混合细胞浸润，延伸至漏斗部（HE 染色，×4）

在炎症性头癣（脓癣），有致密的混合细胞炎性浸润，包括中性粒细胞、浆细胞、嗜酸性粒细胞、淋巴细胞、组织细胞以及巨细胞（化脓性肉芽肿性毛囊炎）（图 20.4B）。多达半数病例可出现特殊染色假阴性。

培养

TC 的诊断依靠对经过 KOH 预处理的受感染毛发的显微镜检和确诊培养。培养取材于 15 号手术刀片刮取的鳞屑和头发或从头皮拔下的头发（可采用持针器）。其他方法包括使用牙刷、毛刷、湿纱布和胶带取材。真菌培养是鉴定病原菌的基础。Wood 灯检查在某些病例诊断时有用，例如小孢子菌属呈绿色荧光，毛癣菌属无荧光。

治疗

TC 必须系统抗真菌治疗，因为外用药不能渗透进入发干。随机临床试验确定灰黄霉素、特比萘芬和氟康唑疗效相同。目前的治疗选择总结在表 20.1 中。然而，也应当同时使用外用药物治疗数周，例如 1% 或 2.5% 二硫化硒洗剂或 2% 酮康唑洗剂，以减少传染，家人也应使用[6-7]。我们通常在感染消失后让患者再使用一年的抗真菌洗剂。如果感染复发，家人（通常是兄弟姐妹）应视为毛癣菌属的无症状携带者。

总之，特比萘芬和伊曲康唑治疗疗程更短[8-11]。对于毛癣菌属，特比萘芬可能优于灰黄霉素，而对于较少见的小孢子菌属，灰黄霉素可能优于特比萘芬[11-12]。

头虱病

病因

头虱病（pediculosis capitis，PC）是由头虱（人型头虱）感染头皮引起的一种体外寄生虫病。在 6 ～ 12 岁儿童中普遍存在，发展中国家的贫穷社区尤其常见[13-19]。PC 的患病率约 40%[15-18]。由于头发较长，女孩的感染率是男孩的 2 ～ 4 倍，尤其在农村和发展中国家[20]。

头虱的生命周期分为 3 个阶段：卵、若虫和成虫。雌性成虫受孕产下虫卵，黏附在接近头皮的发根。卵可孵化出一只若虫。成虫约 2 ～ 4 mm 长，6 足（均有爪），呈棕褐色至灰白色。爪在足末端，用于抓紧发干（图 20.5）。

临床表现

PC 的主要症状是头皮瘙痒，但也可出现抓痕、脓疱和颈部淋巴结肿大[17-18]。亲密的头碰头接触会发生传染，其他传染途径如共用污染物（毛刷、梳子、毛巾和床上用品）

表 20.1　口服抗真菌药物在头癣治疗中的应用
特比萘芬
途径：口服
用法：根据体重，3 ～ 6 mg/（kg·d）
＜ 55 磅（约 25 kg）：125 mg 每天一次
55 ～ 78 磅（约 25 ～ 35 kg）：185.5 mg 每天一次
＞ 78 磅（约 35 kg）：250 mg 每天一次
持续时间：2 ～ 6 周，小孢子菌感染时间更长
副作用：胃肠道不适和头痛
年龄：4 岁及以上
灰黄霉素
途径：口服
用法：微粒剂型 20 ～ 25 mg/（kg·d），超微粒剂型 10 ～ 15 mg/（kg·d）
持续时间：6 ～ 12 周
副作用：胃肠道不适和头痛
年龄：2 岁及以上
伊曲康唑
途径：口服
用法：胶囊，3 ～ 5 mg/（kg·d）
持续时间：2 ～ 4 周连续治疗；或 1 周冲击治疗，持续 2 ～ 3 个月
副作用：胃肠道不适和头痛
年龄：FDA 未批准用于治疗 TC，小于 3 岁儿童的安全性和有效性尚不清楚
氟康唑
途径：口服
用法：6 mg/（kg·d）
持续时间：3 ～ 6 周连续治疗；或 1 周冲击治疗，持续 2 ～ 3 个月
副作用：胃肠道不适和头痛
年龄：FDA 未批准用于治疗 TC，但批准用于 6 个月以上儿童

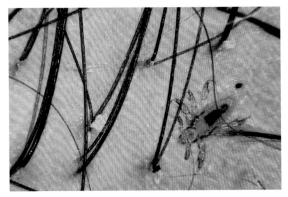

图 20.5　成年虱有 6 足（有爪），呈棕褐色至灰白色

细菌感染、脓疱形成以及颈部和枕部淋巴结肿大[20]。一些患者有大量虱卵和活虱，表现为受感染的缠结成团的发干（纠发症）。

皮肤镜表现

术语"虱卵"指虱的卵或虱的若虫，没有皮肤镜设备的话很难看到，而且经常和头皮屑、毛发管型或发胶混淆。然而，与假性虱卵不同，虱卵不能沿着发干移动。皮肤镜可检测到附着在发干上的头虱和虱卵。不透明结构以及距离发干数毫米的凸起游离缘提示活的虱卵（图 20.6A），游离缘裂开的透明结构、距离头皮 1 cm 以上的提示空卵[23]（图 20.6B）。

组织病理学

病理对于诊断 PC 不实用。

治疗

处理包括外用杀虱药、湿梳头发和口服药物治疗（表 20.2）。所有的杀虱药应在处方规定的时限后在水槽上用冷水冲洗掉。用温水冲洗可引起头皮血管扩张，增加药物的系统吸收[20, 25]。

湿梳头发是手工用细齿梳除去虱卵[24]。用醋（4% 醋酸）预先浸湿虱卵感染的头发3 min，以溶解虱卵黏附发干的黏合物，方便梳理。湿梳过程中还可以加入润滑剂（护发

仍存在争议[21-22]。体检可发现虱卵牢固地黏附在离头皮 6 mm 以内的发干上[20]。头枕部和耳后区域较易检查到成虫和虱卵。受感染个体反复搔抓导致皮肤完整性受损，可继发

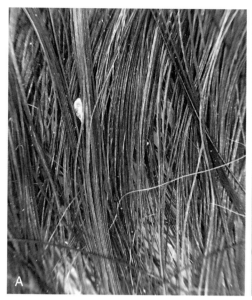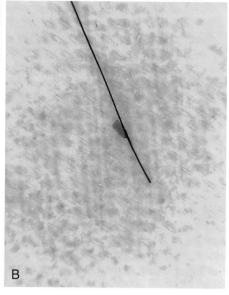

图 20.6 （A）头虱：这种具有凸起游离缘的不透明结构就是活卵。（B）头虱：一个透明的空卵

素或椰子油 / 植物油），每次 15 ～ 30 min，头发长和浓密的可以更久，直至看不到虱子。每 2 ～ 3 天梳一次，持续数周，任何时候发现成虫应再持续梳 2 周[20, 24]。

与药物治疗联合，周围居家环境的消杀对于预防复发很有必要。患儿确诊前 2 天内所接触过的所有衣物、毛巾和床单都应该用 50℃ 左右的热水清洗，或用烘干机设定最高温烘干至少 30 min[20]。

系统治疗头虱可作为辅助方法与外用治疗联合应用[20, 26]。

患者可转诊到专门治疗虱子的诊所，以更快、更专业地治疗。

毛结节病

病因

浅部真菌病是皮肤、毛发和甲的真菌感染，仅侵入角质层和皮肤的表层。毛结节菌属引起浅部真菌病，因为它不侵入活体组织，也不引起宿主的免疫反应。有 2 种类型：一种称为黑毛结节病，另一种叫白毛结节病。黑毛结节病通常是由何德毛结节菌（*Piedraia hortae*）

和卵形毛孢子菌（*Trichosporon ovoides*）引起，多发生在南美和东南亚温暖潮湿的国家[27]。而白毛结节病是由其他的毛孢子菌种引起，发生在亚热带和温带国家。毛孢子菌属可细分为 6 个不同的人类致病种，其中卵形毛孢子菌、墨汁毛孢子菌、黏液毛孢子菌和阿萨希毛孢子菌与白毛结节病有关[28]。卵形毛孢子菌参与引起两种毛结节病，它存在于土壤、湖水和植物中，有时可在人皮肤和口腔中作为正常菌群检测到[29]。它们选择毛发作为基质可能是因为它们具有亲角质的特性[29]。感染似乎与个人卫生或接触受感染人群无关，但是避免共用毛刷、梳子或其他发饰可防止其传播[30]。

临床表现

毛结节病是一种发干的无症状性真菌感染，导致受感染头发形成不同硬度的结节。

黑毛结节病通常累及头皮，特征为砂砾样坚实的黑色硬结节，这些结节实际上是发干上真菌细胞的凝结。它们可引起头发纤维的分解和破坏。这些石头样坚硬的结节通常位于头皮，但也可见于胡须、阴毛和腋毛。

表 20.2　头虱病的治疗选择
1% 扑灭司林
途径：外用
类型：外用洗发水
持续时间：第 1 天和第 8 天用在干净的干发上 10 min
5% 扑灭司林
途径：外用
类型：外用乳膏
持续时间：第 1 天和第 8 天用在干净的头发上过夜
副作用：胃肠道不适和头痛
年龄：2 个月及以上
0.5% 马拉硫磷
途径：外用
类型：外用乳膏
持续时间：第 1 天和第 8 天用在干净的头发上 8～12 h
副作用：受损处皮肤可出现烧灼感和刺痛感
年龄：2 个月及以上
伊维菌素
途径：口服
类型：3 mg、6mg 片剂
用法：200 µg/kg
持续时间：每天 2 次，7～10 天
副作用：胃肠道不适
年龄：不推荐用于 5 岁以下和妊娠、哺乳期
阿苯达唑
途径：口服
400 mg 片剂
用法：400 mg 单剂量口服，或每天一次，重复 3 天
持续时间：单次或 3 次
副作用：胃肠道不适
年龄：不推荐用于 5 岁以下和妊娠、哺乳期
左旋咪唑
途径：口服
400 mg 片剂
用法：400 mg 单剂量口服或每天一次，重复 3 天
持续时间：单次或 3 次
副作用：胃肠道不适
年龄：不推荐用于 5 岁以下和妊娠、哺乳期

白毛结节病特征是白色至浅褐色结节，可包绕整个发干。结节柔软，真菌团块容易从头发上分离。通常可累及体毛（胡须、腋毛、眉毛和睫毛）。

皮肤镜表现

皮肤镜或直接显微镜检查可发现观察到多边形包裹的关节孢子或芽生孢子（图 20.7A 和 B）。

培养

Mycosel 琼脂培养 2 周可形成皱褶的白色至乳黄色酵母样菌落。

治疗

两种毛结节病最有效的治疗是剪发和剃发。也推荐使用外用抗真菌药，单独或酮康唑洗发后使用克霉唑乳膏经证实对白毛结节病有良好的疗效。

梅毒
病因

梅毒，也称为"伟大的模仿者"，可出现各种皮肤表现。梅毒是梅毒螺旋体引起的

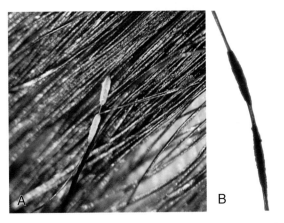

图 20.7 （**A**）皮肤镜下，白毛结节病特征是白色至浅褐色结节，可包绕整个发干。（**B**）白毛结节病的发干显微镜检查显示包绕发干的浅褐色结节。巴西报道的白毛结节病常可累及头皮

系统性感染性疾病，感染后短时间内可播散至任何器官。梅毒性脱发（syphiliticalopecia，SA）是二期梅毒的一种少见临床表现，发生率为 2.9% ~ 11.2%[32-33]。

临床表现

SA 是二期梅毒的表现，可为梅毒的唯一体征或伴随系统表现，如不适、低热、淋巴结肿大、乏力和厌食。黏膜和皮肤可表现为以躯干为主的泛发性非瘙痒性丘疹鳞屑性皮疹、有 Biett 领圈的掌跖皮损、口腔黏膜溃疡和扁平湿疣。SA 临床上可类似多种毛发疾病，包括斑秃、拔毛癖、毛发扁平苔藓、TC 和休止期脱发。

根据临床表现，SA 可分为 2 种：（1）症状性 SA，有头皮皮损表现，通常为丘疹鳞屑性皮疹（图 20.8A）；（2）无症状性 SA 特征是头皮无其他可见梅毒皮损的脱发。

无症状性 SA 有三种模式[34-35]：

1. 虫噬样或斑片样脱发，特征是头皮不规则分布的小的脱发斑（图 20.8C）

2. 弥漫性脱发，以弥漫性头发脱落为特征

3. 混合型（合并弥漫性脱发和虫噬样斑片样脱发）

瘢痕性秃发在文献中很少被描述为是二期梅毒的表现，然而可出现在三期梅毒患者中[36]。

SA 的诊断检查包括毛发镜、血清学检查和头皮活检。血清学检查是快速血浆反应素试验（rapid plasma reagin，RPR）和梅毒螺旋体血凝试验。

皮肤镜表现

头皮皮肤镜有助于诊断 SA。虫噬样 SA 的毛发镜表现有黑点征、局灶性无毛、发干色素减退以及脱发斑中央黄点征和周围少量黑点征[37]。一些患者终毛数量减少，出现空毛囊、毳毛、红棕色背景和有少量血液外渗的不规则毛细血管扩张[38]。事实上，一项研究发现"虫噬"样区域的毛发镜显示脱发主要是因为终毛数量减少[38]（图 20.9）。虫噬样斑片边缘可发现有 1 个或 2 个弯曲的锥形发[39]。

组织病理学

二期梅毒虫噬样脱发斑头皮活检显示生长期毛囊数量减少，退行期和休止期毛囊数量增加，对应于皮肤镜下终毛数量减少和（或）黑点征。需要注意的是，病理上不能与急性期斑秃鉴别，因为两者均可见毛球周围淋巴细胞浸润、漏斗开口扩大和色素管型（图 20.10）。浸润内浆细胞的存在对于诊断不是必须的，因为半数以上病例没有或未查到。

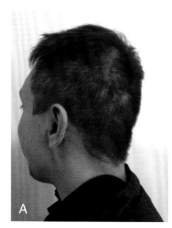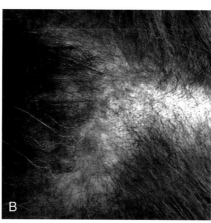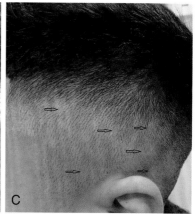

图 20.8　症状性梅毒性脱发头皮有丘疹鳞屑性皮损（**A** 和 **B**）。无症状性梅毒性脱发表现为虫噬样斑片。注意非常分散的虫噬样模式（箭头处）（**C**）（Image courtesy of Susana Ruiz-Tagle，MD and Letty Pincay Cedeňo，MD.）

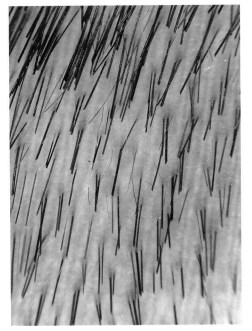

图 20.9　虫噬样脱发的皮肤镜下显示终毛数量减少和一些毳毛（Image courtesy of Susana Ruiz-Tagle，MD and Letty Pincay Cedeño，MD.）

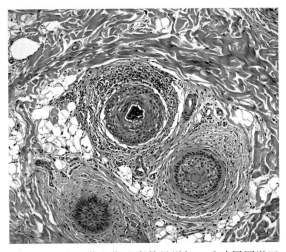

图 20.10　由于休止期毛囊数量增加、毛球周围淋巴细胞浸润和毛发软化，梅毒虫噬样脱发斑头皮活检显示类似急性期斑秃的特征（HE 染色，×10）

治疗

SA 的处理同二期梅毒。药物选择苄星青霉素 240 万单位肌内注射，每周一次，共 2 次。

替代药物包括：（1）多西环素 100 mg 每天 2 次，连服 15 天；（2）四环素 500 mg 每6 小时一次，连服 15 天；（3）普鲁卡因青霉素 240 万单位＋丙磺舒 500 mg，连用 15 天；（4）头孢曲松 250 mg 肌注或静注，每天一次，连用 10 ～ 14 天。

蠕形螨性毛囊炎

病因

蠕形螨是寄生在哺乳动物毛囊内或周围的微小寄生螨。通常在人类身上发现的有 2 种：毛囊蠕形螨和短蠕形螨。蠕形螨感染很常见，在健康成人中的患病率约 23% ～ 100%[40]。虽然由于免疫机制失衡偶有皮肤症状，但是蠕形螨感染通常无症状。

成年毛囊蠕形螨长 0.3 ～ 0.4 mm，短蠕形螨稍短，为 0.15 ～ 0.2 mm，雌性较雄性稍短而圆[40]。因而它们肉眼不可见，但在显微镜下，它们的结构清晰可见，身体细长、半透明，由两个融合的部分构成。

临床表现

蠕形螨是一种毛囊皮脂腺的体外寄生虫，通常见于面部，包括颊、鼻、颏部、前额、颞部、睫毛、眉毛以及头皮、颈部和耳部。头皮蠕形螨病可引起干燥、毛囊脱屑、浅表水疱和脓疱。患者可主诉烧灼感和瘙痒。

皮肤镜表现

皮肤镜检查显示蠕形螨尾部和蠕形螨毛囊开口，是面部蠕形螨病的特征性表现[41]。有时头皮仅可见毛囊周围黄色脱屑和多个树枝状血管（图 20.11）。

组织病理学

通常是在头皮活检时偶然发现螨虫，例如雄激素性秃发（图 20.12），在漏斗部水平的毛管横切面更易观察到。

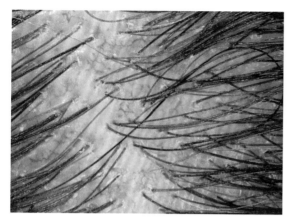

图 20.11 头皮蠕形螨感染。注意皮肤镜下的毛囊周围黄色脱屑和多个树枝状血管

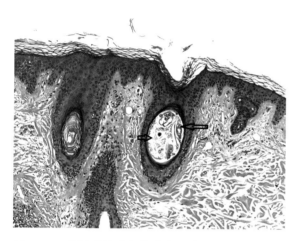

图 20.12 雄激素性秃发的头皮活检：在横切面，漏斗部毛管（短箭头）内可见蠕形螨（长箭头）（HE 染色，×10）

治疗

目前蠕形螨病有多种治疗方案，包括伊维菌素、扑灭司林、克罗米通和林旦。眼科的一些数据显示在蠕形螨睑缘炎所致的眼部瘙痒时外用茶树油有助于减少蠕形螨数量[42]。

脂溢性皮炎

病因

SD 是慢性和复发性浅表皮炎，一般人群中的患病率为 1% ～ 3%[43]。然而，SD 在免疫缺陷和神经疾病患者中更常见，例如感染 HIV/艾滋病或帕金森病[44]。

其发病机制目前仍不完全清楚，多种因素如马拉色菌定植、皮脂产生以及个体免疫反应在发病机制中起到了重要作用[44]。

头皮屑（头皮单纯糠疹）是疾病的轻型表现，引起头皮细小脱屑。SD 常见于面部、头皮和胸部。

临床表现

SD 的临床皮损特征为头皮和油脂过多部位如眉毛、胡须、鼻唇和耳后皱褶处的黄色、潮湿、油腻性鳞屑、红斑和瘙痒。头皮屑呈明显的白灰色小鳞片，可堆集并从头皮脱落至肩部（图 20.13）。通常头皮既无炎症也无瘙痒。

皮肤镜表现

头皮 SD 的毛发镜特征包括毛囊周围黄色脱屑和多个细树枝状血管[45-46]（图 20.14）。

组织病理学

SD 的病理特征为漏斗部周围（肩样）角化不全、皮脂腺导管扩张和皮脂腺增生。表

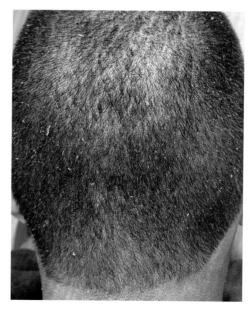

图 20.13 脂溢性皮炎的头皮上肉眼可见大量白色鳞屑

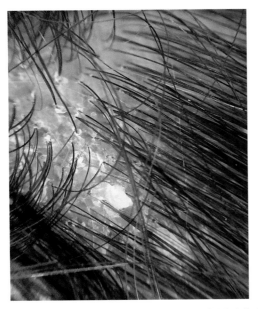

图 20.14 脂溢性皮炎在皮肤镜下显示毛囊周围黄色脱屑以及弥漫性红斑

表 20.3　脂溢性皮炎的治疗方法
抗脂溢洗发水：1% ～ 2% 酮康唑、环吡酮类、二硫化硒、吡硫翁锌或煤焦油
外用弱效糖皮质激素（如氢化可的松、倍他米松）
外用抗真菌药（如咪康唑或酮康唑）
外用钙调磷酸酶抑制剂（如他克莫司、吡美莫司）
外用角质剥脱剂（水杨酸或尿素）
口服方案[44]：
酮康唑 200 mg，每日 1 次，4 周
伊曲康唑第 1 个月第 1 周 200 mg/d，随后 2 ～ 11 个月，每月前 2 日 200 mg/d
特比萘芬 250 mg/d，持续 4 ～ 6 周；或间断治疗（每月 12 天）3 个月
氟康唑 50 mg/d，2 周；或每周 200 ～ 300 mg，2 ～ 4 周

皮以及峡部和漏斗部毛囊上皮轻度海绵形成、真皮非特异性炎性浸润（图 20.15）。

治疗

SD 的治疗方法总结于表 20.3。

治疗的选择与多种因素有关，包括头发类型、处理过还是自然的头发、年龄、种族和部位（参见第 27 章）。可减轻炎症和鳞屑产生的外用制剂在 SD 治疗中有效，包括对症

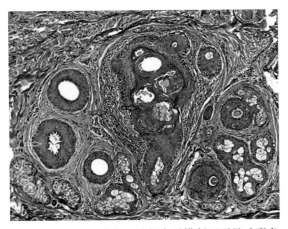

图 20.15 脂溢性皮炎：峡部水平横断面可见毛囊角化不全（黑色箭头）、皮脂腺导管扩张（黄色箭头）和皮脂腺增生。通常有轻度海绵形成和真皮非特异性炎性浸润（蓝色箭头）（HE 染色，×10）

的角质剥脱剂或病因治疗，如抗真菌药和糖皮质激素。外用抗真菌治疗可减少马拉色菌增殖和由此引起的炎症反应，从而改善 SD[47]。糖皮质激素治疗通常用于减轻炎症。

因为 SD 不能治愈，需让患者认识到这是一种复发性疾病，需要维持治疗。

参考文献

1. Ilkit M, Demirhindi H. Asymptomatic dermatophyte scalp carriage: laboratory diagnosis, epidemiology and management. *Mycopathologia*. 2008;165(2):61–71. Epub 2007 Nov 23.

2. Bournerias I, De Chauvin MF, Datry A, et al. Unusual *Microsporum canis* infections in adult HIV patients. *J Am Acad Dermatol*. 1996;35(5 Pt 2):808–810.

3. Bronson DM, Desai DR, Barsky S, Foley SM. An epidemic of infection with *Trichophyton tonsurans* revealed in a 20-year survey of fungal infections in Chicago. *J Am Acad Dermatol*. 1983;8(3):322–330.

4. Bennassar A, Grimalt R. Management of tinea capitis in childhood. *Clin Cosmet Investig Dermatol*. 2010;3:89–98.

5. Sandoval AB, Ortiz JA, Rodrigues JM, Vargas AG, Quintero DG. Dermoscopic pattern in tinea capitis. *Rev Iberoam Micol*. 2010;27(3):151–152.

6. Ali S, Graham TA, Forgie SE. The assessment and management of tinea capitis in children. *Pediatr Emerg Care*. 2007;23(9):662–665.

7. Chen C, Koch LH, Dice JE, et al. A randomized, double-blind study comparing the efficacy of selenium sulfide shampoo 1% and ciclopirox shampoo 1% as adjunctive treatments for tinea capitis in children. *Pediatr Dermatol*.

2010;27(5):459–462.

8. Deng S, Hu H, Abliz P, et al. A random comparative study of terbinafine versus griseofulvin in patients with tinea capitis in Western China. *Mycopathologia.* 2011;172(5):365–372.

9. Elewski BE, Cáceres HW, DeLeon L, et al. Terbinafine hydrochloride oral granules versus oral griseofulvin suspension in children with tinea capitis: results of two randomized, investigator-blinded, multicenter, international, controlled trials. *J Am Acad Dermatol.* 2008; 59(1):41–54.

10. González U, Seaton T, Bergus G, et al. Systemic antifungal therapy for tinea capitis in children. *Cochrane Database Syst Rev.* 2007;(4):CD004685.

11. Gupta AK, Adam P, Dlova N, et al. Therapeutic options for the treatment of tinea capitis caused by *Trichophyton* species: griseofulvin versus the new oral antifungal agents, terbinafine, itraconazole, and fluconazole. *Pediatr Dermatol.* 2001;18(5):433–438.

12. Tey HL, Tan AS, Chan YC. Meta-analysis of randomized, controlled trials comparing griseofulvin and terbinafine in the treatment of tinea capitis. *J Am Acad Dermatol.* 2011;64(4):663–670.

13. Nutanson I, Steen CJ, Schwartz RA, Janniger CK. Pediculus humanus capitis: an update. *Acta Dermatovenerol Alp Pannonica Adriat.* 2008;17(4):147–154.

14. Suleman M, Jabeen N. Head lice infestation in some urban localities of NWFP. *Pak Ann Trop Med Parasitol.* 1989;83:539–547.

15. Heukelbach J, Wilcke T, Winter B, Feldmeier H. Epidemiology and morbidity of scabies and pediculosis capitis in resource-poor communities in Brazil. *Br J Dermatol.* 2005;153:150–156.

16. Catalá S, Junco L, Vaporaky R. Pediculus capitis infestation according to sex and social factors in Argentina. *Rev Saude Publica.* 2005;39:438–443.

17. Bachok N, Nordin RB, Awang CW, Ibrahim NA, Naing L. Prevalence and associated factors of head lice infestation among primary schoolchildren in Kelantan, Malaysia. *Southeast Asian J Trop Med Public Health.* 2006;37:536–543.

18. Falagas ME, Matthaiou DK, Rafailidis PI, Panos G, Pappas G. Worldwide prevalence of head lice. *Emerg Infect Dis.* 2008;14:1493–1494.

19. Bloomfield D. Head lice. *Pediatr Rev.* 2002;23:34–35.

20. Madke B, Khopkar U. Pediculosis capitis: an update. *Indian J Dermatol Venereol Leprol.* 2012;78:429–438.

21. Janniger CK, Kuflik AS. Pediculosis capitis. *Cutis.* 1993;51:407–408.

22. Mumcuoglu KY, Klaus S, Kafka D, Teiler M, Miller J. Clinical observations related to head lice infestation. *J Am Acad Dermatol.* 1991;25:248–251.

23. Slowinska M, Rudnicka L, Schwartz RA, et al. Comma hairs: a dermoscopic marker of tinea capitis: a rapid diagnostic method. *J Am Acad Dermatol.* 2008;59(5 suppl):S77–S79.

24. Neira PE, Molina LR, Correa AX, Américo Muñoz NR, Oschilewski DE. Metal microchanelled fine-toothed comb use in the diagnosis of pediculosis. *An Bras Dermatol.* 2009;84:615–621.

25. Dodd CS. Interventions for treating headlice. *Cochrane Database Syst Rev.* 2001;2:CD001165.

26. Ameen M, Arenas R, Villanueva-Reyes J, et al. Oral iver-mectin for treatment of pediculosis capitis. *Pediatr Infect Dis J.* 2010;29:991–993.

27. Magalhaes AR, Mondino SSB, Silva M, Nishikawa MM. Morphological and biochemical characterization of the aetiological agents of white piedra. *Mem Inst Oswaldo Cruz.* 2008;103(8):786–790.

28. Chagas-Neto TC, Chaves GM, Colombo AL. Update on the genus *Trichosporon. Mycopathologia.* 2008;166:121–132.

29. Saxena S, Uniyal V, Bhatt RP. Inhibitory effect of essential oils against *Trichosporon ovoides* causing Piedra hair infection. *Braz J Microbiol.* 2012;43(4):1347–1354.

30. Gip L. Black Piedra: the first case treated with terbinafine (Lamisil). *Br J Dermatol.* 1994;130:26–28.

31. Kubec K, Dvorak R, Alsaleh QA. Trichosporosis (white piedra) in Kuwait. *Int J Dermatol.* 1998;37:186–187.

32. Vafaie J, Weinberg JM, Smith B, Mizuguchi RS. Alopecia in association with sexually transmitted disease: a review. *Cutis.* 2005;76:361–366.

33. Hira SK, Patel JS, Bhat SG, Chilikima K, Mooney N. Clinical manifestations of secondary syphilis. *Int J Dermatol.* 1987;26:103–107.

34. Bi MY, Cohen PR, Robinson FW, Gray JM. Alopecia syphilitica- report of a patient with secondary syphilis presenting as moth- eaten alopecia and a review of its common mimickers. *Dermatol Online J.* 2009;15:6.

35. Hernandez-Bel P, Unamuno B, Sánchez-Carazo JL, Febrer I, Alegre V. Alopecia sifilitica: presentacion de 5 casos y revision de la literatura. *Actas Dermosifiliogr.* 2013;104:512–517.

36. Jordaan HF, Louw M. The moth-eaten alopecia of secondary syphilis. A histopathological study of 12 patients. *Am J Dermatopathol.* 1995;17:158–162.

37. Ye Y, Zhang X, Zhao Y, et al. The clinical and trichoscopic features of syphilitic alopecia. *J Dermatol Case Rep.* 2014;3:78–80.

38. Piraccini BM, Broccoli A, Starace M, et al. Hair and scalp manifestations in secondary syphilis: epidemiology, clinical features and trichoscopy. *Dermatology.* 2015;231(2):171–176.

39. Tognetti L, Cinotti E, Perrot J-L, Campoli M, Rubegni P. Syphilitic alopecia: uncommon trichoscopic findings. *Dermatol Pract Concept.* 2017;7(3):55–59.

40. Rather PA, Hassan I. Human *Demodex* mite: the versatile mite of dermatological importance. *Indian J Dermatol.* 2014;59(1):60–66.

41. Friedman P, Sabban EC, Cabo H. Usefulness of dermoscopy in the diagnosis and monitoring treatment of demodicidosis. *Dermatol Pract Concept.* 2017;7(1):35–38.

42. Gao YY, Xu DL, Huang lJ, Wang R, Tseng SC. Treatment of ocular itching associated with ocular demodicosis by 5% tea tree oil ointment. *Cornea.* 2012;31(1):14–17.

43. Mameri ACA, Carneiro S, Mameri LMA, Telles da Cunha JM, Ramos-E-Silva M. History of seborrheic dermatitis: conceptual and clinico-pathologic evolution. *Skinmed.* 2017;15(3):187–194.

44. Gupta AK, Bluhm R. Seborrheic dermatitis. *J Eur Acad Dermatol Venereol.* 2004;18:13–26.

45. Kim GW, Jung HJ, Ko HC, et al. Dermoscopy can be useful in differentiating scalp psoriasis from seborrheic dermatitis. *Br J Dermatol.* 2011;164(3):652–656.

46. Ross EK, Vincenzi C, Tosti A. Videodermoscopy in the evaluation of hair and scalp disorders. *J Am Acad Dermatol.* 2006;55(5):799–806.

47. Stefanaki I, Katsambas A. Therapeutic update on seborrheic dermatitis. *Skin Ther Lett.* 2010;15(5):1–4.

第 21 章

头皮瘙痒

NAYOUNG LEE，MD • GIL YOSIPOVITCH，MD
（陈柏孚　译　孙蔚凌　审）

引言

　　头皮瘙痒是很多疾病的一个临床特征，也是皮肤科门诊患者常见的主诉。根据美国一项对 735 人的调查，头皮瘙痒的发生率高达 50%[1]。这种症状会对生活质量产生深远而显著的负面影响[2]。慢性头皮瘙痒在老年人群中尤为普遍[3-4]。头皮具有复杂的神经和血管网络，它主要由三叉神经分支和颈丛神经支配[5-6]。由于病因复杂，头皮瘙痒可能造成诊断或治疗的困难。头皮瘙痒症初步可分为两大类：（1）与原发性皮肤病相关的瘙痒；（2）没有原发性皮肤病的瘙痒。第一类包括炎症性、感染性和肿瘤性疾病。后一类可进一步细分为由于潜在的全身性疾病、神经系统疾病和精神疾病导致的头皮瘙痒。本章将重点介绍主要局限于头皮的疾病或头皮明显受累的疾病，特别关注针对特定病因的治疗策略。

皮肤瘙痒症

　　体格检查可能会发现影响头皮的主要皮肤病。可能导致头皮瘙痒的皮肤疾病包括好发于头皮的疾病和没有特定好发部位但可出现在头皮上的疾病（表 21.1）。

原发皮肤病

炎症性

脂溢性皮炎

头皮瘙痒最常见的原因是脂溢性皮炎[7]，这是一种由马拉色菌引起的炎症性疾病。头皮富含皮脂腺，为亲脂性的马拉色菌提供了理想的环境。脂溢性皮炎很容易识别，其特征是头皮红斑，上覆油腻的黄色鳞屑。66%的脂溢性皮炎患者有瘙痒症状[1]。现有的治疗方法包括含有抗马拉色菌活性成分的抗真菌洗发剂，如吡硫翁锌、环吡酮、二硫化硒和酮康唑，以及角质剥脱剂，如水杨酸。丹麦的循证医学指南推荐将唑类抗真菌药作为一线治疗药物[8]。最近的两篇 Cochrane 综述报告了抗真菌药，如 1%～2% 酮康唑和 1% 环吡酮，以及外用糖皮质激素，如 0.1%～1% 氢化可的松、0.05%～0.1% 倍他米松、0.05% 氯倍他索、0.1% 莫米松和 0.01% 氟轻松可有效减少头皮脂溢性皮炎的鳞屑和瘙痒。但是，他们指出，由于缺乏适当的量化评价这种症状的方法，因此很难确定这些治疗方法对头皮瘙痒的疗效[9-10]。对于严重的病例，可以使用强效的外用糖皮质激素以及口服抗真菌药。研究显示服用伊曲康唑每日 200 mg 持续 1 周，然后每月前 2 天每日 200 mg，持续 3 个月可改善瘙痒[11]。接受伊曲康唑治疗的患者复发率低于接受安慰剂的患者，这表明伊曲康唑作为维持疗法可能是有益的。在另一项研究中，氟康唑在减少瘙痒和鳞屑方面没有显示出显著的疗效[12]。

　　抗真菌药、角质剥脱剂和外用糖皮质激素通过减少鳞屑来减轻瘙痒症状，而改善瘙痒感觉的另一种方法可能是针对组胺。有趣的是，与没有脂溢性皮炎的患者相比，在脂溢性皮炎患者的头皮角质层中组胺浓度更高，

表 21.1 头皮瘙痒的病因		
原发性皮肤疾病	炎症性	脂溢性皮炎
		头皮银屑病
		特应性皮炎
		皮肌炎
		瘢痕性脱发（例如扁平苔藓和中央离心性瘢痕性脱发）
		变应性接触性皮炎
		慢性单纯性苔藓
		大疱性类天疱疮
		获得性大疱性表皮松解症
		瘢痕性天疱疮，Brunsting-Perry 变异
		线性硬皮病
	感染性	头癣
		头虱病
		毛囊炎
		疥疮
	肿瘤性	白血病
		淋巴瘤
		真性红细胞增多症
		皮肤 T 细胞淋巴瘤
		基底细胞癌
无皮肤表现的瘙痒	系统疾病	糖尿病
		慢性肾衰竭
		胆汁淤积性肝病
		药物性瘙痒
		内分泌失调（即甲状腺疾病）
		头皮嗜酸性动脉炎
	神经性疾病	带状疱疹后神经痛
		偏头痛
		非典型面神经痛
		头皮感觉异常
		脊髓损伤
		颈椎管狭窄
		Wallenberg 综合征
		脑瘤
		三叉神经营养综合征
	精神疾病	强迫障碍
		焦虑障碍
		分离性障碍和躯体形式障碍
		触觉幻觉
		寄生虫病妄想
		精神分裂症
		抑郁症
		药物滥用
	其他	高龄所致的瘙痒

这提示抗组胺药在这些患者的瘙痒治疗中的作用[13]。

头皮银屑病

头皮银屑病是头皮瘙痒的另一种炎症原因，在临床上，有时很难将头皮银屑病与脂溢性皮炎区分开来。头皮受累在银屑病中很常见，并且可能是某些患者唯一的表现[14]。在对 195 名银屑病患者的调查中，有 58% 的人报告了头皮瘙痒[15]。另一项在意大利针对 90 例中至重度银屑病患者的调查显示头皮是瘙痒最常见的部位[16]。在 70% 的病例中，瘙痒局限于头皮的患处[16]。

这些患者的头皮瘙痒的治疗涉及其银屑病的治疗。适用于头皮银屑病的外用药物很少。外用糖皮质激素比维生素 D 类似物（如卡泊三烯或卡泊三醇）更有效，但加用维生素 D 类似物可能有助于长期减轻症状[17-18]。关于最有效的外用糖皮质激素激素和首选剂型（如洗发水、溶液、乳液或泡沫），目前尚无共识。通常使用 0.12% 戊酸倍他米松泡沫或 0.05% 氯倍他索泡沫[19-21]。

据报道，其他外用药，包括煤焦油和水杨酸，在头皮银屑病的治疗中是有效的，尽管其疗效低于外用糖皮质激素。由于其抗增殖和止痒的特性，煤焦油在世界许多地区仍被认为是一线药物[22-23]。浓度大于 5% 的水杨酸是一种有效的角质剥脱剂，可用于去除肥厚银屑病斑块上的鳞屑[24]。由于水杨酸具有软化皮肤的作用，因此可以促进其他外用剂的渗透并增强其功效[25]。水杨酸还具有直接的止痒作用，可以减少头皮银屑病的瘙痒[26-28]。水杨酸的副作用轻微，尽管在使用其治疗头皮银屑病的患者中出现了急性休止期脱发[27]。外用糖皮质和水杨酸的联合治疗似乎比单药治疗更有效[29-30]。总之，水杨酸可以作为辅助疗法与外用糖皮质激素一起使用，尤其是在鳞屑较厚时。

值得注意的是，多种神经源性介质参与头皮银屑病瘙痒的播散。在头皮银屑病斑块中表皮内神经纤维密度较非皮损部位增加[31]。与非皮损部位皮肤相比，银屑病斑块在表皮和真皮乳头层具有高度的神经支配，血管周围神经纤维中含有更多的 P 物质，这是瘙痒的已知介质，并且会增加神经生长因子及其受体的表达[32]。这项研究还显示皮损部位皮肤真皮乳头层中存在肥大细胞脱颗粒。因此，有理由认为，针对皮肤神经的局部用药，例如 10% 氯胺酮、5% 阿米替林和 5% 利多卡因泡沫剂，可能具有减轻这些患者瘙痒的作用。人们认为这种复合制剂通过抑制 N- 甲基 -D- 天冬氨酸受体和钠通道起作用，从而降低 A δ - 和 C- 神经纤维的超敏性[33]。

口服抗组胺药与其他疗法联合使用也可能有益处。

在难治的头皮银屑病瘙痒病例中，每天外用 3 ～ 4 次普莫卡因可能有效[34]。每周 3 次使用窄谱 UVB 梳和每周 3 次准分子激光治疗已被证明是有益的[35-36]。

全身疗法，例如甲氨蝶呤、环孢素、生物制剂和小分子免疫调节剂，通常只用于皮损泛发全身的患者，很少有人针对其在头皮银屑病中的疗效进行评估。尽管尚无针对头皮的随机对照试验，但抗 TNF-α 药物，如英夫利昔单抗、依那西普、阿达木单抗以及抗 IL-12/IL-23 药物被认为对头皮银屑病同样有效，从而减少头皮瘙痒。已经证明抗 IL-17 剂对于减少银屑病瘙痒特别有效。司库奇尤单抗（Secukinumab）是一种针对 IL-17A 的单克隆抗体，与每月 150 mg 或安慰剂相比，每月使用 300 mg 司库奇尤单抗可显著改善头皮脱屑和瘙痒[37]。在一项头对头临床试验中，与抗 IL-12/IL-23 药物乌司奴单抗（ustekinumab）相比，其在治疗 16 周后显示出更有效的减少瘙痒症的作用[38]。同样，另一种抗 IL-17A 药物依奇珠单抗（ixekizumab）也被证明是有效的，Ⅲ期临床试验结果表明，依奇珠单抗（ixekizumab）对于头皮银屑病的治疗可能比依那西普更有效[39]。小鼠体内研究发现，头皮银屑病具有类似于皮肤银屑病的 Th1/Th17 活化特征，但是具有更多的 Th1 和更少的 Th22 活性，这可能解释针对 Th17/IL-17 途径的生物制剂（如依奇珠单抗和司库奇尤单抗）在银屑病患者头皮皮损治疗中的成功[40]。

新型口服药物也已证明对头皮银屑病有效。用磷酸二酯酶 -4 抑制剂阿普斯特（apremilast）治疗的患者，在治疗两周后头皮瘙痒就有了显著改善[41]。FDA 批准用于治疗类风湿关节炎的 JAK 抑制剂托法替尼（tofacitinib），目前正在研究用于治疗各种疾病，包括银屑病。一项随机对照试验表明，超过 87% 的患者瘙痒得到改善，但这种药物对头皮瘙痒的作用尚待观察[42]。

特应性皮炎

尽管特应性皮炎的主要症状是瘙痒，但头皮瘙痒在成年特应性皮炎患者中并不像小儿患者那样严重。传统使用外用糖皮质激素和钙调神经磷酸酶抑制剂可以减轻瘙痒。磷酸二酯酶 -4 抑制剂克立硼罗（crisaborole）是一种新的外用药物，在治疗的第 14 天时已显示可显著减轻瘙痒[43-44]。克立硼罗适用于两岁以上的患者，尚未发现可引起皮肤萎缩或恶性肿瘤的副作用[45-46]。然而因为难以应用于毛发部位，所以在任何特应性皮炎研究中均未在头皮上使用克立硼罗。靶向白细胞介素 4 受体（IL-4R）α 亚基的新型生物制剂 dupilumab 最近已获得 FDA 批准用于治疗中重度特应性皮炎。Dupilumab 对于对外用糖皮质激素激素或钙调神经磷酸酶抑制剂无反应的顽固性患者有效。它在减轻特应性皮炎头皮瘙痒中的作用仍有待研究。

皮肌炎

头皮瘙痒和银屑病样皮疹是成人皮肌炎常见的经典表现[47]。最近的一项研究表明，在抗 TIF-1γ 抗体阳性的患者中头皮瘙痒更为常见。由于抗 TIF-1γ 抗体与恶性肿瘤有关，皮肌炎中的头皮瘙痒可能是潜在恶性肿瘤的标志[48]。瘙痒的严重程度已被证明与皮肤疾病的严重程度相关，因此，对这些患者的瘙痒的治疗应减少疾病的活动[49]。外用钙调神经磷酸酶抑制剂可有效治疗皮肌炎瘙痒[50-52]。对于系统治疗，羟氯喹每天 200～400 mg 是一线药物，对 80% 的患者有效[53]。如效果不理想，可添加奎纳克林 100 mg 每日 2 次，或者羟氯喹更换为氯喹 250～500 mg 每日 1 次。但是，应告知患者，抗疟药产生皮肤不良反应的风险较高[54]。甲氨蝶呤每周 15～35 mg 或霉酚酸酯（mycophenolate mofetil，MMF）1～1.5 g 每日 2 次可能是有益的，因为它们被用于治疗皮肤型皮肌炎，并已在原发性胆汁性肝硬化和特应性皮炎中表现出抗瘙痒作用[55-56]。但是，它们在改善与皮肌炎相关的瘙痒中的作用尚不清楚。

最近的研究表明，皮肌炎的头皮瘙痒可能有神经性病因。这些患者的头皮活检显示表皮和真皮神经纤维发生改变，与对照活检相比，含神经肽的神经百分比增加[57]。这种机制可能为外用 10% 氯胺酮、5% 阿米替林和利多卡因泡沫剂治疗皮肌炎头皮瘙痒的成功经验提供了解释。

瘢痕性秃发

导致头皮瘢痕性秃发的炎症性疾病通常与患处瘙痒有关。在 29 例毛发扁平苔藓（lichen planopilaris，LPP）患者中，头皮瘙痒是最常见的症状[58]，并被认为是疾病活动的信号[59]。治疗这些患者瘙痒的目的是治疗潜在的炎症。单独外用糖皮质激素或钙调神经磷酸酶抑制剂通常是不够的，大多需要系统治疗[60]。LPP 中使用的一线药物是羟氯喹 6.5 mg/（kg·d）或 200 mg 每日两次，有效率为 55%，在开始治疗后 12 个月达到高峰。尽管关于对羟氯喹在阻止脱发进展方面的疗效存在争论，但它似乎可以减轻 LPP 的症状，包括头皮瘙痒，灼热和疼痛[61]。环孢素也有助于在 3 到 5 个月后减少瘙痒[62]。对羟氯喹或环孢素无反应的患者可以尝试使用霉酚酸酯。16 例难治性 LPP 患者接受霉酚酸酯 500 mg 每日 2 次治疗，持续 4 周，然后 1 g 每日 2 次，持续至少 20 周，83% 的患者改善。霉酚酸酯治疗有效的患者都在用药后 6 个月内起效[63]。

中央离心瘢痕性秃发（central centrifugal cicatricial alopecia，CCCA），是非裔美国妇女瘢痕性脱发的常见原因[64]。除触痛外，患者也可出现头皮瘙痒。鉴于这些症状可能预示着疾病的活动，因此对潜在疾病的治疗，以及阻止破坏性的头发梳理方法，对 CCCA 至关重要[65]。目前，尚无前瞻性对照研究来评估 CCCA 的各种疗法的疗效。对于轻度疾病，一线治疗包括每日使用强效糖皮质激素，直到病情稳定为止，然后减少使用频率（如每周 3 次）以维持治疗[66]。每月最多可病灶内注射 10 mg/ml 糖皮质激素，维持至少 6 个月，然后根据需要进行症状控制。最近对 15 位患者进行的回顾性图表分析结果表明，局部病灶内注射糖皮质激素可能会阻止疾病进展，尽管这并不是一个有统计学意义的结果[67]。因具有抗炎特性，四环素类药物在活动性疾病中至少可以使用 6 个月[68]。Bin Saif 等人研究表明，刺毛黧豆引起的瘙痒的严重程度与 CCCA 的严重程度相关，这表明靶向蛋白酶激活受体（protease-activated receptor，PAR）-2 的药物在治疗 CCCA 相关症状中发挥作用[6]。PAR-2 是一种已知的慢性瘙痒介质，在人毛囊的内根鞘中表达[69]。有趣的是，四环素降低了 PAR-2 信号传导，这可能解释了该抗生素

在这种疾病中的疗效。用含酮康唑或吡硫翁锌的洗发水每周至少洗一次头发可减少这种炎症性头皮疾病的脱屑，改善瘙痒症状[70]。用于治疗这种疾病的其他系统用药包括羟氯喹、沙利度胺、环孢素和霉酚酸酯。所有治疗均应至少持续 6 个月，然后逐渐减量，并在缓解 1 年后停药[66]。

变应性接触性皮炎

头皮接触性皮炎最常见的过敏原是染发剂、头发护理和护发产品中的化学物质。在黑发染料中发现的对苯二胺是强力的致敏原。停用过敏原并外用糖皮质激素和口服抗组胺药对症治疗可减轻瘙痒。

感染

头癣

几种感染好发于头皮，并伴有头皮瘙痒。在青春期前人群中，最常见的是头癣。断发毛癣菌是头癣的最常见病原体，占病例总数的 90% 以上，其次是犬小孢子菌[71]。炎性头癣表现为脓疱和脓肿，严重者可出现脓癣，表现为潮湿的、脓性、柔软的结节。非炎性头癣的表现为较轻微的脱发斑，往往有细鳞屑，伴有颈部或耳后淋巴结肿大。皮脂对皮肤癣菌的生长具有抑制作用，缺乏成熟的皮脂腺增加了青春期前头皮对感染的易感性[71]。因此，头癣是小儿头皮瘙痒尤其重要的需考虑因素。治疗取决于感染的真菌种类。一项随机对照试验表明，用特比萘芬治疗断发毛癣菌的治愈率比灰黄霉素高[72]。单独的 meta 分析显示，治疗因小孢子菌引起的头癣，灰黄霉素的治愈率为 50.9%，较特比萘芬 34.7% 的治愈率高[73]。

头虱病

在儿科更常见的另一种状况是由于寄生性头虱感染头皮而引起的头虱病。头虱通过

密切接触和污染物传染，常见于幼儿园或学校的儿童。头虱无法轻易抓住卷曲的头发，因此高加索和亚洲人的头发比非裔美国人的头发更容易感染[74]。头虱每 4 到 6 小时以人宿主的血液为食，对其唾液和粪便所产生的炎症反应导致剧烈瘙痒，特别是在耳后和枕部头皮。肉眼观察到附在发干上的头虱成虫或虱卵可以确诊，也可见到红斑、抓痕和脓疱等继发性皮肤表现。最简单的治疗方法是剪头发。在确诊为头虱感染的 62 例患者中，外用 1% 伊维菌素乳液的治愈率高于口服伊维菌素，并能更快地解决头皮瘙痒[75]。

肿瘤

原发性皮肤恶性肿瘤，例如位于头皮的基底细胞癌（basal cell carcinoma，BCC）和鳞状细胞癌（squamous cell carcinoma，SCC），可能是瘙痒性的。一项对 268 例包括 BCC、SCC 和黑色素瘤在内的头皮皮肤恶性肿瘤患者的调查显示，37% 的患者出现瘙痒，其中大多数是非黑色素瘤皮肤癌患者[76]。在皮肤 T 细胞淋巴瘤（cutaneous T-cell lymphoma，CTCL），瘙痒是一种较为明显的症状，尤其是在亲毛囊性亚型患者中更加严重，当发生在头皮上时常引起脱发。加巴喷丁与小剂量米氮平（每晚 7.5 ～ 15 mg）联合治疗 CTCL 引起的瘙痒取得了良好效果[77]。阿瑞匹坦是一种神经激肽 -1 受体拮抗剂，通常因其止吐作用而被处方使用，也已证明对 Sezary 综合征引起的瘙痒有效[78]。

此外，血液系统恶性肿瘤，如淋巴瘤和白血病，也会出现头皮瘙痒[79]。瘙痒的治疗涉及其潜在的恶性肿瘤的治疗，这里不再赘述。据报道，每天服用布托啡诺 3 ～ 4 mg、泼尼松和沙利度胺 200 mg 对霍奇金淋巴瘤引起的顽固性瘙痒有效[80-81]。

无皮肤表现的瘙痒

神经性

糖尿病

一项对老年慢性瘙痒患者的调查显示，这些患者中 2 型糖尿病（type 2 diabetes mellitus，DM2）的患病率很高，头皮是瘙痒最常见部位之一[3]。DM2 患者中有 40% 报告头皮瘙痒，而无 DM2 患者中有 17.5% 头皮瘙痒[3]。DM2 中头皮瘙痒发生率增高可能与糖尿病性神经病变有关[3]。糖尿病患者的头皮瘙痒可以通过控制血糖来解决[82]。

带状疱疹后遗神经痛

带状疱疹后遗神经痛（postherpetic neuralgia，PHN）虽然多表现为疼痛，但也可能是瘙痒性的，特别当它发生在 V1 三叉神经分布的头颈部区域时[83]。

颈椎病

在一项对 15 例头皮瘙痒和烧灼感患者的回顾性研究中，14 例在影像学上发现颈椎病，最常见的异常是 C5 ～ C6 水平的退行性椎间盘疾病[84]。

神经性瘙痒的治疗

如前所述，10% 氯胺酮、5% 阿米替林和 5% 利多卡因的脂质基质复合制剂可有效减轻神经性瘙痒[33]。泡沫制剂更容易涂抹在头皮上，每天最多可使用 3 次。由于谷氨酸是一种主要的兴奋性神经递质，因此抑制谷氨酸从突触前神经元释放的药物，如加巴喷丁和普瑞巴林，有助于治疗神经性瘙痒[85-86]。局部外用 6% 加巴喷丁已证明在各种瘙痒性疾病（包括 PHN 和三叉神经营养综合征）中均具有疗效[87-88]。根据作者的经验，局部加巴喷丁泡沫浓度高达 12% 时，对头皮上的神经性瘙痒仅具有轻微的效果。

系统疾病

各种潜在的全身性疾病与顽固性瘙痒相关，而没有任何原发性皮肤表现。瘙痒可累及头皮，但通常更为广泛。处理方法因病因而异，不在本章范围之内。

老年瘙痒症

慢性瘙痒症是老年人的常见病，头皮也经常受到影响。病因常常是多因素的，由于皮肤屏障功能丧失引起的干燥症，皮脂腺减少，皮肤 pH 值升高，神经病变如老化引起的中枢神经或周围神经损害和（或）各种合并症，如糖尿病和神经压迫，以及用药过多都与这一人群慢性瘙痒的发展有关[4]。此外，老化皮肤的免疫系统会经历一个称为免疫衰老的过程。这种现象的特征是免疫细胞群发生变化，终末分化的 T 细胞数量增多，优先产生 IFN-γ 和 TNF-α，从而有助于促进炎性环境的形成[89]。值得注意的是，慢性单纯性苔藓在老年人中很常见。

除了上述治疗瘙痒各种病因的疗法外，局部干预减少头皮瘙痒应该促进皮肤 pH 值环境酸性化。建议患者在温水中洗澡，避免使用会提高皮肤 pH 值的皂基清洁剂。水杨酸等酸性剂可能会有所帮助[4]。对于老年人头皮瘙痒的神经性因素，外用氯胺酮、阿米替林和利多卡因，外用辣椒素（外周神经脱敏剂）和普莫卡因（局部麻醉剂）可能会有所帮助。

精神疾病

拔毛癖

拔毛癖是一种习惯性抽动障碍，其特征是在拔发前有紧张感，在完成后会缓解[90]。患者可能会有抓痒的冲动。习惯逆转训练（habit reversal training，HRT）是一种有效的干预手段，它是一种心理疗法，试图用中性行为代替不良行为[91]。选择性 5- 羟色胺再摄取抑制剂氯米帕明和 N- 乙酰半胱氨酸

1200 ～ 2400 mg/ 日也证明有效[92]。

压力和头皮瘙痒

总体而言，心理压力会加重潜在的瘙痒性皮肤病和头皮瘙痒[93]。各种心理干预措施可有助于减轻这些患者的瘙痒症状。HRT 试图用中性行为代替不良行为，不仅在有强迫行为的疾病（例如结节性痒疹和拔毛癖），而且在特应性皮炎中也显示出疗效[94-95]。放松技术，包括渐进式肌肉松弛（progressive muscle relaxation，PMR）和自生训练也对特应性皮炎有帮助。PMR 包括重复间断拉紧不同的肌肉群，然后进行一段时间的放松。PMR 每天两次，连续 4 周，可显著降低特应性皮炎患者的瘙痒强度和改善睡眠质量[96]。自生训练使用暗示性语言来诱发某些身体感觉。其他心理干预措施，例如认知行为疗法和基于正念的减压疗法，也可用于减轻慢性瘙痒[97]。然而，这些干预措施可能仅对那些对这些方法的疗效持开放态度的患者有效。

参考文献

1. Elewski BE. Clinical diagnosis of common scalp disorders. *J Investig Dermatol Symp Proc.* 2005;10(3):190–193.

2. Tan J, Thomas R, Wang B, et al. Short-contact clobetasol propionate shampoo 0.05% improves quality of life in patients with scalp psoriasis. *Cutis.* 2009;83(3):157–164.

3. Valdes-Rodriguez R, Mollanazar NK, Gonzalez-Muro J, et al. Itch prevalence and characteristics in a hispanic geriatric population: a comprehensive study using a standardized itch questionnaire. *Acta Derm Venereol.* 2015;95(4):417–421.

4. Valdes-Rodriguez R, Stull C, Yosipovitch G. Chronic pruritus in the elderly: pathophysiology, diagnosis and management. *Drugs Aging.* 2015;32(3):201–215.

5. Bin Saif GA, Ericson ME, Yosipovitch G. The itchy scalp–scratching for an explanation. *Exp Dermatol.* 2011;20(12):959–968.

6. Bin Saif GA, McMichael A, Kwatra SG, Chan YH, Yosipovitch G. Central centrifugal cicatricial alopecia severity is associated with cowhage-induced itch. *Br J Dermatol.* 2013;168(2):253–256.

7. Pierard-Franchimont C, Hermanns JF, Degreef H, Pierard GE. From axioms to new insights into dandruff. *Dermatology.* 2000;200(2):93–98.

8. Hald M, Arendrup MC, Svejgaard EL, et al. Evidence-based Danish guidelines for the treatment of *Malassezia*-related skin diseases. *Acta Derm Venereol.* 2015;95(1):12–19.

9. Kastarinen H, Okokon EO, Verbeek JH. Topical anti-inflammatory agents for seborrheic dermatitis of the face or scalp: summary of a Cochrane Review. *JAMA Dermatol.* 2015;151(2):221–222.

10. Okokon EO, Verbeek JH, Ruotsalainen JH, Ojo OA, Bakhoya VN. Topical antifungals for seborrhoeic dermatitis. *Cochrane Database Syst Rev.* 2015;(5):CD008138.

11. Ghodsi SZ, Abbas Z, Abedeni R. Efficacy of oral itraconazole in the treatment and relapse prevention of moderate to severe seborrheic dermatitis: a randomized, placebo-controlled trial. *Am J Clin Dermatol.* 2015;16(5):431–437.

12. Comert A, Bekiroglu N, Gurbuz O, Ergun T. Efficacy of oral fluconazole in the treatment of seborrheic dermatitis: a placebo-controlled study. *Am J Clin Dermatol.* 2007;8(4):235–238.

13. Kerr K, Schwartz JR, Filloon T, et al. Scalp stratum corneum histamine levels: novel sampling method reveals association with itch resolution in dandruff/seborrhoeic dermatitis treatment. *Acta Derm Venereol.* 2011;91(4):404–408.

14. Farber EM, Nall L. Natural history and treatment of scalp psoriasis. *Cutis.* 1992;49(6):396–400.

15. O'Neill JL, Chan YH, Rapp SR, Yosipovitch G. Differences in itch characteristics between psoriasis and atopic dermatitis patients: results of a web-based questionnaire. *Acta Derm Venereol.* 2011;91(5):537–540.

16. Prignano F, Ricceri F, Pescitelli L, Lotti T. Itch in psoriasis: epidemiology, clinical aspects and treatment options. *Clin Cosmet Investig Dermatol.* 2009;2:9–13.

17. Klaber MR, Hutchinson PE, Pedvis-Leftick A, et al. Comparative effects of calcipotriol solution (50 micrograms/ml) and betamethasone 17-valerate solution (1 mg/ml) in the treatment of scalp psoriasis. *Br J Dermatol.* 1994;131(5):678–683.

18. Schlager JG, Rosumeck S, Werner RN, et al. Topical treatments for scalp psoriasis. *Cochrane Database Syst Rev.* 2016;(2):CD009687.

19. Andreassi L, Giannetti A, Milani M, Scale Investigators G. Efficacy of betamethasone valerate mousse in comparison with standard therapies on scalp psoriasis: an open, multicentre, randomized, controlled, cross-over study on 241 patients. *Br J Dermatol.* 2003;148(1):134–138.

20. Lassus A. Local treatment of psoriasis of the scalp with clobetasol propionate and betamethasone-17,21-dipropionate: a double-blind comparison. *Curr Med Res Opin.* 1976;4(5):365–367.

21. Katz HI, Lindholm JS, Weiss JS, et al. Efficacy and safety of twice-daily augmented betamethasone dipropionate lotion versus clobetasol propionate solution in patients with moderate-to-severe scalp psoriasis. *Clin Ther.* 1995;17(3):390–401.

22. Roelofzen JH, Aben KK, Khawar AJ, Van de Kerkhof PC, Kiemeney LA, Van Der Valk PG. Treatment policy for psoriasis and eczema: a survey among dermatologists in The Netherlands and Belgian Flanders. *Eur J Dermatol.* 2007;17(5):416–421.

23. van de Kerkhof PC, Franssen ME. Psoriasis of the scalp. Diagnosis and management. *Am J Clin Dermatol.* 2001; 2(3):159–165.

24. Lebwohl M. A clinician's paradigm in the treatment of psoriasis. *J Am Acad Dermatol.* 2005;53(1 suppl 1):S59–S69.

25. Chan CS, Van Voorhees AS, Lebwohl MG, et al. Treatment of severe scalp psoriasis: from the medical board of the National Psoriasis Foundation. *J Am Acad Dermatol.* 2009;60(6):962–971.

26. Yosipovitch G, Sugeng MW, Chan YH, Goon A, Ngim S, Goh CL. The effect of topically applied aspirin on localized circumscribed neurodermatitis. *J Am Acad Dermatol.* 2001;45(6):910–913.

27. Dawn A, Yosipovitch G. Treating itch in psoriasis. *Dermatol Nurs.* 2006;18(3):227–233.

28. Kircik L. Salicylic Acid 6% in an ammonium lactate emollient foam vehicle in the treatment of mild-to-moderate scalp psoriasis. *J Drugs Dermatol.* 2011;10(3):270–273.

29. Nolting S, Hagemeier HH. Therapy of erythrosquamous dermatoses. Betamethasone dipropionate plus salicylic acid in comparison with betamethasone dipropionate solution. *Fortschr Med.* 1983;101(37):1679–1683.

30. Elie R, Durocher LP, Kavalec EC. Effect of salicylic acid on the activity of betamethasone-17,21-dipropionate in the treatment of erythematous squamous dermatoses. *J Int Med Res.* 1983;11(2):108–112.

31. Kim TW, Shim WH, Kim JM, et al. Clinical characteristics of pruritus in patients with scalp psoriasis and their relation with intraepidermal nerve fiber density. *Ann Dermatol.* 2014;26(6):727–732.

32. Nakamura M, Toyoda M, Morohashi M. Pruritogenic mediators in psoriasis vulgaris: comparative evaluation of itch-associated cutaneous factors. *Br J Dermatol.* 2003;149(4):718–730.

33. Lee HG, Grossman SK, Valdes-Rodriguez R, et al. Topical ketamine-amitriptyline-lidocaine for chronic pruritus: a retrospective study assessing efficacy and tolerability. *J Am Acad Dermatol.* 2017;76(4):760–761.

34. Stull C, Grossman S, Yosipovitch G. Current and emerging therapies for itch management in psoriasis. *Am J Clin Dermatol.* 2016;17(6):617–624.

35. Taneja A, Racette A, Gourgouliatos Z, Taylor CR. Broadband UVB fiber-optic comb for the treatment of scalp psoriasis: a pilot study. *Int J Dermatol.* 2004;43(6):462–467.

36. Morison WL, Atkinson DF, Werthman L. Effective treatment of scalp psoriasis using the excimer (308 nm) laser. *Photodermatol Photoimmunol Photomed.* 2006;22(4):181–183.

37. Kircik L, Fowler J, Weiss J, Meng X, Guana A, Nyirady J. Efficacy of secukinumab for moderate-to-severe head and neck psoriasis over 52 weeks: pooled analysis of four phase 3 studies. *Dermatol Ther.* 2016;6(4):627–638.

38. Thaci D, Blauvelt A, Reich K, et al. Secukinumab is superior to ustekinumab in clearing skin of subjects with moderate to severe plaque psoriasis: CLEAR, a randomized controlled trial. *J Am Acad Dermatol.* 2015;73(3):400–409.

39. Reich K, Leonardi C, Lebwohl M, et al. Sustained response with ixekizumab treatment of moderate-to-severe psoriasis with scalp involvement: results from three phase 3 trials (UNCOVER-1, UNCOVER-2, UNCOVER-3). *J Dermatolog Treat.* 2017;28(4):282–287.

40. Ruano J, Suarez-Farinas M, Shemer A, Oliva M, Guttman-Yassky E, Krueger JG. Molecular and cellular profiling of scalp psoriasis reveals differences and similarities compared to skin psoriasis. *PLoS One.* 2016;11(2):e0148450.

41. Sobell JM, Foley P, Toth D, et al. Effects of apremilast on pruritus and skin discomfort/pain correlate with improvements in quality of life in patients with moderate to severe plaque psoriasis. *Acta Derm Venereol.* 2016;96(4):514–520.

42. Mamolo CM, Bushmakin AG, Cappelleri JC. Application of the itch severity score in patients with moderate-to-severe plaque psoriasis: clinically important difference and responder analyses. *J Dermatolog Treat.* 2015;26(2):121–123.

43. Paller AS, Tom WL, Lebwohl MG, et al. Efficacy and safety of crisaborole ointment, a novel, nonsteroidal phospho-

diesterase 4 (PDE4) inhibitor for the topical treatment of atopic dermatitis (AD) in children and adults. *J Am Acad Dermatol.* 2016;75(3):494–503.e494.

44. Draelos ZD, Stein Gold LF, Murrell DF, Hughes MH, Zane LT. Post hoc analyses of the effect of crisaborole topical ointment, 2% on atopic dermatitis: associated pruritus from phase 1 and 2 clinical studies. *J Drugs Dermatol.* 2016;15(2):172–176.

45. Zane LT, Chanda S, Jarnagin K, Nelson DB, Spelman L, Gold LS. Crisaborole and its potential role in treating atopic dermatitis: overview of early clinical studies. *Immunotherapy.* 2016;8(8):853–866.

46. Jarnagin K, Chanda S, Coronado D, et al. Crisaborole topical ointment, 2%: a nonsteroidal, topical, anti-inflammatory phosphodiesterase 4 inhibitor in clinical development for the treatment of atopic dermatitis. *J Drugs Dermatol.* 2016;15(4):390–396.

47. Callen JP, Wortmann RL. Dermatomyositis. *Clin Dermatol.* 2006;24(5):363–373.

48. Fiorentino DF, Kuo K, Chung L, Zaba L, Li S, Casciola-Rosen L. Distinctive cutaneous and systemic features associated with antitranscriptional intermediary factor-1gamma antibodies in adults with dermatomyositis. *J Am Acad Dermatol.* 2015;72(3):449–455.

49. Robinson ES, Feng R, Okawa J, Werth VP. Improvement in the cutaneous disease activity of patients with dermatomyositis is associated with a better quality of life. *Br J Dermatol.* 2015;172(1):169–174.

50. Yosipovitch G, Tan A, LoSicco K, et al. A comparative study of clinical characteristics, work-up, treatment, and association to malignancy in dermatomyositis between two tertiary skin centers in the USA and Singapore. *Int J Dermatol.* 2013;52(7):813–819.

51. Quain RD, Werth VP. Management of cutaneous dermatomyositis: current therapeutic options. *Am J Clin Dermatol.* 2006;7(6):341–351.

52. Lampropoulos CE, D' Cruz DP. Topical tacrolimus treatment in a patient with dermatomyositis. *Ann Rheum Dis.* 2005;64(9):1376–1377.

53. Woo TY, Callen JP, Voorhees JJ, Bickers DR, Hanno R, Hawkins C. Cutaneous lesions of dermatomyositis are improved by hydroxychloroquine. *J Am Acad Dermatol.* 1984;10(4):592–600.

54. Pelle MT, Callen JP. Adverse cutaneous reactions to hydroxychloroquine are more common in patients with dermatomyositis than in patients with cutaneous lupus erythematosus. *Arch Dermatol.* 2002;138(9):1231–1233. Discussion 1233.

55. Giljaca V, Poropat G, Stimac D, Gluud C. Methotrexate for primary biliary cirrhosis. *Cochrane Database Syst Rev.* 2010;(5):CD004385.

56. Jackson JM, Fowler Jr JF, Callen JP, Lorenz DJ. Mycophenolate mofetil for the treatment of chronic dermatitis: an open-label study of 16 patients. *J Drugs Dermatol.* 2010;9(4):356–362.

57. Hurliman E, Groth D, Wendelschafer-Crabb G, et al. Small-fibre neuropathy in a patient with dermatomyositis and severe scalp pruritus. *Br J Dermatol.* 2017;176(1):209–211.

58. Cevasco NC, Bergfeld WF, Remzi BK, de Knott HR. A case-series of 29 patients with lichen planopilaris: the Cleveland Clinic Foundation experience on evaluation, diagnosis, and treatment. *J Am Acad Dermatol.* 2007;57(1):47–53.

59. Chiang C, Sah D, Cho BK, Ochoa BE, Price VH. Hydroxychloroquine and lichen planopilaris: efficacy and introduction of Lichen Planopilaris Activity Index scoring system. *J Am Acad Dermatol.* 2010;62(3):387–392.

60. Whiting DA. Cicatricial alopecia: clinico-pathological findings and treatment. *Clin Dermatol.* 2001;19(2):211–225.

61. Donati A, Assouly P, Matard B, Jouanique C, Reygagne P. Clinical and photographic assessment of lichen planopilaris treatment efficacy. *J Am Acad Dermatol.* 2011;64(3):597–598. Author reply 598–599.

62. Mirmirani P, Willey A, Price VH. Short course of oral cyclosporine in lichen planopilaris. *J Am Acad Dermatol.* 2003;49(4):667–671.

63. Cho BK, Sah D, Chwalek J, et al. Efficacy and safety of mycophenolate mofetil for lichen planopilaris. *J Am Acad Dermatol.* 2010;62(3):393–397.

64. McMichael AJ. Hair and scalp disorders in ethnic populations. *Dermatol Clin.* 2003;21(4):629–644.

65. Fu JM, Price VH. Approach to hair loss in women of color. *Semin Cutan Med Surg.* 2009;28(2):109–114.

66. Gathers RC, Lim HW. Central centrifugal cicatricial alopecia: past, present, and future. *J Am Acad Dermatol.* 2009;60(4):660–668.

67. Eginli A, Dothard E, Bagayoko CW, Huang K, Daniel A, McMichael AJ. A retrospective review of treatment results for patients with central centrifugal cicatrical alopecia. *J Drugs Dermatol.* 2017;16(4):317–320.

68. Summers P, Kyei A, Bergfeld W. Central centrifugal cicatricial alopecia – an approach to diagnosis and management. *Int J Dermatol.* 2011;50(12):1457–1464.

69. Steinhoff M, Corvera CU, Thoma MS, et al. Proteinase-activated receptor-2 in human skin: tissue distribution and activation of keratinocytes by mast cell tryptase. *Exp Dermatol.* 1999;8(4):282–294.

70. Callender VD, McMichael AJ, Cohen GF. Medical and surgical therapies for alopecias in black women. *Dermatol Ther.* 2004;17(2):164–176.

71. Elewski BE, Hughey LC, Sobera JO, Hay R. Fungal diseases. In: Bolognia JL, Jorizzo JL, Schaffer JV, eds. *Dermatology.* Elsevier; 2012.

72. Elewski BE, Caceres HW, DeLeon L, et al. Terbinafine hydrochloride oral granules versus oral griseofulvin suspension in children with tinea capitis: results of two randomized, investigator-blinded, multicenter, international, controlled trials. *J Am Acad Dermatol.* 2008;59(1):41–54.

73. Chen X, Jiang X, Yang M, et al. Systemic antifungal therapy for tinea capitis in children. *Cochrane Database Syst Rev.* 2016;(5):CD004685.

74. Burkhart CN, Burkhart CG. Head lice: scientific assessment of the nit sheath with clinical ramifications and therapeutic options. *J Am Acad Dermatol.* 2005;53(1):129–133.

75. Ahmad HM, Abdel-Azim ES, Abdel-Aziz RT. Assessment of topical versus oral ivermectin as a treatment for head lice. *Dermatol Ther.* 2014;27(5):307–310.

76. Yosipovitch G, Mills KC, Nattkemper LA, et al. Association of pain and itch with depth of invasion and inflammatory cell constitution in skin cancer: results of a large clinico-pathologic study. *JAMA Dermatol.* 2014;150(11):1160–1166.

77. Demierre MF, Taverna J. Mirtazapine and gabapentin for reducing pruritus in cutaneous T-cell lymphoma. *J Am Acad Dermatol.* 2006;55(3):543–544.

78. Duval A, Dubertret L. Aprepitant as an antipruritic agent? *N Engl J Med.* 2009;361(14):1415–1416.

79. McCrary WJ, Hurst MD, Hiatt KM, Singh ZN, Wirges ML. Acute alopecia with underlying pruritic erythema. *J Am*

Acad Dermatol. 2015;73(5):893–894.

80. Wang H, Yosipovitch G. New insights into the pathophysiology and treatment of chronic itch in patients with end-stage renal disease, chronic liver disease, and lymphoma. *Int J Dermatol.* 2010;49(1):1–11.

81. Goncalves F. Thalidomide for the control of severe paraneoplastic pruritus associated with Hodgkin's disease. *Am J Hosp Palliat Care.* 2010;27(7):486–487.

82. Scribner M. Diabetes and pruritus of the scalp. *JAMA.* 1977;237(15):1559.

83. Oaklander AL, Bowsher D, Galer B, Haanpaa M, Jensen MP. Herpes zoster itch: preliminary epidemiologic data. *J Pain.* 2003;4(6):338–343.

84. Thornsberry LA, English 3rd JC. Scalp dysesthesia related to cervical spine disease. *JAMA Dermatol.* 2013;149(2):200–203.

85. Cevikbas F, Steinhoff M, Ikoma A. Role of spinal neurotransmitter receptors in itch: new insights into therapies and drug development. *CNS Neurosci Ther.* 2011;17(6):742–749.

86. Tey HL, Wallengren J, Yosipovitch G. Psychosomatic factors in pruritus. *Clin Dermatol.* 2013;31(1):31–40.

87. Brid T, Sacristan de Lama MP, Gonzalez N, Baamonde A. Topical gabapentin as add-on therapy for trigeminal neuralgia. A case report. *Pain Med.* 2017;18(9):1824–1826.

88. Hiom S, Patel GK, Newcombe RG, Khot S, Martin C. Severe postherpetic neuralgia and other neuropathic pain syndromes alleviated by topical gabapentin. *Br J Dermatol.* 2015;173(1):300–302.

89. Arnold CR, Wolf J, Brunner S, Herndler-Brandstetter D, Grubeck-Loebenstein B. Gain and loss of T cell subsets in old age–age-related reshaping of the T cell repertoire. *J Clin Immunol.* 2011;31(2):137–146.

90. Kuhn H, Mennella C, Magid M, Stamu-O'Brien C, Kroumpouzos G. Psychocutaneous disease: clinical perspectives. *J Am Acad Dermatol.* 2017;76(5):779–791.

91. Bloch MH, Landeros-Weisenberger A, Dombrowski P, et al. Systematic review: pharmacological and behavioral treatment for trichotillomania. *Biol Psychiatry.* 2007;62(8):839–846.

92. Grant JE, Odlaug BL, Kim SW. N-acetylcysteine, a glutamate modulator, in the treatment of trichotillomania: a double-blind, placebo-controlled study. *Arch Gen Psychiatry.* 2009;66(7):756–763.

93. Yamamoto Y, Yamazaki S, Hayashino Y, et al. Association between frequency of pruritic symptoms and perceived psychological stress: a Japanese population-based study. *Arch Dermatol.* 2009;145(12):1384–1388.

94. Azrin NH, Nunn RG. Habit-reversal: a method of eliminating nervous habits and tics. *Behav Res Ther.* 1973;11(4):619–628.

95. Noren P, Melin L. The effect of combined topical steroids and habit-reversal treatment in patients with atopic dermatitis. *Br J Dermatol.* 1989;121(3):359–366.

96. Bae BG, Oh SH, Park CO, et al. Progressive muscle relaxation therapy for atopic dermatitis: objective assessment of efficacy. *Acta Derm Venereol.* 2012;92(1):57–61.

97. Schut C, Mollanazar NK, Kupfer J, Gieler U, Yosipovitch G. Psychological interventions in the treatment of chronic itch. *Acta Derm Venereol.* 2016;96(2):157–161.

第 22 章

头皮银屑病

LAILA EL-SHABRAWI-CAELEN，MD
（王艳云 译 魏爱华 审校）

头皮银屑病和银屑病性脱发：引言

头皮银屑病发病率很高，银屑病性脱发在文献中却很少受到关注[1-2]。这种疾病的一些特殊变化目前仍然无解：

- 为什么皮脂腺会有如此程度的萎缩？
- 为什么有些患者只出现暂时性脱发，而有些患者却会出现永久性瘢痕性秃发？
- 我们能否将真正的头皮银屑病与肿瘤坏死因子（tumor necrosis factor，TNF）α-受体阻滞剂诱导的银屑病性脱发清楚地区分开来？

接下来让我们深入探讨这些问题，并尝试回答其中的部分问题！

银屑病患病率在普通人群中约为 2%～5%，头皮是好发部位之一，80% 的患者会累及头皮[3]。银屑病典型的鳞屑斑块可发展至整个头皮，并延伸至发际线以外的耳后、颈部和面部；拔下来的毛发的显微像显示，休止期毛发比例增加，营养不良发，以及增多的毳毛样毛发[4]。

临床类型

银屑病可以发生不同类型的脱发：

1. 银屑病皮损区域斑片状或弥漫性脱发
2. 休止期脱发
3. 瘢痕性秃发

最常见的表现（75%）是银屑病斑块区域内的局限性脱发，不仅影响头皮（图 22.1A 和 B），还会影响身体其他部位（图 22.1C）[1]。

50% 的患者出现急性脱发，而 10% 的患者表现为慢性复发过程[1]。如果银屑病累及面积较大（25% 的患者），脱发可能是广泛和弥漫性的；并且可能与局部治疗的开始时间相一致（30% 患者）[1]。局部治疗引起头皮脱屑，休止期头发随之脱落增多。摩擦和治疗相关操作会加重受累区域的脱发。

这种类型的脱发不应与真正的休止期脱发相混淆，后者可由治疗银屑病的药物诱发，如甲氨蝶呤、维甲酸类药物等。

在多达三分之一的患者中，脱发是银屑病最初和唯一的表现，在这种情况下，皮肤镜检查很有帮助。

在**皮肤镜**下观察到点状血管、球状血管、扭曲状血管环和肾小球样血管模式高度提示头皮银屑病，而作为主要鉴别诊断的头皮脂溢性皮炎，通常以分支状和不典型的血管模式为特征[5]。

病程和预后

40% 的银屑病性脱发患者表现为慢性临床症状。但强烈建议对其进行准确且及时的治疗，因为在观察到的病例中，有 12% 的患者可能会发展为永久性的瘢痕性秃发[1, 2, 6-8]。银屑病性脱发的炎症主要发生在毛囊漏斗部周围，而不像扁平苔藓那样主要攻击脆弱的毛囊峡部。因此，银屑病性脱发的破坏性和永久性可能归因于疾病长期和严重的病程。炎症反应本身不太可能是导致银屑病瘢痕性秃发的主要原因[9-10]。

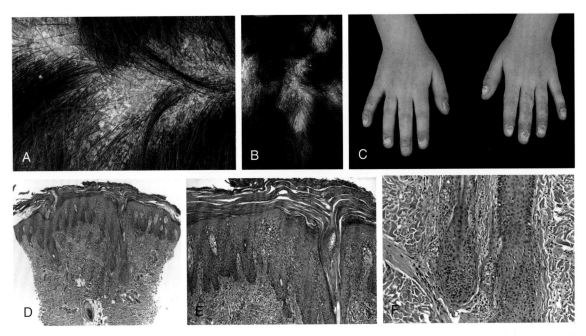

图 22.1 （A）一名 10 岁男孩，银屑病皮损区域内斑片状脱发，明显的银白色鳞屑。（B）该患者头皮多发性脱发斑。（C）同一男孩的手背、手指、进展期银屑病性甲改变及潜在的银屑病性关节炎。（D）HE 染色 40×，典型银屑病特征：表皮银屑病样增生伴颗粒层减少、角层内和表皮内微脓疡形成、角化不全。（E）高倍镜 ×100，轻度海绵水肿、颗粒层减少、毛囊口角化不全、角层内和表皮内脓疡形成。（F）两个非生长期毛囊，皮脂腺发育不全；注意后者可能部分由于皮脂腺青春期前生理性发育不全所致

对银屑病性脱发的瘢痕形成机制知之甚少。应重新考虑皮脂腺的作用，因为组织病理学上有一个显著现象：皮脂腺消失。观察到明显的皮脂腺萎缩甚至消失（见图 22.1F）。在多达 80% 的头皮银屑病病例中，皮脂腺明显缩小，其中 50% 的病例，皮脂腺明显萎缩甚至消失[9]。除头皮外，其他部位的银屑病皮损也同样观察到了明显的皮脂腺发育不全[10]。

由于皮脂具有抗菌功能，其分泌明显减少可能导致细菌感染的风险增加。因此，细菌的重复感染可能在某些个体的瘢痕性秃发的发展过程中起作用[6]。从对 Asebia 小鼠的研究中可知，皮脂腺功能的丧失会导致毛囊的延长、破裂，并最终形成瘢痕。皮脂是内毛根鞘从毛干有序分离所必须的[11]。毛干从内毛根鞘分离，会抑制毛干向外生长。相反，毛干向下生长，最终可能破坏毛囊上皮细胞，引起异物反应。确实，银屑病斑块中的毛囊明显长于非病变区域的毛囊[10]。综上所述，银屑病瘢痕性

秃发可能是严重和（或）长期存在的银屑病的结果，不应被视为原发性瘢痕性秃发。

如此严重的皮脂腺发育不全，背后的驱动力是什么？

皮脂腺组织学改变是银屑病发展的病因之一，还是皮脂腺发育不全是银屑病发展的结果之一？转化生长因子（transforming growth factor，TGF）β 通过维持皮脂腺处于未分化状态来调节皮脂腺的分泌[12]。在小鼠模型中，TGF-β 的过度表达可导致银屑病样皮损出现[13]。观察结果表明，TGF-β 过度表达可能是银屑病皮脂腺发育不全的驱动力之一。此外，这还可以解释部分不曾患有银屑病的患者在使用抗 TNF-α 药物治疗后出现银屑病样脱发的矛盾态势。TNF-α 阻滞剂诱导巨噬细胞产生 TGF-β[14]。这可能强调了 TGF-β 水平升高会导致皮脂腺发育不全的假说。

脓疱型和红皮病型银屑病也可以发生脱

发，通常是由于治疗引起的休止期脱发[15]。还有关于泛发性脓疱型银屑病患者普秃发展的描述（Zumbusch 型银屑病），强调了银屑病和斑秃之间复杂的免疫学交叉现象[16]。已经注意到斑秃和银屑病之间的关联，以及银屑病斑块内斑秃的缓解，也称为 Renbök 现象。Renbök 现象通常描述的是一种疾病的消失伴随着另一种疾病的出现[17-18]。

组织病理学

毛囊间表皮具有银屑病的典型特征，如银屑病样表皮增生、颗粒层减少、真皮乳头上方表皮变薄、角化不全伴微脓疡形成等（图 22.1 D 和 E）。表皮可能出现海绵水肿，有时很难区分银屑病和脂溢性皮炎，因为这两种疾病都有毛囊口角化不全的特征（图 22.1 E）。如果对患者进行局部预治疗，表皮变化可能是细微的或不存在的。炎症通常是浅表的，累及浅层血管、毛囊漏斗部，有时累及上峡部。在银屑病性脱发中已经观察到了炎症在毛乳头周围和毛囊柱的延伸，但是需要

排除银屑病相关的斑秃或者 TNF-α 阻滞剂诱发的银屑病样脱发[19]。浸润细胞以淋巴细胞为主，也可有少许嗜酸性粒细胞和浆细胞。这些细胞通常位于真皮浅层（图 22.2 E）。真皮深层嗜酸性粒细胞或浆细胞少见。毛囊总量或多或少被保留下来。但是休止期的毛囊比例明显升高。多达 80% 的毛囊处于退行期和休止期[1]。银屑病性脱发最特殊的症状之一是皮脂腺萎缩或完全丧失。即使在没有脱发的银屑病区域，也可观察到皮脂腺的萎缩[9]。有时皮脂腺皱缩为嗜碱性角质细胞团块。可能被误认为休止期毛胚单位[19]。偶尔孤立的毛囊被破坏，裸露的毛干被挤入真皮，引起异物反应。这些发现，特别是局灶的，不一定与瘢痕形成有关[19]。

治疗

焦油、水杨酸制剂、维生素 D 类似物和局部强效皮质类固醇激素治疗，通常可以控制头皮银屑病的症状，厚的鳞屑性斑块可能需要皮损内注射曲安奈德。局部治疗期间，

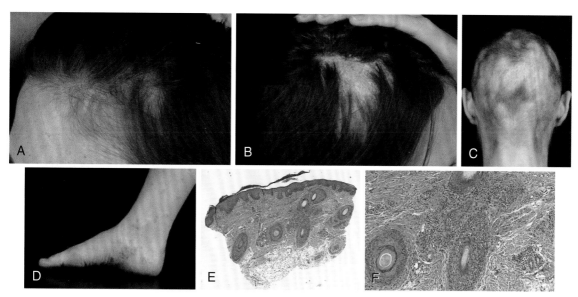

图 22.2 一名 34 岁女性，强直性脊柱炎合并英夫利昔单抗诱导的银屑病样脱发患者。注意广泛性脱发的快速进展（比较 A、B 和 C）。（D）此外，患者还出现了顽固的足部脓疱型银屑病。（E）HE 染色 ×40：除了银屑病样表皮增生外，还可观察到浅、深层毛囊周围和毛囊内大量嗜酸性粒细浸润以及退行期的毛囊。（F）放大（HE×100）显示两个退行期毛囊和一个毛囊周围和毛囊内有大量嗜酸性粒细胞浸润

脱发最初可能会加重，但预期头发会重新生长，尤其是当治疗及时并充分时。在进展期病例中，可能需要系统使用类固醇和生物制剂治疗（尤其是乌司奴单抗）。甲氨蝶呤可能存在问题，因为其可以诱发休止期脱发。已知的能促进毛发生长的环孢素，也应谨慎使用，特别是那些接受了大量紫外线治疗的患者，有发展为非黑色素瘤皮肤癌的可能。

最重要的**鉴别诊断**包括脂溢性皮炎、头癣、TNF-α 阻滞剂诱导的银屑病样脱发。

由于银屑病与**脂溢性皮炎**有大量的临床和组织病理学上的重叠，尤其是当头皮是唯一的发病部位时，有时很难将两者区分开。在这种情况下，皮肤镜可能会非常有用。皮肤镜可以显示头皮银屑病的点状和球状血管、扭曲状血管环、肾小球样血管，以及脂溢性皮炎的分枝状和非典型血管[5]。组织病理学检查发现以下特征时，应怀疑银屑病：银屑病样表皮增生伴真皮乳头上层变薄，基底层有丝分裂增加，海绵状脓疱，角化不全区有微

脓疡形成。脂溢性皮炎常表现为不均匀的表皮增生，更明显的海绵形成，毛囊堵塞，淋巴细胞显著外渗[20]。**头癣**可通过真菌培养和组织病理 PAS 染色排除，组织学未见皮脂腺发育不全。

TNF-α 阻滞剂诱导的银屑病样脱发在成年人和儿童中都是越来越常见的，在儿童中常被误诊为头癣[21-25]。这些患者中很多是因为潜在的炎性肠病或类风湿性疾病接受抗 TNF 治疗，如强直性脊柱炎和类风湿关节炎，并无银屑病的个人史或家族史（图 22.2～22.4）。这些患者患有克罗恩（Crohn）病，大多数接受英夫利昔单抗和阿达木单抗治疗。抗 TNF 阻滞剂引起的银屑病样皮损（也包括头皮外的皮损）的发生率将近 5%[26]。吸烟（主动吸烟或有吸烟史）是在多达 80% 的患者中发现的最主要的危险因素之一[26]。疾病爆发的时间有显著不同。可以在数周内快速发作，也可以长期间隔数年。患者表现出伴有或不伴有脱发的银屑病样斑块（图 22.2）。全面的临床检查

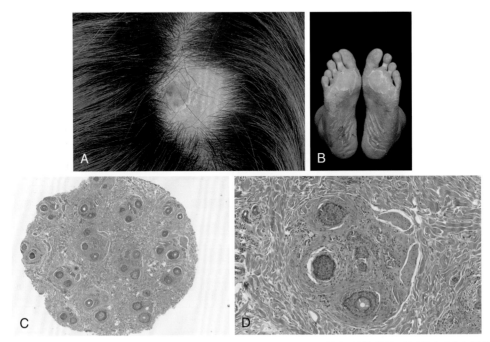

图 22.3 （**A**）一名 38 岁女性，Crohn 病患者，单发轻度鳞屑性斑块，英夫利昔单抗诱导的银屑病样脱发。注意脱发区域内一些显著的血管。（**B**）同一患者的足底受累。（**C**）低倍镜（HE×40）显示出斑秃的特征，即毛囊明显缩小、非生长期毛囊增多。但与真正的斑秃不同，有明显的皮脂腺发育不全。（**D**）高倍镜（HE×200），毛囊峡部水平切面可以看到退化的皮脂腺和小毛囊

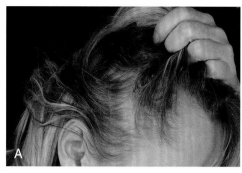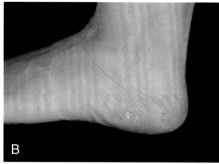

图 22.4 （**A** 和 **B**）一名 45 岁女性患者因使用英夫利昔单抗治疗强直性脊柱炎出现休止期脱发和足底脓疱型银屑病

常会发现头皮外的银屑病样病变。检查手掌和脚掌是否有掌跖脓疱病（图 22.2D、22.3B 和 22.4B）；间擦部位的鳞屑性丘疹和斑块，耳后的鳞屑和皲裂；以及甲点状凹陷、甲剥离和甲下角化过度。应根据潜在疾病的严重性和活动性以及头皮皮损的程度指导治疗方案。如果标准的局部治疗不足以控制症状时，有必要换用其他生物制剂或停用 TNF-α 阻滞剂。在一项研究中，40% 的患者最终停用了 TNF 阻滞剂[27]。瘢痕性脱发可能是一种严重的副作用，因此，治疗应及时有效[21]。抗白细胞介素（interleukin，IL）12/23 抗体乌司奴单抗，似乎是耐药病例的治疗选择[26]。TNF-α 阻滞剂诱导的银屑病样脱发与真正的银屑病样脱发有许多相似的组织学特征，例如银屑病样表皮增生，颗粒层减少，真皮乳头层内有明显的迂曲血管（图 22.2E），甚至在角质层和表皮内还有微脓疡形成，以及皮脂腺发育不全。退行期和休止期毛囊也明显增加（图 22.3C 和 D）。与普通的银屑病样脱发不同的是，TNF-α 阻滞剂诱导的银屑病样脱发，浸润细胞中通常含有大量的嗜酸性粒细胞和浆细胞，并延伸到真皮深处，可以累及毛球周围（图 22.2F）。浸润细胞中含有 Th17 和 Th1 细胞[26]。

在使用 TNF-α 阻滞剂治疗过程中可能发生真正的斑秃，这时应该与 TNF-α 阻滞剂诱导的银屑病样脱发进行鉴别[28-31]。

参考文献

1. Runne U, Kroneisen-Wiersma P. Psoriatic alopecia: acute and chronic hair loss in 47 patients with scalp psoriasis. *Dermatology.* 1992;185(2):82–87.
2. Shuster S. Psoriatic alopecia. *Br J Dermatol.* 1972;87(1): 73–77.
3. van de Kerkhof PC, Steegers-Theunissen RP, Kuipers MV. Evaluation of topical drug treatment in psoriasis. *Dermatology.* 1998;197(1):31–36.
4. George SM, Taylor MR, Farrant PB. Psoriatic alopecia. *Clin Exp Dermatol.* 2015;40(7):717–721.
5. Kim GW, Jung HJ, Ko HC, et al. Dermoscopy can be useful in differentiating scalp psoriasis from seborrhoeic dermatitis. *Br J Dermatol.* 2011;164(3):652–656.
6. Bardazzi F, Fanti PA, Orlandi C, Chieregato C, Misciali C. Psoriatic scarring alopecia: observations in four patients. *Int J Dermatol.* 1999;38(10):765–768.
7. Wright AL, Messenger AG. Scarring alopecia in psoriasis. *Acta Derm Venereol.* 1990;70(2):156–159.
8. Kretzschmar L, Biel K, Luger TA, Goerdt S. Generalized granuloma annulare or diffuse dermal histiocytosis? *Hautarzt.* 1995;46(8):561–567.
9. Headington JT, Gupta AK, Goldfarb MT, et al. A morphometric and histologic study of the scalp in psoriasis. Paradoxical sebaceous gland atrophy and decreased hair shaft diameters without alopecia. *Arch Dermatol.* 1989;125(5):639–642.
10. Rittie L, Tejasvi T, Harms PW, et al. Sebaceous gland atrophy in psoriasis: an explanation for psoriatic alopecia? *J Invest Dermatol.* 2016;136(9):1792–1800.
11. Sundberg JP, Boggess D, Sundberg BA, et al. Asebia-2J (Scd1(ab2J)): a new allele and a model for scarring alopecia. *Am J Pathol.* 2000;156(6):2067–2075.
12. McNairn AJ, Doucet Y, Demaude J, et al. TGFbeta signaling regulates lipogenesis in human sebaceous glands cells. *BMC Dermatol.* 2013;13:2.
13. Zhang Y, Meng XM, Huang XR, Wang XJ, Yang L, Lan HY. Transforming growth factor-beta1 mediates psoriasis-like lesions via a Smad3-dependent mechanism in mice. *Clin Exp Pharmacol Physiol.* 2014;41(11):921–932.
14. Szondy Z, Pallai A. Transmembrane TNF-alpha reverse signaling leading to TGF-beta production is selectively activated by TNF targeting molecules: therapeutic implications. *Pharmacol Res.* 2017;115:124–132.
15. Guillhou JM, Malbos S, Meynadier J. Oral treatment of

severe psoriasis with a new aromatic retinoid (Ro 10-9359) (author's transl). *Ann Dermatol Venereol.* 1978;105(10): 813–818.

16. Miyazaki Y, Yamamoto T, Watanabe K, Katayama I, Nishioka K. Alopecia universalis associated with Zumbusch-type generalized pustular psoriasis. *Dermatology.* 2002;204(4):308–309.

17. Ganor S. Diseases sometimes associated with psoriasis. II. Alopecia areata. *Dermatologica.* 1977;154(6):338–341.

18. Happle R, Van Der Steen P, Perret C. The Renbök phenomenon: an inverse Köebner reaction observed in alopecia areata. *Eur J Dermatol.* 1991;(1):39–40.

19. Sperling LC. *An Atlas of Hair Pathology with Clinical Correlations;* 2012.

20. Park JH, Park YJ, Kim SK, et al. Histopathological differential diagnosis of psoriasis and seborrheic dermatitis of the scalp. *Ann Dermatol.* 2016;28(4):427–432.

21. El Shabrawi-Caelen L, La Placa M, Vincenzi C, Haidn T, Muellegger R, Tosti A. Adalimumab-induced psoriasis of the scalp with diffuse alopecia: a severe potentially irreversible cutaneous side effect of TNF-alpha blockers. *Inflamm Bowel Dis.* 2010;16(2):182–183.

22. Manni E, Barachini P. Psoriasis induced by infliximab in a patient suffering from Crohn's disease. *Int J Immunopathol Pharmacol.* 2009;22(3):841–844.

23. Papadavid E, Gazi S, Dalamaga M, Stavrianeas N, Ntelis V. Palmoplantar and scalp psoriasis occurring during anti-tumour necrosis factor-alpha therapy: a case series of four patients and guidelines for management. *J Eur Acad Dermatol Venereol.* 2008;22(3):380–382.

24. Perman MJ, Lovell DJ, Denson LA, Farrell MK, Lucky AW.

Five cases of anti-tumor necrosis factor alpha-induced psoriasis presenting with severe scalp involvement in children. *Pediatr Dermatol.* 2012;29(4):454–459.

25. Osorio F, Magro F, Lisboa C, et al. Anti-TNF-alpha induced psoriasiform eruptions with severe scalp involvement and alopecia: report of five cases and review of the literature. *Dermatology.* 2012;225(2):163–167.

26. Tillack C, Ehmann LM, Friedrich M, et al. Anti-TNF antibody-induced psoriasiform skin lesions in patients with inflammatory bowel disease are characterised by interferon-gamma-expressing Th1 cells and IL-17A/IL-22-expressing Th17 cells and respond to anti-IL-12/IL-23 antibody treatment. *Gut.* 2014;63(4):567–577.

27. Rahier JF, Buche S, Peyrin-Biroulet L, et al. Severe skin lesions cause patients with inflammatory bowel disease to discontinue anti-tumor necrosis factor therapy. *Clin Gastroenterol Hepatol.* 2010;8(12):1048–1055.

28. Le Bidre E, Chaby G, Martin L, et al. Alopecia areata during anti-TNF alpha therapy: nine cases. *Ann Dermatol Venereol.* 2011;138(4):285–293.

29. Posten W, Swan J. Recurrence of alopecia areata in a patient receiving etanercept injections. *Arch Dermatol.* 2005;141(6):759–760.

30. Chaves Y, Duarte G, Ben-Said B, Tebib J, Berard F, Nicolas JF. Alopecia areata universalis during treatment of rheumatoid arthritis with anti-TNF-alpha antibody (adalimumab). *Dermatology.* 2008;217(4):380.

31. Pelivani N, Hassan AS, Braathen LR, Hunger RE, Yawalkar N. Alopecia areata universalis elicited during treatment with adalimumab. *Dermatology.* 2008;216(4):320–323.

第 23 章

毛发风化

DÉBORA C. DE FARIAS，MD

（皮龙泉 译 李吉 审）

引言

毛发风化（hair weathering）即毛发根部到游离缘的后天性、渐进性磨损退化，主要受各种环境和美容因素影响，可使毛发断裂、蓬松难以打理甚至导致脱发。

毛发解剖

毛发可分为毛囊和毛干两大部分，位于真皮和皮下的部分称为毛囊，位于皮肤以外的可见部分称为毛干。毛干结构复杂，可分为多层结构，主要由角蛋白（约占毛发重量的 65% ~ 95%）[1-2] 构成，易受环境或者美容因素损伤，其直径和形态随种族不同而有一定差异。毛皮质是毛干的主要组成部分，内含黑素颗粒（约占毛发纤维重量的 3%）。毛小皮是毛皮质的保护层，由多层鳞片样角化细胞重叠而成，约占毛发纤维重量的 10%[3]。健康的毛小皮有规则的形态和疏水面，为毛发提供良好的质地、排列和外形。

在高放大倍率（700×）的毛发镜和扫描电镜（scanning electron microscopy，SEM）下，毛小皮由扁平角化细胞叠瓦样排列而呈鱼鳞样外观（图 23.1）。毛小皮的受损缺失，使下方的毛皮质直接外露，并导致毛干的如突起、裂隙和结节状损伤（图 23.2）。毛皮质的损伤只发生在毛小皮受损之后。

毛小皮细胞之间有一层薄而完整的脂质层，主要含脂肪酸 18- 甲基二十烷酸（methyl eicosanoic acid，MEA），对维护毛发表面的健康完整性起着至关重要的作用。在毛干表面，18-MEA 与毛小皮蛋白共价结合，使毛发表面更加滋润和顺滑，并有助于毛发纤维的细腻光泽[4-7]。

毛干含水量对头发的物理和美容特性也很重要。健康完整的毛干具有天然疏水特性，有助于毛发保持一定含水量，这对维持毛发

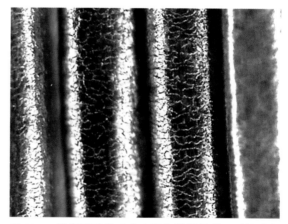

图 23.1　健康完整的毛小皮呈鱼鳞样外观。干性毛发镜（700×）

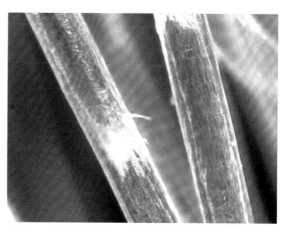

图 23.2　结节性脆发。毛小皮的完整性缺失，并伴有毛皮质纤维的外露及突起。干性毛发镜（700×）

正常物理特性及美观尤为重要。如将毛发浸泡在水中，吸水会非常迅速，4 min 内可达最大吸水量的 75%，其含水量也从 12% 增加到 18%[3]。

人们通常只关注头发的这种"风化"损伤，但体毛也同样可以受到环境因素和指甲硬刮伤的损伤。

毛发风化的成因

日光

长期的日光照射可致毛发损伤，主要表现为毛发干燥、强度降低、表面粗糙、颜色减退、缺乏光泽和硬度、脆性增加等。

日光对毛发的光化学降解作用也可以导致毛发蛋白质和黑素的损伤破坏。

在日光直接照射下，毛干的外层受到更大强度的辐射，其对毛小皮氨基酸组分的损伤破坏程度大于对毛皮质的影响，导致毛小皮的断裂、脱落。紫外线（ultraviolet，UV）辐射使毛发内产生过多氧自由基，可引起二硫键的断裂[1-8]。

金色和红色毛发

研究表明，光照引起的毛发颜色变化随着毛发中黑素含量的减少而增加[3, 8-9]。在金色和红色毛发中，褐黑素对 UVA 和可见光的损伤非常敏感，并产生超氧化物；因此，在金色和红色毛发中更易出现毛发的颜色改变以及损伤。

深色毛发

长期日光照射下，深色毛发中的优黑素会发生光褪色（photobleaching）。

相对于浅色毛发，深色毛发含有更多的黑素和光敏感性氨基酸。黑素能够对毛发蛋白产生光防护作用，但这仅仅限于毛皮质内的蛋白。深色毛发的毛小皮富含光敏感性氨基酸，因此在光照下，其内的蛋白质也就更容易丢失[10]。深色毛发的毛皮质含有更多的黑素来吸收入射的紫外线[8]。然而，在此过程中，黑素也会被分解或脱色[8-9, 11-12]。紫外线照射累积到一定程度，可引起毛发内含硫氨基酸的氧化以及随后的蛋白质的光降解现象。色氨酸、半胱氨酸、酪氨酸和组氨酸等对光降解更敏感的氨基酸总量随毛发类型不同而有一定差异[1-8]。

灰色毛发

色氨酸在灰色和白色毛发中浓度最高[10]。Nogueria 等发现，白发在紫外线和可见光照射下会发生光褪色，在红外线照射下会发生光黄化，而这种黄变主要与色氨酸等氨基酸损伤有关[9]。

过度润湿

使用热水和含表面活性剂的溶液过度润湿头发和洗发，可使毛发受到损伤，主要表现为毛小皮内层空腔的增大以及毛小皮细胞的移位、开裂和断裂。毛小皮内层空洞是洗发过程毛发蛋白质溶解造成的。过度润湿头发和洗发可导致在毛皮质内巨纤维间的灰泥层、细胞膜复合物和毛皮质中黑素颗粒周围形成空腔，可使毛发颜色发生改变[13-14]，以及使毛发卷曲且难以梳理。

研究表明在反复洗涤过程中，毛发内脂质可被表面活性剂成分提取并丢失[1]。Wiesche 等证实，大约度过 100 天欧洲中部夏令时间（相当于 50 次的反复洗头、吹干和日晒）后，毛发的脂质成分和水的重吸收发生显著改变[15]。

水的硬度取决于其盐（主要为碳酸钙和硫酸镁）的含量，洗发用水的硬度也是增加毛发脆性的主要原因。Srinivasan 等分别用硬水和蒸馏水处理 15 位志愿者的毛发样品后比较了其拉伸强度和弹性，发现水的硬度并不会影响毛发的拉伸强度和弹性[16]。

然而，来自同一团队的另一项研究中，使用 SEM 观察用硬水和软水处理后的 15 个毛发样本的表面发现，硬水处理的毛发沉积更多的矿物质，并在一段时间后会导致毛发表面不规则以及毛发变薄[17]。

Alahmmed 等对 20 位健康志愿者的毛干样品分别处理硬水和软水后，用 SEM 观察并比较了毛发表面的结构差异以及钙和镁盐的相对沉积量，发现毛干表面的结构和钙盐的相对沉积量，两组之间无显著性差异，但硬水处理组的镁盐沉积量要高于软水处理组[18]。

Luqman 等对 76 名志愿者的毛发进行了一项更大样本的研究，发现水的硬度可能会影响毛发的拉伸强度。在这项研究中，相对于软水处理的毛发，使用硬水处理后的毛发其拉伸强度显著降低，并以此推测，盐的长期沉积可能对毛干起磨损作用，造成表面损伤、水分流失，最终使毛干受损变薄[19]。

为了尽可能减少毛发风化和保持毛发美观，应避免过度润湿头发和过度洗发（主要使用热水及表面活性剂），尤其要注意硬水的使用。应使用护发素来减少摩擦、理顺头发、减少毛糙并改善梳理性[20]。

物理损伤

用力梳刷头发、扎辫和一排排编发过程中导致的摩擦与物理性损伤是毛干风化的重要原因[21]。吹风机、电夹板、热发梳等过热美发工具所产生的热损伤，可导致毛干内出现空泡或空腔等改变，并使毛干膨大（图 23.3）。湿发暴露于过热的环境中会导致水突然蒸发，并形成充满蒸汽的空腔，从而产生泡沫状发。毛干在泡沫区很脆弱，易发生折断[22]。

接发

接发是指通过胶水、编织、缝接或夹子固定等方式将合成的或人的毛发连接到现有

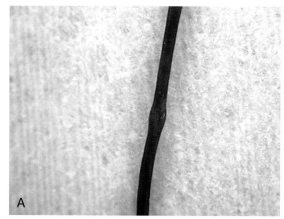
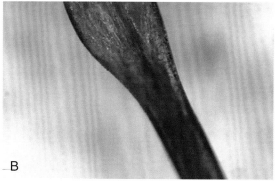

图 23.3　泡沫状发：毛干内的单个空泡。干性毛发镜（**A**. 30×，**B**. 700×）

的头发纤维上（图 23.4A 和 B）。接发后持续对头发产生牵引力，可使毛干断裂并导致牵拉性脱发和毛发脱落（图 23.5）。牵拉性脱发最初是非瘢痕性秃发，但也可以导致瘢痕性秃发。

辫子发型（braided hairstyles）是将人发或合成发与原有头发无缝对接编织成长短不一的辫子。由于持续的单方向牵引力和编发过紧，可能会出现毛发干断裂和牵拉性脱发。

织发（weaves）是指将整个毛发贴着头皮编织成一排排辫子。一旦编好辫子，就用针线把人发或合成发缝接到辫子上，也可使用黏合剂。

为了维护头发健康，必须以尽可能小的牵引力完成发辫或编织造型，并且编织方向须随时改变。

离体实验中，对毛发施加相当大的纵向牵引力会使毛小皮表面鳞片翘起，远离比邻

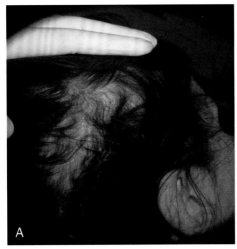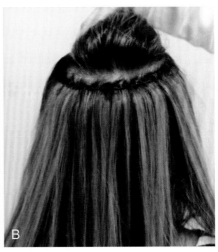

图 23.4 （**A** 和 **B**）白种人的缝入式接发

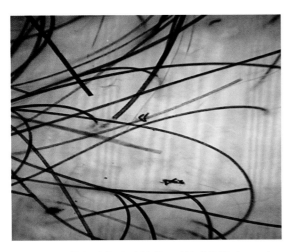

图 23.5　接发后的毛干断裂。干性毛发镜（30×）

的底层鳞片，并使之横裂。然而，实际在体内，毛发在受到类似牵引力发生严重损伤前通常会脱离头皮[23]。

化学损伤

研究表明，漂白、染发、毛发拉直、烫发、卷发、以及使用脱脂洗发水等操作，均可使毛发"风化"[24-27]。

染发

暂时性染发（temporary hair coloring）技术不会损坏毛发，因为它们的颗粒太大，以至于无法穿透毛小皮。这不仅可以减少损害，

而且因其暂时性，通过一次性洗发就能去除。

永久染发（permanent hair coloring）会破坏毛小皮。为了改变毛发原本自然色，染料需穿过毛小皮渗透到毛干的内部。氨或其他碱性物质用于打开毛小皮层，使显影剂和着色剂一起渗透到皮质层。在这一过程中，无色的前体（主要中间体：对苯二胺、对甲苯二胺和对氨基酚等）与毛干内的过氧化氢发生化学反应，生成有色分子（氧化过程）。之后，将它们暴露于成色剂（间苯二酚，1-萘酚，间氨基苯酚等）中，使之产生各种染料。

较高浓度的过氧化氢可以漂白黑素。因此，氧化步骤在制色和漂白中都起作用。

Wiesche 等证实，漂白操作可去除毛干表面脂质并增加水分吸收[15]。漂白后的头发中18-MEA 含量减少[28-33]。

Kaliyadan 等通过 SEM 观察发现，染发和（或）漂白过的毛干发生了一系列的损伤。依次可归纳为毛小皮不规则覆盖不伴有裂缝或空洞等改变，毛小皮严重翘起伴裂缝但未暴露毛皮质，以及毛皮质部分暴露等[25]。

将头发染成原本自然色是减少其损伤和遮盖灰发的最佳方法[34]。

毛发拉直

毛发拉直产品是在非常高的 pH 值（8.5～

12）下配制的，因此会对毛发造成损伤，并发生细胞间的物质损失。中和过程不能纠正其对毛小皮的损伤，导致毛发失去弹性、牵引受阻和膨胀。在毛发拉直过程中，损伤不仅限于弹性损失和牵引受阻，还包括毛发纤维膨胀。毛发沿线裂开，使毛发更容易断裂[35]。

碱性拉直剂含有 1%～10% 的氢氧化钠（碱基拉直剂）、氢氧化锂、氢氧化钙或这些成分的组合如碳酸胍和氢氧化钙（不含碱液松弛剂）[20]。这些试剂会导致头发的羊毛硫氨酸化和不可逆转的毛发拉直。二硫键发生重排，直到头发中 35% 的半胱氨酸转化为羊毛硫氨酸。半胱氨酸和羊毛硫氨酸的不同之处在于其失去了一个硫原子。头发纤维经羊毛硫氨酸化后失去其强度[20, 26, 35]。碱性乳液（pH 值 9.0～14.0）打开毛小皮鳞片，使碱性物质渗透到毛小皮层下的皮质中，并与毛皮质中的角蛋白发生反应，破坏并重新排列二硫键，使螺旋状角蛋白分子变软并伸展成人们想要的形态[1, 26]。在这一过程中，无需使用外力或热量（如电夹板或吹风机），因为所谓的"超收缩"提供了足够的应力，使毛发纤维永久伸直[20]。为了使头发恢复到生理 pH 值（pH 4～6），需使用酸性洗发水（pH 4.5～6）。

硫代乙醇酸铵是另一种非碱性松弛剂，可引起毛发纤维膨胀，但其引起的这种改变要小于碱性松弛剂经羊毛硫氨酸化作用导致的超收缩。二硫键被转化为巯基，从而使毛发纤维的蛋白质结构发生机械松弛。松弛后，游离的巯基被重新氧化（中和）并重新形成二硫键，从而获得所需的构象[34]。这和烫发的反应是一样的。为了完成反应，加入中和剂（酸性 pH）中和后，毛发的毛小皮鳞片闭合并固定头发纤维的新形状。由于拉直剂在高 pH 值下起作用，因此会严重损坏头发，例如使其干燥而变脆。巯基乙酸盐引起的毛发蛋白损失要少于氢氧化物[20]。

含硫代乙醇酸铵的拉直乳液中添加调理剂有益于头发纤维，从而减少蛋白质的损失，保护发丝并提高头发的抗断能力。霍霍巴油和月桂基 PEG/PPG-18/18 是效果最好的调理剂。含硫代乙醇酸铵的拉直乳液中，添加水（和）胱氨酸双 -PG- 丙基硅烷三醇和环戊硅氧烷（和）PEG-12 聚二甲基硅氧烷交联聚合物，可以给毛发提供更高的抗断性[35-36]。

氢氧化物和巯基乙酸盐互不相容（图23.6），且两者都与漂白的头发不相容。

注意事项：

- 毛皮质直径较大且较粗厚的头发、硫和角蛋白含量较高的头发，需要更长时间的处理。
- 毛小皮鳞片狭窄重叠时，会减缓拉直成分的渗透。
- 当头发受损（多孔）时，拉直成分会迅速渗透到发丝中并到达皮质。因此需要更短的处理时间。
- 细薄的头发质量较小，可以使拉直成分更快地渗透并饱和。因此需要更短的处理时间。当毛小皮层非常坚硬时

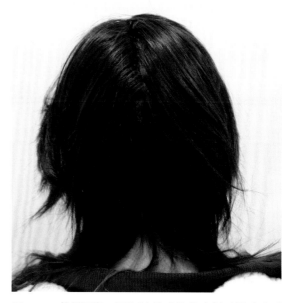

图 23.6　使用两款互不相溶的毛发拉直剂后导致毛干断裂的临床图片。可见毛干长度不一，呈无序模式

例外[37]。

巴西角蛋白护理（Brazilian keratin treatment，BKT） 在巴西和世界各地非常受欢迎。BKT与其他头发护理如漂白、永久染发和头发松弛剂是互溶的[20]。BKT的基础成分中含有甲醛的释放剂，如亚甲二醇或乙醛酸。在吹干和热熨烫过程中加热时，两种物质均能释放甲醛。甲醛或其他醛类不是直发产品。毛发角蛋白的氢键遇水被破坏，随后经吹干和热熨烫过程中加热时释放甲醛，甲醛将角蛋白细丝完美地交联排列在一起，从而使毛发拉直并保持这种形状[20]。到达发干的光线从重组良好的角蛋白细丝中反射出来后，可使头发看似明亮有光泽。

在巴西，化妆品和指甲油中甲醛含量分别不得超过 0.2% 和 5%。已知暴露于甲醛会引起眼睛刺激、银屑病样湿疹皮肤反应、喉咙灼热、皮肤过敏以及呼吸道刺激等。也有研究表明，甲醛可导致动物癌症，对人也有致癌的可能性[20, 38]。

Boga等通过SEM比较分析了空白对照组、碱性溶液加熨烫处理组、乙醛酸拉直处理组的毛干表面。与对照组相比，碱性溶液加熨烫处理组的毛干表面不规则，说明在碱性溶液和热应力作用下，毛干表面的毛小皮受到损伤。乙醛酸处理组的表面几乎是规则的，与对照组相似。研究还表明，乙醛酸处理产生的主要构象重排发生在毛发纤维内，而不是毛小皮[38]。

Leite等研究了甲醛和乙醛酸处理后卷发的机械性能。SEM图像分析发现，甲醛处理组的毛发表面有明显的不规则性，乙醛酸组则表现为毛小皮缺失。拉伸试验发现，甲醛降低了毛发的机械性能，提示其对头发的结构造成了极大的损伤。与甲醛处理组相比，乙醛酸处理组的毛发机械性能下降。除此之外，两组的吸水率均有下降[39]。

总而言之，虽然甲醛和乙醛酸处理后的毛发看起来光泽美丽，但这两种处理都会损伤毛小皮（图 23.7）[44-45]。

销售角蛋白疗法的公司表示，角蛋白护理能让头发更健康。但目前尚无科学证据支持该理论。

年龄

随着毛发的老化和自然的"风化"，毛小皮的鳞片变得参差不齐并脱落。Takahashi 等研究表明，人们对洗发和吹干头发等日常梳洗压力有年龄依赖性的抵抗[41]。毛发表面毛小皮的损失会随着日常梳洗过程和年龄的增长逐渐增加。毛囊可以在几十年内比较恒定地产生毛小皮，但另一方面，这些毛小皮成分会随着年龄的增长而逐渐退化并变得脆弱[41-43]。研究表明，衰老也会导致 18-MEA 的丢失，尤其是在 40 岁以上的年龄段。年龄在 40 岁以上的受试者，毛干表面的毛小皮更容易破裂，而且这种现象随着年龄的增长而加剧[40]。

诊断

毛干没有神经连接，因此受损时不会给人带来疼痛感。由于许多环境和美容因素在生活中对毛发起作用，因此导致毛发风化的原因很难归咎于单一因素。具有脱发专业知

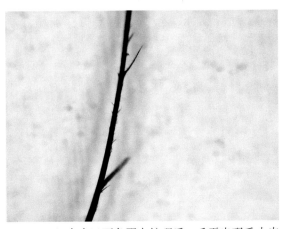

图 23.7　经多次巴西角蛋白护理后，毛干出现毛小皮的脱落和毛皮质的外露。干性毛发镜（50×）

识的医生可以帮助患者识别和避免导致毛发"风化"的因素。在极少数情况下，遗传因素也会导致毛干断裂和磨损。毛发专家通过全面的医学和头皮检查后，可将这些遗传疾病排除。

临床检查

　　风化的毛发显得干燥脆弱。

　　保水指数（water retention index，WRI）测试可能对证实毛干受损的研究是有帮助的。由于蛋白质的化学降解产生亲水性基团，漂白和受损毛发的 WRI 更高。随着年龄的增长，老化导致原生发质的天然疏水性显著降低[15, 42]。

　　毛发镜可能会有所帮助，因为它可以更好地识别就诊患者的毛干损伤[43]。毛发镜是一种简单、快速和经济实惠的工具，每个皮肤科医生都应该考虑使用。作者还认为，毛发镜是向患者展示有关毛干损伤的图像以及进行相关宣教的非常重要的工具。

　　SEM 和透射电镜是证实毛干损伤的最好工具，包括早期和轻微的毛干损伤[11, 33]。

毛发风化的临床表现

结节性脆发

　　外层纤维向外突出，导致毛发直径节段性增加。毛干处肉眼可见白色小结节，毛发最终会在此处断裂，并留下刷状的末端（图23.8）。毛发干燥易碎，毛干纵向分裂成许多小纤维（图23.9）。近端的结节性脆发症见于加勒比黑人紧密卷曲的头发，而远端结节性脆发症见于其他更笔直的头发中。结节性脆发症的毛发镜检查将取决于其放大倍数和浸润液的存在。在低倍镜的毛发镜下，可见沿着发干的结节状增厚，而这些增厚在深色毛干上显得更亮。在这些部位，毛发弯曲并最终断裂，留下略增厚的圆形毛干末端（图23.10）。在更高放大倍数的毛发镜下，可见大

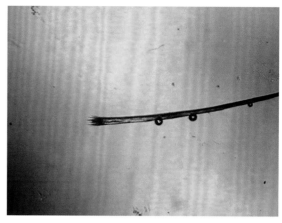

图 23.8　毛干末端呈刷状。浸润液下毛发镜检查（50×）

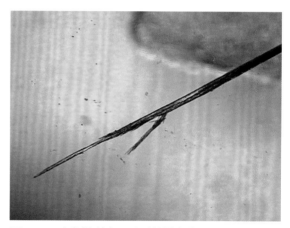

图 23.9　毛发纵裂症。毛干的纵向分裂。浸润液下毛发镜检查（50×）

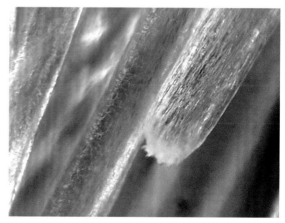

图 23.10　结节性脆发。在结节性脆发症的断裂点上的毛干末端。干性毛发镜（700×）

量小纤维，形成一个类似于两个相对排列的刷子样的外观（图23.11）。为了更好地观察

结节性脆发症，应使用干性毛发镜评估毛发。

毛发纵裂症

毛干纵向分裂成两根或两根以上的纤维。毛发镜检查可以帮助医生更好地识别毛发纵裂症（图23.12）。

结节性脆发

毛干横向断裂，部分被完整的毛小皮包绕。毛小皮、皮质层和硫含量正常[3]。

裂发症

毛干通过毛小皮与皮质发生横向断裂，与毛小皮细胞的局部缺失有关。这可能与高硫基质蛋白含量下降有关，尤其是在毛小皮外层与相邻毛小皮间。裂发症可能在硫综合

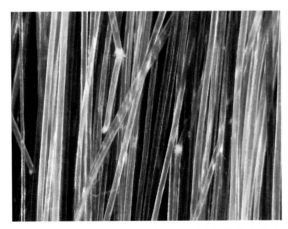

图23.11　结节性脆发症。多根毛干纵向分裂成许多小纤维，类似于两个相对排列的刷子的末端

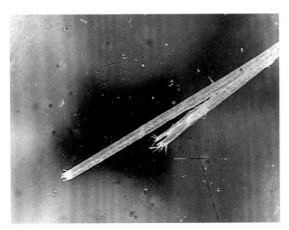

图23.12　毛发纵裂症。毛干的纵向分裂。浸润液下毛发镜检查。干性毛发镜（700×）

征中表现很突出[3]。

泡沫状发

毛干表面粗糙。毛发镜检查可见与气泡相对应的、毛干直径增大的节段性区域（图23.3）。气泡可为单个或多个，相邻或分开。SEM下，毛干上可以看到大的空腔或网状的瑞士奶酪样外观。

防护

主要包括避免长期日光照射和可能损伤毛发的美发技术，如过度润发和洗发、热吹风和其他过热处理、过度梳理毛发、漂白、染色、毛发拉直和卷发等。

建议使用精油和护发素，以减少毛干的毛小皮损伤，并减少发梳对已经受损毛发的摩擦。研究表明，定期使用椰子油、矿物油、葵花籽油、橄榄油、坚果油或古朴阿苏果油等精油，可以预防原发和继发的毛干损伤[44-45]。椰子油用于护发素时，对未受损的毛发以及过热处理、化学处理和紫外线处理的毛发均具有保护作用[45]。

头巾和帽子对头发有保护作用，可以防止日光照射等环境损害。一些可用于头发的防晒产品可以预防毛发风化。如果长时间暴露于日光下，这些产品会很有帮助。经化学物质处理后的头发，尤其是漂白和烫发后的头发，需要防晒，以防止进一步受损。

参考文献

1. Robbins CR. *Chemical and Physical Behavior of Human Hair*. 5th ed. New York: Springer-Verlag; 2012.
2. Draelos ZD. The biology of hair care. *Dermatol Clin*. 2000;18:651–658.
3. Dawber R. Hair: structure and response to cosmetics. *Clin Dermatol*. 1996;14:105–112.
4. Swift JA. Human hair cuticle: biologically conspired to the owner's advantage. *J Cosmet Sci*. 1999;50:23–47.
5. Tate ML, Kamath YK, Ruetsch SB. Quantification and prevention of hair damage. *J Soc Cosmet Chem*. 1993;44: 347–371.
6. Rogers GE. Electron microscope studies of hair and wool.

Ann N Y Acad Sci. 1959;83:378–399.

7. Robbins C. The cell membrane complex: three related but different cellular cohesion components of mammalian hair fibers. *J Cosmet Sci.* 2009;60:437–465.

8. Nogueira ACS, Joekes I. Hair color changes and protein damage caused by ultravioleta radiation. *J Photochem Photobiol B Biol.* 2004;74:109–117.

9. Nogueira AC, Richena M, Dicelio LE, Joekes I. Photo yellowing of human hair. *J Photochem Photobiol B.* 2007;88(2–3):119–125.

10. Bertazzo A, Biasiolo M, Costa CVL, Stefani EC, Allegri G. Tryptophan in human hair: correlation with pigmentation. *Il Farmaco.* 2000;55:521–525.

11. Tolgyesi E. Weathering of hair. *Cosmet Toilet.* 1983;98:29–33.

12. Hoting E, Zimmermann M, Hilterhaus-Bong S. Photochemical alterations on human hair. Part I: artificial irradiation and investigations of hair proteins. *J Soc Cosmet Chem.* 1995;46:85–99.

13. Scanavez C, Silveira M, Joekes I. Human hair: color changes caused by daily care damages on ultra structure. *Colloids Surf B Biointerfaces.* 2003;28:39–52.

14. Gould JG, Sneath RL. Electron microscopy image analysis: quantification of ultrastructural changes in hair fiber cross sections as a result of cosmetic treatment. *J Soc Cosmet Chem.* 1985;36:53–59.

15. Wiesche ES, Körner A, Schäfer K, Wortmann FJ. Prevention of hair surface aging. *J Cosmet Sci.* 2011;62(2):237–249.

16. Srinivasan G, Srinivas CR, Mathew AC, Duraiswami D. Effects of hard water on hair. *Int J Trichology.* 2013;5(3):137–139.

17. Srinivas CR. Scanning electron microscopy of hair treated in hard water. *Int J Dermatol.* 2016;55(6):e344–e346.

18. Alahmmed LM, Alibrahim EA, Alkhars AF, Almulhim MN, Ali SI, Kaliyadan F. Scanning electron microscopy study of hair shaft changes related to hardness of water. *Indian J Dermatol Venereol Leprol.* 2017;83:740.

19. Luqman MW, Ali R, Khan Z, Ramzan MH, Hanan F, Javaid U. Effect of topical application of hard water in weakening of hair in men. *J Pak Med Assoc.* 2016;66(9):1132–1136.

20. Dias MFG. Hair cosmetics: an overview. *Int J Trichology.* 2015;7(1):2–15.

21. Martin AM, Sugathan P. Localised acquired trichorrhexis nodosa of the scalp hair induced by a specific comb and combing habit – a report of three cases. *Int J Trichology.* 2011;3(1):34–37.

22. McMichael AJ, Roseborough IE. Hair care practices in African-American patients. *Semin Cutan Med Surg.* 2009;28:103–108.

23. Dawber R. Cosmetic and medical causes of hair weathering. *J Cosmet Dermatol.* 2000;1:196–201.

24. Ali N, Zohra RR, Qader SA, Mumtaz M. Scanning electron microscopy analysis of hair index on Karachi's population for social and professional appearance enhancement. *Int J Cosmet Sci.* 2015;37(3):312–320.

25. Kaliyadan F, Gosai BB, Al Melhim WN, et al. Scanning electron microscopy study of hair shaft damage secondary to cosmetic treatments of the hair. *Int J Trichology.* 2016;8(2):94–98.

26. Miranda-Vilela AL, Botelho AJ, Muehlmann LA. An overview of chemical straightening of human hair: technical aspects, potential risks to hair fibre and health and legal issues. *Int J Cosmet Sci.* 2014;36(1):2–11.

27. Joo KM, Kim AR, Kim SM, et al. Metabolomic analysis of aminoacids and lipids in human hair altered by dyeing, perming and bleaching. *Exp Dermatol.* 2016;25(9):729–731.

28. Okamoto M, Ishikawa K, Tanji N, et al. Investigation of the damage on the outermost hair surface using ToF-SIMS and XPS. *Surf Interface Anal.* 2012;44:736–739.

29. Breakspear S, Smith JR, Luengo G. Effect of the covalently linked fatty acid 18-MEA on the nanotribology of hair's outermost surface. *J Struct Biol.* 2005;149:235–242.

30. Jones LN, Rivett DE. The role of 18-methyleicosanoic acid in the structure and formation of mammalian hair fibres. *Micron.* 1997;28:469–485.

31. Okamoto M, Tanji N, Habe T, et al. ToF-SIMS characterization of the lipid layer on the hair surface. II: effect of the 18-MEA lipid layer on surface hydrophobicity. *Surf Interface Anal.* 2011;43:298–301.

32. Smith JR, Swift JA. Maple syrup urine disease hair reveals the importance of 18-methyleicosanoic acid in cuticular delamination. *Micron.* 2005;36:261–266.

33. Habe T, Tanji N, Inoue S, et al. ToF-SIMS characterization of the lipid layer on the hair surface. I: the damage caused by chemical treatments and UV radiation. *Surf Interface Anal.* 2011;43:410–412.

34. Feughelman M. A note on the permanent setting of human hair. *J Soc Cosmet Chem.* May/June 1990;41:209–212.

35. Syed AN, Ayoub H, Kuhajda A. Recent advances in treating excessively curly hair. *Cosmet Toilet.* 1998;113:47–56.

36. Dias TCS, Baby AR, Kaneko TM, Velasco MVR. Protective effect of conditioning agents on Afro-ethnic hair chemically treated with thioglycolate-based straightening emulsion. *J Cosmet Dermatol.* 2008;7(2):120–126.

37. Obukowho P, Birman M. Alisantes para cabelos–avaliação da função, da química e da produção. *Cosmet Toilet Ed Port.* 1996;8:44–49.

38. Boga C, Taddei P, Micheletti G, et al. Formaldehyde replacement with glyoxylic acid in semipermanent hair straightening: a new and multidisciplinary investigation. *Int J Cosmet Sci.* 2014;36(5):459–470.

39. Leite MGA, Maia Campos PMBG. Mechanical characterization of curly hair: influence of the use of nonconventional hair straightening treatments. *Skin Res Technol.* 2017;23(4):539–544.

40. Takahashi T, Mamada A, Breakspear S, Itou T, Tanji N. Age-dependent changes in damage processes of hair cuticle. *J Cosmet Dermatol.* 2015;14(1):2–8.

41. Rogers GE. Hair follicle differentiation and regulation. *Int J Dev Biol.* 2004;48:163–170.

42. Rogers G, Koike K. Laser capture microscopy in a study of expression of structural proteins in the cuticle cells of human hair. *Exp Dermatol.* 2009;18:541–547.

43. Miteva M, Tosti A. Dermatoscopy of hair shaft disorders. *J Am Acad Dermatol.* 2013;68:473–481.

44. Rele AS, Mohile RB. Effect of mineral oil, sunflower oil, and coconut oil on prevention of hair damage. *J Cosmet Sci.* 2003;54:175–192.

45. Faria PM, Camargo LN, Carvalho RS, Paludetti LA, Velasco MVR, da Gama RM. Hair protective effect of Argan oil (*Argania spinosa* Kernel Oil) and Cupuassu butter (*Theobroma grandiflorum* seed butter) post treatment with hair dye. *J Cosmet Dermatol Sci Appl.* 2013;3:40–44.

第 24 章

药物引起的毛发改变

BIANCA M. PIRACCINI, PHD • MICHELA STARACE, MD • AURORA ALESSANDRINI, MD
（黄海艳　译　徐峰　审）

引言

许多化学药剂可干扰毛囊周期，主要包括诱导生长期或休止期脱发[1]。

在生长期脱发中，脱发通常在给药后的几天到几周内出现，而在休止期脱发中，脱发在开始药物治疗后的 2 ～ 4 个月变得明显。当脱发与药物的摄入之间存在时间关联时，通常认为脱发由该药物所导致。脱发的频率和严重程度取决于药物的类型和个体的易感性。停药后，药物所致脱发通常是可逆的。

对有头发问题的患者进行临床评估是正确诊断的基础步骤，因为它可以提供重要的信息，并有利于医生选择恰当的诊断工具以印证临床怀疑[2]。头皮皮肤镜检查或称"毛发镜"检查能够协助诊断，通过头皮活检进行组织病理学检查和（或）其他更详细的检查可进一步增加临床诊断依据。毛发镜检查是一种有价值的，非侵入性的技术，可以放大观察头发和头皮，常规用于脱发患者的评估。这种方法使用简单、快速且易于操作，可减少头皮活检率，患者接受度高，并对疗效监测和随访很有帮助。

病理生理学

药物可以通过两种机制干扰毛囊周期：（1）使基质细胞的有丝分裂活性突然停止（**生长期脱发**）；（2）干扰生长期，诱导毛囊从生长期提前过渡到休止期（**休止期脱发**）。头皮中的毛囊处于生长周期的不同阶段，它们对致病性损伤的反应与其有丝分裂活性密切相关，而有丝分裂活性在生长期的不同阶段中有所不同。因此，相同的药物可能导致某些毛囊引起生长期脱发，而在另一些毛囊中导致休止期脱发。

头发和药物

抗肿瘤药物

经典传统抗有丝分裂药物

脱发是抗肿瘤药物最常见的皮肤相关副作用，在联合化疗中更为常见和严重。大多数患者，在用药后 2 周左右开始出现生长期脱发，并在 8 周内头发完全脱落。这种脱发通常是可逆的，常在 3 ～ 6 个月后重新长出头发。通常能同时观察到伴随休止期脱发。大剂量化疗导致快速而完全的脱发，而每周一次间隔进行化疗通常会使脱发的速度变慢，有时甚至是不完全脱发。

化疗诱导的脱发（chemotherapy-induced alopecia，CIA）的致病机制涉及毛基质的角质形成细胞，它们是抗癌药物的主要靶标。它们在生长期处于增殖状态，对毒素和药物敏感[3]。退行期和休止期毛囊不受影响，因为它们处于有丝分裂不活跃期，但是当毛发处于生长期后期，有丝分裂率较低时，化疗会加速毛发向休止期的正常过渡。

头皮是受影响最严重的区域，因为 90% 的头皮毛囊通常处于生长期。

在接受治疗的患者中，脱发的估计发生率为 65%[4]，而脱发的程度取决于药物、剂量、给药途径和个人反应（表 24.1）。

表 24.1 导致脱发的药物	
经典传统抗有丝分裂药	来氟米特
靶向药	马普替林
血管紧张素转换酶抑制药	美沙拉嗪
抗凝剂	美西麦角
β 受体阻滞药	呋喃妥因
三环类抗抑郁药	奥曲肽
雄激素	吡罗昔康
抗癫痫药	硫氰酸钾
抗精神病药	吡啶斯的明
茚地那韦	利培酮
干扰素	水杨酸类
左旋多巴	5- 羟色胺再摄取抑制剂（氟西汀，帕罗西汀）
锂	
辐射	
视黄醇（维生素 A）	特比萘芬
维甲酸类	柳氮磺胺吡啶
止痛药 / 抗炎药	他莫昔芬
胺碘酮	特非那定
抗甲状腺药	甲砜霉素
米诺地尔	血管加压素
口服避孕药	三唑类
咪唑类	螺内酯
溴隐亭	别嘌呤醇
丁螺环酮	美沙拉嗪
氯霉素	吡罗昔康
西咪替丁	考来烯胺
克霉唑	西多福韦
二氮嗪	
地西拉嗪	
达那唑	
乙胺丁醇	
乙硫异酰胺	
醋酸格列默	
格列本脲	
氟哌啶醇	
免疫球蛋白	

根据 Rossi 等学者[5]关于脱发发生率的报道，抗微管剂为 80%，拓扑异构酶抑制剂为 60% ~ 100%，烷基化剂为 > 60%，抗代谢药物为 10% ~ 50%。脱发的副作用会给患者带来严重的心理困扰，并对身体形象和自尊产生负面影响，但不幸的是，治疗选择仍然有限。对于某些患者，对 CIA 的恐惧可能非常严重，以至于导致拒绝或推迟至关重要的化疗。

临床表现

化疗诱导的脱发的临床类型是治疗相关因素与患者相关因素的平衡结果。其中，治疗相关因素包括药物类型和剂量、给药途径和方式、单独化疗或联合放疗，患者相关因素包括年龄和性别以及局部或系统性的合并症。化疗开始之前原有的发型非常重要。伴发雄激素性秃发，尤其是出现头顶区域和耳上方颞侧区域毛发稀疏，由于此区域是化疗诱导脱发的首个受累区域，因而更容易发展为明显的头发稀疏。临床上最常见的是脱发起初表现为弥漫性或斑片性脱发，随着时间的流逝逐渐进展为完全性脱发（图 24.1）。由于化疗对生长期毛囊的极大损伤，脱发的特征性表现为毛干有色素沉着的营养不良性的生长期毛发（图 24.2）。当毛囊处于休止期时，脱发的特征性表现是毛干色素减退的营

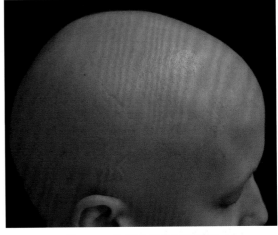

图 24.1　化疗引起的完全脱发

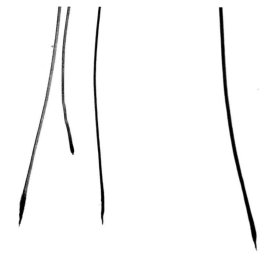

图 24.2　通过拉发试验获得的接受化疗患者的营养不良性毛发发干

养不良性的退行期 / 休止期毛发。化疗的另一种影响是在达到最大化疗疗效时毛发变细，从而导致 Pohl-Pinkus 缩窄：在毛囊休止期，毛干在毛囊开口处断裂。头皮弥漫性脱发导致头发密度变稀疏，直到新生的生长期毛发代替脱落的头发。

胡须、眉毛和睫毛以及腋毛和阴毛的脱落情况存在变异性，这取决于生长期毛发的百分比，可能会发生在最后一次化疗后。

化疗后的再生毛发通常以毛发颜色、质地和形状的变化为特征，与原本毛发相比，再生毛发更黑，更卷曲。预计超过 60% 的患者会有这些改变[6]。通常，身体其他受累部位的毛发再生要快于头发再生。

毛发镜表现

毛发镜下化疗引起的脱发反映出了不同的临床模式：在早期，如果生长期毛囊发生急性损伤，黑点和不同长度的短发是最常见的特征；在开始化疗之前存在雄激素性秃发的患者中，化疗通常可能导致雄激素性秃发加重，伴有毛微小化和空毛囊；另一个可能的表现是与隐匿性斑秃相似，存在大量空毛囊和黄点征，伴或不伴有短毳毛。

头皮上仅有空毛囊是完全脱发的最终表现。

化疗诱导的脱发的处理。

目前尚无批准用于预防脱发的药物，但已经有一些分子在研究中。Soref[7] 等学者用日龄 10 天的大鼠研究了外用肾上腺素 / 去甲肾上腺素在预防放疗诱导脱发和化疗诱导脱发中的作用，效果良好且未发现副作用，其作用机制为：药物诱导的缺氧信号可以帮助毛囊干细胞维持其功能；血管收缩可减少到达毛囊的药物剂量。另一种推荐用于预防脱发的方法是头皮冷却，其作用可能与血管收缩的机制相同，可降低化疗药的局部浓度、减少毛囊的细胞摄取，并降低新陈代谢。最近的一项 meta 分析报告说，它可以显著降低 CIA[8]。正如 Rossi 等学者[4] 所评论的那样，冷却对于阿霉素、表柔比星和多西紫杉醇引起的脱发预防效果最佳，而血液系统恶性肿瘤不建议使用头皮冷却，因为存在头皮皮肤转移的风险。化疗期间，可以给患者一些基本的建议，例如使用温和的洗发水、头皮防晒或戴假发。

化疗后的目标是加快毛发再生：最有希望的药物是骨化三醇（1,25- 二羟基维生素 D3），它对角质形成细胞有多种作用，例如抑制 DNA 合成，抑制 Ki67 表达，其中 Ki67 是连续分裂细胞的标志，并抑制多种其他细胞类型的生长[9]。其他具有治疗潜能的药物包括局部使用米诺地尔和 N- 乙酰半胱氨酸，但还需要更多的研究证实。

靶向药

维罗非尼是一种选择性的 BRAF 激酶抑制剂，用于以前未经治疗、无法切除的 BRAF V600 突变 B-Raf 原癌基因丝氨酸 / 苏氨酸激酶阳性的ⅢC 期或Ⅳ期黑素瘤。文献报道有 8% ～ 36% 的患者出现了毛发变化。最近的一个报道[10] 专注于研究接受维罗非尼治疗的黑素瘤患者的毛发变化；6 例患者中有 5 例出现了毛发问题，主要是急性休止期脱发，另外 2 例患者也出现了睫毛、腋毛、阴毛和四肢毛发脱落。作者认为，BRAF可能诱导毛球基质细胞生长阶段急性损伤，从而导致生长期毛囊出现凋亡，发生退化，然后进入休止期。在一名患者中，还发现毛发卷曲和丝状发的形状变化，这可能是由于Ras途径的反常激活引起的弹力纤维损伤所致。然后作者扩大研究范围[11]对接受（维罗非尼，达拉非尼以及达拉非尼联合曲美替尼）靶向治疗的24位转移性黑素瘤患者进行检查：常观察到维罗非尼和达拉非尼引起的毛发变化，最常见的毛发副作用是获得性头发缠结（分别为80%和60%），常伴有灰白发出现色素沉着。

活性多靶点酪氨酸激酶抑制剂（TKI）索拉非尼在多达50%的患者中可引起弥漫性和可逆性脱发，通常，再生的毛发比治疗前更易碎和卷曲，或者有时会比治疗前毛发颜色更深[10-12]。

接受维莫德吉（vismodegib）治疗的患者也出现了脱发，这是一种批准用于晚期基底细胞癌的口服活性剂[13]。它是一种sonic hedgehog通路抑制剂（sonic hedgehog通路对于正常的毛囊形态很重要）。

接受帕博西尼（palbociclib）联合激素疗法治疗晚期激素受体阳性乳腺癌的患者中有15%表现出轻度脱发，帕博西尼是一种细胞周期蛋白依赖性激酶4和6的口服活性抑制剂，并且相关药物瑞博西尼（ribociclib）的相同药物影响也有报道[14-15]。

表皮生长因子抑制剂也已被报道与毛发变化有关，例如头皮的毛发生长变慢，睫毛过长和面部多毛症[16]。贝伐珠单抗和雷珠单抗（bevacizumab and ranibizumab）等药物可引起头发缠结[17]。

帕唑帕尼（pazopanib）、舒尼替尼（sunitinib）和达沙替尼（dasatinib）是**多靶点受体酪氨酸激酶抑制剂（TKIs）**，可导致可逆性的毛发脱色[18-19]。而且头发、眉毛、睫毛或体毛上的色素脱失是可逆的，呈剂量依赖性。据报道，每日剂量为50 mg时7%～14%的患者出现，更高剂量时会累及高达64%的患者。接受舒尼替尼治疗的患者中有6%出现脱发，并且再生的毛发通常比原本毛发更脆弱、卷曲和色素加深[20]。

伊马替尼（imatinib）也是一种酪氨酸激酶抑制剂（TKI），经批准可用于治疗慢性骨髓增生性疾病，常在开始治疗后中位时间为4周时开始出现毛发变化，常与可逆性的毛发变白和变黑有关。

临床表现

● 临床表现通常为弥漫性非瘢痕性秃发，但也有些模仿秃发性毛囊炎的瘢痕性秃发的报道[21-23]。非瘢痕性秃发是维罗非尼所致脱发的典型表现，最初的休止期脱发导致明显的弥漫性毛发稀疏，累及整个头皮（图24.3A和B）和睫毛、腋窝、阴毛和四肢毛发（图24.4A和B）。拉发试验的结果阳性，可见休

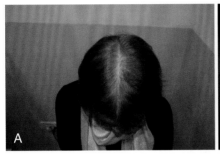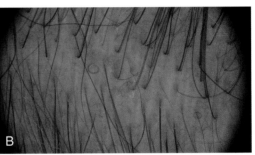

图24.3　因维罗非尼导致休止期脱发整个头皮毛发弥漫性稀疏的临床图片（**A**）；毛发镜显示头发密度降低，大量空毛囊表现为黄点征（**B**）

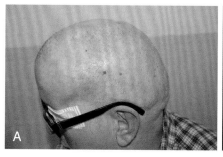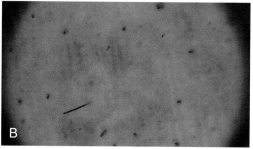

图 24.4　使用维罗非尼治疗期间，弥漫性脱发累及患者整个头发的临床图片（**A**）；毛发镜检查显示脱发的急性期，其特征为存在黑点征和黄点征（**B**）

止期毛根[24]。在少数情况下，可见大量头皮鳞屑伴弥漫性毛囊过度角化和沿发干黏附的黄色的毛发管型。停药后或接受类固醇治疗后可见毛发再生（图 24.5A 和 B）。

- 其他可能的由靶向药诱导的毛发变化是弥漫性的毛发缠结，其特征是发质的逐渐变化，变得更加卷曲以及弥漫的羊毛状无光泽毛发，难以梳理且生长缓慢[25]。这些发干变化累及头皮的 30%～100%，并且可能在治疗期间或毛发再生期出现。头发的缠结也是表皮生长因子受体（EGFR）抑制剂的可能的副作用，这是由于内毛根鞘的角质化，导致发干的质地和形状改变[17]。

- 瘢痕性秃发是表皮生长因子抑制剂例如埃罗替尼和吉非替尼导致脱发的典型特征[21-23]。临床上，该模式的特征表现是簇状毛囊炎和弥漫性毛囊周围的脓疱。毛发镜检查下还可能出现大

量炎症，伴网状和细长的血管结构。在病理上，这种模式对应于慢性毛囊炎和毛囊周围炎，伴有淋巴细胞、浆细胞、嗜酸性粒细胞和中性粒细胞的混合细胞浸润。

- 另一种可能的临床表现模式是头发颜色的变化，这是控制黑色素生成的信号受干扰的结果，在毛发再生过程中可逆转。

毛发镜检查

在休止期脱发中，毛发镜检查显示头发密度降低，大量空毛囊表现为黄点征（图 24.3B），并在急性期有可能观察到黑点征（图 24.4B）；在毛发缠结处可见细小且不规则扭曲缠绕的发干；在头皮鳞屑患者中，主要特征表现为毛囊周围角化过度和沿发干黏附的黄色毛发管型。秃发性毛囊炎的毛发镜检查可见存在簇状发，即 6 根以上毛发聚集并从同一个毛囊口出来。簇状发的数量可达 15 根以上。由于大量毛发的牵引，毛细血管被引导

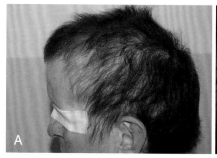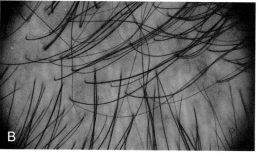

图 24.5　维罗非尼停药和类固醇治疗后毛发再生长的临床照片（**A**）和毛发镜检查（**B**）

至毛囊口，并显得拉长和拉伸。脓疱的存在也是这种瘢痕性秃发的典型特征。

放射治疗

放射诱导的脱发常见，在肿瘤的放射治疗后出现。放射诱导的脱发的严重程度取决于放射剂量、总持续时间、每次照射之间的间隔、放射区域的大小、照射角度以及与患者相关的因素。此外，也有许多药物被报道可增加放射敏感性。

脑肿瘤的放疗常会导致瘢痕性秃发。实际上，X 射线剂量超过 700 Gy 则可永久性破坏毛囊。类似于斑秃的斑块状脱发是使用荧光镜检查设备进行神经外科手术所致的另一种可能的副作用[26]。它是良性的且是自限性的。头发完全再生通常发生在辐射后的 2 ～ 4 个月内，目前尚无有效的治疗或预防措施。

临床表现

放疗引起的暂时性脱发的发病机制包括对生长期毛囊中分裂活跃的基质细胞的急性损伤，导致营养不良性生长期毛发立即脱落（生长期脱发），并使某些生长期毛囊过早进入退行期，然后进入休止期，导致迟发性脱发（休止期脱发）。它的特点是局限于放射区域的无瘢痕性秃发斑，通常无症状，没有头皮炎症。对脱发斑周围的毛发进行拉发试验呈阳性，可拉出休止期毛发。脱发多发生在放疗后的 1 ～ 3 周内，并在 2 ～ 4 个月内毛发自发再生。

毛囊干细胞的整体或部分受损是放疗导致永久性脱发的原因（图 24.6A）。最近，使用荧光镜设备可以减少手术范围进而限制脱发区域的大小。

毛发镜表现

对脱发区域进行的皮肤镜检查显示出斑秃样的脱发模式，主要有黄点征、黑点征、短毳毛以及围绕黄点征和毛囊周围呈靶形分布的蓝灰色点[26]。在放疗诱导的永久性脱发中，黄点征和细小毛干是唯一的征象（图 24.6B）。

抗凝剂

这些药物包括肝素及其衍生物，香豆素、华法林和苯茚二酮。它们可以诱导通常与剂量有关的休止期脱发，其作用机制未知。

肝素和香豆素可以导致类似的脱发模式，因此可以说，它们具有共同致病机制，该机制与抗凝作用有关，可导致头皮脉管系统的改变。根据 Watras 等学者的报道[27]，世界卫生组织（WHO）- 乌普萨拉监测中心（Uppsala Monitoring Centre，UMC）数据库已收到许多与抗凝剂相关的脱发报告，其中 877 例与华法林有关，105 例与醋硝香豆素有关，2 例与苯茚二酮和 134 例与肝素有关。已发布的数据表明，脱发在停药后是可逆的，但再次用药后会再次出现脱发。特别是对于华法林和肝素，脱发通常在服药 3 个月后开始，但时间跨度很长。女性较男性更易被影响，但可能是因为受累男性被误诊为男性雄激素性秃发。

WHO 还登记了新型的口服抗凝剂导致脱

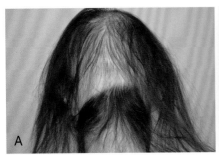
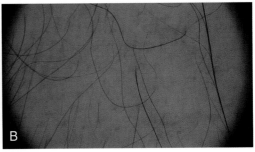

图 24.6 放疗诱导的永久性脱发（**A**）。黄点征和细小毛干是毛发镜检查中的唯一征象（**B**）

发的报告：利伐沙班 143 例，达比加群 215 例，阿哌沙班 47 例，依度沙班 0 例。

临床表现

急性休止期脱发发生在摄入药物数周后，是由于生长期的毛囊过早向休止期毛囊转化。拉发试验呈阳性，可见休止期的发根，但通常无毛发变细。实际上，每日脱发量和头皮毛发密度存在很大的个体差异，而这决定了脱发量的增加是否会导致影响美观[27]。

毛发镜表现

急性休止期脱发的皮肤镜检查特征是在头皮中弥漫性分布长度相同的短发，这可反映毛发脱落的时间。另一个可能的特征是空毛囊不仅存在于雄激素依赖性区域中，也可弥漫性存在。

降压药

血管紧张素转换酶抑制剂（主要是卡托普利）和 β 受体阻滞剂（特别是美托洛尔和普萘洛尔）都可能导致严重的休止期脱发[28-30]。

最近已报道一例 53 岁男性服用赖诺普利导致的脱发：特别是，在赖诺普利停药并转为血管紧张素受体阻滞药（氯沙坦钾）4 周后脱发随之缓解[31]。

休止期脱发也是噻吗洛尔滴眼液的可能副作用；但仅有少数报道[32]。如 Diggory 等所述[33]，眼用 β 肾上腺素受体阻滞药可通过泪腺和结膜系统进入血流，即使仅仅眼科使用，β 肾上腺素受体阻滞药的血药浓度也会增加，进而引起全身性反应。据作者所述，两滴 0.5% 的噻吗洛尔滴眼液的血液浓度与口服 10 mg 噻吗洛尔的血药浓度相当。

临床表现

休止期脱发是降压药所致脱发的典型临床表现[34]。

毛发镜表现

如在急性休止期脱发中，毛发镜检查证

实无毛发微小化，后者是雄激素性脱发的典型特征。

干扰素

聚乙二醇干扰素 α（PEG-IFN-α）和利巴韦林（RBV）联合治疗慢性丙肝可见许多全身和皮肤相关副作用，例如银屑病、结节病、白癜风和特定的药疹。据报道有 19% 的患者出现与此联合用药相关的毛发异常[35]，不仅包括毛发弥漫性稀疏，还包括睫毛过度增长、多毛症、毛发卷曲和复色[36]。

头皮可能发生三种类型的脱发：休止期脱发、斑秃或注射部位的局部暂时性脱发[37]。这种类型脱发的发生被认为是无法预测的。

通常，休止期的严重程度与药物剂量之间没有相关性，且在某些患者中，不停药的情况下也可出现毛发复原。

已有一例关于用 PEG-IFN-α-2a/利巴韦林治疗同时患有风湿关节炎和桥本甲状腺炎的慢性丙肝患者时出现营养不良性生长期脱发的报道[38]。这种类型的脱发表现为斑片状的脱发，在开始干扰素治疗 9 个月后开始出现，并在停止治疗 4 个月后痊愈。作者指出，营养不良性生长期脱发可能是由于细胞毒性 T 细胞对生长期毛囊的伤害所致。

应用干扰素/利巴韦林（IFN/RBV）联合治疗丙型肝炎[38]和应用干扰素 α（IFN-α）治疗黑素瘤均有导致斑秃的报道[39]。也曾有导致普秃（AU）的报道[40]，据作者报道，它是温和和可逆的，因此并非停止治疗的指标。作者提出了 PEG-IFN 改变普秃中免疫反应的假设，从而导致 Th1 细胞因子的合成，例如白介素 1（IL-1）、IL-2 和 IFN-γ。当细胞因子 IFN-α2b 参与时，它可能诱导针对毛囊上皮的抗体的产生。也有一例用 PEG-IFN/RBV 治疗丙肝期间出现不可逆普秃的病例报道[42]。

临床表现

根据毒性的程度，由干扰素引起的脱发

有三种可能的临床表现模式：

- 在休止期脱发中，临床表现以弥漫性的头发稀疏和脱落为特征，但拉发实验通常阴性。
- 在斑秃中，临床表现可从头皮边界清楚的脱发斑到头皮所有毛发的脱落（即全秃）或全部体毛的脱落（即普秃）（图 24.7A）。最后一种形式最常见。开始治疗后数周，头发大量脱落。对于显微镜下可见的末端呈锥形的营养不良的毛发，拉发试验呈强阳性[40-41]。
- 文献中仅有一例报道了不可逆的普秃。脱发累及了全身的所有毛发，在联合抗病毒治疗 1 个月结束后出现大量脱落的毛发，到第三个月末出现普秃。皮肤活检发现终末期毛囊缺如，证实了脱发的不可逆模式[42]。

毛发镜表现

- 尽管毛发弥漫性稀疏和毛发密度降低，但并没有发干的变化。
- 毛发镜检查显示了一开始急性期斑秃的典型标志，例如黑点征、营养不良性发、惊叹号样发，而脱发后则出现了慢性征象，例如黄点征。
- 普秃的皮肤镜检查特征为仅存在黄点征。

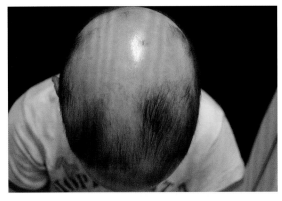

图 24.7　接受干扰素／利巴韦林治疗丙肝的患者出现的斑秃

视黄醇（维生素 A）和维甲酸类

即使此种维生素经常被处方用于治疗毛发疾病，但长久服用也会引起轻度脱发，可累及阴毛、腋毛和毳毛。通常也可观察到发干脆性增加。根据我们的经验，同时服用维生素 E 会增加维生素 A 的毒性。

阿维 A／阿维 A 酯和异维 A 酸可导致多达 20% 的患者毛发脱落出现明显的脱发[43]。休止期毛干过早脱出（premature teloptosis）（毛囊上皮细胞过早成熟，休止期毛干过早与毛根鞘分离）可能是维甲酸类药物诱导脱发的主要机制。此副作用与药物剂量有关，并且也可能影响体毛。

临床表现

临床表现为弥漫性的脱发伴头发密度的降低，直到新的生长期取代了最后的休止期。脱发很少累及超过 50% 的头皮但会导致头发变细[44]（图 24.8A）。常常伴随头发缠结。已有报道阿维 A 和阿维 A 酯可以使头发复色[45-47]。

毛发镜表现

整个头皮的弥漫性毛发微小化是最常见的皮肤镜表现。毛发镜检查显示为雄激素性秃发模式，但不局限于雄激素依赖性区域，也可累及整个头皮，也可能观察到淡黄色的空毛囊（图 24.8B）。

抗逆转录病毒

严重的休止期脱发和类似斑秃的斑片状脱发是抗逆转录病毒疗法的常见副作用，发生率高达 10%。体毛也有可能受累。

蛋白酶抑制剂类药物，尤其是茚地那韦，是报道最多的脱发诱因，其次是核苷逆转录酶抑制剂（NRTI）拉米夫定。在最近的文献综述中[48]，脱发是最常报道的副作用，出现脱发的中位时间为 2.5 个月，半数患者在停药后 1 ～ 3 个月内可部分逆转。

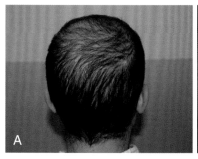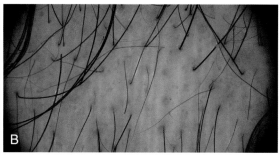

图 24.8　在用维 A 酸类药物治疗寻常痤疮的过程中，脱发累及头皮的 50% 以上并导致头发变细（**A**）。透过毛发镜可见弥漫性的毛发微小化和淡黄色的空毛囊（**B**）

与阿巴卡韦（一种与其他逆转录病毒联合使用的 NRTI）治疗相关的斑秃已有报道[49]。

口服避孕药

通常在更换或停用任何口服避孕药 2～3 个月后可能会导致休止期脱发[50]，可能是因为在雌激素的作用下，毛囊周期延长并经历了生理同步（生长期的延长）。停用口服避孕药后使得所有周期已延长的毛囊进入休止期。即使仅更换口服避孕药，也可能突然导致休止期脱发。含有促雄性性状的黄体酮的口服避孕药和高剂量孕酮的激素替代疗法可导致休止期脱发，伴或不伴有雄激素性秃发[51]。

临床表现和毛发镜表现

不论是在临床上还是在皮肤镜下，口服避孕药导致的脱发都表现为急性休止期脱发，头顶部的毛发密度没有明显降低，也没有雄激素性秃发的迹象，但是头皮遍布短发，拉发试验阳性。

在伴有雄激素性秃发的患者中，使用孕酮的制剂可能会诱发或加重病情。

作用于神经系统的药物

休止期脱发是锂剂的常见副作用，并且在治疗开始几个月后就变得明显[52]。这也可能是锂剂诱发的甲状腺功能减退症的后果。它与剂量无关，女性患者更为常见。毛发变直也与锂剂的摄入有关。

丙戊酸和（或）双丙戊酸钠可促发多达 12% 的患者脱发，并且是剂量依赖性的。这些药物还可以改变毛发的颜色和结构，导致毛发变卷曲或毛发变白 / 变黑[20, 53]。据报道，卡马西平可引起 6% 的患者脱发。三环类抗抑郁药，例如马普替林、曲唑酮、氟哌啶醇、奥氮平、利培酮和氯硝西泮，和几乎所有新一代抗抑郁药都不太常诱导脱发，除了精神抑制药，苯二氮䓬类或巴比妥类和某些抗组胺药。停药或减少剂量可促使毛发完全再生[54]。服用氟西汀或帕罗西汀的患者通常会出现脱发[55]。

在应用多巴胺能疗法治疗帕金森病的期间可能发生脱发：文献中已报道的病例包括应用左旋多巴以及麦角生物碱和非麦角生物碱多巴胺受体激动剂[56]，这些药物与脱发之间的病理生理关系以及为什么女性患者比男性容易受累仍然不清楚。但预后良好。

临床表现

由于锂剂导致的脱发的临床表现是头发稀疏，通常在开始用药后 4～6 个月出现。由于目前尚未知的作用机制，这些药物会诱导休止期脱发的增加。这种脱发是典型的慢性休止期脱发的临床表现，因为它在用药后数月甚至有时一年后开始出现，并且患者常在用药数年后才注意到脱发。

毛发镜表现

皮肤镜检查方面表现类似于雄激素性秃

发，毛发微小化不仅存在于雄激素依赖性区域，而且在头皮中弥漫分布，但不伴随空毛囊出现。大部分毛发弥漫性变细。

硫唑嘌呤

硫唑嘌呤是一种抗代谢药，会干扰细胞DNA 的合成，常作为免疫抑制剂用于一些自身免疫性疾病的治疗。有少量文献报道了关于硫唑嘌呤诱导的生长期脱发[57]。

临床表现

生长期脱发的临床表现以弥漫性大量脱发并导致广泛的毛发稀疏为特征。

毛发镜表现

毛发镜检查可见完整的毛囊开口，没有黄点征或惊叹号样发，这些表现排除了由于急性斑秃而造成的生长期脱发。显微镜检查下毛发发干表现为一些具有锥形、不规则和色素沉着的营养不良性毛发发干，提示为生长期和一些休止期毛发[57]。

米诺地尔

停止系统或外用米诺地尔治疗 2 ～ 3 个月后可导致休止期脱发，这是由于在米诺地尔作用下所有休止期的毛囊突然转向生长期。一些患者在米诺地尔治疗的初期表现为休止期脱发；这可能是由于米诺地尔诱导的生长期的启动刺激了休止期毛发脱落。

由于污染或使用不当，外用米诺地尔通常会导致面部和颈部多毛症（图 24.9）。一些使用 5% 浓度外用米诺地尔的患者可能发展为弥漫性多毛症，这可能是由于药物的全身吸收所致。

临床表现和毛发镜表现

米诺地尔停药后出现的典型的休止期脱发，其特征在于停药相关的脱发，并且拉发试验呈阳性，拉出休止期毛发。毛发镜检查显示在整个头皮上弥漫分布着大量相似长度

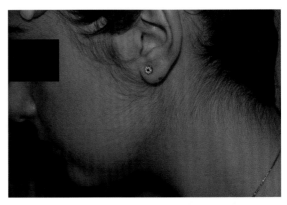

图 24.9　应用米诺地尔治疗雄激素源性秃发导致的多毛症

的短毳毛。

雷奈酸锶

雷奈酸锶适用于治疗绝经后骨质疏松症。据文献报道，这种疗法中出现的脱发表现为弥漫性脱发模式，甚至出现普秃[58-60]。大多数患者停药和排除其他可能的原因后会出现脱发的改善。

临床表现和毛发镜表现

根据脱发的类型区分，其临床表现和毛发镜检查可符合休止期脱发或斑秃的表现。

铊

铊是一种重金属，其金属盐是无颜色、无味道和无气味的。从历史上看，它曾被用作致命的毒药，或者被用于制造光学镜片、半导体、低温开关设备、绿色烟花、人造珠宝以及用作化学催化剂[61]。

即便由于反复接触所致铊中毒通常是慢性的，铊对人类仍有剧毒，致死剂量估计为 10 ～ 15 mg/kg[62]。铊中毒表现为神经系统、胃肠道和皮肤病相关的症状。

生长期脱发是铊中毒的一个典型表现。通常，脱发会在 2 周后开始，并累及头皮手臂腿眉毛和睫毛[63]。

临床表现

急性和弥漫性的头皮脱发和眉毛外侧毛发脱落是铊中毒的典型临床表现。拉发试验呈阳性，发根表现为锥形的色素沉着的毛球，毛球外被三角形毛根鞘覆盖，这与生长期营养不良的毛发一致。

毛发镜表现

通过皮肤镜检查和偏振光显微镜检查毛发可见特征性的营养不良的生长期毛发，其中毛球黑色色素沉着，皮质杂乱无章，并且由于气态内容物的积累对光线进行衍射而在发干中出现间歇性的黑色横向条带。这些变化是铊中毒的特征，但并非特异性特征。在偏振光显微镜下进行的研究显示，毛球中有黑色色素沉着，毛囊中有多个黑色横带[63]。

环孢素 A

系统应用环孢素 A（CsA）的主要副作用是肾毒性，但也有毛发异常，如多毛症和睫毛过度增长的报道[64-65]。可逆性的多毛症常见，最常累及面部和背部。它与剂量有关，可见于多达 50% 的移植术后服用高剂量环孢素 A 的患者。

一例有趣的病例报道描述了环孢素 A 眼科用乳剂诱导的多毛症[66]。关于发病机制，调节睫毛毛囊生长周期的因素仍不清楚。环孢素 A 可能诱导休止期毛囊进入生长期，这提示环孢素 A 在调节毛囊免疫系统及其细胞成分，释放抑制性 / 刺激性细胞因子方面发挥一定作用。

前列腺素类似物

几种用于青光眼外用治疗的前列腺素 F2-α 类似物会使睫毛变黑并且发生获得性睫毛过度增长[67]。这些主要包括拉坦前列腺素和比马前列腺素。

由于毛囊从休止期向生长期转化，可以获得美容效果。食品药品监督管理局（FDA）批准使用 0.03% 的比马前列素溶液来治疗睫毛少毛症的患者[68]。引起睫毛过度生长的药物见表 24.2。

氯喹

该药物是一种抗疟药，被批准用于治疗红斑狼疮和类风湿关节炎。可逆性的毛发变色是氯喹治疗所引起的典型症状。毛发颜色减退开始于治疗后的 3 ～ 4 个月，通常只影响头发，而睫毛、眉毛和体毛则较少受累[20]。毛发变色是由于氯喹对黑素合成的毒性作用，伴非黑素化或黑素化不良的黑素小体的积累。这种现象在金色、浅棕色或红色毛发的患者中更为常见。

目前已有羟基氯喹导致的毛发色素减退的相关报道[69]。

临床表现和毛发镜表现

在用氯喹治疗期间，任何发色的色素减退都会导致毛发变白。毛发镜检查显示头发色素减退，从而导致头发颜色深浅不一。

表 24.2　导致睫毛过度增长的药物
拉坦前列腺素，比马前列腺素
西妥昔单抗，帕尼单抗
埃罗替尼，吉非替尼
干扰素 - α 2b
齐多夫定
米诺地尔
苯妥英钠
乙酰唑胺
环孢素
他克莫司
托吡酯
补骨脂素
皮质类固醇
链霉素
青霉胺

化疗导致的永久性脱发

在特定情况下,化疗后的毛发再生不完全,而永久性的脱发(定义为化疗后 6 个月内毛发没有或不完全再生)可持续存在。

大剂量的白消安、环磷酰胺、噻替哌的化疗和造血细胞移植[70-72]与永久性脱发有关。

有不少文献报道标准剂量的乳腺癌化疗后(尤其是多西他赛,为剂量和疗程依赖性)[73-74]和生殖细胞肿瘤化疗后出现永久性脱发[75]。

Fonia 等[76]提出了 10 例患者经紫杉醇化疗和辅助激素治疗后毛囊被破坏导致永久性脱发的临床病理模型。

如上所述,紫杉醇通过攻击毛球导致生长期脱发。之后,毛球周围由于免疫豁免丧失,毛球抗原暴露,从而导致了斑秃样表现,包括球周淋巴样细胞浸润,从生长期向"炎症性"休止期脱发转变以及毛囊微小化。伴潜在闭塞的终末期纤维束的残存毛囊"停滞"在"毛囊惰性"阶段,随后的辅助性抗雌激素治疗导致毛发微小化,呈女性型秃发模式。长期使用小分子 EGFR 抑制剂,例如吉非替尼和埃罗替尼,也会引起永久性脱发[23, 77]。

临床表现
化疗导致的永久性脱发的类型分为三组[76]
1. 弥漫性脱发伴稀疏短发残留(图 24.10);
2. 弥漫性脱发且以头皮顶部为著;
3. 弥漫性和斑片性脱发。

毛发镜表现
在所有病例中,明显的毛发稀疏都是由于头皮中的毛囊数量减少导致的,例如在弥漫性模式中,同时伴随毳毛数量增加和毛发密度的降低。根据不同的临床表现,有可能观察到在其中一个特定部位(例如头顶)显著的雄激素性秃发模式,没有瘢痕性秃发,但头皮的毛发弥漫稀疏。

病理检查观察到非瘢痕性秃发伴有一定数量的存留的毛囊单位且无纤维化,也证实了这种模式。

小结

任何能干扰正常毛发周期的事情都可导致弥漫性脱发。对毛发有问题的患者进行评估是正确诊断疾病的基本步骤,因为它可以提供重要的信息并有助于选择恰当的诊断性工具,用于确认临床怀疑。休止期脱发和生长期脱发是最常见的药物诱导的弥漫性脱发类型,但皮肤科医生也应记住,药物也可能导致头发的质地和颜色发生变化。评估包括临床病史和患者临床检查,然后进行侵入性和非侵入性检测。通常,只有临床检查才能对毛发疾病进行正确诊断,并评估其严重程度和进展情况。因此,应该详细了解所有必要病史并仔细检查患者。

脱发会对生活产生心理上的负面影响,包括丧失自尊心和自信心,降低男性的男子

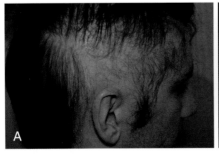
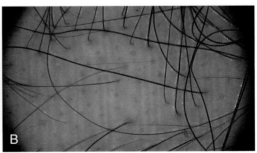

图 24.10 接受大剂量白消安化疗的患者出现永久性脱发,呈弥漫性脱发伴残留稀疏短发模式,头顶区域更明显(A)。毛发镜检查显示明显的毛发稀疏伴毛囊数量减少(B)

气概和降低女性的美感。在大多数情况下，化学药品所致脱发通常可以在停药后逆转，并且预后良好，然而化疗后出现永久性脱发的情况并不罕见。我们充分了解所处方药物的副作用对于更好地管理患者至关重要。

参考文献

1. Mounsey AL, Reed SW. Diagnosing and treating hair loss. *Am Fam Physician*. 2009;80(4):356–362.

2. Piraccini BM. Evaluation of hair loss. *Curr Probl Dermatol*. 2015;47:10–20.

3. Paus R, Haslam IS, Sharov AA, Botchkarev VA. Pathobiology of chemotherapy-induced hair loss. *Lancet Oncol*. 2013;14:e50–e59.

4. Trüeb RM. Chemotherapy-induced hair loss. *Skin Ther Lett*. 2010;15(7):5–7. Review.

5. Rossi A, Fortuna MC, Caro G, et al. Chemotherapy-induced alopecia management: clinical experience and practical advice. *J Cosmet Dermatol*. 2017;16(4).

6. Yun SJ, Kim SJ. Hair loss pattern due to chemotherapy-induced anagen effluvium: a cross-sectional observation. *Dermatology*. 2007;215:36–40.

7. Soref CM, Fahl WE. A new strategy to prevent chemotherapy and radiotherapy-induced alopecia using topically applied vasoconstrictor. *Int J Cancer*. 2015;136:195–203.

8. Hyoseung S, Seong JJ, Do HK, Ohsang K, Seung-Kwon M. Efficacy of interventions for prevention of chemotherapy-induced alopecia: a systematic review and meta-analysis. *Int J Cancer*. 2015;136:E442–E454.

9. Wang J, Lu Z, Au JL. Protection against chemotherapy-induced alopecia. *Pharm Res*. 2006;23:2505–2514.

10. Autier J, Escudier B, Wechsler J, et al. Prospective study of the cutaneous adverse effects of sorafenib, a novel multikinase inhibitor. *Arch Dermatol*. 2008;144:886.

11. Escudier B, Eisen T, Stadler WM, et al. Sorafenib in advanced clear-cell renal-cell carcinoma. *N Engl J Med*. 2007;356:125.

12. Robert C, Mateus C, Spatz A, Wechsler J, Escudier B. Dermatologic symptoms associated with the multikinase inhibitor sorafenib. *J Am Acad Dermatol*. 2009;60:299–305.

13. Chang AL, Solomon JA, Hainsworth JD, et al. Expanded access study of patients with advanced basal cell carcinoma treated with the Hedgehog pathway inhibitor, vismodegib. *J Am Acad Dermatol*. 2014;70:60.

14. Finn RS, Martin M, Rugo HS, et al. Palbociclib and letrozole in advanced breast cancer. *N Engl J Med*. 2016;375:1925.

15. Hortobagyi GN, Stemmer SM, Burris HA, et al. Ribociclib as first-line therapy for HR-positive, advanced breast cancer. *N Engl J Med*. 2016;375:1738.

16. Robert C, Soria JC, Spatz A, et al. Cutaneous side-effects of kinase inhibitors and blocking antibodies. *Lancet Oncol*. 2005;6:491–500.

17. Macdonald JB, Macdonald B, Golitz LE, LoRusso P, Sekulic A. Cutaneous adverse effects of targeted therapies: Part I: inhibitors of the cellular membrane. *J Am Acad Dermatol*. 2015;72(2):203–218. Quiz 219–220.

18. Routhouska S, Gilliam AC, Mirmirani P. Hair depigmentation during chemotherapy with a class III/V receptor tyrosine kinase inhibitor. *Arch Dermatol*. 2006;142:1477–1479.

19. Fujimi A, Ibata S, Kanisawa Y, et al. Reversible skin and hair depigmentation during chemotherapy with dasatinib for chronic myeloid leukemia. *J Dermatol*. 2016;43(1):106–107.

20. Ricci F, De Simone C, Del Regno L, Peris K. Drug-induced hair colour changes. *Eur J Dermatol*. 2016;26(6):531–536.

21. Graves JE, Jones BF, Lind AC, et al. Non scarring alopecia associated with epidermal growth factor receptor inhibitor gefitinib. *J Am Acad Dermatol*. 2006;55:349–353.

22. Donovan JC, Ghazarian DM, Shaw JC. Scarring alopecia associated with the use of the epidermal growth factor receptor inhibitor gefitinib. *Arch Dermatol*. 2008;144:1524–1525.

23. Hepper DM, Wu P, Anadkat MJ. Scarring alopecia associated with the epidermal growth factor receptor inhibitor erlotinib. *J Acad Ermatol*. 2011;64:996–998.

24. Piraccini BM, Patrizi A, Fanti PA, et al. RASopathic alopecia: hair changes associated with vemurafenib therapy. *J Am Acad Dermatol*. 2015;72(4):738–741.

25. Dika E, Patrizi A, Ribero S, et al. Hair and nail adverse events during treatment with targeted therapies for metastatic melanoma. *Eur J Dermatol*. 2016;26(3):232–239.

26. Ounsakul V, Iamsumang W, Suchonwanit P. Radiation-induced alopecia after endovascular embolization under fluoroscopy. *Case Rep Dermatol Med*. 2016;2016:8202469.

27. Watras MM, Patel JP, Arya R. Traditional anticoagulants and hair loss: a role for direct oral anticoagulants? A review of the literature. *Drugs Real World Outcomes*. 2016;3(1):1–6.

28. Mubki T, Rudnicka L, Olszewska M, Shapiro J. Evaluation and diagnosis of the hair loss patient: part I. History and clinical examination. *J Am Acad Dermatol*. 2014;71:415.e411–e415.

29. Patel M, Harrison S, Sinclair R. Drugs and hair loss. *Dermatol Clin*. 2013;31(1):67–73.

30. Steckelings UM, Artuc M, Wollschläger T, Wiehstutz S, Henz BM. Angiotensin-converting enzyme inhibitors as inducers of adverse cutaneous reactions. *Acta Derm Venereol*. 2001;81(5):321–325. Review.

31. Kataria V, Wang H, Wald JW, Phan YL. Lisinopril-Induced Alopecia: A Case Report. *J Pharm Pract*. 2017 Oct;30(5):562–566.

32. Muramatsu K, Nomura T, Shiiya C, Nishiura K, Tsukinaga I. Alopecia induced by timolol eye-drops. *Acta Derm Venereol*. 2017;97(2):295–296.

33. Diggory P, Franks W. Glaucoma: systemic side effects of topical medical therapy – a common and under recognized problem. *J R Soc Med*. 1994;87:575–576.

34. Gilmore S, Sinclair R. Chronic telogen effluvium is due to reduction in the variance of anagen duration. *Australas J Dermatol*. 2010;51:163–167.

35. Wright M, Forton D, Main J, et al. Treatment of histologically mild hepatitis C virus infection with interferon and ribavirin: a multicentre randomized controlled trial. *J Viral Hepat*. 2008;12:58–66.

36. Mistry N, Shapero J, Crawford RI. A review of adverse cutaneous drug reactions resulting from the use of interferon and ribavirin. *Can J Gastroenterol*. 2009;23(10):677–683. Review.

37. Lang AM, Norland AM, Shuneman RL, Tope WD. Localized interferon alpha-2b-induced alopecia. *Arch Dermatol*. 1999;135:1126–1128.

38. Agesta N, Zabala R, Diaz-Perez JL. Alopecia areata during interferon alpha-2b/ribavirin therapy. *Dermatology*. 2002;205:300–301.

39. Radny P, Bauer J, Caroli UM, et al. Alopecia areata in-

duced by adjuvant treatment with alpha-interferon in malignant melanoma? *Dermatology.* 2004;209:249–250.

40. Verma P, Dayal S, Jain VK, Amrani A. Alopecia universalis as a side effect of pegylated interferon α-ribavirin combination therapy for hepatitis C: a rare case report. *J Chemother.* 2016:1–3.

41. Turker K, Tas B, Ozkaya M, Tas E, Caglar A, Tetikkurt US. Dystrophic-anagen effluvium occurring during pegylated interferon-α-2a/ribavirin therapy. *Hepat Mon.* 2015;15(3):e24804.

42. Omazzi B, Prada A, Borroni G, Sacrini F. Irreversible alopecia universalis during treatment with pegylated interferon-ribavirin for chronic hepatitis C virus infection: case report and published work review. *Hepatol Res.* 2012;42(12):1248–1251.

43. Berth-Jones J, Shuttleworth D, Hutchinson PE. A study of etretinate alopecia. *Br J Dermatol.* 1990;122:751–755.

44. Olsen EA. Chemotherapy-induced alopecia: overview and methodology for charactering hair changes and regrowth. In: Oliver IN, ed. *The MASCC Textbook of Cancer Supportive Care and Survivoeship.* New York, NY: Springer; 2011:381–388.

45. Clarke JT, Price H, Clarke S, George R, Miller JJ. Acquired kinking of the hair caused by acitretin. *J Drugs Dermatol.* 2007;6(9):937–938.

46. Seckin D, Yildiz A. Repigmentation and curling of hair after acitretin therapy. *Australas J Dermatol.* 2009;50(3):214–216.

47. Ward PD, Miller HL, Shipman AR. A case of repigmentation and curling of hair on acitretin therapy. *Clin Exp Dermatol.* 2014;39(1):91–92.

48. Woods EA, Foisy MM. Antiretroviral-related alopecia in HIV-infected patients. *Ann Pharmacother.* 2014;48(9):1187–1193.

49. Kim HS, Shin HS. Alopecia areata associated with abacavir therapy. *Infect Chemother.* 2014;46(2):103–105.

50. Tosti A, Pazzaglia M. Drug reactions affecting hair: diagnosis. *Dermatol Clin.* 2007;25:223–231.

51. Harrison S, Bergfeld W. Diffuse hair loss: its triggers and management. *Cleve Clin J Med.* 2009;76(6):361–367.

52. Paquet P, Claessens N, Piérard-Franchimont C, Piérard GE. Cutaneous adverse effects of lithium. *Rev Med Liege.* 2005;60(11):885–887. Review.

53. Caneppele S, Mazereeuw-Hautier J, Bonafé JL. Sodium valproate-induced kinky hair. *Ann Dermatol Venereol.* 2001;128(2):134–135.

54. Mercke Y, Sheng H, Khan T, Lippmann S. Hair loss in psychopharmacology. *Ann Clin Psychiatry.* 2000;12(1):35–42. Review.

55. Gautam M. Alopecia due to psychotropic medications. *Ann Pharmacother.* 1999;33(5):631–637. Review.

56. Miwa H, Kondo T. Hair loss induced by dopamine agonist: case report and review of the literature. *Parkinsonism Relat Disord.* 2003;10(1):51–52. Review.

57. Sonthalia S, Daulatabad D. Azathioprine-associated anagen effluvium. *Indian J Dermatol Venereol Leprol.* 2016;82(3):322–324.

58. Sainz M, del Pozo JG, Arias LH, Carvajal A. Strontium ranelate may cause alopecia. *BMJ.* 2009;338:b1494.

59. Lee YY, Yang CH, Chen CH, Hwang JS. Alopecia associated with strontium ranelate use in a 62-year-old woman. *Osteoporos Int.* 2013;24(3):1127–1129.

60. García Llopis P, Vicente Valor MI, Martínez Cristóbal A. Alopecia areata universalis due to strontium ranelate. *Med Clin (Barc).* 2012;138(5):229.

61. Zhao G, Ding M, Zhang B, et al. Clinical manifestations and management of acute thallium poisoning. *Eur Neurol.* 2008;60(6):292–297.

62. Moore D, House I, Dixon A. Thallium poisoning: diagnosis may be elusive but alopecia is the clue. *BMJ.* 1993;306:1527–1529.

63. Curto-Barredo L, Segura S, Martín-Ezquerra G, Lloveras B, Gallardo F, Pujol RM. Anagen effluvium due to thallium poisoning derived from the intake of Chinese herbal medicine and rodenticide containing thallium salts. *J Dermatol.* 2015;42(10):1027–1029.

64. Krupp P, Timonen O, Gülich A. Side effects and safety of sandimmun in long-term treatment of transplant patients. In: Schindler R, ed. *Cyclosporin in Autoimmune Disease.* Berlin: Springer Verlag; 1985:43–49.

65. Akgül S, Balcı YI, Ünal Ş, Alikaşifoğlu A, Gürgey A. Hypertrichosis: the possible side effect of cyclosporin in an infant with hemophagocytic lymphohistiocytosis receiving HLH-2004 chemotherapy protocol. *Turk J Haematol.* 2009;26(3):154–156.

66. Lei HL, Ku WC, Sun MH, Chen KJ, Lai JY, Sun CC. Cyclosporine a eye drop-induced elongated eyelashes: a case report. *Case Rep Ophthalmol.* 2011;2(3):398–400.

67. Kaur S, Mahajan BB. Eyelash trichomegaly. *Indian J Dermatol.* 2015;60(4):378–380.

68. Mechcatie E. Bimatoprost approved for eyelash lengthening. *Skin Allergy News.* 2009;40:10.

69. Meller S, Gerber PA, Homey B. Clinical image: blonde by prescription. *Arthritis Rheum.* 2008;58:2286.

70. Machado M, Moreb JS, Khan SA. Six cases of permanent alopecia after various conditioning regimens commonly used in hematopoietic stem cell transplantation. *Bone Marrow Transplant.* 2007;40:979.

71. Palamaras I, Misciali C, Vincenzi C, et al. Permanent chemotherapy-induced alopecia: a review. *J Am Acad Dermatol.* 2011;64:604.

72. Miteva M, Misciali C, Fanti PA, Vincenzi C, Romanelli P, Tosti A. Permanent alopecia after systemic chemotherapy: a clinicopathological study of 10 cases. *Am J Dermatopathol.* 2011;33(4):345–350.

73. Tallon B, Blanchard E, Goldberg LJ. Permanent chemotherapy-induced alopecia: case report and review of the literature. *J Am Acad Dermatol.* 2010;63:333.

74. Kluger N, Jacot W, Frouin E, et al. Permanent scalp alopecia related to breast cancer chemotherapy by sequential fluorouracil/epirubicin/cyclophosphamide (FEC) and docetaxel: a prospective study of 20 patients. *Ann Oncol.* 2012;23:2879.

75. de Jonge ME, Mathôt RA, Dalesio O, et al. Relationship between irreversible alopecia and exposure to cyclophosphamide, thiotepa and carboplatin (CTC) in high-dose chemotherapy. *Bone Marrow Transplant.* 2002;30:593.

76. Fonia A, Cota C, Setterfield JF, Goldberg LJ, Fenton DA, Stefanato CM. Permanent alopecia in patients with breast cancer after taxane chemotherapy and adjuvant hormonal therapy: clinicopathologic findings in a cohort of 10 patients. *J Am Acad Dermatol.* 2017;76(5):948–957.

77. Toda N, Fujimoto N, Kato T, et al. Erosive pustular dermatosis of the scalp-like eruption due to gefitinib: case report and review of the literature of alopecia associated with EGFR inhibitors. *Dermatology.* 2012;225:18.

第 25 章

脱发的新型治疗方法

ARON G. NUSBAUM，MD • SUCHISMITA PAUL，MD

（马晓蕾　译　徐峰　审）

引言

　　脱发是皮肤科的常见病，其中雄激素性秃发（androgenetic alopecia，AGA）是最常见的脱发疾病。目前，食品药品监督管理局仅批准了 3 种治疗方式可以用于治疗 AGA，包括 5α 还原酶抑制剂非那雄胺，外用药物米诺地尔和低能量激光。近几年，患者对脱发新型治疗方法的期望和兴趣呈指数增长，特别是我们生活的时代容易获得各种抗衰老和美容治疗。这一章主要回顾目前用于脱发最常见、最新治疗方法的文献，包含富血小板血浆疗法、微针治疗、中胚层疗法、低能量激光疗法和脂肪干细胞治疗。

富血小板血浆治疗

　　自体富血小板血浆治疗（autologous platelet-rich plasma，PRP）在各种再生药物治疗中名声远扬，在治疗某些原因导致的脱发上也有光明的前景。它的操作过程包括先给患者抽血，加入抗凝物质，随后放入离心机分离富含血小板的部分，再将 PRP 注射在受累毛发的毛囊漏斗部，注射部位间隔 5 mm。市面上可见几种不同血小板浓度的试剂盒。改良的技术包括：在注射时同时使用滚轮处理，既能活化 Wnt 通路，又能促进血小板溶解；在注射前加入血小板活化因子；或者仅注射无活性的 PRP 片段，注射时针头的创伤就足以引起血小板活化。在注射前可使用局部麻醉作为环形阻滞以减少手术过程中的疼痛。

可能的作用机制

　　PRP 的治疗作用可能是由血小板释放生长因子和细胞因子，如血小板衍生生长因子（platelet-derived growth factor，PDGF）、转化生长因子（transforming growth factor，TGF）、血管内皮生长因子（vascular endothelial growth factor，VEGF）、胰岛素样生长因子（insulin-like growth factor，IGF）、表皮生长因子、成纤维细胞生长因子、白细胞介素 1 等。支持使用这种方法治疗脱发的初步证据来自于在毛发移植后，加入 PRP 的毛囊单位与加入生理盐水相比，毛囊密度增加了 15%[1]。此外，体外证据表明，PRP 可诱导真皮乳头细胞增殖和上调 Wnt 通路的成分[2]。PRP 治疗脱发是基于在动物实验中发现，给小鼠注射 PRP 后，可加速毛发从休止期向生长期过度[2]；给做完毛发移植的小鼠表皮和真皮乳头注射人 PRP 后，新形成的毛囊数量增加、早期毛发形成[3]。随后我们做了一系列临床试验，研究 PRP 作为脱发治疗手段的可能性。

相关研究

　　目前，大多数评估 PRP 治疗 AGA 患者的研究表明，PRP 具有一定的治疗效果。在解读这些结果时，要注意研究中有几个变量，如对照组的选择和类型、血小板浓度和制备、研究人群、治疗位点定位方法和评估工具等。

　　规模最大的一项临床试验由 64 名患者组成，他们接受注射 PRP 单一治疗，注射两次，每次间隔 3 个月[4]。先在治疗区用滚轮预处理，而后注射添加浓缩的血浆蛋白（4倍血小板基线浓度）的富含白细胞的PRP。添加血浆蛋白和纤维蛋白是为了延长血小板衍生生长因子的释放。通过全局照相评估系统进行疗效评估，两名评估人员在治疗6个月时分别观察到40.6%和54.7%的受试者出现"临床显著差异"性效果。

在一项针对26名男性和女性脱发患者的研究中，研究者对PRP单独使用与PRP结合低分子肝素和精蛋白微粒（PRP-DP）作为生长因子控释的载体进行了疗效比较[5]。使用的PRP浓度约为6倍，每隔2～3周进行1次治疗，共治疗5次，在12周进行评估。两种制剂治疗后毛干直径均有增加，且PRP-DP组效果更明显。在分析这些结果时要注意，目标区域是体表定位标记，而不是文身标记。

Alves和Grimalt在一项对22名AGA患者（男女人数相等）进行的双侧头皮自身对照研究中，评估了PRP与安慰剂的效果[6]。每个月在患者头皮两侧的对称区域用生理盐水及活性PRP（3倍浓度）进行三次注射。分别在治疗开始、3个月和6个月时采用毛发图像分析技术对文身标记的靶区进行评估。与治疗开始时相比，6个月时PRP组总毛发密度和终毛密度均显著增加；组而与安慰剂相比，PRP组仅终毛密度显著增加（略低于10%）。

在一项对20名AGA男性患者的随机对照研究中，每隔1个月给患者进行3次PRP治疗，并通过毛发显微图像分析系统（TrichoScan）分析评估文身标记的靶部位[7]。3个月后，PRP组与基线和对照组相比，平均头发数量和头发密度有显著改善。此外，免疫组化也显示毛囊、Ki67+的基底角质形成细胞和毛囊漏斗部细胞的数量均增加。值得注意的是，PRP组和安慰剂组的治疗靶区域的解剖学部位不同是基于个体不同的AGA的表现，而不是标准化为左右对称的靶区域。

Gniki进行了一项非对照研究，纳入20

名患者（18名男性和2名女性），每隔3周注射PRP（5倍浓度），共3次，随访1年[8]。在3个月时，通过显微照片测量标记部位头发密度较基线增加了20%。然而，在6个月和12个月，疗效分别下降到9%和7%。

在一组10名男性患者参与的临床实验中，Cervelli分别给予三个月PRP（浓度为$1.5 \times 10^{[6]}$）和生理盐水安慰剂[9]。毛发显微图像分析系统（TrichoScan）对标记的治疗部位评估显示，在14周平均毛发数量和毛发密度显著增加（约为20%）。PRP治疗区域的组织学评估显示，表皮和毛囊漏斗部Ki67标记的角质形成细胞增殖均增加，毛囊周围的小血管也略有增加。

也有研究显示PRP治疗AGA无效。一项纳入26名女性患者的安慰剂对照临床研究中，采用PRP（浓度约为3倍）治疗，结果显示在治疗第26周毛发数量和质量未见明显改善[10]。另一项纳入17名男性患者的临床研究显示，与生理盐水安慰剂对照组相比，PRP显示无效[11]。

结论和未实现的目标

1.需要更大样本量、更严谨的临床研究来评估PRP的治疗作用，不仅包括AGA，也包括其他脱发如休止期脱发、斑秃和瘢痕性脱发。

2.由于目前可采用多种治疗系统，研究方案应使PRP制备方法标准化。

3.另一个需要研究的变量是是否应该激活血小板，以及应为此使用何种制剂（葡萄糖酸钙、凝血酶等）。

4.此外，需要确定每次注射PRP的最佳剂量、注射点之间的距离、深度以及治疗间隔。

5.应该认识到，PRP不仅可以作为单一疗法，也可以作为其他既定疗法的辅助手段。PRP也可以通过添加生物成分如细胞外基质或干细胞以优化疗效。

综上所述，PRP 有望作为目前治疗脱发的手段之一[12]（图 25.1A、B）。血小板的成分如细胞因子和生长因子是达到疗效所需的活性成分，而不是血小板本身。根据这一原则，新兴的治疗方法可包括只含有纯化的生物活性分子。

低能量激光 / 光疗

1967 年 Mester 提出激光可刺激老鼠毛发生长[13]；最近不少报告指出某些患者激光脱毛后出现反常性毛发生长[14]，这些都为低能量激光 / 光疗（low-level laser/light therapy，LLLT）可以作为治疗秃发的选择之一提供了理论基础。

可能的作用机制

LLLT 的作用机制可能是通过细胞色素氧化酶在线粒体呼吸链中吸收光子，从而增加氧消耗和 ATP 的产生[15]。此外，已有研究表明，LLLT 可能通过促进毛发休止期向生长期的转变，延长生长期，以及发挥抗炎作用来刺激头发生长[16-17]。有几种设备可以发出630 ～ 680 nm 波长的光（图 25.2）。有些为大型设备类似美发沙龙的烘发器，但大多数患者使用家用型的激光梳、激光帽、激光头盔或头带。治疗方案依据经验性，通常隔天治疗一次，疗程取决于设备的功率。一般来说，在判断疗效之前，至少需要 4 个月的治疗。

LLLT 安全性高，副作用小。副作用包括治疗开始时短暂的休止期脱发、头痛、发热或灼热感。这些波长的光对脂溢性皮炎或头皮银屑病是否有治疗作用还有待确定，但它们为可能对外用药物敏感的患者提供了一种治疗选择。

相关研究

2005 年，Hairmax 激光梳（Lexington International 公司）获得了 FDA 510K 的许可，并在 2009 年由 Leavitt 公司对 110 名男性 AGA 患者进行了模拟对照研究[18]。研究组使用 9 束 655nm 激光，每周照射 3 次，持续 26 周。与对照组相比平均终毛密度显著增加。Jimenez 在对 269 名患者（128 名男性，141 名女性）的研究中也使用了 Hairmax，每周治疗 3 次，共 26 周[19]。与模拟对照组相比，使用 7、9 或 12 束的激光设备进行治疗均导致终毛密度显著增加。

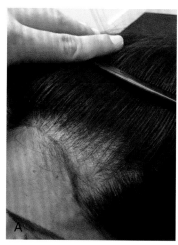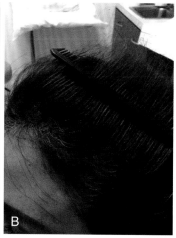

图 25.1 （A，B）一名雄激素性脱发的女性在使用富含血小板的血浆和辅助细胞（ACell）治疗 5 个月后脱发显著改善

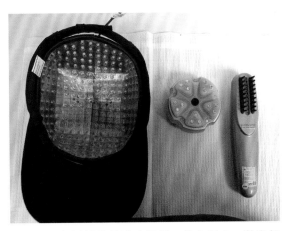

图 25.2　家用低能量激光装置。从左至右：激光帽（Capillus）、×5 激光生发仪（Spencer Forrest）、Hairmax 激光梳（Lexington International）

Kim 对 40 例 AGA 患者（26 名男性，14 名女性）进行了评估，和模拟对照组相比，病例组使用的是一种激光头盔式设备，具有发射 630 ～ 650 nm 波段的 LED 光源[20]。每天治疗 1 次，持续 6 个月。和对照组相比，毛发密度和平均毛发直径显著增加。

在两项独立的模拟对照研究中[21-22]，Lanzafame 评估了 655nmLED 灯和激光二极管的头盔式设备的效果，隔天照射一次，持续 4 个月。44 个男性 AGA 和 47 名女性 AGA 患者中，毛发数量分别增长了 35% 和 37%。

结论

与所有其他 AGA 治疗方法一样，LLLT 的效果在个体之间差异很大。虽然还没有研究把这种治疗作为联合治疗方案，但当它与其他批准的用于治疗 AGA 的方法联合应用时，可能有协同作用。此外，还需要进一步的对照研究来确定 LLLT 治疗 AGA 的最佳频率、功率和治疗时间。

中胚层疗法

中胚层疗法是将药物和维生素化合物及制剂（认为对 AGA 有效的口服或外用的药物）皮下注射到头皮。

可能的作用机制

它的作用原理是基于将治疗制剂直接送到毛囊水平，避免了口服给药的系统性副作用以及日常局部外用的低依从性。

虽然没有既定的治疗方案，通常最初每周注射一次，然后延长间隔，维持治疗是每 2 ～ 3 个月注射一次。多次小量注射（0.02 ～ 0.05 ml），间隔约 5 mm，以覆盖所涉及的脱发区域（图 25.3）。使用的化合物包括米诺地尔、非那雄胺、度他雄胺、生物素、维 A 酸、泛酸、吡啶、普鲁卡因和其他维生素及矿物质。虽然关于中胚层疗法治疗脱发的数据很少，但文献中大多数研究都是针对度他雄胺进行评估的。

相关研究

在一项纳入 90 名 AGA 患者的研究中，注射度他雄胺 0.005%（D）、度他雄胺 0.005% ＋ D- 泛醇＋生物素＋吡哆醇（D ＋）或生理盐水对照组，共 5 个月[23]。只有 D ＋处理组生长期毛发和生长期 / 休止期比值的增加，且有统计学意义。D 组和 D ＋组的头发毛干直径与基线相比都明显增多。有趣的是，在这项研究中精子相关参数没有发生变化，而在口

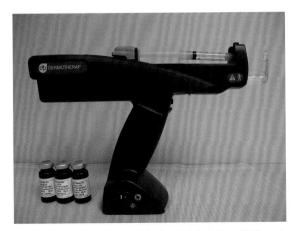

图 25.3　动力注射器，增强中胚层疗法的工效学。这些设备可控制深度以及注射剂量

服度他雄胺患者，尤其在年轻男性患者群体中，这是关注要点。

关于女性 AGA 的治疗，126 名女性在 4 个月的时间里接受了度他雄胺＋D- 泛醇＋生物素＋吡哆醇的混合物或生理盐水[24] 的治疗。度他雄胺＋复合物组中 63% 患者得到改善，对照组为 17.5%，且副作用很少。

结论和说明

总体来说，中胚层治疗脱发的耐受性好，尽管经常出现注射期间的疼痛和治疗后 24 h 的轻度头痛[24]。一名患者在"维生素"鸡尾酒疗法注射后出现头皮脓肿和脂肪坏死，还有几例报道在注射了联合度他雄胺、顺势疗法药物和间质聚糖后出现斑片状脱发的病例[25-26]。虽然一些患者的脱发获得好转，但另一些患者中却出现了永久性瘢痕性脱发。

微针

微针是一种微创手术，用细针在表皮上形成小通道。最常用的设备包括手动滚轮和自动微电子笔（图 25.4）。这种方式有利于增强局部给药，微创会引起组织重塑和伤口愈合的级联反应，这在许多皮肤疾病中是有益的。

可能的作用机制

微针疗法是一种新颖、安全、有效的脱发

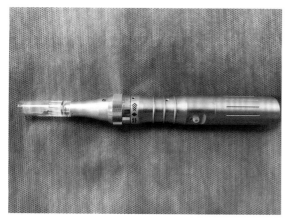

图 25.4　Eclipse 自动微针微电子笔（Eclipse Aesthetics）

治疗方法，它通过多种机制诱导头发生长[27-28]。微针刺激真皮乳头和毛囊漏斗部干细胞的活化。它还能增加毛囊的血液供应。在老鼠身上，Kim 等学者通过反复的微针刺激，观察到毛发生长相关基因的过表达，比如 VEGF、B catenin、Wnt3a、Wnt10b[28]。微针还会通过血小板活化和皮肤创面再生机制增加 PDGF 和表皮生长因子的释放。

相关研究

2013 年，Dhurat 等学者发表了首个证明微针疗法成功治疗 AGA 的人体研究[29]。100 例患者使用 5% 米诺地尔溶液，每日两次，实验组每周使用一次皮肤滚轮微针，对照组不使用。在 12 周，与只使用米诺地尔的对照组相比，米诺地尔和微针联合治疗组在毛发计数、影像学和患者头发生长评估方面都有显著的统计学差异。

Dhurat 等学者还报道了 4 例 AGA 患者使用米诺地尔和非那雄胺治疗 2 ～ 5 年后，脱发情况虽然稳定，但没有毛发再生长，随后使用微针治疗后出现新的毛囊[30]。这项研究还包括一种改良的微针疗法，以减少患者的频繁就诊。这些患者最初每周接受 1 次微针治疗，共 4 次，之后每 2 周接受一次治疗，共 11 次，持续 6 个月，同时继续接受米诺地尔和非那雄胺的治疗。微针治疗 3 个月后可见新发长出，6 个月后出现整个头皮的毛发覆盖。根据患者的主观毛发生长评估量表，3 例患者报告了 75% 以上的改善，1 例报告了 50% 以上的改善。在 18 个月后进行随访，仍然有效。

如前所述，现认为微针与 PRP 对于治疗 AGA 是安全有效的[4, 31]。在两例难治性斑秃病例中，Chandrashekar 等学者用由 192 根 1.5 mm 长度的皮肤滚针组成的微针治疗，随后局部应用曲安奈德，间隔 3 周，共 3 次，治疗成功[32]。

结论

虽然微针疗法是一种新兴的治疗脱发的方法，但值得注意的是，现有的研究数量有限。还需要进一步的对照临床试验来研究微针治疗脱发的疗效，以及优化微针的大小、治疗间隔和疗程。

脂肪干细胞疗法

大多数研究的间充质干细胞都是来源于骨髓的；然而，脂肪组织中也存在间充质干细胞。脂肪来源的干细胞（adipose-derived stem cells，ADSCs）是成体干细胞，这些脂肪细胞来源于吸脂、腹部整形或缩乳术后，可用于促进皮肤和头发生长。

可能的作用机制

ADSCs在美容皮肤学领域是一种新兴的治疗方法，特别是针对皮肤老化，因为它们能产生一些生长因子，如VEGF、肝细胞生长因子、碱性成纤维细胞生长因子、PDGF、角质细胞生长因子、TGF-β1、IGF-结合蛋白质前体、纤连蛋白、超氧化物歧化酶[33]。最近的研究支持ADSCs通过分泌前面提到的几种生长因子来促进毛发生长[34-35]。此外，几项研究证明含有ADSCs培养基，在低氧条件下含有这些生长因子，也可以用来刺激毛发生长[36]。商业化的脂肪来源的干细胞蛋白提取物由Prostemics公司研发（韩国，首尔）。

相关研究

Fukuoka等学者在一项研究中，通过视觉模拟评估量表评估了12名女性和13名男性脱发患者，使用中胚层技术注射ADSCs衍生蛋白后头发成功生长[37]。在低氧条件下收集ADSC培养基，加入丁咯地尔、半胱氨酸、辅酶Q10和维生素，在3～4个月内完成4个疗程的治疗。

Fukuoka等学者进一步证明了脂肪干细胞培养基对11名男性和11名女性AGA患者有效[38]。每3～5周皮内注射一次ADSC培养基，共6次，毛发镜显示毛发数量显著增加。在一项关于女性型脱发的研究中，使用含有ADSC培养基治疗后的头发密度和厚度也有所增加。

Anderi等学者报道了一项纳入20例患者的临床试验，使用自体ADSCs后，移植的毛发成功再生[40]。患者使用自体ADSC（而非ADSC条件培养基），6个月后毛发直径、密度增加，拉发试验减少。本研究证实这种治疗脱发的方法安全有效。其原理不仅包括释放生长因子，还有血管形成、改善头皮的血液供应。

除了ADSCs外，最近的研究表明**自体骨髓来源的单核细胞**对治疗斑秃和AGA是安全、耐受性好和有效的[41]。Li等学者在一项开放实验的1/2期研究中，将干细胞诱导疗法用于9例严重斑秃患者，临床数据显示，患者的头发和生活质量均得到了改善[42]。这种方法包括从患者的全血中分离单核细胞，并使其与黏附的人脐带血来源的多能干细胞短暂地相互作用。"被诱导的"自体干细胞随后被输送回患者的血液循环中。

结论

ADSC治疗最常见的副作用是疼痛，这可以通过使用局部麻醉药而避免。ADSC的禁忌证包括局部皮肤炎症或感染、自身免疫性疾病、妊娠、肿瘤和当前的抗凝治疗[38]。最近的研究表明，ADSCs治疗脱发安全耐受性好；然而，需要进一步的研究来证实这种治疗带来的长期影响。

参考文献

1. Uebel CO, da Silva JB, Cantarelli D, Martins P. The role of platelet plasma growth factors in male pattern baldness surgery. *Plast Reconstr Surg*. 2006;118(6):1458–1466; discussion 1467.

2. Li ZJ, Choi HI, Choi DK, et al. Autologous platelet-rich plasma: a potential therapeutic tool for promoting hair growth. *Dermatol Surg*. 2012;38(7 Pt 1):1040–1046.

3. Miao Y, Sun YB, Sun XJ, Du BJ, Jiang JD, Hu ZQ. Promotional effect of platelet-rich plasma on hair follicle reconstitution in vivo. *Dermatol Surg*. 2013;39(12): 1868–1876.

4. Schiavone G, Raskovic D, Greco J, Abeni D. Platelet-rich plasma for androgenetic alopecia: a pilot study. *Dermatol Surg*. 2014;40(9):1010–1019.

5. Takikawa M, Nakamura S, Nakamura S, et al. Enhanced effect of platelet-rich plasma containing a new carrier on hair growth. *Dermatol Surg*. 2011;37(12):1721–1729.

6. Alves R, Grimalt R. A randomized placebo-controlled, double-blind, half-head study to assess the efficacy of platelet-rich plasma on the treatment of androgenetic alopecia. *Dermatol Surg*. 2016.

7. Gentile P, Garcovich S, Bielli A, Scioli MG, Orlandi A, Cervelli V. The effect of platelet-rich plasma in hair regrowth: a randomized placebo-controlled trial. *Stem Cells Transl Med*. 2015;4(11):1317–1323.

8. Gkini MA, Kouskoukis AE, Tripsianis G, Rigopoulos D, Kouskoukis K. Study of platelet-rich plasma injections in the treatment of androgenetic alopecia through a one-year period. *J Cutan Aesthet Surg*. 2014;7(4):213–219.

9. Cervelli V, Garcovich S, Bielli A, et al. The effect of autologous activated platelet rich plasma (AA-PRP) injection on pattern hair loss: clinical and histomorphometric evaluation. *Biomed Res Int*. 2014;2014:760709.

10. Puig CJ, Reese R, Peters M. Double-Blind, placebo-controlled pilot study on the use of platelet-rich plasma in women with female androgenetic alopecia. *Dermatol Surg*. 2016;42(11):1243–1247.

11. Mapar MA, Shahriari S, Haghighizadeh MH. Efficacy of platelet-rich plasma in the treatment of androgenetic (male-patterned) alopecia: a pilot randomized controlled trial. *J Cosmet Laser Ther*. 2016;18(8):452–455.

12. Valente Duarte de Sousa IC, Tosti A. New investigational drugs for androgenetic alopecia. *Expert Opin Investig Drugs*. 2013;22(5):573–589.

13. Mester E. Effect of laser on hair growth in mice. *Kiserl Orvostud*. 1967;19:628–631.

14. Bernstein EF. Hair growth induced by diode laser treatment. *Dermatol Surg Off Publ Am Soc Dermatol Surg*. 2005;31(5):584–586.

15. Farjo N. An interview with professor Michael Hamblin. *Hair Transpl Forum Int*. 2010;20(3):83.

16. Wikramanayake TC, Rodriguez R, Choudhary S, et al. Effects of the Lexington LaserComb on hair regrowth in the C3H/HeJ mouse model of alopecia areata. *Lasers Med Sci*. 2012;27(2):431–436.

17. Mafra de Lima F, Villaverde AB, Salgado MA, et al. Low intensity laser therapy (LILT) in vivo acts on the neutrophils recruitment and chemokines/cytokines levels in a model of acute pulmonary inflammation induced by aerosol of lipopolysaccharide from *Escherichia coli* in rat. *J Photochem Photobiol B*. 2010;101(3):271–278.

18. Leavitt M, Charles G, Heyman E, Michaels D. HairMax LaserComb laser phototherapy device in the treatment of male androgenetic alopecia: a randomized, double-blind, sham device-controlled, multicentre trial. *Clin Drug Investig*. 2009;29(5):283–292.

19. Jimenez JJ, Wikramanayake TC, Bergfeld W, et al. Efficacy and safety of a low-level laser device in the treatment of male and female pattern hair loss: a multicenter, randomized, sham device-controlled, double-blind study. *Am J Clin Dermatol*. 2014;15(2):115–127.

20. Kim H, Choi JW, Kim JY, Shin JW, Lee SJ, Huh CH. Low-level light therapy for androgenetic alopecia: a 24-week, randomized, double-blind, sham device-controlled multicenter trial. *Dermatol Surg*. 2013;39(8):1177–1183.

21. Lanzafame RJ, Blanche RR, Bodian AB, Chiacchierini RP, Fernandez-Obregon A, Kazmirek ER. The growth of human scalp hair mediated by visible red light laser and LED sources in males. *Lasers Surg Med*. 2013;45(8):487–495.

22. Lanzafame RJ, Blanche RR, Chiacchierini RP, Kazmirek ER, Sklar JA. The growth of human scalp hair in females using visible red light laser and LED sources. *Lasers Surg Med*. 2014;46(8):601–607.

23. Sobhy N, Aly H, El Shafee A, El Deeb M. Evaluation of the effect of injection of dutasteride as mesotherapeutic tool in treatment of androgenetic alopecia in males. *Our Dermatol Online*. 2013;4(1):40–45.

24. Moftah N, Abd-Elaziz G, Ahmed N, Hamed Y, Ghannam B, Ibrahim M. Mesotherapy using dutasteride-containing preparation in treatment of female pattern hair loss: photographic, morphometric and ultrustructural evaluation. *J Eur Acad Dermatol Venereol JEADV*. 2012.

25. Duque-Estrada B, Vincenzi C, Misciali C, Tosti A. Alopecia secondary to mesotherapy. *J Am Acad Dermatol*. 2009;61(4):707–709.

26. El-Komy M, Hassan A, Tawdy A, Solimon M, Hady MA. Hair loss at injection sites of mesotherapy for alopecia. *J Cosmet Dermatol*. 2017.

27. Jeong K, Lee Y, Kim J, Park Y, Kim B, Kang H. Repeated microneedle stimulation induce the enhanced expression of hair-growth-related genes. *Int J Trichol*. 2012;4:117.

28. Kim YS, Jeong KH, Kim JE, Woo YJ, Kim BJ, Kang H. Repeated microneedle stimulation induces enhanced hair growth in a murine model. *Ann Dermatol*. 2016;28(5):586–592.

29. Dhurat R, Sukesh M, Avhad G, Dandale A, Pal A, Pund P. A randomized evaluator blinded study of effect of microneedling in androgenetic alopecia: a pilot study. *Int J Trichol*. 2013;5(1):6–11.

30. Dhurat R, Mathapati S. Response to microneedling treatment in men with androgenetic alopecia who failed to respond to conventional therapy. *Indian J Dermatol*. 2015;60(3):260–263.

31. Shah KB, Shah AN, Solanki RB, Raval RC. A comparative study of microneedling with platelet-rich plasma plus topical minoxidil (5%) and topical minoxidil (5%) alone in androgenetic alopecia. *Int J Trichol*. 2017;9(1):14–18.

32. Chandrashekar B, Yepuri V, Mysore V. Alopecia areata-successful outcome with microneedling and triamcinolone acetonide. *J Cutan Aesthet Surg*. 2014;7(1):63–64.

33. Park BS, Jang KA, Sung JH, et al. Adipose-derived stem cells and their secretory factors as a promising therapy for skin aging. *Dermatol Surg*. 2008;34(10):1323–1326.

34. Won CH, Yoo HG, Kwon OS, et al. Hair growth promoting effects of adipose tissue-derived stem cells. *J Dermatol Sci*. 2010;57(2):134–137.

35. Festa E, Fretz J, Berry R, et al. Adipocyte lineage cells con-

tribute to the skin stem cell niche to drive hair cycling. *Cell*. 2011;146(5):761–771.

36. Fukuoka H, Narita K, Suga H. Hair regeneration therapy using proteins secreted by adipose-derived stem cells. *Curr Stem Cell Res Ther*. 2017.

37. Fukuoka H, Suga H. Hair regeneration treatment using stem cell conditioned medium. *Am J Cosmet Surg*. 2012;29:273–282.

38. Fukuoka H, Suga H. Hair regeneration treatment using adipose-derived stem cell conditioned medium: follow-up with trichograms. *Eplasty*. 2015;15:e10.

39. Shin H, Ryu HH, Kwon O, Park BS, Jo SJ. Clinical use of conditioned media of adipose tissue-derived stem cells in female pattern hair loss: a retrospective case series study. *Int J Dermatol*. 2015;54(6):730–735.

40. Anderi R, Makdissy N, Rizk F, Hamade A. Hair quality improvement in alopecia patients following adipose-derived stem cell treatment. *JPRAS*. 2017.

41. Ibrahim ZA, Elmaadawi IH, Mohamed BM, et al. Stem cell therapy as a novel therapeutic intervention for resistant cases of alopecia areata and androgenetic alopecia. *J Dermatol Treat*. 2016:1–30.

42. Li Y, Yan B, Wang H, et al. Hair regrowth in alopecia areata patients following Stem Cell Educator therapy. *BMC Med*. 2015;13:87.

第 26 章

临床试验和脱发

JOSE A. JALLER，MD • FLOR MACQUHAE，MD • ANNA J. NICHOLS，MD，PHD
（孙青苗 译 周城 审）

脱发疾病带来的负担

脱发是一种常见且令人烦恼的疾病。目前，为更好地了解脱发以及研发更好的治疗方法正在开展中的试验项目多达 150 个以上。根据美国脱发协会的数据显示，2/3 的美国男性在 35 岁时会出现一定程度的脱发，而大约 85% 的男性在 50 岁时出现明显脱发[1]。一些研究显示，女性型秃发的患病率在小于 50 岁的女性中为 6%，在大于 70 岁的女性中为 38%；然而，另有研究显示在大于 20 岁的女性中其患病率可高达 32%[2-3]。2015 年，全球脱发市场价值已超过 73 亿美元（United States dollars，USD），仅美国就占了近 25 亿 USD[4]。据估计，2014 年全球毛发修复手术的市场价值近 25 亿 USD。同年，超过 100 万的患者在寻求手术或非手术治疗[5]。

头发是人类外表的重要部分，可显著影响一个人的吸引力和自尊心[6]。脱发会对许多人造成心理社会影响。例如，很多化疗后脱发患者认为脱发是化疗带来的最具创伤性（心理）的副作用[7]。在一项对 1536 名随机选择的年龄在 18 岁到 45 岁的男性进行的电话调查中，47% 的人认为自己有脱发，70% 的人认为头发是个人魅力的重要部分，62% 的人则认为脱发会影响自尊心。在此项调查中，21% 的脱发者承认自己有抑郁情绪[8]。以上数据均说明研发一种有效治疗脱发疾病的方法是非常必要的。

脱发疾病涵盖广泛，可分为瘢痕性秃发和非瘢痕性秃发。原发性瘢痕性秃发由头皮炎症性疾病引起，这种炎症性疾病可破坏毛囊皮脂腺结构，并使其被瘢痕组织替代，最终导致不可逆的脱发。原发性瘢痕性秃发是直接影响毛囊，而继发性瘢痕性秃发首先影响的是真皮，继而破坏毛囊[9]。毛发扁平苔藓（lichen planopilaris，LPP）、中央离心性瘢痕性秃发（central centrifugal cicatricial alopecia，CCCA）、盘状红斑狼疮和秃发性毛囊炎与不可逆的瘢痕性秃发有关。非瘢痕性秃发包括一些常见的脱发疾病，特征性表现为微炎症或无炎症。与瘢痕性秃发不同，非瘢痕性秃发不会引起毛囊破坏。因此，在病情稳定后，头发会有一定程度的再生。雄激素性秃发、休止期脱发、拔毛癖、斑秃、早期牵拉性脱发和头癣即属于非瘢痕性秃发[10]。

在脱发的病理生理学中起作用的因素很多，因此，治疗也变得复杂。治疗目标可分为四种：增加真皮乳头的血流量，减少炎症，调节激素平衡以及手术或程序干扰。尽管全球市场规模庞大，对有效治疗的需求也很高，但目前几乎没有高质量的证据支持现有治疗方法的有效性（表 26.1）。因此，迫切需要一些精心设计的临床试验，以证实目前治疗方法以及一些新的即将面市的治疗方法切实有效。

药物

美国食品药品监督管理局（United States Food and Drug Administration，FDA）将药物定义为一种旨在影响人体或动物结构或功能

表 26.1　常规用于治疗非瘢痕性（浅灰色）和瘢痕性（深灰色）秃发的证据等级

AGA	AA	CTE	牵拉性脱发
米诺地尔 -A	米诺地尔 -A	米诺地尔 -B	米诺地尔 -E
低剂量激光疗法 -A	外用 /IL 类固醇 -A		
富血小板血浆 -A	富血小板血浆 -A		
非那雄胺 / 度他雄胺 -A	外用免疫治疗 -A		
点阵激光 -D	准分子激光 -C		
螺内酯 -D	脉冲红外半导体激光 -C		
	甲氨蝶呤 -D		
	托法替尼 -D		
	阿普斯特 -E		
	鲁索替尼 -E		
	点阵激光 -E		
LPP	**CCCA**	**分割性蜂窝织炎**	**秃发性毛囊炎**
羟氯喹 -B	外用 /IL 类固醇	口服抗生素 -D	口服抗生素 -D
度他雄胺 -B（对 FFA）		异维 A 酸 -D	异维 A 酸 -D
外用 /IL 类固醇 -C		脉冲半导体激光 -E	光动力疗法 -D
米诺地尔 -E		外用 /IL 类固醇 -E	外用 /IL 类固醇 -E
低剂量激光疗法 -E		放疗 -E	长脉冲激光 -E
环孢素 -E		阿达木单抗 -E	放疗 -E
霉酚酸酯 -E		英夫利昔单抗 -E	阿达木单抗 -E
		锌 -E	英夫利昔单抗 -E
		加压治疗 -E	夫西地酸＋锌 -E

AA，斑秃；AGA，雄激素性秃发；CCCA，中央离心性瘢痕性秃发；CTE，慢性休止期脱发；FFA，前额纤维性秃发；IL，病灶内的；LPP，毛发扁平苔藓。
证据等级：A，双盲试验；B，临床试验 ≥ 20 个受试者；C，临床试验 < 20 个受试者；D，系列 ≥ 5 个受试者；E，个别病例报告

的物质，而非食物或设备。脱发普遍存在，并对社会和经济产生了一定的影响，虽然目前有多种药物用于治疗不同类型的脱发，但只有雄激素性秃发获得了 FDA 批准的药物治疗：女性使用米诺地尔，男性使用米诺地尔和非那雄胺。也就是说，所有其他用于治疗各种脱发的方法并没有被临床试验认可。这一事实也突显了设计良好的足以让其被 FDA 批准用于治疗的脱发疾病的临床试验还远远不够。

血管扩张剂：米诺地尔

米诺地尔是一种钾离子通道开放剂，能使细胞膜超极化，引起血管肌肉扩张，从而增加血流量。米诺地尔溶液和泡沫剂是外用药物，已被批准用于治疗女性和男性雄激素性秃发，同时也可作为其他类型脱发的辅助治疗。表 26.2 对几个最具代表性的关于米诺地尔治疗雄激素性秃发的临床试验进行了总结。下文"雄激素性秃发：一个实例"部分回顾了该药物的发现和批准过程。

表 26.2 米诺地尔治疗雄激素性秃发的临床试验

参考文献	分组	主要指标	次要指标	与基线相比改善情况	# 受试者人数
Kreindler [11]	组 1：2% 米诺地尔溶液 组 2：3% 米诺地尔溶液 组 3：安慰剂，后续 3% 米诺地尔溶液	非毳毛数	毳毛数，毛发总数，研究者的主观评估和毛发生长速度	信息不足	150（男性）
Rietschel 和 Duncan [12]	组 1：2% 米诺地尔溶液 组 2：3% 米诺地尔溶液 组 3：安慰剂，后续 3% 米诺地尔溶液	毛发数	与基线相比的变化情况，终毛数	38.74% 49.34% 36.46%	149（不详）
Jacobs 等 [13]	组 1：2% 米诺地尔溶液 组 2：安慰剂	与基线相比非毳毛 TAHC 变化情况	研究者和患者主观评估可见的新生毛发。主观评估脱发程度	24.21% 13.66%	346（女性）
DeVillez 等 [14]	组 1：2% 米诺地尔溶液 组 2：安慰剂	非毳毛数	研究者和患者主观评估可见的新生毛发。主观评估脱发程度	16.16% 7.28%	308（女性）
Price 等 [15]	组 1：5% 米诺地尔溶液 组 2：2% 米诺地尔溶液 组 3：安慰剂 组 4：不干预	平均毛发重量变化百分比	平均毛发数变化百分比	信息不足	33（男性）
Olsen 等 [16]	组 1：5% 米诺地尔溶液 组 2：2% 米诺地尔溶液 组 3：安慰剂	非毳毛数	患者和研究者采用问卷形式对毛发生长进行评估	信息不足	393（男性）
Vexiau 等 [17]	组 1：2% 米诺地尔溶液 组 2：环丙孕酮	直径 > 40 μm 毛发数量的变化	毛发总数，生长期毛发数，休止期毛发数	9.1% 信息不足	66（女性）
Berger 等 [18]	组 1：1% 吡硫翁锌洗发液 组 2：5% 米诺地尔溶液＋安慰剂洗发液 组 3：安慰剂溶液 组 4：1% 吡硫翁锌洗发液 + 5% 米诺地尔溶液	毛发总数显著增加	毛发直径，患者和研究者整体评估毛发生长情况	信息不足	200（男性）
Lucky 等 [19]	组 1：5% 米诺地尔溶液 组 2：2% 米诺地尔溶液 组 3：安慰剂	与基线相比非毳毛数变化	患者和研究者评估毛发生长情况／头皮覆盖情况	信息不足	381（女性）

263

表 26.2 米诺地尔治疗雄激素性秃发的临床试验（续表）

参考文献	分组	主要指标	次要指标	与基线相比改善情况	# 受试者人数
Olsen 等[20]	组1: 5% 米诺地尔泡沫剂 组2: 安慰剂	与基线相比头顶 TAHC 变化	受试者采用问卷形式评估毛发生长改善情况，整体摄影检查	13.4% 3.4%	352（男性）
Tsuboi 等[21]	组1: 1% 米诺地尔溶液 组2: 安慰剂	与基线相比非毳毛的平均变化	研究者和患者的评估	信息不足	280（女性）
Tsuboi 等[22]	组1: 5% 米诺地尔溶液 组2: 1% 米诺地尔溶液	非毳毛数	研究者（皮肤科医生）采用照片评估头皮5个点，患者自我评估头皮5个点	20.30% 16.18%	300（男性）
Blume-Peytavi 等[23]	组1: 5% 米诺地尔泡沫剂 组2: 2% 米诺地尔溶液	与基线相比非毳毛 TAHC 变化	TAHW，整体摄影检查	16.20% 13.80%	113（女性）
Hillmann 等[24]	组1: 5% 米诺地尔泡沫剂 组2: 安慰剂	与基线相比额颞部 TAHC 变化	与基线相比顶部 TAHC 变化，额颞部和顶部 TAHW 的变化，专家小组对头皮覆盖率进行整体主观评估	4.20% 1.06%	70（男性）
Hu 等[25]	组1: 口服非那雄胺 组2: 5% 米诺地尔溶液 组3: 口服非那雄胺 + 5% 米诺地尔溶液	毛发生长	无	信息不足	428（男性）

TAHC，目标区域毛发计数；TAHW，目标区域毛发宽度

5α 还原酶抑制剂：非那雄胺和度他雄胺

非那雄胺和度他雄胺是 5α 还原酶（5α-reductase，5AR）抑制剂，阻断睾酮转化为双氢睾酮。非那雄胺是 2 型 5AR 抑制剂，度他雄胺是 1 型和 2 型 5AR 抑制剂。2 型 AR 主要位于男性生殖器和毛囊，1 型 AR 主要位于皮肤、毛囊和皮脂腺[26]。这两种药物用于雄激素性秃发，可单独使用或与米诺地尔联合使用[27]。目前，FDA 仅批准非那雄胺每日 1 mg 用于男性雄激素性秃发。最近的研究表明 5AR 抑制剂可能对前额纤维性秃发也有效[28]。表 26.3 列举了一些关键的临床试验，说明为什么这类药物会被批准。

表 26.3　非那雄胺或度他雄胺治疗雄激素性秃发的临床试验

参考文献	分组	主要指标	次要指标	与基线相比改善情况	受试者人数（#）
Kaufman 等[29]	组 1：非那雄胺 1 mg 组 2：安慰剂	毛发数和患者自我评估	研究者评估和整体摄影评估	11% －2.70%	1553（男性）
Leyden 等[30]	组 1：非那雄胺 1 mg 组 2：安慰剂	采用微距摄影扫描目标区域的毛发数	患者、研究者和整体评估	9.60% －2.00%	326（男性）
Roberts 等[31]	试验组 1：非那雄胺 5 mg 试验组 2：安慰剂 剂量范围组 1：非那雄胺 1 mg 剂量范围组 2：非那雄胺 0.2 mg 剂量范围组 3：非那雄胺 0.01 mg 剂量范围组 4：安慰剂	与基线相比改善情况，目标区域毛发数	患者、研究者和整体评估	11% －2% 9% 7% －2% 无	693（男性）
Price 等[32]	组 1：非那雄胺 1 mg 组 2：安慰剂	采用微距摄影扫描目标区域毛发数	患者、受试者和整体评估	－5.76% －4%	137（女性）
Van Neste 等[33]	组 1：非那雄胺 1 mg 组 2：安慰剂	采用微距摄影扫描目标区域的总毛发数及生长期毛发数	无	总的：3.7% 生长期：14.54% 总的：－4.9% 生长期：－7.39%	212（男性）
Price 等[34]	组 1：非那雄胺 1 mg 组 2：安慰剂	目标区域毛发重量	目标区域毛发数，实验室测量	20.04% －5.2%	66（男性）
Olsen 等[35]	组 1：度他雄胺 0.05 mg 组 2：度他雄胺 0.1 mg 组 3：度他雄胺 0.5 mg 组 4：度他雄胺 2.5 mg 组 5：非那雄胺 5 mg 组 6：安慰剂	采用微距摄影评估目标区域与基线相比毛发数的变化	探索性评估毛发数。小组、研究者和受试者评估。采用改良的 Hamilton-Norwood 分类对男性型秃发进行分级	无 8.64% 10.19% 11.28% 8.38% －3.5%	416（男性）

表 26.3　非那雄胺或度他雄胺治疗雄激素性秃发的临床试验（续表）

参考文献	分组	主要指标	次要指标	与基线相比改善情况	受试者人数（#）
Price 等[36]	组 1：非那雄胺 1 mg 组 2：安慰剂	三次扩展研究后目标区域毛发重量（共 4 年）	目标区域毛发数，实验室测量	21.60%－24.50%	22（男性）
Eun 等[37]	组 1：度他雄胺 0.5 mg 组 2：安慰剂	采用显微摄影技术在 6 个月时对顶部毛发进行计数	3 个月时的毛发数。受试者和研究者评估毛发生长	8.23% 3.25%	153（男性）
Olsen 等[38]	试验 1 组 1：非那雄胺 1 mg 试验 1 组 2：安慰剂 试验 2 组 1：非那雄胺 1 mg 试验 2 组 2：安慰剂	对顶部进行整体摄影评估	对前 / 中、额部和颞部头皮区域进行整体摄影评估	无	1977（男性）
Gubelin Harcha 等[26]	组 1：度他雄胺 0.02 mg 组 2：度他雄胺 0.1 mg 组 3：度他雄胺 0.5 mg 组 4：非那雄胺 1 mg 组 5：安慰剂	24 周时采用微距摄影评估顶部目标区域与基线相比毛发数的变化	与基线相比毛发宽度和终毛的变化。小组整体评估、研究者评估以及采用 Hamilton-Norwood 分类对男性型秃发的分级变化情况进行评估	无	917（男性）
Hu 等[25]	组 1：口服非那雄胺 组 2：外用 5% 米诺地尔溶液 组 3：口服非那雄胺联合外用 5% 米诺地尔溶液	整体摄影评估	无	无	428（男性）

免疫调节剂

皮质类固醇常用于由过度炎症反应引起的脱发，可外用、病灶内或系统性给药。多项随机对照试验（randomized controlled trials，RCTs）证明皮质类固醇治疗斑秃有效[39]。有病例报告指出，皮质类固醇也可用于治疗某些少见病如 LPP 和 CCCA[40-41]。

一些队列研究和病例报告指出，其他免疫调节剂如甲氨蝶呤、托法替尼和鲁索替尼也可有效治疗斑秃。但尚需进一步的对照研究以证实其有效性[42-47]。

利尿剂 / 抗雄激素治疗

螺内酯是一种保钾利尿剂，有抗雄激素作用，可减少肾上腺雄激素的产生，并抑制游离睾酮与雄激素受体结合，从而被用于治疗雄激素性秃发。从理论上讲，螺内酯因具有抗雄激素作用可有效治疗雄激素性秃发。一篇对 19 名患者进行回顾性分析的报告指出，螺内酯可有效治疗雄激素性秃发[48]。但是，至今唯一的一项临床试验指出，螺内酯治疗女性雄激素性秃发后，与基线相比症状并无改善[49]。

前列腺素激动剂

拉坦前列素和比马前列素是前列腺素激动剂，目前对于它们治疗雄激素性秃发和斑秃的研究很少。在一项小样本 RCT 中，发现与安慰剂相比，拉坦前列素可促进雄激素性秃发患者毛发生长[50]。而在斑秃的研究中结果是矛盾的，一项研究的结论是与安慰剂相比没有显著差异，而另一项研究则表明与基线相比毛发有明显生长[51-52]。

设备

FDA 使用设备一词来表示用于诊断、治愈、缓解、治疗或预防疾病的仪器、器械、工具、机器、发明、植入物、体外试剂或其他类似或相关的物品。多数基于病例报告和病例系列，但其中一些设备已经在临床试验中经过了严格的测试。

微针是指用细针在皮肤上扎出数百个小伤口。毛发生长机制主要包括下列几种：通过微损伤刺激创伤修复机制，通过血小板激活释放多种生长因子，以及提高药物吸收。一项 RCT 显示，在 AGA 患者中，微针联合米诺地尔组与米诺地尔单用组比较，毛发数量明显增多。与基线相比，微针联合米诺地尔治疗后患者的毛发数明显增多[53]。有报道称，印度的 2 例斑秃患者采用微针联合外用类固醇治疗后毛发生长明显，其方法是在微针治疗前及治疗后立即外用高剂量曲安奈德（10 mg/ml）[54]。

准分子激光是一种能发射 308 nm 紫外线波长的装置，能诱导细胞凋亡，因此，对皮肤炎症具有潜在疗效。虽然目前仅有一些相关的病例系列报告，但准分子激光无论在成人还是儿童的斑秃中均显示了较好的疗效[55-56]。据报道，准分子激光治疗 10 例 LPP 患者也取得了较好疗效[57]。因此，后期需要 RCTs 来进一步证实。

低剂量激光疗法是一种通过不同类型梳子传递光线的技术。每个设备都有不同数量的光束和特定波长。虽然其确切的促进毛发生长的机制仍不清楚，但它可以促进有丝分裂并刺激毛囊角化细胞的活化。在一些随机、模拟设备对照研究中发现，低剂量激光疗法对男性和女性的雄激素性秃发均有显著疗效[58-59]。2007 年，FDA 批准了 HairMax 激光梳用于治疗男性雄激素性秃发。2014 年，FDA 又批准了 HairMax 激光带用于治疗男性和女性雄激素性秃发。

膳食补充剂和营养品

膳食补充剂是指从食物中提取营养素后合成的产品，它们属于食物的一种，而非药物。然而，需要注意的是，虽然"营养品"这一术语用来表示具有药理性能的营养素，但 FDA 并没有正式认可[60]。在过去几十年里，由于对毛发生长药物的高需求，而实际又缺少疗效确切的药物，导致市场上出现了多种针对脱发的膳食补充剂。仅极少数临床试验对一些膳食补充剂进行了认可，大部分补充剂并无或仅有一些低质量数据来支持它们的使用。在一项关于雄激素性秃发的试验中发现外用维 A 酸对毛发生长有一定作用，因此，维生素 A 成了最早用于毛发生长的补充剂之一。然而，过量维生素 A 可导致脱发[61]。大部分用于毛发生长的复合维生素都含有维生素 A，但没有试验来证实其有效性。补充剂中 omega 3 和 omega 6 脂肪酸是唯一有 RCT 数据支持的。120 个健康女性雄激素性秃发志愿者参与了该试验，与安慰剂相比，omega 3 和 omega 6 脂肪酸改善了头发密度，减少了休止期毛发的百分比[62]。此外，有报道称，与安慰剂比较，使用含有维生素 C、锌、木贼、亚麻籽提取物和 AminoMar 海洋生物复合物（含鲨鱼和软体动物粉末）的补充剂 180 天后，毛发总数、头发总密度和终毛密度均明显增加[63]。

药物研发和 FDA 审批流程

如上所述，研发一种新药并通过审批流程是极其费时且昂贵的。这也从某种意义上说明了为什么至今只有两种药物被 FDA 批准用于治疗脱发。药物需要先通过体外试验，才可以进行动物试验。对动物试验进行评估，经过临床前分析并获得认可后，才可以进行人体试验。很多具有潜在能力的化合物最终并未获得批准，事实上，很多甚至并未进入到人体试验阶段（图 26.1）。

临床前试验

临床前试验或临床前研究是指对潜在药物进行人体试验前进行的所有试验。常由实验室里的基础科学家遵循药品实验室管理规定执行。药品实验室管理规定是一套监督管理这类试验的基本要求，主要包括一般规定、机构和人员、设施、设备、试验设施操作、试验和控制章程以及进行非临床实验室研究的规程[64]。科学家们需要对成千上万种物质进行评估，才能确定哪种物质具有发展成药物的潜力。当发现一种潜在药物后，科学家们需要通过化学、制造和控制等多种程序来确定该物质的特殊化学机构、溶解度和随时间变化的稳定性。获得这些信息后再进行体外和动物试验，以确定该化学物质的生物活性、代谢和作用机制[65]。

一般来说，临床前试验开展并不广泛。但这些研究是非常必要的，可获得药物剂量和毒性方面的重要信息。获得这些信息后，

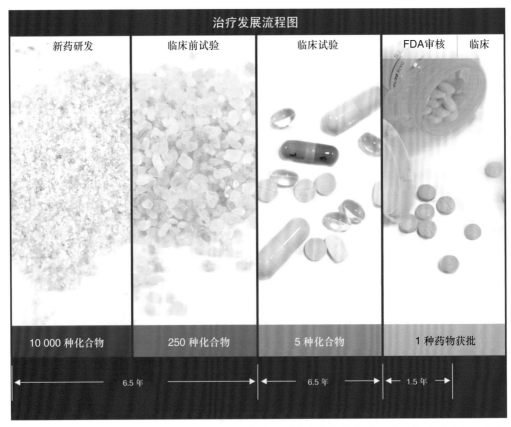

图 26.1　代表具有潜在药物的化合物数量，达到临床前试验要求的化合物数量，进入临床试验的化合物数量以及最终被 FDA 获批的药物数量（Modified form Eaglstein WH. The FDA Approval Process and Drug Development. The FDA for Doctors. Switzerland：Springer；2014.）[65]

研究人员再决定该药物是否可用于人体试验。

临床试验

根据 FDA 规定，临床前试验结束后，接着需要进行四期连续的临床试验：1 期、2 期、3 期和 4 期临床试验。药物的审批流程非常艰巨，大部分试验药物最终未能通过 FDA 审批。1 期临床试验结束后可以进入 2 期临床试验的概率是 63.2%。2 期临床试验结束后可以进入 3 期临床试验的概率是 30.7%。3 期临床试验结束后可以进行新药申请（new drug application，NDA）的概率是 58.1%。大概 85.3% 的 NDAs 最终可获得批准。因此，一种新的试验药物最终获得批准的总体概率仅为 9.6%[66]。

1 期临床试验

1 期临床试验的目的是确定试验性新药（investigational new drug，IND）的常见和严重不良事件。同时，还须获得充分的药代动力学、药效学和安全性数据，为 2 期对照试验的设计提供充足的依据。1 期临床试验一般在小样本人群中进行，通常不超过 100 名受试者。一般招募健康志愿者作为受试者，但有时也会招募患者或符合条件者作为志愿者。

2 期临床试验

2 期临床试验入组患者或符合条件者作为受试者。2 期临床试验的最终目的是收集初步的有效性数据，同时评估安全性。2 期临床试验需要设计对照组，可以是安慰剂组、活性药物对照组或标准治疗组。初步研究属于 2 期临床试验，用于确定药物概念并为下一步试验提供剂量参考。2 期临床试验的疗效终点往往非常宽泛。

3 期临床试验

3 期临床试验通过对不同的人群和剂量进行研究，进一步获得安全性和有效性信息，同时密切监测不良事件。与 1 期和 2 期临床试验相比，3 期临床试验需要入组更多的受试者，通常入组 300～3000 名患者或符合条件者。3 期临床试验是药物开发和审批流程中最昂贵的部分。这些试验结果最终将作为 NDA 的一部分提交给 FDA。

4 期临床试验

4 期临床试验是上市后试验。这些试验是在药物获得 FDA 批准后进行的，对于确定药物的副作用至关重要。通常有数千名患者或符合条件者参与，目的是收集药物安全性、有效性和最佳用法的信息[67]。此外，一些药物出现新的适应证时，需要通过 4 期临床试验才能写入说明书。

试验性新药

所谓试验性新药（investigational new drug，IND）是指一种针对尚未经过 FDA 批准的新适应证或的新人群进行研究的药物[67]。（美国）联邦法律规定，药物必须经过批准上市后才可以运输和分销到各州。研究者需要向 FDA 提交 IND 申请才可以获得 IND 状态[68]，而对处于 IND 状态的药物，不需要经过 FDA 审批，主办单位（制药公司）就可以把药物运送到不同地方进行临床研究。FDA 收到 IND 申请后，需要确认该药物已经在动物身上进行了充分的临床前试验，且可以进行下一步人体试验。想要获得审批，以下 3 点是关键：第一，必须有动物药理学和毒理学研究；第二，必须详细说明药物的成分、稳定性和可控性；第三，提交申请时必须附有临床试验方案。

试验器械豁免

医疗器械需要获得试验器械豁免（investigational device exemption，IDE）后才可以用于临床试验，以测试安全性和有效性。IDE 的审核流程取决于器械可能给受试者带来的风险程度。重大风险器械需要同时获得 FDA 和机构审查委员会（Institutional Review Board，IRB）的批准才能开始临床试验。而非重大风险器械仅需要获得 IRB 批准即可。有时候很难把一种产品归类为药物还是器械。

新药申请

INDs 必须经过不同阶段的临床试验，积累必要的数据后才可以进行 NDA。申办方向 FDA 正式提交 NDA，请求批准该药在美国进行销售和市场推广。这个申请需要包括下列信息：药物使用是否安全有效，获利是否大于风险，标签是否合适，以及药物生产过程是否保持了药物的特性、药效、质量和纯度[68]。

临床试验设计

临床研究即临床试验，患者接受干预以获得相应的生物医学以及健康状况的结论。研究的类型决定了研究的本质，不同的研究类型会得出不同的结论。

Prepost 试验用于评估干预前后的结果，但其有效性有限，因为不能控制其他可能会影响结果的变量。RCTs 是将受试者随机分为两组，进行对照研究。RCTs 是最常见的临床试验类型，具有多个亚类。对照组可以是安慰剂或活性药物（一般是标准疗法）。开放试验是指受试者和研究者均知道试验组和对照组的分组情况。因为有些干预措施是无法掩饰的，这种情况下只能采取开放试验，缺点是容易造成多层偏倚。单盲试验是指受试者不知道分组情况而研究者知道。这种情况下研究者对结果的预期可能会影响受试者而造成偏倚。双盲试验是指受试者和研究者均不知道分组情况。双盲试验是最严谨的试验设计，可避免一些主观偏倚。交叉 RCTs 中受试者在试验的不同阶段接受不同的治疗。由于在同一试验中将受试者随机分为多个治疗组，故其优点是可以纠正不合理的随机化，证明

治疗的可逆性以及提高试验的有效性[69]。表 26.4 和 26.5 分别列出了至今 clinicaltrail.gov 上所有关于斑秃和雄激素性秃发的临床试验。治疗瘢痕性秃发的方法有限，因此迫切需要发现一种新的治疗方法。目前仅开展了一项治疗不同类型瘢痕性秃发的介入性临床试验。该试验正在美国进行，用于研究一种生物细胞混合物的有效性，该混合物由乳化的脂肪来源的组织和高密度富血小板血浆组成，通过静脉注射来治疗瘢痕性秃发和斑秃[70]。

雄激素性秃发：一个实例

雄激素性秃发是目前获得 FDA 批准治疗的唯一一个脱发疾病：外用米诺地尔治疗男性和女性雄激素性秃发，口服非那雄胺治疗男性雄激素性秃发。在此，我们以米诺地尔为例，讲述它是如何通过 FDA 批准的整个漫长历史过程。1960 年，发现化合物 N，N- 二烯丙基胺（Diallylmelamine，DAM）可以减少大鼠的胃酸，猜测其可能具有抗胆碱能机制。但在狗的体内试验发现其并无抗胆碱能机制，反而发现了一个有趣的副作用：血压持续下降。DAM N- 氧化酶（DAM N-oxidase，DAMN-O）是 N-DAM 的活性代谢物，可直接引起周围血管扩张。对该化合物进行了一项为期 30 天的试验，发现其具有严重副作用，如右心房出血性病变、心动过速和水钠潴留。这时，一个相较于 DAMN-O 更安全的类似物——米诺地尔被发现。1968 年，口服米诺地尔首次被提交申请为一种 IND，用于严重的难治性高血压的试验。1971 年，Gottlieb 等人报道，8 例口服米诺地尔治疗 2 个月以上的患者中 5 例出现了多毛症。据此，米诺地尔外用溶液诞生了。6 年后，即 1977 年，外用米诺地尔再次被作为一种 IND 向 FDA 提交了申请[71]。

Kreindler 发表了首个外用米诺地尔治疗

表 26.4　Clinicaltrial.gov[70] 上列出的斑秃的临床试验（2017 年 10 月）

临床试验标题	分组	分期	#受试者	状态
维多灵治疗斑秃	组 1：维多灵	1 期	29	完成
干细胞教育治疗斑秃	组 1：干细胞教育设备	1/2 期	30	不详
评估白介素 -2 治疗严重和难治性斑秃的有效性和耐受性	组 1：白介素 -2	1/2 期	10	不详
一项苏金单抗治疗斑秃的研究	组 1：苏金单抗 组 2：安慰剂	2 期	11	终止
一项评估托法替尼治疗中度至重度斑秃、全秃和普秃的有效性研究	组 1：托法替尼	2 期	15	进行中，招募结束
一项评估鲁索替尼治疗斑秃的有效性初步研究	组 1：鲁索替尼	2 期	12	完成
一项评估阿巴西普治疗中度至重度斑秃的有效性临床试验	组 1：阿巴西普 组 2：安慰剂	2 期	0	退出
准分子光治疗斑秃	组 1：UVB 准分子光设备	2 期	18	不详
一项评估阿巴西普治疗中度至重度斑块状斑秃的有效性开放单组临床试验	组 1：阿巴西普	2 期	15	进行中，招募结束
一项 tralokinumab 治疗中度至重度斑秃的初步研究	组 1：tralokinumab 组 2：安慰剂	2 期	30	招募中
一项外用磷酸 INCB018424 乳膏治疗斑秃（Alopecia areata，AA）的研究	组 1：安慰剂乳膏 组 2：磷酸 INCB018424 乳膏	2 期	90	进行中，招募结束
评估 PF-06651600 和 PF-06700841 治疗斑秃的有效性和安全性研究	组 1：PF-06651600 组 2：PF-06700841 组 3：安慰剂	2 期	132	招募中
LEO124249 软膏治疗斑秃	组 1：LEO124249 组 2：安慰剂（基质）	2 期	31	完成
SHAPE 凝胶治疗斑秃的安全性和有效性研究	组 1：SGAPE 凝胶	2 期	40	尚未招募
斑秃患者病灶内应用曲安奈德 10 mg/mL（Kenalog-10）的疗效	组 1：曲安奈德 10 mg/ml（Kenalog-10）	2 期	18	完成并得出结论
评估 CTP-543 在成人中度至重度斑秃中的安全性和有效性研究	组 1：CTP-543 组 2：安慰剂	2 期	90	招募中
外用托法替尼治疗不同类型斑秃	组 1：托法替尼软膏	2 期	10	进行中，招募结束
托法替尼治疗不同类型斑秃	组 1：托法替尼	2 期	30	完成并得出结论
外用 1% 贝沙罗丁凝胶治疗斑秃的 2 期随机双边对照研究	组 1：1% 贝沙罗汀凝胶	2/3 期	46	完成
LH-8 治疗儿童斑秃的研究	组 1：LH-8 组 2：安慰剂	2/3 期	100	尚未招募
外用大蒜浓缩物治疗儿童斑秃	组 1：大蒜浓缩物	3 期	20	招募中
一项比较丙酸氯倍他索与氢化可的松治疗儿童斑秃的试验	组 1：1% 氢化可的松 组 2：0.05% 丙酸氯倍他索	3 期	41	完成

表 26.4 Clinicaltrial.gov[70] 上列出的斑秃的临床试验（2017 年 10 月）（续表）

临床试验标题	分组	分期	#受试者	状态
TREg 活化物治疗斑秃	组 1：白介素 -2 组 2：安慰剂	3 期	56	招募中
甲氨蝶呤治疗严重斑秃的有效性	组 1：甲氨蝶呤 组 2：安慰剂	3 期	90	招募中
羟氯喹治疗斑秃、全秃	组 1：羟氯喹	4 期	16	完成
病灶内类固醇治疗斑秃	组 1：IL 曲安奈德 2.5 mg/ml 组 2：IL 曲安奈德 5 mg/ml 组 3：IL 曲安奈德 10 mg/ml 组 4：安慰剂（IL 生理盐水）	4 期	68	招募中
比较外用拉坦前列素与外用皮质类固醇治疗局限性斑秃	组 1：外用 0.005% 拉坦前列素 组 2：外用 0.05% 倍他米松	4 期	50	完成
外用辣椒素治疗斑秃的疗效	组 1：辣椒素	4 期	24	完成
艾特乐（Aldara）治疗泛发性斑秃	组 1：5% 艾特乐乳膏	4 期	20	完成
5% 艾特乐治疗斑秃前后皮损处 T 细胞的特征	组 1：5% 艾特乐乳膏	4 期	20	完成
0.05% 丙酸氯倍他索泡沫剂治疗斑秃的安全性和有效性	组 1：0.05% 氯倍他索泡沫剂	4 期	30	不详
口服大剂量甲泼尼龙治疗严重难治性斑秃的安全性和有效性	组 1：甲泼尼龙琥珀酸钠	4 期	42	完成

IL，病灶内

表 26.5 Clinicaltrial.gov[70] 上列出的雄激素性秃发的 2 期和 3 期临床试验（2017 年 10 月）

临床试验标题	分组	分期	#受试者	状态
一项外用 SM04554 治疗男性雄激素性秃发，并在给药前后对头皮进行活检分析的研究	组 1：外用 0.15%SM04554 溶液 组 2：外用 0.25% SM04554 溶液 组 3：外用基质溶液	2 期	49	完成
丝若得（Theradome）LH80 PRO 治疗男性雄激素性秃发	组 1：LH80 PRO 组 2：模拟设备	2 期	80	进行中，招募结束
富血小板血浆治疗雄激素性秃发的疗效	组 1：富血小板血浆 组 2：安慰剂（无菌生理盐水）	2 期	30	尚未招募
比较米诺地尔泡沫剂和安慰剂治疗雄激素性秃发的有效性和安全性	组 1：5% 米诺地尔泡沫剂 组 2：基质	2 期	70	完成
外用 SM04554 溶液治疗男性雄激素性秃发的安全性、耐受性和有效性研究	组 1：外用 0.15% SM04554 溶液 组 2：外用 0.25% SM04554 溶液 组 3：外用基质溶液	2 期	310	完成
一项评估 CB-03-01 溶液、对照溶液和基质溶液治疗男性雄激素性秃发的安全性和有效性 2 期试验	组 1：CB-03-01 溶液 组 2：5% 米诺地尔溶液 组 3：安慰剂溶液	2 期	95	完成

临床试验标题	分组	分期	#受试者	状态
表 26.5 Clinicaltrial.gov[70] 上列出的雄激素性秃发的 2 期和 3 期临床试验（2017 年 10 月）（续表）				
外用四肽醛蛋白酶抑制剂（NEOSH101）治疗男性型秃发的剂量递增有效性研究	组 1：2% NEOSH101 组 2：1% NEOSH101 组 3：0.5% NEOSH101 组 4：安慰剂	2 期	140	不详
外用 NEOSH101 治疗男性型秃发的有效性研究	组 1：2% NEOSH101 组 2：5% 米诺地尔 组 3：安慰剂	2 期	180	完成
肉毒杆菌毒素治疗男性型秃发	组 1：A 型肉毒杆菌毒素肌内注射	2 期		完成
营养补充剂治疗男性型秃发的有效性	组 1：HCap 配方 组 2：安慰剂	2 期	33	完成
外用 AS101 治疗更年期女性 FAGA（女性雄激素性秃发）	组 1：AS101	2 期	40	不详
外用丙戊酸预防脱发的有效性和安全性	组 1：丙戊酸溶液 组 2：安慰剂	2 期	40	完成
外用比马前列素对雄激素依赖性毛囊的影响	组 1：比马前列素 组 2：安慰剂	2 期	33	完成
Setipiprant 片治疗男性雄激素性秃发的 2A 期试验	组 1：setipiprant 组 2：安慰剂	2 期	169	进行中，招募结束
脂肪组织来源干细胞毛发修复法治疗雄激素性秃发	组 1：干细胞 组 2：富血小板血浆	2 期	88	尚未招募
一项细胞富集脂肪治疗雄激素性秃发的临床试验	组 1：脂肪＋高剂量脂肪源性再生细胞（ADRCs） 组 2：脂肪＋低浓度 ADRCs 组 3：仅脂肪 组 4：无脂肪对照组	2 期	70	进行中，招募结束
一项比马前列素治疗男性雄激素性秃发的安全性和有效性研究	组 1：比马前列素溶液 1 一天两次 组 2：比马前列素溶液 1 一天一次 组 3：比马前列素 2 一天两次 组 4：比马前列素 2 一天一次 组 5：安慰剂	2 期	244	完成
比马前列素治疗男性雄激素性秃发的安全性和有效性研究	组 1：比马前列素制剂 A 组 2：比马前列素制剂 B 组 3：比马前列素制剂 C 组 4：比马前列素基质溶液 组 5：5% 米诺地尔溶液	2 期	307	完成
一项比较 pantovigar 联合 2% 米诺地尔与 2% 米诺地尔单用治疗女性型秃发的优越性、有效性和耐受性研究	组 1：pantovigar ＋ 2% 米诺地尔 组 2：2% 米诺地尔单用	2 期	74	完成

表 26.5 Clinicaltrial.gov[70] 上列出的雄激素性秃发的 2 期和 3 期临床试验（2017 年 10 月）（续表）

临床试验标题	分组	分期	#受试者	状态
比较度他雄胺和非那雄胺、安慰剂治疗男性雄激素性秃发	组 1：非那雄胺 1 mg ＋度他雄胺安慰剂 组 2：度他雄胺 0.02 mg ＋非那雄胺安慰剂 组 3：度他雄胺 0.1 mg ＋非那雄胺安慰剂 组 4：度他雄胺 0.5 mg ＋非那雄胺安慰剂 组 5：度他雄胺安慰剂＋非那雄胺安慰剂	3 期	917	完成
比较 2 种米诺地尔制剂治疗女性雄激素性秃发的有效性和安全性	组 1：外用 5% 米诺地尔泡沫剂 组 2：外用 2% 米诺地尔泡沫剂	3 期	113	完成
女性型秃发的临床试验	组 1：5% 米诺地尔外用泡沫剂 组 2：外用基质泡沫剂	3 期	404	完成
一项评估 5% 米诺地尔泡沫剂治疗男性型秃发的有效性和安全性研究	组 1：外用 5% 米诺地尔泡沫剂	3 期	352	完成
非那雄胺对血清前列腺特异性抗原的影响（0906-111）	组 1：MK0906 ＋非那雄胺 1 mg 组 2：安慰剂	3 期	355	完成
一项比较米诺地尔溶液和米诺地尔联合非那雄胺溶液治疗男性型秃发的有效性研究	组 1：3% 米诺地尔溶液 组 2：3% 米诺地尔 ＋ 0.1% 非那雄胺溶液	3 期	40	完成
中胚层疗法联合 0.5% 米诺地尔 /2 ml 治疗女性雄激素性秃发的有效性和安全性	组 1：0.5% 米诺地尔 /2 ml 组 2：生理盐水	3 期	60	不详
一项评估度他雄胺 0.5 mg 每天一次、共 6 个月治疗男性雄激素性秃发的有效性和安全性研究	组 1：度他雄胺 0.5 mg 组 2：安慰剂	3 期	150	完成
度他雄胺治疗男性雄激素性秃发对性功能的影响	组 1：度他雄胺 0.5 mg 组 2：安慰剂	3 期	117	完成
一项评估度他雄胺治疗男性雄激素性秃发的有效性和安全性的长期研究	组 1：度他雄胺 0.5 mg	3 期	120	完成
评估 P-3074 外用溶液治疗雄激素性秃发的有效性和安全性研究	组 1：P-3074（0.25% 非那雄胺外用溶液） 组 2：口服非那雄胺 1 mg 组 3：外用基质溶液	3 期	450	进行中，招募结束
女性型秃发的临床试验	组 1：外用 5% 米诺地尔泡沫剂 组 2：外用 2% 米诺地尔溶液	3 期	322	完成

雄激素性秃发的 RCT[11]。该试验共入组了 150 个男性，平均年龄 36 岁。试验分为 3 组：2% 米诺地尔溶液组，3% 米诺地尔溶液组和安慰剂组。4 个月后，与安慰剂组相比，使用活性药物的另 2 组受试者非毳毛生长显著增加。然而，在 12 个月的试验中，3 组的毛发总数是相当的。在接下来的 20 年里，更多的试验在男性和女性中开展，并取得了重大成

果。1988 年，5% 米诺地尔溶液被批准为治疗男性雄激素性秃发的非处方药物。2002 年，Olsen 等人发表了一项由 396 名男性参与的 2 期 RCT，结果显示与安慰剂相比，受试者无论外用 2% 还是 5% 米诺地尔溶液，其非毳毛生长均显著增加，并具有统计学意义[16]。根据这些结果，开展了一项比较 5% 米诺地尔泡沫剂与安慰剂的 3 期 RCT。该试验的主要指标是顶部头皮的毛发总数[20]。2005 年，该项试验，连同两项药代动力学研究和一项在健康受试者中的致敏试验的结果被作为 NDA 的材料，提交给了 FDA。第二年，5% 米诺地尔泡沫剂被批准用于男性雄激素性脱发[72]。20 世纪 90 年代，在女性中开展了两项关于 2% 米诺地尔溶液的 RCTs，并在 1977 年批准了 2% 米诺地尔溶液用于女性雄激素性秃发[13-14]。2011 年，在女性受试者中开展了一项比较每天一次外用 5% 米诺地尔泡沫剂与每天两次外用 2% 米诺地尔溶液的试验。这些试验提示每天一次外用 5% 米诺地尔泡沫剂的非劣效性，5% 米诺地尔泡沫剂于 2014 年被批准用于女性雄激素性秃发[23]。米诺地尔现已被广泛应用，并被尝试用于不同类型的脱发。目前，已开展了 200 多项临床试验来评估米诺地尔用于其他适应证的有效性和安全性。

小结

　　脱发是一种令人苦恼的疾病，严重影响生活质量，这与病因无关。目前只有雄激素性秃发获得了 FDA 批准的治疗，但考虑到药物研发的艰难历程，也就可以理解了。现在迫切需要研发新的化合物，并进行有效干预的严格临床试验。此外，为脱发疾病的临床试验制定一套统一标准，允许各项试验之间进行主要指标和次要指标的直接比较，将可以帮助简化这一繁琐的新药审批流程。

参考文献

1. Mcandrews PJ. *Men's Hair Loss*. American Hair Loss Association. 2017. http://www.americanhairloss.org/men_hair_loss/introduction.asp. Access date: May 1, 2017.
2. Birch MP, Messenger JF, Messenger AG. Hair density, hair diameter and the prevalence of female pattern hair loss. *Br J Dermatol*. 2001;144(2):297–304.
3. Gan DC, Sinclair RD. Prevalence of male and female pattern hair loss in Maryborough. *J Investig Dermatol Symp Proc*. 2005;10(3):184–189.
4. *Alopecia Market Analysis by Treatment (Oral, Topical, Injectable), by Gender (Men, Women) and Segment Forecasts to 2024*. 2016.
5. Williams KJ, Moore HM, Davies AH. Haemodynamic changes with the use of neuromuscular electrical stimulation compared to intermittent pneumatic compression. *Phlebology*. 2015;30(5):365–372.
6. Stough D, Stenn K, Haber R, et al. Psychological effect, pathophysiology, and management of androgenetic alopecia in men. *Mayo Clin Proc*. 2005;80(10):1316–1322.
7. Cash TF. The psychosocial consequences of androgenetic alopecia: a review of the research literature. *Br J Dermatol*. 1999;141(3):398–405.
8. Alfonso M, Richter-Appelt H, Tosti A, Viera MS, Garcia M. The psychosocial impact of hair loss among men: a multinational European study. *Curr Med Res Opin*. 2005;21(11):1829–1836.
9. Rigopoulos D, Stamatios G, Ioannides D. Primary scarring alopecias. *Curr Probl Dermatol*. 2015;47:76–86.
10. Mubki T, Rudnicka L, Olszewska M, Shapiro J. Evaluation and diagnosis of the hair loss patient: part I. History and clinical examination. *J Am Acad Dermatol*. 2014;71(3):415.e411–415.e415.
11. Kreindler TG. Topical minoxidil in early androgenetic alopecia. *J Am Acad Dermatol*. 1987;16(3 Pt 2):718–724.
12. Rietschel RL, Duncan SH. Safety and efficacy of topical minoxidil in the management of androgenetic alopecia. *J Am Acad Dermatol*. 1987;16(3 Pt 2):677–685.
13. Jacobs JP, Szpunar CA, Warner ML. Use of topical minoxidil therapy for androgenetic alopecia in women. *Int J Dermatol*. 1993;32(10):758–762.
14. DeVillez RL, Jacobs JP, Szpunar CA, Warner ML. Androgenetic alopecia in the female. Treatment with 2% topical minoxidil solution. *Arch Dermatol*. 1994;130(3):303–307.
15. Price VH, Menefee E, Strauss PC. Changes in hair weight and hair count in men with androgenetic alopecia, after application of 5% and 2% topical minoxidil, placebo, or no treatment. *J Am Acad Dermatol*. 1999;41(5 Pt 1):717–721.
16. Olsen EA, Dunlap FE, Funicella T, et al. A randomized clinical trial of 5% topical minoxidil versus 2% topical minoxidil and placebo in the treatment of androgenetic alopecia in men. *J Am Acad Dermatol*. 2002;47(3):377–385.
17. Vexiau P, Chaspoux C, Boudou P, et al. Effects of minoxidil 2% vs. cyproterone acetate treatment on female androgenetic alopecia: a controlled, 12-month randomized trial. *Br J Dermatol*. 2002;146(6):992–999.
18. Berger RS, Fu JL, Smiles KA, et al. The effects of minoxidil, 1% pyrithione zinc and a combination of both on hair density: a randomized controlled trial. *Br J Dermatol*. 2003;149(2):354–362.

19. Lucky AW, Piacquadio DJ, Ditre CM, et al. A randomized, placebo-controlled trial of 5% and 2% topical minoxidil solutions in the treatment of female pattern hair loss. *J Am Acad Dermatol.* 2004;50(4):541–553.

20. Olsen EA, Whiting D, Bergfeld W, et al. A multicenter, randomized, placebo-controlled, double-blind clinical trial of a novel formulation of 5% minoxidil topical foam versus placebo in the treatment of androgenetic alopecia in men. *J Am Acad Dermatol.* 2007;57(5):767–774.

21. Tsuboi R, Tanaka T, Nishikawa T, et al. A randomized, placebo-controlled trial of 1% topical minoxidil solution in the treatment of androgenetic alopecia in Japanese women. *Eur J Dermatol.* 2007;17(1):37–44.

22. Tsuboi R, Arano O, Nishikawa T, Yamada H, Katsuoka K. Randomized clinical trial comparing 5% and 1% topical minoxidil for the treatment of androgenetic alopecia in Japanese men. *J Dermatol.* 2009;36(8):437–446.

23. Blume-Peytavi U, Hillmann K, Dietz E, Canfield D, Garcia Bartels N. A randomized, single-blind trial of 5% minoxidil foam once daily versus 2% minoxidil solution twice daily in the treatment of androgenetic alopecia in women. *J Am Acad Dermatol.* 2011;65(6):1126–1134.e1122.

24. Hillmann K, Garcia Bartels N, Kottner J, Stroux A, Canfield D, Blume-Peytavi U. A single-centre, randomized, double-blind, placebo-controlled clinical trial to investigate the efficacy and safety of minoxidil topical foam in frontotemporal and vertex androgenetic alopecia in men. *Skin Pharmacol Physiol.* 2015;28(5):236–244.

25. Hu R, Xu F, Sheng Y, et al. Combined treatment with oral finasteride and topical minoxidil in male androgenetic alopecia: a randomized and comparative study in Chinese patients. *Dermatol Ther.* 2015;28(5):303–308.

26. Gubelin Harcha W, Barboza Martinez J, Tsai TF, et al. A randomized, active- and placebo-controlled study of the efficacy and safety of different doses of dutasteride versus placebo and finasteride in the treatment of male subjects with androgenetic alopecia. *J Am Acad Dermatol.* 2014;70(3):489–498.e483.

27. Varothai S, Bergfeld WF. Androgenetic alopecia: an evidence-based treatment update. *Am J Clin Dermatol.* 2014;15(3):217–230.

28. Danesh M, Murase JE. Increasing utility of finasteride for frontal fibrosing alopecia. *J Am Acad Dermatol.* 2015;72(6):e157.

29. Kaufman KD, Olsen EA, Whiting D, et al. Finasteride in the treatment of men with androgenetic alopecia. Finasteride male pattern hair loss study group. *J Am Acad Dermatol.* 1998;39(4 Pt 1):578–589.

30. Leyden J, Dunlap F, Miller B, et al. Finasteride in the treatment of men with frontal male pattern hair loss. *J Am Acad Dermatol.* 1999;40(6 Pt 1):930–937.

31. Roberts JL, Fiedler V, Imperato-McGinley J, et al. Clinical dose ranging studies with finasteride, a type 2 5alpha-reductase inhibitor, in men with male pattern hair loss. *J Am Acad Dermatol.* 1999;41(4):555–563.

32. Price VH, Roberts JL, Hordinsky M, et al. Lack of efficacy of finasteride in postmenopausal women with androgenetic alopecia. *J Am Acad Dermatol.* 2000;43(5 Pt 1):768–776.

33. Van Neste D, Fuh V, Sanchez-Pedreno P, et al. Finasteride increases anagen hair in men with androgenetic alopecia. *Br J Dermatol.* 2000;143(4):804–810.

34. Price VH, Menefee E, Sanchez M, Ruane P, Kaufman KD. Changes in hair weight and hair count in men with androgenetic alopecia after treatment with finasteride, 1 mg, daily. *J Am Acad Dermatol.* 2002;46(4):517–523.

35. Olsen EA, Hordinsky M, Whiting D, et al. The importance of dual 5alpha-reductase inhibition in the treatment of male pattern hair loss: results of a randomized placebo-controlled study of dutasteride versus finasteride. *J Am Acad Dermatol.* 2006;55(6):1014–1023.

36. Price VH, Menefee E, Sanchez M, Kaufman KD. Changes in hair weight in men with androgenetic alopecia after treatment with finasteride (1 mg daily): three- and 4-year results. *J Am Acad Dermatol.* 2006;55(1):71–74.

37. Eun HC, Kwon OS, Yeon JH, et al. Efficacy, safety, and tolerability of dutasteride 0.5 mg once daily in male patients with male pattern hair loss: a randomized, double-blind, placebo-controlled, phase III study. *J Am Acad Dermatol.* 2010;63(2):252–258.

38. Olsen EA, Whiting DA, Savin R, et al. Global photographic assessment of men aged 18 to 60 years with male pattern hair loss receiving finasteride 1 mg or placebo. *J Am Acad Dermatol.* 2012;67(3):379–386.

39. Lenane P, Macarthur C, Parkin PC, et al. Clobetasol propionate, 0.05%, vs hydrocortisone, 1%, for alopecia areata in children: a randomized clinical trial. *JAMA Dermatol.* 2014;150(1):47–50.

40. Cevasco NC, Bergfeld WF, Remzi BK, de Knott HR. A case-series of 29 patients with lichen planopilaris: the Cleveland Clinic Foundation experience on evaluation, diagnosis, and treatment. *J Am Acad Dermatol.* 2007;57(1):47–53.

41. Eginli A, Dothard E, Bagayoko CW, Huang K, Daniel A, McMichael AJ. A retrospective review of treatment results for patients with central centrifugal cicatrical alopecia. *J Drugs Dermatol.* 2017;16(4):317–320.

42. Royer M, Bodemer C, Vabres P, et al. Efficacy and tolerability of methotrexate in severe childhood alopecia areata. *Br J Dermatol.* 2011;165(2):407–410.

43. Lim SK, Lim CA, Kwon IS, et al. Low-dose systemic methotrexate therapy for recalcitrant alopecia areata. *Ann Dermatol.* 2017;29(3):263–267.

44. Batalla A, Florez A, Abalde T, Vazquez-Veiga H. Methotrexate in alopecia areata: a report of three cases. *Int J Trichology.* 2016;8(4):188–190.

45. Liu LY, Craiglow BG, Dai F, King BA. Tofacitinib for the treatment of severe alopecia areata and variants: a study of 90 patients. *J Am Acad Dermatol.* 2017;76(1):22–28.

46. Mackay-Wiggan J, Jabbari A, Nguyen N, et al. Oral ruxolitinib induces hair regrowth in patients with moderate-to-severe alopecia areata. *JCI Insight.* 2016;1(15):e89790.

47. Alkhalifah A, Alsantali A, Wang E, McElwee KJ, Shapiro J. Alopecia areata update: part II. Treatment. *J Am Acad Dermatol.* 2010;62(2):191–202; quiz 203–204.

48. Famenini S, Slaught C, Duan L, Goh C. Demographics of women with female pattern hair loss and the effectiveness of spironolactone therapy. *J Am Acad Dermatol.* 2015;73(4):705–706.

49. Sinclair R, Wewerinke M, Jolley D. Treatment of female pattern hair loss with oral antiandrogens. *Br J Dermatol.* 2005;152(3):466–473.

50. Faghihi G, Andalib F, Asilian A. The efficacy of latanoprost in the treatment of alopecia areata of eyelashes and eyebrows. *Eur J Dermatol.* 2009;19(6):586–587.

51. El-Ashmawy AA, El-Maadawy IH, El-Maghraby GM. Efficacy of topical latanoprost versus minoxidil and betamethasone valerate on the treatment of alopecia areata. *J Dermatol Treat.* 2017:1–10.

52. Roseborough I, Lee H, Chwalek J, Stamper RL, Price VH. Lack of efficacy of topical latanoprost and bimatoprost ophthalmic solutions in promoting eyelash growth in patients with alopecia areata. *J Am Acad Dermatol.*

2009;60(4):705–706.

53. Dhurat R, Sukesh M, Avhad G, Dandale A, Pal A, Pund P. A randomized evaluator blinded study of effect of microneedling in androgenetic alopecia: a pilot study. *Int J Trichology*. 2013;5(1):6–11.

54. Chandrashekar B, Yepuri V, Mysore V. Alopecia areata-successful outcome with microneedling and triamcinolone acetonide. *J Cutan Aesth Surg*. 2014;7(1):63–64.

55. Al-Mutairi N. 308-nm excimer laser for the treatment of alopecia areata. *Dermatol Surg*. 2007;33(12):1483–1487.

56. Al-Mutairi N. 308-nm excimer laser for the treatment of alopecia areata in children. *Pediatr Dermatol*. 2009;26(5):547–550.

57. Navarini AA, Kolios AG, Prinz-Vavricka BM, Haug S, Trueb RM. Low-dose excimer 308-nm laser for treatment of lichen planopilaris. *Arch Dermatol*. 2011;147(11):1325–1326.

58. Jimenez JJ, Wikramanayake TC, Bergfeld W, et al. Efficacy and safety of a low-level laser device in the treatment of male and female pattern hair loss: a multicenter, randomized, sham device-controlled, double-blind study. *Am J Clin Dermatol*. 2014;15(2):115–127.

59. Leavitt M, Charles G, Heyman E, Michaels D. HairMax LaserComb laser phototherapy device in the treatment of male androgenetic alopecia: a randomized, double-blind, sham device-controlled, multicentre trial. *Clin Drug Investig*. 2009;29(5):283–292.

60. Eaglstein WH. *What Are Dietary Supplements and Nutraceuticals?* The FDA for Doctors. Switzerland: Springer; 2014.

61. Bazzano GS, Terezakis N, Galen W. Topical tretinoin for hair growth promotion. *J Am Acad Dermatol*. 1986;15(4 Pt 2):880–883, 890–893.

62. Le Floc'h C, Cheniti A, Connetable S, Piccardi N, Vincenzi C, Tosti A. Effect of a nutritional supplement on hair loss in women. *J Cosmet Dermatol*. 2015;14(1):76–82.

63. Ablon G. A 6-month, randomized, double-blind, placebo-controlled study evaluating the ability of a marine complex supplement to promote hair growth in men with thinning hair. *J Cosmet Dermatol*. 2016;15(4):358–366.

64. Satterwhite CL, Torrone E, Meites E, et al. Sexually transmitted infections among US women and men: prevalence and incidence estimates, 2008. *Sex Transmit Dis*. 2013;40(3):187–193.

65. Eaglstein WH. *The FDA Approval Process and Drug Development. The FDA for Doctors*. Switzerland: Springer; 2014.

66. Hay M, Thomas DW, Craighead JL, Economides C, Rosenthal J. Clinical development success rates for investigational drugs. *Nat Biotechnol*. 2014;32(1):40–51.

67. ClinicalTrials.gov. Glossary of Common Site Terms. Clinical Research Phase Study. ClinicalTrials.gov. US National Institute of Health.

68. Kaptchuk TJ, Friedlander E, Kelley JM, et al. Placebos without deception: a randomized controlled trial in irritable bowel syndrome. *PLoS One*. 2010;5(12):e15591.

69. Thiese MS. Observational and interventional study design types; an overview. *Biochem Med*. 2014;24(2):199–210.

70. NIH. *US National Library of Medicine*; 2017. http://www.clinicaltrials.gov/.

71. Zins GR. The history of the development of minoxidil. *Clin Dermatol*. 1988;6(4):132–147.

72. U.S. Department of Health and Human Services, Food and Drug Administration. *Statistical Review and Evaluation. Men's Rogaine Extra Strength Minoxidil 5% Topical Foam for Androgenetic Alopecia*; 2006.

第 27 章

功效性毛发护理产品

GISELLE MARTINS，MD • MARIA FERNANDA REIS GAVAZZONI DIAS，MD，PHD
（于聪 译 皮龙泉 审）

洗发水

洗发水通常由 10 ～ 30 种成分组成，这些成分至少可分为以下 4 大类：

1. 清洁剂或表面活性剂；
2. 添加剂，有助于产品的稳定性和舒适性；
3. 护发素，可减少头发蓬松、增强头发的易梳理性，使头发更加柔顺、富含光泽；
4. 特殊护理成分，用于护理如脂溢性皮炎、银屑病等疾病的具体头皮问题。

表面活性剂

表面活性剂是一种清洁剂，可替代皂类（表 27.1）。表面活性剂通过削弱结合于头发上的杂质和残留物的物理-化学吸附力起作用。表面活性剂可溶解杂质，防止其吸附在发干或头皮上[1]。残留物是指非水溶性的油脂（皮脂）。表面活性剂有疏水性基团和亲水性基团，便于从发干上去除残留物。疏水性基团与油脂发生化学性结合，亲水性基团

再与水结合。表面活性剂由含烃的脂链组成，含有极性端和非极性端。极性端可利用其亲水特性溶于水，洗去残留物。表面活性剂与水接触后形成胶束结构。这一结构变成球形，其外部具有亲水性，易被洗去，而内部具有疏水性，可结合油脂和残留物[1]。根据极性端电荷种类不同，表面活性剂可分为 4 类：阴离子、阳离子、两性和非离子性的表面活性剂。主要的清洁剂是阴离子表面活性剂[2]。肥皂也是一种阴离子清洁剂，其水洗后留下的碱性残留物对头发和皮肤非常有害，这些残留物以钙盐形式沉淀并积聚在发干中，导致发干失去光泽、易缠绕打结。由脂肪酸的硫酸化以及聚氧乙烯的类似物（烷基硫酸盐、烷基醚硫酸盐）衍生而来的新型阴离子表面活性剂不会出现这种情况，这类表面活性剂更顺滑头发，在化妆品领域更具优势。这类表面活性剂包括月桂基硫酸钠、月桂基硫酸铵、月桂醇聚醚硫酸铵和 α - 烯烃磺酸盐[1, 3-4]。目前"无硫酸盐洗发水"的表述是指没有阴离子表

表 27.1 表面活性剂分类		
洗发水的表面活性剂		
分类	**举例**	**特征**
阴离子型	月桂基硫酸铵、月桂基硫酸钠、月桂基肌氨酸钠、月桂醇醚硫酸钠、对乙酰氨基硫酸钠、硬脂酸钠、月桂基硫酸钠、α - 烯烃磺酸盐、月桂醇聚醚硫酸铵	深层清洁
阳离子型	三甲基烷基氯化铵和苯扎氯铵和烷基吡啶离子的氯化物或溴化物	头发柔顺剂 温和清洁
非离子型	脂肪醇、鲸蜡醇、硬脂醇、鲸蜡硬脂醇（包括主要是十六醇和十八醇）和油醇	温和清洁
两性型	烷基亚氨基丙酸酯和（酰胺基）甜菜碱	无眼部刺激 中度清洁

面活性剂。月桂基硫酸钠就是一种带有硫酸盐的表面活性剂。一些洗发水的配方中加入阳离子、两性和非离子表面活性剂，以减少阴离子表面活性剂的静电效应。由于阳离子表面活性剂带有正电荷，可与发干上带负电荷的阴离子表面活性剂迅速结合，减少头发的毛躁感。此外，它们还可优化最终产品的泡沫形成和黏度。使用洗发水后产生的静电是在去除皮脂和残留物过程中电荷平衡的结果。头发纤维所带的负电荷与胶束结构的负电荷相互排斥。这种电荷的相斥作用使其能够水洗。但结果是增加了发干的负电荷以及结合了角蛋白的稳定复合物的形成，过度的静电效应会增加发干纤维间相互排斥。尽管阳离子表面活性剂可一定程度中和过度的静电效应，但同时还存在洗发水 pH 值的干扰，这可增加静电、减少电荷中和。

阴离子表面活性剂

阴离子表面活性剂特征表现为带负电荷的亲水性基团，例如月桂基硫酸铵、月桂醇聚醚硫酸钠、月桂基肌氨酸钠、肉豆蔻醇聚醚硫酸钠、烷醇聚醚硫酸钠、硬脂酸钠、月桂基硫酸钠、α烯烃磺酸盐和月桂醇聚醚硫酸铵[1-2]。尽管对皮脂和污垢的去除效果非常好，但阴离子表面活性剂是强效清洁剂，可导致头发表面的负电荷增加，同时也增加头发的毛躁和摩擦。为了尽量减少这种损伤，配方中还会加入其他次要表面活性剂，例如非离子和两性表面活性剂。

阳离子表面活性剂

阳离子表面活性剂带有正电的亲水性末端。典型的阳离子表面活性剂是三甲基烷基氯化铵和苯扎氯铵和烷基吡啶离子的氯化物或溴化物[1-2]。这些阳离子表面活性剂都包含一个季铵离子。它们能够中和头发表面的负电，尽可能减少毛躁。通常用作洗发水柔顺剂。

两性表面活性剂

两性表面活性剂亲水部分的电性由溶液的 pH 值控制。在碱性溶液中其可作为阴离子表面活性剂，在酸性溶液中可作为阳离子表面活性剂。两性表面活性剂非常温和，具有出色的皮肤特性。两性表面活性剂包括烷基亚氨基丙酸酯和（酰胺基）甜菜碱两种类型。

非离子表面活性剂

非离子表面活性剂不带电荷。因亲水基团不溶于水，非离子表面活性剂在水中不发生电离反应。许多长链醇类具有部分表面活性剂的特性。主要包括脂肪醇、鲸蜡醇、硬脂醇、鲸蜡硬脂醇（主要由鲸蜡醇和硬脂醇构成）和油醇。

护发洗发水

为了中和电荷，许多洗发水配方中常加入阳离子成分。护发成分可促进干发和湿发的不同属性。但如果油性头发使用护发洗发水，可能会产生负面效果，引起头发粘连和油腻。经过漂白和化学处理的头发对护发成分的亲和力更高，因为它们的等电点低（负电部位密度更高），并且比未经处理的头发有更多孔洞。

护发素的功能如下：

- 提高可梳理性
- 模仿头发的天然脂质外层
- 恢复疏水性
- 封闭毛小皮
- 避免或减少毛躁和摩擦：中和负电荷网
- 增强光泽、平滑度和易打理性

通常加入洗发水中的护发成分是阳离子表面活性剂（7-、10-、44-、87-聚季铵盐，瓜尔胶羟丙基三铵氯化物）、聚合物和多肽（例如动物或植物来源的水解角蛋白）[1]。它们可与硅酮乳液（称为二合一洗发水）、植物油和矿物油组合。

硅酮是由石英晶体衍生的混合（无机-有机）惰性、耐热、橡胶状的聚合物。二氧化硅在砂岩和沙滩中很常见。二甲硅油是护发行业中使用最广泛的硅酮[1、5]，熵对其在头发表面的吸附非常重要。其他硅酮包括氨基硅氧烷、甲硅烷氧基硅酸盐、阴离子硅等等。它们在水中的沉积度和溶解度不同，因此对头发的作用不同。一些硅酮可以通过光的反射增强头发的光泽。二甲硅油具有保护发干减少摩擦的作用，而甲硅烷氧基硅酸盐使头发丰盈。疏水性硅酮用表面活性剂无法冲洗，可能沉积在头发纤维表面和毛小皮鳞片下导致头发粘连。

聚硅氧烷聚合物可能会使翘起的毛小皮鳞片重新恢复黏合，并被认为可以防止热损伤，但缺乏足够的科学证据。聚二甲基硅氧烷具有疏水性，因此在未被染烫过的头发上可更好被吸附，同时发根处比发梢更易被吸附。为了促进聚二甲基硅氧烷在化学处理后的受损头发的吸附，洗护产品会使用阳离子桥联剂，如氨基功能性硅酮，来增加头发与硅酮之间的亲和力。

其他聚合物包括多肽和蛋白质。因为有很多用于键合的离子和极性位点，且作为能够吸附于头发表面的大分子（利用范德华力），这类聚合物也是非常重要的。小的分子（小于 1000 Da）甚至可以扩散到头发，尤其是在受损的头发中。蛋白水解物可以保护头发抵御化学性和环境性损害，特别是低分子量蛋白水解物。多种动植物蛋白水解物已经用于头发和个人护理，例如从甲、角类和羊毛中获得的角蛋白水解产物。化学处理后的头发，特别是在漂白后的头发上会沉积更大量蛋白质。由于水解氨基酸带正电荷，可能带负电荷的受损头发会吸引负电荷分子，中和电荷并减少毛糙和摩擦。

角蛋白水解物常由动物含有角蛋白的部位制备而成，例如羽毛、角、蹄子、毛发和羊毛等废弃的材料收集而来。一些行业已经开发了使用来自非动物性氨基酸（从小麦、玉米和大豆蛋白）的复合物模拟天然的角蛋白成份。但是，角蛋白因其机械性和保护性特点，仍旧是无法取代的蛋白，使用氨基酸不能替换或修复受损的分子结构。

矿物油和植物油

油在保护头发避免损伤方面起着重要作用。有些油可以渗透到头发中并减少水分的吸收，从而减少膨胀。这可以减少湿疲劳（反复的膨胀和干燥）对头发的损害。油可以填充毛小皮细胞之间的间隙并防止侵蚀性物质（如表面活性剂）进入毛囊。规律使用油类可以增强发干的润滑性并有助于防止断发。最常用的油是矿物油、椰子油和葵花籽油[6-9]。当使用预洗和洗后的护发产品时，**椰子油**可能减少健康和受损头发的蛋白质流失[10-11]。椰子油是月桂酸甘油三酯酸（一种主要脂肪酸），对头发蛋白质具有高亲和力，并且由于其低分子量和线性直链特点，能够渗透到发干内。**葵花籽油**是一种亚油酸甘油三酯，其分子结构较大且有较多双键，渗透性有限，仅能进入发干纤维而不能到达皮质[11]。矿物油和葵花籽油可能具有成膜作用并吸收于毛小皮表面，增强光泽感并减少摩擦，从而避免了头发受损[11]。易于梳理是水的湿润作用和纤维上油类的润滑效应共同作用的结果。巴西坚果、百香果种籽、棕榈油、布荔奇果油和矿物油均使容易梳理。**矿物油**与头发蛋白间没有亲和力，因此不能进入纤维之中[10-11]。矿物油的主要作用是其在头发表面具有高度扩散能力，可以提高光泽度、易梳性，减少发梢分叉。

尽管椰子油能够穿透进入头发纤维而矿物油不能，但两者在减少水分吸收的作用方面是一样的[11]。头发纤维表面油脂层的增厚有助于头发保湿性能。减少水分吸收是毛小皮层的油脂起作用，而非进入皮质的油脂[10-12]。

摩洛哥阿甘油是非常受欢迎的毛发化妆品的主要成分，能够使头发保湿和保持疏水特性[13-14]。阿甘树是摩洛哥特有植物。该油富含生育酚和聚酚，后两者是很强的抗氧化剂[13-15]。阿甘油从阿甘果果仁中提取，需经过数日至数周的晾晒脱水。果实脱水时间会影响提取油类的品质。因为阿甘油在心血管方面的保护作用，已有文献报道其在动脉粥样硬化和银屑病等慢性疾患的应用，但其在头发护理方面的优势尚无数据支持。

洗发水 pH 值和头发毛糙

蛋白质或颗粒所带静电荷为零时的 pH，叫做等离子点。蛋白质或颗粒在电场中不发生迁移的 pH，叫做等电点。等电点 pH 约为 3.67，等离子点约为 5.6[1, 3]。pH 在 3.67 和 5.6 之间时头发电荷为中性。碱性产品可能增加头发电荷网的负电荷从而增加了静电，发干间相斥增加从而产生了"毛糙"。为了减少头发纤维间的摩擦并能够使得其充分作用于头皮，化妆品的 pH 值不能超过 5.5，这样才能明显减少静电效应和毛糙。以儿童洗发水为例，通常采用"无泪"概念，因此 pH 值约 7.0，如果之后不使用抗静电的护发素，则不适用于化学处理过的头发[1, 3]。化妆品公司并未被要求特别标注洗发水的 pH 值。根据 Dias 等人的分析表明大部分洗发水 pH 高于 5.5。

洗发水和过敏

洗发中存在多种潜在过敏原，对于对洗发水成分斑贴试验阳性的患者极具挑战。洗发水中常见的过敏原包括：香料、椰油酰胺丙基甜菜碱、甲基氯异噻唑啉酮/甲基异噻唑

啉酮、释放甲醛的防腐剂、丙二醇、维生素 E（生育酚）、对羟基苯甲酸酯、二苯甲酮、丙炔基氨基甲酸丁酯和甲基二溴戊二腈/苯氧基乙醇[4, 16]。洗发水导致的变态反应性接触性皮炎可表现为眼睑皮炎、面部皮炎、颈部皮炎、头皮皮炎及上背部皮炎。大部分相关过敏原也是刺激物，因此斑贴试验结果可能存在假阳性。尽管很难找到低敏洗发水，但较之停留性的化妆品，洗发水与皮肤接触时间非常短暂，更不易诱发变态反应性接触性皮炎。对于香料等一些被认为是商业机密的洗发水成分，公司无需列出具体的化学成分。因此，针对特定香料的斑贴试验可能很难开展，也导致了可能假阳性/阴性结果。如有疑问，首先应推荐使用无香型洗发水。

不同类型的化妆品洗发水

尚无科学数据表明洗发水依据不同的头发和头皮皮肤类型有不同的配方。但市场上根据头发分型提供了多种类型的洗发水。各类型洗发水的不同主要源自表面活性剂种类和浓度的不同，以及其中是否含有护发剂成分。遗憾的是，这些成分的含量（百分比）和洗发水 pH 值仍旧作为商业机密未被要求全部披露。

本章为不同头发类型提供了实用的头发护理指南。

不同类型头发护理指南

油性头发和头皮

油性头皮和头发需要每天使用阴离子表面活性剂为主要成分的洗发水清洁。每次洗涤均需使用洗发水。如果为短发且未经染烫处理，则不必使用护发素。如果是长发或经过化学处理，可使用浅层护发素，但护发素不应接触头皮。无需使用免洗产品，否则头发在视觉上会缺少光泽。

未经化学处理的干性头发

每天或隔天用洗发水洗发一次。建议使用含阴离子表面活性剂、次要表面活性剂和阳离子多聚物的洗发水，以避免头发过度干燥。如果需要，可以重复洗发。洗发后必须使用含硅酮护发素，且必须充分洗净。中等长度和长发者可使用免洗产品。

正常头发

建议使用含阴离子表面活性剂、次要表面活性剂和阳离子多聚物的洗发水，以避免头发过度干燥。如果需要，可以重复洗发。在温暖和潮湿气候环境下，头发可每日洗一次，但在寒冷和干燥气候环境下则需降低洗发频率。中长发需要在每次洗发后使用含硅酮和油类的护发素，深层护发素（如发膜）至少每周一次。头发长且卷曲或波浪发者可使用免洗护发产品。头发如经过化学处理，洗发水建议与主成分为次要表面活性剂（洗发水中如含有月桂基/月桂基硫酸钠，一般标注在所有其他表面活性剂之后排在标签的最后）并含有阳离子多聚物的温和洗发水交替使用。在湿发状态下长卷发需要打开缠结，这样在使用护发素时才能梳理头发。可自下向上，从发梢开始逐渐朝发根部梳理。护发素应充分洗净，以免残留物造成毛小皮损伤翘起以及头发暗淡无光。深层清洁洗发水需每月至少使用一次，然后使用深层保湿发膜。

油性头皮和干性头发

这种类型常见于 Ⅲ 型皮肤，如西班牙裔和亚裔族群。头皮需要频繁和深度清洁，但头发纤维同时需要护理和润滑。由于化学烫染或粗暴的梳理，该种类型可常见到发梢干燥和头发纵裂症。成膜护发素、季铵类化合物和硅酮能够最大程度地减少头发纤维间摩擦，使头发更易打理。如果需要强力清洁，护发素中的的保湿成分可中和使用洗发水的不良反应。潮湿环境中，因湿度产生的头发毛躁可通过增加抗毛躁护发素的使用频率改善，冲洗型护发素/发膜或免洗型产品均可使用。免洗型产品在干发和湿发时均可使用。如果作为每日的基础护理，如不使用洗发水清洗，高度不溶性分子（残留物）可沉积于毛小皮，导致毛小皮损伤裂开。深层清洁洗发水需要每月至少使用一次，或头发开始出现油腻、缺乏光泽时随时使用，以便于去除多余的残留物。深层护发素和蛋白质类护发素可能需要每周使用一次。

漂白后头发

漂白对头发伤害度最高。洗发水应温和，力度轻柔。润滑和增加头发强度是非常必要的。应使用阴离子表面活性剂含量较低的温和洗发水，同时洗发后需使用富含硅酮、季铵盐和油的护发素。洗发频率取决于头皮的油腻程度，但不建议使用强力清洁类洗发水。油性头皮者在潮湿环境下可能需要每日洗头一次，气候干燥时可减少洗发频率。毛干发梢处由于蛋白质流失会变得更细，这部分流失蛋白质物质无法替代，但水解氨基酸处理可以暂时提高毛发纤维的强度和抗断裂能力。在清洁和梳理头发的每一步骤中，润滑头发是非常重要的。如果使用吹风机，用富含硅酮的护发素保护头发纤维非常重要，硅酮可通过修复断裂的毛小皮、促进热弥散，尽可能减少头发的热损伤。无论受热与否，润滑的硅酮精华液配合手指梳理可减少头发断裂。低 pH 值产品能够中和头发表面负电、易于打理，使头发不易打结。漂白后的头发不适宜选择婴儿洗发水，虽然其含有温和的表面活性剂，但碱性仍旧过强。所有 2 合 1 洗发水使用后均需使用护理产品，因为它们可能不足以提供适当的保湿和润滑。漂白后头发需要每周进行一次或两次深层护理。

不同头发类型的脂溢性皮炎

最常用的去屑类物质是唑类、羟基吡啶酮、吡硫翁锌、煤焦油、水杨酸和二硫化硒。

油性头发

使用去屑洗发水对于油性头发和头皮的患者不成问题。他们通常能够很好地耐受常用的物质，如酮康唑、水杨酸或吡硫翁锌等。去屑效果取决于传递到头皮的活性成分的量，而且大多数洗发水还含有高清洁性能的表面活性剂（阴离子表面活性剂）。强力推荐患者每日使用去屑洗发水。油性和脂溢性头皮的受损头发可使用无硅酮、浅层、冲洗型护发素。

干性头发

干性发质对去屑洗发水的使用可能仅限于每周 2 ~ 3 次。吡硫翁锌较酮康唑更易被接受。油性头皮可正常使用去屑洗发水。干性发质和卷发可能需要与含温和表面活性剂的洗发水交替使用。可以使用浅层含硅酮护发素，深层护发素可能加重脂溢。皮质类固醇可用于护理乳液中，但应避免使用酒精溶液。

化学处理后的头发

干性发质者仅需每周清洗 2 ~ 3 次，至少使用 2 次去屑洗发水。如果头发受损严重，建议使用可直接用于头皮的乳液或不含酒精溶剂的控油类产品。在这种情况下，洗发需遵循无脂溢性皮炎的干性发质的建议。也需要使用含硅酮护发素和深层护发素，但不要接触头皮。

自然的非洲裔头发

去屑洗发水能够增加该类发质者头发纤维间的摩擦力。对于该类型者，建议使用每晚直接作用于头皮的乳液或不含酒精的控油产品，直至症状改善。去屑洗发水可每周使用一次，但后续需要使用深层护发素和免洗产品。可每周交替使用一次温和的常规洗发水。

松弛的非洲裔头发

该类型比自然非洲裔者头发更易梳理，因此去屑洗发水可每周使用两次。吡硫翁锌和水杨酸比酮康唑耐受性更好，但需避免直接接触头发纤维。如需使用皮质类固醇，需配伍于乳液或不含酒精的溶剂中。深层护发素和免洗护发素如涂于头皮上，则可能加重头皮鳞屑的产生。可每周交替使用一次温和的常规洗发水。

自然的卷发

可使用去屑洗发水，但唑类不如吡硫翁锌和水杨酸耐受性好。可交替使用温和的常规洗发水。油性头皮可隔日一次使用。干性头皮可每周使用 2 ~ 3 次，洗后配合含硅酮护发素。深层护发素的使用频率可适当减少，每 15 天一次即可。

亚洲裔头发

亚洲裔者通常为油性头皮，因此对每日或隔日使用去屑洗发水耐受性好。亚洲裔者多为直发，需要使用含硅酮护发素以尽可能减少打结和纤维间摩擦。护发素不应涂于头皮上，建议至少与头皮保持 1 cm 距离。

特殊情况下洗发指导

未经化学处理的高加索裔油性直发

这一类型通常需要增加毛发体积。选择强清洁力的表面活性剂通常可以营造清爽的外观，但过度清洁、不使用护发素可能导致 18- 甲基二十烷酸（18-methyl eicosanoic acid，18-MEA）流失和毛小皮脱落，从而导致头发受损。交替使用温和洗发水和不含硅酮的护发素非常重要。免洗护发产品可能导致发量在视觉上减少。

未经化学处理的高加索裔油性直发，伴有干性发梢

这一类型需要对发干进行深度保湿，但

又不能减少头发容量。强清洁力表面活性剂只能少量用于头皮处。含硅酮深层保湿产品仅能用于发梢处（发干远端的 1/2）。如果在湿发和未冲洗之前梳头，护发素成分可能接触头皮、增加头油。做头发造型时，需在发梢使用含硅酮精华素。

未经化学处理的卷发/波浪发，伴有油性头皮和干性发梢

头皮的油腻可以通过增加洗发频率改善，需使用温和的洗发水。发干需要涂抹植物油或免洗产品进行保护，以免在冲洗时接触到洗发水。发油可使用过夜，次晨洗掉。低 pH 洗发水较温和，表现更出色。需避免使用高 pH 洗发水，以防增加毛躁、头发打结受损和纤维摩擦而受损。含硅酮洗发水可能会加重头皮的油腻，因此应少用。

松弛的非洲裔头发

松弛的直发因拉直处理过程中 18-MEA 流失，发质脆弱，易断裂。物理性的操作处理是发质受损的主要原因。根据卫生清洁需要决定洗发水的使用频率。洗发水的清洁力必须要低，但对于每周洗一次的，必要时可用清洁力更强的洗发水。减少由阴离子表面活性剂对非洲裔头发产生毛躁的方法之一是，选择另一种含护发成分的洗发水再洗一次。这一步骤在使用护发素前进行，有助于进一步去除污垢和头皮油脂。此外，频繁使用含护发成分洗发水可能导致发容量减少和头发粘连。在这种情况下，可以每 6～8 周使用一次深层清洁洗发水。深层护发素和蛋白质护发素可每周一次，分开或联合使用均可。可在洗发前至少 20 min 或洗发前夜联合使用植物油，以在清洁时保护头发纤维。另一种方法是使用夜间修复免洗产品。

用巴西角蛋白处理的漂白后头发

该类型者需遵照漂白后头发的指导，但

因头皮更易出油，洗发水使用频率可适当增加。需避免 pH 值高于 5.5 的洗发水，以免增加头发毛躁和摩擦。避免将护发素、免洗护发产品和含硅酮护发素直接接触头皮。

亚洲裔烫发

参见松弛型头发护理指导。

松弛型卷发/波浪发，伴有油性头皮和干性发梢

该类型是非常常见的头发问题。发干脆弱，需要进行护理和滋润，但头皮又需要中等到强力的清洁。因为蛋白质和脂质流失，该类型头发非常脆弱。每次洗头后均需使用硅酮、油类和氨基酸等护发产品加强护理。深层护发素和浓缩水解氨基酸精华需每 15 天使用一次，例如，家庭护理和美发沙龙护理每月各一次，交替进行。每周需使用 3 次洗发水，适度梳理。如需吹干，必须使用含硅酮护发素加强保护。更建议使用温和的洗发水，深层清洁洗发水可以每月一次以减少残留物。

儿童洗发水

高加索裔和亚洲裔中天然的直发

这种类型的可轻松适应常规婴儿洗发水。头皮可每日清洁一次，如为长发，可能需要使用婴儿护发素以减少打结，更易梳理造型。若无梳理困难，没有必要使用免洗型护理产品。如存在不易梳理的情况，在梳理造型时使用保湿剂湿发会有帮助，但过度使用也会造成高加索人头发缺乏光泽。

儿童卷曲/波浪/西班牙裔头发的护理

卷曲质感的头发在使用洗发水后不易梳理。尽管头发本身未经化学处理，18-MEA 也未被破坏，头发的卷曲本身就会造成毛躁和纤维断裂[19-22]。婴儿洗发水需少量涂抹在湿润头皮上。至少将头发分为四部分，洗发水

分别涂在头皮的每个区域，然后轻轻揉搓，可参考涂抹保湿霜时的力度，并充分洗净，用毛巾轻柔吸干水分，之后再使用儿童护发素。在接下来的梳理过程中，粗发和浓密的头发可能需要成人含硅酮护发素来润滑头发。只有当全部头发均涂上润滑剂并且进行分区后，方可在湿发时梳理头发，且需非常小心。梳理头发可自下向上，从发梢开始逐渐朝发根部梳理。待全部头发梳理通顺后，应彻底清洗，避免护发素接触到头皮。免洗型产品仅限于浓密的粗发。

辫子头和长发绺的头发护理

对父母来说卷发和粗发儿童的头发护理极具挑战。正因如此，有时辫子、长发绺和编发被认为是某些儿童的最佳选择。即便对于儿童，延长两次洗发之间的时间间隔并不能避免头发损伤，反而可能会加重头发损伤和头皮脂溢性皮炎。长发绺可保留更长的时间，但是辫子头应至少每3个月解开一次，轻柔处理头发。

如果孩子的辫子、编发或长发绺无法解开，可以在辫子之间可见的头皮上使用温和的儿童洗发水轻轻擦洗。头皮和头发必须在洗发前用温水冲洗。轻柔地将洗发水的泡沫沿辫子压下。可以使用挤压瓶或涂药器使洗发水精确地沿辫子和编发间隙涂于头发上。需每周至少洗发两次，以避免产生难闻的气味。冲洗后，用超细纤维毛巾轻轻拍干头发，让头发风干。使用低温模式电吹风可加快干燥过程。但如果头发湿的时间过长或过度潮湿，存在真菌感染的风险。彻底冲洗后，无需使用护发素。过量的护发素使用可能会使发束太湿并延长干燥过程时间。喷雾可以比霜剂或油剂更好地到达头发纤维表面。可在发辫或长发绺上喷洒含精油的水以滋润头发。有时需要使用润发油或凝胶对松掉的头发重新造型，但应避免油腻的产品。含吡硫翁锌

的去屑洗发水也可按上述方法使用，从1%的吡硫翁锌浓度开始。成年人一样可遵照上述方法，此外成年人还需要每月至少进行一次平衡蛋白质滋润的护理。以蛋白质为基础成分的喷雾可以增强头发的韧度，尤其对经过化学处理的头发。

卷发或粗糙发质的儿童

有时对卷发有必要在洗发前湿发状态时使用免洗护发素以减少头发缠绕。头发必须分区洗护：前顶部和后顶部各分为两部分。打开缠结的头发必须用手指非常轻柔地梳理。待缠绕最紧的打结梳通后，可使用大齿梳从发根至发梢梳理。梳理头发后，须将其淋浴打湿，并用婴儿/儿童洗发水清洁头皮。需少量使用洗发水，约一分钱硬币大小，从前额然后到侧面，最后到枕部区域轻轻地将洗发水覆盖至整个头皮。洗发水不用涂于整个发干上，但冲洗过程中，洗发水会从头发根部到达发梢部。儿童洗发水有"无泪"配方。因此，它的pH值为7.0，与泪液相同。这与头发的pH值（3.67）相比，碱性很强，因此能够使毛小皮鳞片裂开并破坏皮质[21-22]。在使用护发素前一定要仔细用毛巾擦干头发。可以谨慎使用温和的成人洗发水。尽管没有科学证明不含硫酸盐的表面活性剂比硫酸盐表面活性剂更温和，通常儿童洗发水有所谓的"更温和、不含硫酸盐"的表面活性剂标示。对于儿童未经处理的头发，阳离子聚合物特别有助于强化卷发的卷曲和减少缠绕。这一类型头发不需要营养或蛋白质护发素护理。它只需要减少缠绕和毛躁。普通的婴儿护发素可用于青春期前的孩子，但是如果头发太粗，可能需要含硅酮和植物油（椰子油、荷荷巴油或蓖麻油）成人的护发素。极度浓密饱满的非洲或西班牙裔头发定期使用成人水洗型护发素可能有益。如果自然晾干，则浓密饱满的头发少量使用免洗型产品会更易

梳理。洗发前的梳理步骤与前述一样。在造型时需使用含硅酮或免洗产品。

儿童脂溢性皮炎

如果儿童患有脂溢性皮炎且头发卷曲浓密，甚至是金色或红色头发，也很难使用医用洗发水。吡硫翁锌是最被接受的可用于卷发的去屑成分，因为它会减少去屑洗发水造成的头发干燥和变硬。需避免使用含酮康唑洗发水，因为它会导致纤维间摩擦增加。有时增加洗发水使用频率便足以治疗头皮鳞屑，即便是选择常规洗发水。如果需要使用医用洗发水，可以先尝试如下轮替：第一天使用含吡硫翁锌洗发水，第二天使用普通洗发水。无论使用何种洗发水均需要使用护发素并彻底冲洗。在某些国家/地区，可提供头皮用含锌或水杨酸的溶液替代洗发水用作脂溢性皮炎治疗。当需要皮质类固醇治疗时，乳液或霜剂比酒精溶剂是更好的赋形剂选择。脂溢性皮炎患者需避免使用含有护发成分的洗发水。在一些国家，使用收敛剂或干洗洗发水非常普遍，这对于长期选择辫子头或长发绺者可以作为一种选择。

尽管许多卷发和头发浓密的人认为是频繁地使用洗发水导致了头发干燥，但实际上其可能原因是没有恰当使用适合其头发类型的护理产品和方法。对于使用免洗产品或深度滋养护发素的人，建议每 15 天使用消除残留物的洗发水清洗一次，即便儿童也应如此。

防残留洗发水

使用防残留洗发水（月桂醇聚醚硫酸铵）后再使用含水解氨基酸、硅酮和植物油的深度保湿发膜，既可去除残留物，又不破坏纤维结构[22]。每 10 次洗发时可使用一次防残留洗发水，也可视需要增加使用频率。挑染后的头发对防残留配方较为敏感，需减少使用或避免使用。

关于头发清洁和梳理的注意事项

洗发水需使用于头皮处而非头发上。洗发水需从前到后涂于整个头皮，分区域少量多次涂抹。在头发表面使用洗发水会增加头发间的摩擦，头发易缠绕。充分洗净洗发水后，需用毛巾轻柔吸干水分，护发素使用时注意涂于发干而不要接触头皮。洗发后使用护发素能够减少纤维间的摩擦，提高头发易梳理性。卷发者在湿发梳理时可使用免洗型护发素。直发者使用免洗型护发素会导致头发油腻、缺乏光泽。建议对头发轻柔以待（轻柔地洗发、干发、揉搓或梳理）。许多含有硅酮（二甲硅油和氨基末端硅酮）和植物油等成分的产品可用于顺滑头发和封闭毛小皮细胞。

参考文献

1. Abraham LS, Moreira AM, Moura LH, Dias MF. Hair care: a medical overview (part 1). *Surg Cosmet Dermatol.* 2009;1(3):130–136.
2. O'lenick T. Anionic/cationic complexes in hair care. *J Cosmet Sci.* 2011;62:209–228.
3. Abraham LS, Moreira AM, Moura LH, Dias MF. Hair care: a medical overview (part 2). *Surg Cosmet Dermatol.* 2009;1(4):178–185.
4. Trüeb RM. Shampoos: composition and clinical applications. *Hautarzt.* 1998;49:895–901.
5. Bolduc C, Shapiro J. Hair care products: waving, straightening, conditioning, and coloring. *Clin Dermatol.* 2001; 19(4):431–436.
6. Draelos ZD. Shampoos, conditioners, and camouflage techniques. *Dermatol Clin.* 2013;31(1):173–178.
7. La Torre C, Bhushan B. Nanotribological effects of silicone type, silicone deposition level, and surfactant type on human hair using atomic force microscopy. *J Cosmet Sci.* 2006;57(1):37–56.
8. Nazir H, Lv P, Wang L, et al. Uniform-sized silicone oil microemulsions: preparation, investigation of stability and deposition on hair surface. *J Colloid Interface Sci.* 2011;364(1):56–64.
9. Nazir H, Wang L, Lian G, et al. Multilayered silicone oil droplets of narrow size distribution: preparation and improved deposition on hair. *Colloids Surf B Biointerfaces.* 2012;1(100):42–49.
10. Gode V, Bhalla N, Shirhhatis V, Mhaskar S, Kamath Y. Quantitative measurement of the penetration of coconut oil into human hair using radiolabeled coconut oil. *J Cosmet Sci.* 2012;63:27–31.
11. Rele AS, Mohile RB. Effect of mineral oil, sunflower oil, and coconut oil on prevention of hair damage. *J Cosmet*

Sci. 2003;54(2):175–192.

12. Keis K, Huemmer CL, Kamath YK. Effect of oil films on moisture vapor absorption on human hair. *J Cosmet Sci.* 2007;58:135–145.

13. López LC, Cabrera-Vique C, Venegas C, et al. Argan oil-contained antioxidants for human mitochondria. *Nat Prod Commun.* 2013;8(1):47–50.

14. Harhar H, Gharby S, Kartah BE, El Monfalouti H, Charrouf Z, Guillaume D. Long argan fruit drying time is detrimental for argan oil quality. *Nat Prod Commun.* 2010;5(11):1799–1802.

15. El Abbassi A, Khalid N, Zbakh H, Ahmad A. Physicochemical characteristics, nutritional properties, and health benefits of argan oil: a review. *Crit Rev Food Sci Nutr.* 2014;54(11):1401–1414.

16. Shapiro J, Maddin S. Medicated shampoos. *Clin Dermatol.* 1996;14(1):123–128.

17. McMichael AJ. Hair breakage in normal and weathered hair: focus on the black patient. *J Invest Dermatol Sym Proc.* 2007;12:6–9.

18. Weathersby C, McMichael A. Brazilian keratin hair treatment: a review. *J Cosmet Dermatol.* 2013;12(2):144–148.

19. Syed AN. Ethnic hair care products. In: Johnson DH, ed. *Hair and Hair Care.* Vol. 17. New York: Marcel Dekker; 1997:235–259.

20. Khumalo NP, Doe PT, Dawber RP, Ferguson DJ. What is normal black African hair? A light and scanning electron-microscopic study. *J Am Acad Dermatol.* 2000;43:814–820.

21. Morelli JG, Weston WL. Soaps and shampoos in pediatric practice. *Pediatrics.* 1987;80:634–637.

22. Gavazzoni Dias MF, de Almeida AM, Cecato PM, Adriano AR, Pichler J. The shampoo pH can affect the hair: myth or reality? *Int J Trichology.* 2014;6(3):95–99.

第 28 章

毛发（营养）补充品

JANNETT NGUYEN，MD • DOROTA Z. KORTA，MD，PHD • NATASHA A. MESINKOVSKA，MD，PHD
（田晶 译 魏爱华 审）

引言

营养对毛发的影响是在营养不良和营养缺乏的背景下研究的。例如，在严重蛋白质营养不良的状态下，如恶性营养不良，头发细短、颜色暗淡，而且容易被拔出[1-2]。此外，弥漫性脱发可能是烟酸缺乏或糙皮病的早期症状[2-3]。营养缺乏在发达国家相对少见，高危人群包括酗酒者、孕妇、婴儿和有胃肠道手术史或患吸收不良疾病的患者[4]。鉴于营养缺乏与毛发健康之间的已知关联，市场上有许多声称有助于毛发生长的膳食补充剂就不足为奇了。

根据美国食品药品监督管理局（FDA）的相关规定，膳食补充剂是"摄入的食品中含有'膳食成分'，旨在为饮食增加更多的营养价值。"膳食成分可以包括维生素、矿物质、草药或植物、氨基酸、浓缩物、代谢物、成分或提取物[5]。在美国，膳食补充剂被认为

是"食品"，而不是"药品"，因此不受 FDA 审查安全性和有效性的限制。

我们回顾了膳食补充剂及其衍生物在脱发治疗中的作用的现有证据，并提供了有关其用途的建议（表 28.1）。

微量元素

维生素

维生素是非处方毛发（营养）补充剂中的常见成分。几项研究调查了维生素缺乏与秃发的关系，并评估了维生素及其衍生物在治疗脱发方面的功效。

维生素 A

维生素 A 是一组脂溶性化合物，包括视黄醇、视黄醛、维甲酸和 β- 胡萝卜素，这些化合物在免疫、视觉、生殖、细胞生长和分化中发挥作用[6]。例如，在皮肤中，维生素

表 28.1	口服或外用毛发营养补充剂治疗脱发的证据和推荐	
产品	作用机制	治疗效果证据及推荐等级
生物素（维生素 B₇）	线粒体中羧化酶的辅助因子。对毛发的作用未知[19]	缺乏在维生素缺乏情况下口服生物素补充剂有效性的研究
植物甾醇（β-谷甾醇或植物甾醇苷类）	抑制 5α 还原酶[67]	一项随机对照试验表明，与安慰剂相比，每日两次 β- 谷甾醇 50 mg 和植物甾醇苷（从锯棕榈提取物中提取）200 mg 联合治疗 AGA 患者，其临床症状改善[68]。评价植物源性 5α 还原酶抑制剂治疗脱发的安全性和有效性的研究非常有限。从业者应该意识到，患者可以非处方方式使用这些产品
咖啡因	抑制磷酸二酯酶，增加环腺嘌呤单磷酸，并降低双氢睾酮对毛囊的影响[60]	咖啡因的洗发水和乳液配方可能会增加 AGA[62-63] 患者的头发抗拉强度。评估外用咖啡因疗效的研究数量有限。目前还没有随机对照临床试验

表 28.1　口服或外用毛发营养补充剂治疗脱发的证据和推荐（续表）

产品	作用机制	治疗效果证据及推荐等级
脂肪酸	一些不饱和脂肪酸可抑制 5α 还原酶[57]。花生四烯酸可通过诱导和延长毛发生长期而促进头发生长[58]	一项对女性 FPHL 的 RCT 研究表明，与安慰剂相比，联合口服 ω-3 和 ω-6 脂肪酸（鱼和黑加仑籽油）和抗氧化剂（番茄红素、维生素 C、维生素 E）的补充剂 6 个月，头发密度增加，脱发和处于退行期头发的比例减少[59]
铁	DNA 合成限速步骤中的辅助因子，对细胞的快速分裂很重要[47]。在毛囊周期中的确切作用尚不清楚	一些研究表明，铁缺乏可能在 AA、AGA、TE 和弥漫性脱发的患者中更为普遍，而其他研究则不支持这种联系[48]。出现脱发和其他相关危险因素的患者应该进行铁缺乏相关筛查。缺铁性贫血患者应补充铁剂或调整饮食。铁蛋白水平应大于 50 μg/L[49]。补充铁剂对铁缺乏但无贫血的脱发患者的作用尚不确定，尽管一些证据表明这种情况下补充铁剂可以促进头发生长[50]
海洋提取物	促进真皮乳头细胞增殖并增加碱性磷酸酶的表达，碱性磷酸酶是生长期毛囊的重要标记[69]	多项随机对照试验表明，口服 3～6 个月海洋提取物可以增加头发数量和密度，减少脱发。研究人群包括自我感觉脱发的女性[71-72]和男性 AGA 患者[70] 目前研究显示，海洋提取物耐受性良好，无不良事件
褪黑素	毛囊褪黑素受体信号介导的抗雄激素和抗氧化作用[64]	一项随机对照试验显示，与安慰剂相比，0.1% 褪黑素溶液增加了 AGA 和弥漫性脱发患者生长期毛发的数量[65]。一项大型非随机前瞻性研究表明，外用褪黑素能可减少 AGA 患者在拉发试验中拔出的毛发数量[66]。口服褪黑素的作用尚不清楚
烟酸（维生素 B₃）	通过皮肤上的烟酸受体发出的信号刺激瘦素的释放，瘦素在毛囊周期中起下游调节作用[17]	烟酸不适合局部使用，因为它会引起强烈的血管扩张，并且在皮肤中的停留时间很短。外用烟酸衍生物，如 0.5% 辛基烟酸盐和 5.0% 十四烷基烟酸酯，对治疗 FPHL 患者可能有用，但探索这种治疗方法的研究数量非常有限[18]
维生素 A（及其衍生物）	维甲酸能通过促进毛发上皮和血管增生来促进头发生长[12]，还可增加米诺地尔的经皮渗透性[13]	在 AGA 患者中，0.01% 维甲酸联合 5% 米诺地尔每日 1 次外用，可达到与 5% 米诺地尔每日 2 次外用相近的疗效[14]。每日 1 次联合治疗可减少单一米诺地尔每日 2 次治疗的负担
维生素 D	维生素 D 受体是正常毛囊周期所必需的[27]	局部使用钙泊三醇乳膏或洗剂可作为 AA 患者的治疗选择[33-34]。口服维生素 D 补充剂的作用尚不清楚
维生素 E	生育三烯醇和生育酚具有抗氧化作用。毛囊中的确切作用尚不清楚	一项 RCT 研究显示，与安慰剂相比，每日口服混合生育三烯醇（100 mg 胶囊）增加了无脱发的正常健康志愿者的毛发数量[36] 口服补充维生素 E 对脱发患者的作用尚不清楚
锌	对毛囊的确切作用不明确	每日口服补锌 150 mg，持续 6～12 个月，可改善或治愈缺锌相关性 TE[43]。非缺锌 AA 患者每日口服锌，并不能有效改善临床症状[44]。缺锌患者应补充锌。没有证据表明无锌缺乏时补锌有益
吡啶硫酮锌	释放锌离子，可能具有抗炎和抗氧化作用。锌离子也会抑制皮肤中的 5α 还原酶[45]	单独使用吡啶硫酮锌洗发水可以增加纤维显微镜下评估的毛发数量，但并不能带来整体改善[45]

FPHL，女性型脱发；RCT，随机对照试验

A 可促进细胞分裂，增加表皮厚度，刺激真皮胶原和糖胺聚糖的合成[7]。在饮食中，黄橙色水果和蔬菜富含维生素 A 原类胡萝卜素，动物肝脏富含预先形成的视黄醇。缺乏维生素 A 的人可表现为夜盲、眼睛干燥和皮肤干燥。维生素 A 缺乏症在发达国家并不常见，其原因可能是饮食摄入不足，与脂肪吸收不良有关的疾病（如囊性纤维化）或过量酒精摄入，导致肝脏中维生素 A 的储备减少[6]。维生素 A 缺乏症可以通过改变饮食或口服补充剂来治疗。然而，过量的维生素 A 与脱发、脂溢症、全身性干燥症和骨骼改变有关[8]。

维生素 A 及其衍生物参与许多上皮结构（包括毛囊）发育和功能维持。例如，缺乏维生素 A 受体的小鼠由于退行期毛囊解体退化而表现为永久性脱发[9]。维生素 A 在脱发中的作用很复杂，尚不清楚其对发病机制影响的具体细节。在小鼠模型研究中，膳食中的维生素 A 似乎影响斑秃（alopecia areata，AA）和瘢痕性秃发（cicatricial alopecia，CA）的发病机制，且精确地影响疾病的发展和严重程度[9]。在 AA 小鼠模型中，高维生素 A 饮食会加速疾病的发生；缺乏维生素 A 的饮食会导致逐渐发病，但随着时间的推移病情会更加严重[10]。相反，在 CA 模型中，喂养过量的维生素 A（推荐剂量的 7 倍）的小鼠，比喂养推荐剂量 2 倍（维生素 A）的小鼠脱发症状轻[11]。维生素 A 在脱发患者疾病进程或进展中的作用尚不清楚。

虽然尚未确定口服维生素 A 补充剂的作用，但已有研究报道了维生素 A 衍生物维甲酸的局部用药形式，单独或与米诺地尔联合治疗雄激素性秃发（AGA）。维甲酸通过促进上皮和血管的增生而促进毛发生长[12]。此外，维甲酸还可增加角质层的通透性，使米诺地尔的经皮吸收增加三倍[13]。一项随机对照试验（RCT），比较了每日 2 次单独使用 0.025% 维甲酸溶液和联合应用 5% 米诺地尔

治疗 56 例 AGA。经过 1 年治疗后，单独接受维甲酸治疗的患者中，58% 有毛发再生，而接受联合治疗的患者中，66% 有毛发再生[12]。另有一项 RCT 研究，在 31 名男性 AGA 患者中，比较每日 2 次 5% 米诺地尔单一治疗和每日 1 次 5% 米诺地尔联合 0.01% 维甲酸治疗，发现两组患者的疗效无差异[14]。因此，每日 1 次米诺地尔和维甲酸的联合治疗可使患者获得相似的结果，减少米诺地尔每日 2 次治疗的负担。

烟酸（维生素 B_3）

烟酸是一种水溶性维生素，也被称为烟酰酸或维生素 B_3。烟酰胺是烟酸的主要生物活性形式，用于合成烟酰胺腺嘌呤二核苷酸（nicotinamide adenine dinucleotide，NAD）和烟酰胺腺嘌呤二核苷酸磷酸（nicotinamide adenine dinucleotide phosphate，NADP）。NAD 是能量分解过程（如碳水化合物、脂肪酸、蛋白质的分解代谢）所必需的辅酶，NADP 参与合成代谢过程（如脂肪酸合成）[15]。烟酸的饮食来源包括肉、蛋和豆类。烟酸也可以由色氨酸、维生素 B_6 和硫胺素合成，因此，这些底物的缺乏可能导致烟酸缺乏症或糙皮病。糙皮病通常与四个"D"有关：皮炎（dermatitis）、腹泻（diarrhea）、痴呆（dementia）和死亡（death）。然而，弥漫性脱发，伴乏力、舌炎和口腔炎，可能是其早期的表现[2-3]。烟酸缺乏症在发达国家中很少见，无糙皮病其他症状和体征的单纯性脱发尚未见报道[16]。在发达国家，引起糙皮病最常见的原因是酗酒，其他原因包括吸收障碍和药物引起的烟酸缺乏症（如异烟肼）[15]。糙皮病可以通过饮食调整或口服补充剂来治疗。

鉴于烟酸在细胞能量代谢过程中的作用，生物活性形式的烟酸对快速分裂的细胞非常重要，如毛囊中的快速分裂细胞。皮肤中的烟酸受体发出的信号刺激瘦素的释放，瘦素

对毛囊周期具有下游调节作用[17]。

外用烟酸衍生物已作为治疗女性型脱发（female pattern hair loss，FPHL）的一种选择。值得注意的是，烟酸不适合局部外用，因为会引起强烈的血管扩张，并且在皮肤中的停留时间很短。烟酸肉豆蔻酸十四烷基酯等衍生物在皮肤中的停留时间更长，可以转化为NAD。烟酸辛酯刺激血液流向应用区域，增强营养物质的输送，并清除代谢废物。一项RCT研究，比较了60例Ludwig Ⅰ～Ⅲ型的FPHL患者[18]，局部外用烟酸衍生物（0.5%辛基烟酸盐和5.0%十四烷基烟酸）与安慰剂的疗效，通过对比治疗前和治疗6个月后的标准化35 mm照片，根据盲法研究者的摄影评估，接受烟酸衍生物治疗组患者的头发丰满度增加。然而，尚不清楚烟酸衍生物是通过增加毛囊密度还是通过提高现有头发的质量来增加头发丰满度的。烟酸衍生物治疗耐受性良好，轻度不良事件包括头皮刺痛、灼热和瘙痒。然而，这些不良事件在治疗组和安慰剂组中都有报道，因此可能与媒介物有关。

生物素（维生素 B₇）

生物素是线粒体中发现的羧化酶的辅助因子，是脂肪酸合成所必需的[19]。生物素存在于富含维生素B的食物中，包括谷物、豆类、坚果、肉类和乳制品。因为肠道细菌可以合成足够水平的生物素，所以生物素缺乏症很少见。肠道菌群的改变，过量摄入未加工的蛋白，服用某些抗癫痫药以及遗传性生物素酶缺陷是生物素缺乏的罕见原因[20-21]。生物素缺乏表现为几种皮肤黏膜损害，包括脱发、红斑鳞屑性皮炎、舌炎和念珠菌病[20]。生物素在毛发生物学中的确切作用尚不清楚，但体外研究表明，生物素不影响正常毛囊角质形成细胞的增殖和分化[22]。

生物素是毛发（营养）补充剂中最常见的成分之一，尽管目前尚无临床试验研究生

物素补充剂对头发生长的影响。然而，研究证明每天口服2.5 mg生物素补充剂可以增加脆性甲和甲分离的甲板厚度和改善甲质地[23]。这一发现可能刺激了"交叉营销策略"，即生物素补充剂既能促进甲健康，也能促进头发健康。一项针对541名女性的研究表明，38%的脱发女性有生物素缺乏（< 100 ng/L），但此结果受到其他因素的干扰，包括胃肠道疾病和药物的使用[24]。虽然在已知生物素缺乏的患者中，有十几个病例通过补充生物素（每天10～30 mg）改善了毛发和甲的生长，但生物素补充剂在正常健康个体中的作用尚不清楚[25]。

维生素 D

维生素D是一种脂溶性化合物，可促进肠道中钙的吸收，并且对维持钙和磷的动态平衡非常重要。除了维持骨骼矿化外，维生素D还参与调节细胞生长以及神经肌肉和免疫功能。维生素D的来源包括饮食摄入和阳光照射。膳食中维生素D的来源有限，含量最丰富的食物是富含脂肪的鱼（如鲑鱼、金枪鱼）和鱼肝油。牛肝、奶酪和蛋黄含有少量。在美国，牛奶等强化食品提供了最多的维生素D膳食来源。阳光照射是维生素D的另一个来源，紫外线（UV）可将皮肤中的7-脱氢胆固醇转化为维生素原D₃，而维生素原D₃最终会转化为维生素D₃。虽然紫外线能促进维生素D的合成，但适当限制阳光照射以降低患皮肤癌的风险是很重要的。严重缺乏维生素D会导致儿童佝偻病和成人软骨病，长期缺乏会导致骨质疏松症。维生素D缺乏的危险因素包括缺乏阳光照射、纯母乳喂养的婴儿、皮肤色素沉着和脂肪吸收不良综合征[26]。过量维生素D会导致高钙血症，导致虚弱、恶心和呕吐。

维生素D受体在调节毛囊周期和启动生长期的Wnt和Hedgehog信号通路中起重要作

用[27]。事实上，缺乏维生素 D 受体的小鼠会出现毛囊退化，出现永久性脱发[9]。虽然已知维生素 D 受体在正常毛发周期中发挥关键作用，但维生素 D 本身的作用尚不清楚。

血清维生素 D 的低水平与几种类型的脱发有关，但需要注意的是，维生素 D 缺乏症在普通人群中也相对普遍。有证据表明，AA 患者的血清 25- 羟维生素 D 水平低于健康对照组，且与疾病严重程度呈负相关[28-29]。此外，AA 患者维生素 D 缺乏的发生率可能高于普通人群[29]。根据美国 50 000 多名护士的健康研究队列进行的分析发现，维生素 D 摄入量与 AA 发生率之间没有显著关联[30]。最后，研究表明，与健康人群相比，FPHL 患者常伴有维生素 D 缺乏[31]；休止期脱发（TE）患者，维生素 D 缺乏的发生率较高[32]。

外用维生素 D 衍生物已被研究作为治疗 AA 的选择之一。在一项针对 48 名轻中度 AA 患者的回顾性研究中，69.2% 的患者在每天 2 次使用钙泊三醇乳膏治疗 12 周后有改善［改善了脱发严重程度评分工具（SALT）评分］[33]。一项针对 22 名斑块状 AA（受累程度 < 40%）的单臂前瞻性研究，评估了每天 2 次外用 0.005% 钙泊三醇乳膏的效果，治疗 12 周后，59.1% 的患者 SALT 评分有改善，自发病至再生长的平均时间为 4.2 周。值得注意的是，基线血清维生素 D 水平较低的患者显示出更好的治疗反应[34]。目前缺乏口服维生素 D 补充剂在脱发患者中的研究。

维生素 E

维生素 E 是一组脂溶性化合物，包括生育三烯醇和生育酚。这些化合物具有抗氧化性能，减少了脂肪酸氧化过程中活性氧的产生。膳食中维生素 E 的来源包括坚果、种子和植物油[35]。维生素 E 缺乏很少见，以周围神经病、共济失调、肌病、视网膜病和免疫功能受损为特征。因为维生素 E 是脂溶性的，因此脂肪吸收不良的人出现维生素 E 缺乏的风险更高。维生素 E 在毛发生物学中的确切作用尚不清楚。

一项随机对照试验，研究了健康志愿者每日 2 次口服混合生育三烯醇（50 mg 胶囊中含有 30.8% α- 生育三烯醇、56.4% γ- 生育三烯醇、12.8% δ- 生育三烯醇和 23 IU α- 生育酚）与安慰剂相比的效果[36]。8 个月后，治疗组在预定头皮区域的头发数量增加了 34.5%，而对照组减少了 0.1%。补充维生素 E 对脱发患者的作用尚不明确。然而，过量补充维生素 E 有明确的毒性，包括增加出血和甲状腺功能减退的风险，后者本身可导致脱发。

矿物质

人类每天需要 50 μg 至 18 mg 不等的必需微量元素[37]。锌和铁是在脱发患者中研究最多的微量元素，在较小规模的研究中也探索了该补充剂作为治疗脱发的选择。

锌

锌是 100 多种金属酶的辅助因子，参与 DNA 合成、蛋白质合成、细胞分裂、免疫功能和伤口愈合[38]。红肉和家禽、豆类、坚果、全谷物和乳制品是锌的膳食来源。严重锌缺乏的表现包括生长迟缓、食欲不振和免疫功能下降[39-40]。锌缺乏的原因可能是营养性的（如肠胃部外营养）、遗传性的（如常染色体隐性肠病性肢端皮炎）或医源性的（如降压药或抗癫痫药物）。其他高危人群包括孕妇、纯母乳喂养的婴儿和素食主义者。尽管锌缺乏与脱发有关，但锌在毛囊发育周期中的确切作用尚不清楚。

有证据表明，TE 和 AA 患者的血锌水平可能低于健康对照人群。在一项对 312 名脱发患者（AA、男性型脱发、FPHL 和 TE）的研究中，AA 和 TE 患者的血锌水平低于对照组[41]。此外，最近对 750 多名 AA 患者进行的 meta 分析显示，AA 患者的血锌水平显著低于健康对照组[42]。

口服补锌剂已被研究用于治疗 TE 和 AA。在一个小样本队列研究中，5 名锌缺乏相关的 TE 患者，每日口服锌 150 mg 治疗 6～12 个月，脱发改善或治愈，同时血清锌水平恢复正常[43]。一项随机对照试验，比较了 42 名 AA 患者每日 2 次补充硫酸锌（220 mg）和安慰剂的疗效，治疗 3 个月，治疗组血清锌水平有所提高，但无临床改善[44]。因此，目前在无锌缺乏的情况下，口服补锌缺乏证据。重要的是，锌过量补充也有相关毒性，急性毒性反应可表现为胃肠道症状（如呕吐、腹泻），慢性锌过量会干扰铁的吸收。

吡啶硫酮锌是去屑洗发水中的常见成分，其作为一种外用锌的形式，也被研究用于治疗脱发。吡啶硫酮锌释放锌离子，具有抗炎和抗氧化作用，锌离子也可抑制皮肤中的 5α 还原酶[45]。一项随机对照试验，纳入了 200 名 AGA 患者，分别予 5% 米诺地尔（每日 2 次）单独外用，1% 吡啶硫酮锌（每日 1 次）单独外用，两者联合外用以及安慰剂对照。治疗 9 周后观察，单独外用吡啶硫酮锌组，通过纤维光学显微镜和计算机辅助毛发计数，可见毛发总数显著增加。然而，研究者和患者，均未观察到临床上有意义的整体改善。米诺地尔单独或与吡啶硫酮锌联合使用比单独使用吡啶硫酮锌洗发水更有效[45]。

铁

铁是血红蛋白和肌红素的关键成分，也是 DNA 合成限速步骤的辅助因子。瘦肉、海鲜、坚果、豆类、蔬菜和谷物都是铁的膳食来源。铁缺乏是世界上最常见的营养缺乏症，伴或不伴有贫血。缺铁性贫血患者的免疫功能、认知能力、运动或工作耐力受损。高危人群包括婴儿、孕妇、月经过多的妇女、癌症患者和患有胃肠道疾病或吸收不良的个体。补铁可以通过口服、静脉或肠胃外给药等方式[46]。由于铁参与 DNA 合成，对快速分裂的细胞至关重要，比如毛囊中的快速分裂细胞。然而，铁在毛发生物学中的确切作用尚不清楚[47]。

探索铁缺乏与脱发之间关系的研究得出了相互矛盾的结论。虽然部分研究表明，铁缺乏可能在 AA、AGA、TE 和弥漫性脱发的患者中更为普遍，但其他研究并不支持这种相关性[48]。此外，大多数研究仅局限于非瘢痕性秃发的女性患者。鉴于目前研究的矛盾性和局限性，对脱发患者进行铁缺乏相关筛查尚未达成共识。一个研究中心报告说，他们会筛查所有脱发患者（无论男性女性，无论是瘢痕性脱发和非瘢痕性脱发）是否存在铁缺乏[48]。铁缺乏的实验室检查应包括全血细胞计数和铁缺乏相关检测，血清铁蛋白具有较高的敏感性和特异性，是检测低铁血症的首选方法[49]。对检查发现的铁缺乏症，应调查铁缺乏的病因，最常见的原因是胃肠道或泌尿生殖道失血，但也应考虑吸收不良或饮食不足等原因。铁缺乏和贫血的患者应该补充铁剂或调整饮食。然而，对于铁缺乏但无贫血的患者的治疗尚无共识。一些研究中心报告说，根据他们的经验，接受补铁治疗的铁缺乏患者（无论是否患有贫血）对脱发治疗都有更好的反应[48-49]。口服铁剂可以是硫酸亚铁或葡萄糖酸亚铁，每次 60 mg，每天 2～3 次，预期在开始治疗后的 1 个月内得到改善。有些人建议铁蛋白水平应高于 50 μg/L[49]，而另一些人则建议保持在 70 μg/L 以上[48]。应该对患者进行监测，因为存在过量补充铁剂和铁超负荷有关的毒性。铁摄入量超过 20 mg/kg 的急性毒性可引起胃肠道症状，包括便秘、恶心、腹痛和呕吐。严重过量（例如铁摄入量超过 60 mg/kg）可导致多系统器官衰竭、昏迷、惊厥和死亡[46]。

目前，评价补充铁剂对脱发合并铁缺乏症患者疗效的研究数量和规模均有限。一项针对 18 名弥漫性脱发和铁缺乏但无贫血的女性的早期研究发现，所有患者在口服铁剂治疗后都有毛发再生，一旦停止补铁，脱发就会复发[50]。另外一项随机对照研究，纳入 12 名伴铁缺乏的慢性 TE（持续时间超过 6 个月）女性，比较口服铁（72 mg/d）联合 L- 赖氨酸（1.5 g/d）治疗与安慰剂治疗，结果显示，联合治疗组，休止期毛发的比例降低了 30% 以上，因此认为，L- 赖氨酸增加了铁的吸收[51]。

常量营养素

氨基酸和蛋白质

在极端蛋白质营养不良的状态下，如恶性营养不良，头发常表现为细短、柔软、无光泽，生长期毛囊萎缩，头发很容易拔掉[1-2, 52]。

氨基酸或蛋白质补充剂在治疗脱发中的作用尚未得到很好的研究。有证据表明，L- 赖氨酸（1.5 ～ 2 g/d）可增加铁剂的吸收，对单独口服铁剂治疗无效的脱发患者可能有效[51]。然而，补充蛋白质可能会阻碍 AGA 的治疗效果。例如，一水肌酸是最常见的体能增强补充剂，含有精氨酸、甘氨酸和蛋氨酸等氨基酸。一水肌酸已显示在训练期间会增加双氢睾酮（DHT），精氨酸本身会通过增加 5α 还原酶活性而增加双氢睾酮[53]。因此，同时补充一水肌酸可能会干扰 AGA 患者中 5α 还原酶抑制剂的药理作用。

脂肪酸

必需脂肪酸（EFAs）包括多不饱和 α- 亚油酸（ω-3）和亚油酸（ω-6）。ω-3 脂肪酸是细胞膜的重要组成部分，ω-6 脂肪酸形成二十烷酸类化合物，介导炎症、血管收缩和血小板聚集。植物油和鱼油是 EFAs 的膳食来源[54]。EFAs 缺乏（例如由于吸收不良或肠胃

外缺乏治疗不当）与头发、眉毛的弥漫性脱落有关[55-56]。有证据表明，脂肪酸可能是治疗脱发的一种选择。例如，一项体外研究表明，选定的不饱和脂肪酸会抑制 5α 还原酶，可能在调节雄激素活性方面发挥作用[57]。此外，花生四烯酸通过诱导和延长小鼠毛发生长期而促进毛发生长[58]。对 120 名 FPHL 患者进行的一项随机对照试验表明，与安慰剂相比，口服 ω-3 和 ω-6 脂肪酸（鱼油和黑加仑籽油）和抗氧化剂（番茄红素、维生素 C、维生素 E）相结合的补充剂，治疗 6 个月，毛发密度增加，退行期毛发的比例减少[59]。

非维生素非矿物质产品

咖啡因

咖啡因会抑制磷酸二酯酶，从而增加环腺嘌呤单磷酸，减少 DHT 对毛囊的影响，最终通过刺激细胞新陈代谢促进毛发增殖[60]。咖啡因局部应用 2 分钟后即可渗透入毛囊[61]，已有小型单臂前瞻性研究用于治疗 AGA 患者。一项非随机前瞻性研究中，40 名 AGA 男性每天使用咖啡因洗剂，连续 4 个月，头发的抗拉强度增加，这是通过在拉发试验中拉出的头发数量减少来判断的[62]。另一项对 30 名 AGA 男性进行的非随机前瞻性研究显示，每天使用一次含咖啡因的洗发水，持续 6 个月，同样可以增加头发的抗拉强度[63]。两项研究中，局部咖啡因治疗均耐受性良好。口服咖啡因在治疗脱发中的作用尚不清楚。

褪黑素

褪黑素对毛囊具有抗雄激素和抗氧化作用，这是通过褪黑素受体传递的信号所介导的[64]。有几项研究探讨了外用褪黑素治疗脱发的疗效。一项随机对照试验，纳入 40 名弥漫性脱发或 AGA 的女性，比较了每日使用 0.1% 褪黑素酒精溶液与安慰剂溶液治疗 6 个

月的效果[65]，治疗期间采用毛发显微像评估生长期和休止期毛发的变化。与安慰剂组相比，治疗组 AGA 女性枕部生长期头发增多，而额部头发没有变化。在接受褪黑素溶液治疗的弥漫性脱发的女性中，观察到了相反的效果：与安慰剂相比，这些患者额部生长期头发增加，而对枕部头发没有影响。其他非随机单臂研究显示，在 AGA 早期外用褪黑素治疗大多具有积极作用。疗效评估方法在不同的研究中有所不同，包括问卷调查、拉发试验的变化和毛发显微像[66]。这些研究中，规模最大的一项研究纳入 1800 多名男性和女性 AGA 患者，每天接受褪黑素溶液外用治疗，持续 90 天。疗程结束后，拉发试验阳性的患者比例下降 2～3 倍，而拉发试验阴性的患者比例增加。每天外用一次药物不会显著改变血清褪黑素水平，且治疗耐受性良好[66]。口服褪黑素在治疗脱发中的作用尚无研究。

植物提取产品

植物甾醇，如 β-谷甾醇和植物甾醇糖苷，是植物来源的 5α 还原酶抑制剂，已用于治疗良性前列腺增生和 AGA[67]。一项随机对照试验，纳入 26 例轻至中度 AGA 患者，β-谷甾醇 50 mg 和植物甾醇糖苷（锯棕榈提取物）200 mg 联合治疗[68]，每日 2 次，共 5 个月，与安慰剂对照。通过研究者和患者问卷调查，主观评估疗效。结果显示，治疗组 60% 患者有改善，而安慰剂组 11% 患者有改善。这项研究的样本量很小，其目的并不是为了建立统计学意义。尽管有一例患者出现了食欲不振，但治疗总体上耐受性良好。值得注意的是，植物性产品在脱发方面的有效性缺乏证据，长期安全性尚不清楚。鉴于植物提取物的成分多种多样，为了实现研究结果的可重复性，未来临床研究使用成分明确的植物提取物非常重要。

海洋复合物

海洋提取物最初是于 20 世纪 80 年代，从斯堪的纳维亚因纽特人（Scandinavian Inuits）鱼类和富含蛋白质的饮食中发现的，现已被研究作为口服补充剂中的主要活性成分用于治疗脱发[69]。一种新型的含有鲨鱼和软体动物细胞外基质成分的专有口服补充剂，与维生素 C、锌、马尾草提取物和亚麻籽提取物混合在一起，已证明对男性和女性脱发都有效[70-72]。海洋提取物促进毛发生长的机制正在研究中，但有证据证明，它们促进真皮乳头细胞的增殖，增加碱性磷酸酶的表达，碱性磷酸酶是毛发生长期的一个关键标志[69]。

多项随机对照试验，自我感觉头发稀疏的女性服用口服海洋提取物，与对照组相比，3～6 个月后，目标区域内的终毛数量增加，头发直径增加，脱发数减少，生活质量得到改善[71-72]。60 名 AGA 男性患者进行了类似的随机对照试验，补充相同的海洋蛋白，6 个月后，接受口服补充剂的男性的毛发总数、总毛发密度和终毛密度都有所增加，通过拉发试验拔出的毛发也更少[70]。在目前的研究中，海洋蛋白补充剂的耐受性很好，无不良事件。

结论

营养缺乏可由多种原因引起，其中一些原因包括膳食摄入不足、遗传病或医源性原因，在评估脱发患者的过程中获得详细的病史，可能会揭示营养缺乏的病因。确诊营养缺乏的患者应适当口服相应补充剂或调整饮食来治疗。然而，在没有营养缺乏证据的情况下，进行营养补充的效果目前尚不清楚。

市场上有很多不需要处方的毛发（营养）补充剂，如果患者正在服用此类产品，应该鼓励他们与医疗保健提供者进行沟通。同样，医生应该告知患者，目前缺乏支持口服营养补充剂对头发健康有积极影响的证据。此外，应该提醒患者，过量补充可能会导致严重的毒性反应。尽管如此，一些现有的研究表明，膳食成分及其衍生物的局部外用或口服配方可能是治疗脱发患者有效的辅助药物。毛发（营养）补充剂的使用应该由医疗保健提供者指导，以确保安全。此外，有必要进行严格的对照研究，以进一步确定毛发（营养）补充剂在治疗脱发患者中的效用（表 28.1）。

参考文献

1. Sims RT. Hair growth in kwashiorkor. *Arch Dis Child.* 1967;42(224):397–400.
2. Finner AM. Nutrition and hair: deficiencies and supplements. *Dermatol Clin.* 2013;31(1):167–172.
3. Spivak JL, Jackson DL. Pellagra: an analysis of 18 patients and a review of the literature. *Johns Hopkins Med J.* 1977;140(6):295–309.
4. Galimberti F, Mesinkovska NA. Skin findings associated with nutritional deficiencies. *Cleve Clin J Med.* 2016;83(10):731–739.
5. FDA Basics. https://www.fda.gov/AboutFDA/Transparency/Basics/default.htm.
6. Vitamin A – Health Professional Fact Sheet. https://ods.od.nih.gov/factsheets/VitaminA-HealthProfessional/ -en2.
7. Schiltz JR, Lanigan J, Nabial W, Petty B, Birnbaum JE. Retinoic acid induces cyclic changes in epidermal thickness and dermal collagen and glycosaminoglycan biosynthesis rates. *J Invest Dermatol.* 1986;87(5):663–667.
8. Soler-Bechara J, Soscia JL. Chronic hypervitaminosis A. Report of a case in an adult. *Arch Intern Med.* 1963;112:462–466.
9. Holler PD, Cotsarelis G. Retinoids putting the "a" in alopecia. *J Invest Dermatol.* 2013;133(2):285–286.
10. Duncan FJ, Silva KA, Johnson CJ, et al. Endogenous retinoids in the pathogenesis of alopecia areata. *J Invest Dermatol.* 2013;133(2):334–343.
11. Everts HB, Silva KA, Montgomery S, et al. Retinoid metabolism is altered in human and mouse cicatricial alopecia. *J Invest Dermatol.* 2013;133(2):325–333.
12. Bazzano GS, Terezakis N, Galen W. Topical tretinoin for hair growth promotion. *J Am Acad Dermatol.* 1986;15(4 Pt 2): 880–883, 890–893.
13. Ferry JJ, Forbes KK, VanderLugt JT, Szpunar GJ. Influence of tretinoin on the percutaneous absorption of minoxidil from an aqueous topical solution. *Clin Pharmacol Ther.* 1990;47(4):439–446.
14. Shin HS, Won CH, Lee SH, Kwon OS, Kim KH, Eun HC. Efficacy of 5% minoxidil versus combined 5% minoxidil and 0.01% tretinoin for male pattern hair loss: a randomized, double-blind, comparative clinical trial. *Am J Clin Dermatol.* 2007;8(5):285–290.
15. Wan P, Moat S, Anstey A. Pellagra: a review with emphasis on photosensitivity. *Br J Dermatol.* 2011;164(6):1188–1200.
16. Hegyi J, Schwartz RA, Hegyi V. Pellagra: dermatitis, dementia, and diarrhea. *Int J Dermatol.* 2004;43(1):1–5.
17. Sano S, Itami S, Takeda K, et al. Keratinocyte-specific ablation of Stat3 exhibits impaired skin remodeling, but does not affect skin morphogenesis. *EMBO J.* 1999;18(17): 4657–4668.
18. Draelos ZD, Jacobson EL, Kim H, Kim M, Jacobson MK. A pilot study evaluating the efficacy of topically applied niacin derivatives for treatment of female pattern alopecia. *J Cosmet Dermatol.* 2005;4(4):258–261.
19. Zempleni J, Hassan YI, Wijeratne SS. Biotin and biotinidase deficiency. *Expert Rev Endocrinol Metab.* 2008;3(6): 715–724.
20. Wolf B. Biotinidase deficiency. In: Pagon RA, Adam MP, Ardinger HH, et al., eds. *GeneReviews®.* Seattle, WA; 1993.
21. Castro-Gago M, Perez-Gay L, Gomez-Lado C, Castineiras-Ramos DE, Otero-Martinez S, Rodriguez-Segade S. The influence of valproic acid and carbamazepine treatment on serum biotin and zinc levels and on biotinidase activity. *J Child Neurol.* 2011;26(12):1522–1524.
22. Schulpis KH, Georgala S, Papakonstantinou ED, Michas T, Karikas GA. The effect of isotretinoin on biotinidase activity. *Skin Pharmacol Appl Skin Physiol.* 1999;12(1–2):28–33.
23. Colombo VE, Gerber F, Bronhofer M, Floersheim GL. Treatment of brittle fingernails and onychoschizia with biotin: scanning electron microscopy. *J Am Acad Dermatol.* 1990;23(6 Pt 1):1127–1132.
24. Trueb RM. Serum biotin levels in women complaining of hair loss. *Int J Trichology.* 2016;8(2):73–77.
25. Patel DP, Swink SM, Castelo-Soccio L. A review of the use of biotin for hair loss. *Skin Appendage Disord.* 2017;3(3):166–169.
26. Vitamin D – Health Professional Fact Sheet. 2016.
27. Amor KT, Rashid RM, Mirmirani P. Does D matter? The role of vitamin D in hair disorders and hair follicle cycling. *Dermatol Online J.* 2010;16(2):3.
28. Bakry OA, El Farargy SM, El Shafiee MK, Soliman A. Serum vitamin D in patients with alopecia areata. *Indian Dermatol Online J.* 2016;7(5):371–377.
29. Cerman A, Sarikaya Solak S, Kivanc Altunay I. Vitamin D deficiency in alopecia areata. *Br J Dermatol.* 2014;170(6):1299–1304.
30. Thompson JM, Li T, Park MK, Qureshi AA, Cho E. Estimated serum vitamin D status, vitamin D intake, and risk of incident alopecia areata among US women. *Arch Dermatol Res.* 2016;308(9):671–676.
31. Banihashemi M, Nahidi Y, Meibodi NT, Jarahi L, Dolatkhah M. Serum vitamin D3 level in patients with female pattern hair loss. *Int J Trichology.* 2016;8(3):116–120.
32. Cheung EJ, Sink JR, English Iii JC. Vitamin and mineral deficiencies in patients with telogen effluvium: a retrospective cross-sectional study. *J Drugs Dermatol.* 2016;15(10):1235–1237.
33. Cerman AA, Solak SS, Altunay I, Kucukunal NA. Topical calcipotriol therapy for mild-to-moderate alopecia areata: a retrospective study. *J Drugs Dermatol.* 2015; 14(6):616–620.
34. Narang T, Daroach M, Kumaran MS. Efficacy and safety of topical calcipotriol in management of alopecia areata: a pilot study. *Dermatol Ther.* 2017;30(3).
35. Vitamin E – Health Professional Fact Sheet. https://ods.od.nih.gov/factsheets/VitaminE-HealthProfessional/.
36. Beoy LA, Woei WJ, Hay YK. Effects of tocotrienol supplementation on hair growth in human volunteers. *Trop Life Sci Res.* 2010;21(2):91–99.

37. Mertz W. The essential trace elements. *Science*. 1981;213 (4514):1332–1338.

38. Zinc – Health Professional Fact Sheet. https://ods.od.nih. gov/factsheets/Zinc-HealthProfessional/ -h5.

39. MacDonald RS. The role of zinc in growth and cell proliferation. *J Nutr*. 2000;130(5S suppl):1500S–1508S.

40. Prasad AS. Zinc: an overview. *Nutrition*. 1995;11(1 suppl):93–99.

41. Kil MS, Kim CW, Kim SS. Analysis of serum zinc and copper concentrations in hair loss. *Ann Dermatol*. 2013;25(4):405–409.

42. Jin W, Zheng H, Shan B, Wu Y. Changes of serum trace elements level in patients with alopecia areata: a meta-analysis. *J Dermatol*. 2017;44(5):588–591.

43. Karashima T, Tsuruta D, Hamada T, et al. Oral zinc therapy for zinc deficiency-related telogen effluvium. *Dermatol Ther*. 2012;25(2):210–213.

44. Ead RD. Oral zinc sulphate in alopecia areata-a double blind trial. *Br J Dermatol*. 1981;104(4):483–484.

45. Berger RS, Fu JL, Smiles KA, et al. The effects of minoxidil, 1% pyrithione zinc and a combination of both on hair density: a randomized controlled trial. *Br J Dermatol*. 2003;149(2):354–362.

46. Dietary Supplement Fact Sheet: Iron. https://ods.od.nih.g ov/factsheets/Iron-HealthProfessional/.

47. Kantor J, Kessler LJ, Brooks DG, Cotsarelis G. Decreased serum ferritin is associated with alopecia in women. *J Invest Dermatol*. 2003;121(5):985–988.

48. Trost LB, Bergfeld WF, Calogeras E. The diagnosis and treatment of iron deficiency and its potential relationship to hair loss. *J Am Acad Dermatol*. 2006;54(5):824–844.

49. St Pierre SA, Vercellotti GM, Donovan JC, Hordinsky MK. Iron deficiency and diffuse nonscarring scalp alopecia in women: more pieces to the puzzle. *J Am Acad Dermatol*. 2010;63(6):1070–1076.

50. Hard S. Non-anemic iron deficiency as an etiologic factor in diffuse loss of hair of the scalp in women. *Acta Derm Venereol*. 1963;43:562–569.

51. Rushton DH. Nutritional factors and hair loss. *Clin Exp Dermatol*. 2002;27(5):396–404.

52. McLaren DS. Skin in protein energy malnutrition. *Arch Dermatol*. 1987;123(12): 1674–1676a.

53. Rinaldi S, Bussa M, Mascaro A. Update on the treatment of androgenetic alopecia. *Eur Rev Med Pharmacol Sci*. 2016;20(1):54–58.

54. Omega-3 Fatty Acids – Health Professional Fact Sheet. https://ods.od.nih.gov/factsheets/Omega3FattyAcids-Hea lthProfessional/.

55. Delahoussaye AR, Jorizzo JL. Cutaneous manifestations of nutritional disorders. *Dermatol Clin*. 1989;7(3):559–570.

56. Goldberg LJ, Lenzy Y. Nutrition and hair. *Clin Dermatol*. 2010;28(4):412–419.

57. Liang T, Liao S. Inhibition of steroid 5 alpha-reductase by specific aliphatic unsaturated fatty acids. *Biochem J*. 1992;285(Pt 2):557–562.

58. Munkhbayar S, Jang S, Cho AR, et al. Role of arachi-donic acid in promoting hair growth. *Ann Dermatol*. 2016;28(1):55–64.

59. Le Floc'h C, Cheniti A, Connetable S, Piccardi N, Vincenzi C, Tosti A. Effect of a nutritional supplement on hair loss in women. *J Cosmet Dermatol*. 2015;14(1):76–82.

60. Fischer TW, Hipler UC, Elsner P. Effect of caffeine and testosterone on the proliferation of human hair follicles in vitro. *Int J Dermatol*. 2007;46(1):27–35.

61. Otberg N, Teichmann A, Rasuljev U, Sinkgraven R, Sterry W, Lademann J. Follicular penetration of topically applied caffeine via a shampoo formulation. *Skin Pharmacol Physiol*. 2007;20(4):195–198.

62. Bussoletti C, Mastropietro F, Tolaini MV, Celleno L. Use of a cosmetic caffeine lotion in the treatment of male androgenetic alopecia. *J Appl Cosmetol*. 2011;29(4):167–179.

63. Bussoletti C, Mastropietro F, Tolaini MV, Celleno L. Use of a Caffeine shampoo for the treatment of male androgenetic alopecia. *J Appl Cosmetol*. 2010;28:153–162.

64. Fischer TW, Slominski A, Tobin DJ, Paus R. Melatonin and the hair follicle. *J Pineal Res*. 2008;44(1):1–15.

65. Fischer TW, Burmeister G, Schmidt HW, Elsner P. Melatonin increases anagen hair rate in women with androgenetic alopecia or diffuse alopecia: results of a pilot randomized controlled trial. *Br J Dermatol*. 2004;150(2):341–345.

66. Fischer TW, Trueb RM, Hanggi G, Innocenti M, Elsner P. Topical melatonin for treatment of androgenetic alopecia. *Int J Trichology*. 2012;4(4):236–245.

67. Reuter J, Merfort I, Schempp CM. Botanicals in dermatology: an evidence-based review. *Am J Clin Dermatol*. 2010;11(4):247–267.

68. Prager N, Bickett K, French N, Marcovici G. A randomized, double-blind, placebo-controlled trial to determine the effectiveness of botanically derived inhibitors of 5-alpha-reductase in the treatment of androgenetic alopecia. *J Altern Complement Med*. 2002;8(2):143–152.

69. Hornfeldt CS, Holland M, Bucay VW, Roberts WE, Waldorf HA, Dayan SH. The safety and efficacy of a sustainable marine extract for the treatment of thinning hair: a summary of new clinical research and results from a panel discussion on the problem of thinning hair and current treatments. *J Drugs Dermatol*. 2015;14(9):s15–s22.

70. Ablon G. A 6-month, randomized, double-blind, placebo-controlled study evaluating the ability of a marine complex supplement to promote hair growth in men with thinning hair. *J Cosmet Dermatol*. 2016;15(4):358–366.

71. Ablon G. A 3-month, randomized, double-blind, placebo-controlled study evaluating the ability of an extra-strength marine protein supplement to promote hair growth and decrease shedding in women with self-perceived thinning hair. *Dermatol Res Pract*. 2015;2015:841570.

72. Ablon G, Dayan S. A randomized, double-blind, placebo-controlled, multi-center, extension trial evaluating the efficacy of a new oral supplement in women with self-perceived thinning hair. *J Clin Aesthet Dermatol*. 2015;8(12):15–21.

第 29 章

关于毛发移植，毛发临床医生应该知道什么？

ROBIN UNGER，MD • RUEL ADAJAR，MD

（温广东　译　付思祺　审）

给皮肤科医生的毛发移植概述

皮肤科医生都知道，脱发主要是由双氢睾酮（dihydrotestosterone，DHT）作用于毛囊引起，双氢睾酮是睾酮在 5α 还原酶作用下的代谢产物。受累的毛囊逐渐微小化，产生的毛发随着每个生长周期变得越来越细短，最终毛囊消失，导致脱发，这在雄激素性秃发中最常见。Norwood 提出了男性型秃发（male pattern baldness，MPB）的分级[1]，目前普遍用于医生对 MPB 患者分类的参考。此外，遗传因素也是患者随时间增加脱发越发严重的原因之一。虽然雄激素和遗传因素在雄激素性秃发中起着核心作用，但其作用在女性型秃发（female pattern hair loss，FPHL）中并不明显[2]。毛发移植是治疗 MPB 和 FPHL 的有效方法，因为 DHT 对枕部（男性，也包括顶颞区）的毛发影响较小。20 世纪 50

年代 Orentreich 医生成功完成的第一例毛发移植手术就已证明这一点。他证实上述部位的供区头发移植到头顶的秃发区域可不受 DHT 的影响继续生长。他把这种特性称为"供区优势"。1995 年 Walter Unger 医生对供体区域进一步研究，绘制供区的边界[3]，他称之为"安全供体区域"（safe donor area，SDA）（图 29.1）。在此区域内的毛发受 DHT 的影响很小，即使移植到受区也能保持这种特性。毛囊单位提取（follicular unit extraction，FUE）方法可以将供区范围稍微扩大，但不应超过边界过多[3]。

皮肤科医生经常接诊主诉脱发的患者。通常这是他/她第一次提出此困扰。初诊时的评估项目不属于本章的讨论范围，主要包括血液检测、激素分析、皮肤镜检查，有时还有头皮活检。若为雄激素性秃发，一线治

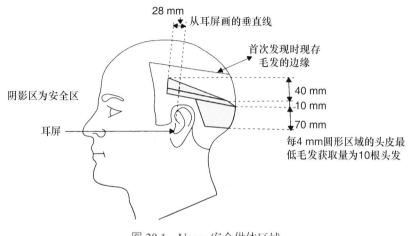

图 29.1　Unger 安全供体区域

疗为药物治疗，主要包括 5α 还原酶抑制剂（非那雄胺或度他雄胺），女性患者采用抗雄激素药物，5% 米诺地尔适用于男性和女性患者[4]。最新经验发现口服米诺地尔的对于不能耐受外用药物的患者来说，可能是一个不错的选择。

某些患者想要得到显著改善，他们供区又有足够的头发，可以考虑毛发移植手术。在美国，每年有大量的人进行毛发移植手术。虽然大多数接受毛发移植的患者仍然是男性，但接受植发手术的女性越来越多。随着技术的发展，植发外科医生能够让患者达到更加接近"自然外观"的效果。植发医生尽管在技术上有了很大的进步，仍在继续探索新的方法，让患者达到尽可能好的效果。

手术的发展过程

毛发移植手术早期，Orentreich 医生普及了"标准打孔移植"技术，该技术使用 4 mm 活检打孔器从供区获取移植物。这些移植物（"塞子"）每个含有 20 ～ 30 根头发，并且被放置在同样使用活检打孔器的受区，但是一次只能安全植入有限数量的移植物（50 ～ 100 个）。这些"塞子"导致不自然的"娃娃头"外观，也使供区头发变薄，留下难看的棋盘状瘢痕（图 29.2）。

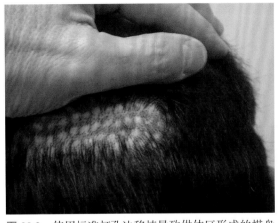

图 29.2 使用标准打孔法移植导致供体区形成的棋盘状瘢痕外观

这些因素使植发医生放弃这项技术并改进手术过程。到 20 世纪 80 年代末 90 年代初，"**小型 - 微型联合移植技术**"成为最常见的毛发移植手术方法。这一技术供区的采集是切取一条供区头皮组织条（头皮条获取法），从中获得含 4 ～ 12 根毛发的移植物。这些移植物通过小切口（减少了最初圆形移植物所致的血管创伤）植入受区。该方式增加了每次手术毛发移植物的数量（400 ～ 800 个）[5]。该技术还显著改善了供区的美观，只在后枕部留下线性瘢痕，头发密度没有明显下降。

植发外科医生仍在寻求手术技巧的改进。因为头发是以毛囊单位生长，毛囊单位是由外膜组织包裹 1 ～ 4 根头发自然形成的一组结构，手术改进尝试模仿生理结构获取毛囊。这项技术被称为毛囊单位移植（follicular unit transplantation，FUT）。移植物是用头皮条获取法获得的，随后在显微镜或放大镜下将头皮条分成单个毛囊厚度的皮片（"切片"），然后将其分成自然形成的簇（毛囊单位）。植发的受区打孔非常小，植发外科医生可密集打孔植入毛囊移植物，以达到更自然的效果。微小打孔也会减少对受区的血管损伤，因此可以一次移植 1000 ～ 3000 个移植物，而不必担心由于血液供应不足而导致移植失败。一些外科医生甚至进行一次移植 4000 ～ 5000 个移植物的"大型手术"，尽管在这些非常大的手术中移植物的存活率未完全明确。FUT 成为并且仍然是现今用于产生自然效果和覆盖更大范围脱发区域的首选技术。

毛囊单位移植

FUT 是世界各国毛发修复外科医生使用的主要方法。目前，FUT 手术中获取移植物的方法主要有两种（图 29.3）：

1. 传统的"头皮条法"是从安全供区取

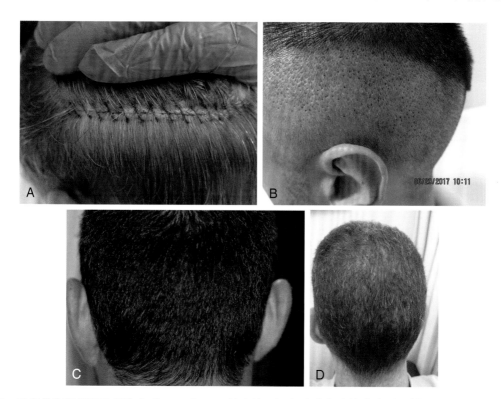

图 29.3　毛囊单位移植两种获取方式 FUT 和 FUE 的比较。（**A**）头皮条法缝合术后即刻。（**B**）用 0.9 mm 打孔器以适当的密度进行的 FUE 方法术后即刻。（**C**）头皮条法术后 10 个月患者供区外观。（**D**）FUE 法术后 6 个月患者供区外观。FUE，毛囊单位提取；FUT，毛囊单位移植

得条状头皮作为供体，然后用缝线或钉皮器闭合该区域，通过仔细切分头皮条产生单个移植物。

2. FUE 方法，利用一个非常小的打孔器每次获取一个毛囊单位。不管采用何种毛囊提取方法，都以同样的方式移植至受区。

头皮条获取方法

头皮条获取移植物方法的目标是在边缘区（安全供体区域）获取最大量的持久性头发，并使瘢痕最小化（图 29.3 A 和 C）。在供区用单一手术刀片切开头皮，避免横切毛囊，两侧末端为锥形。然后用钉皮器或缝线缝合缺损，这导致多数患者形成了一个相对狭窄的线性瘢痕（图 29.4A）。然而，有些情况会导致瘢痕增宽：如某些瘢痕体质的患者，或手术技术错误可能引起这种不良结果（图 29.4C），这是引入 FUE 获取毛囊方法的动机。

切下来的椭圆形头皮条会被切成薄片（就像切面包一样）。单个的薄片被进一步分成含有 1 ～ 4 根头发的毛囊单位和最多 6 根头发的毛囊簇。

毛囊单位提取方法

FUE 法是通过小型打孔器获取毛囊移植物（图 29.3B、C 和 29.4B、D）。目前的技术一般使用 0.8 ～ 1.0 mm 的打孔器在毛囊单位周围做一个小的圆形切口。打孔器有许多不同的设计，这些设计会影响以下方面：毛囊移植物的大小，拔出毛囊移植物牵引力，毛囊周围保护组织的多少，供区瘢痕的大小[6]。打孔器分为内径和外径两种，它们都会影响 FUE 的质量。重要的是要注意，FUE 并非等同于无痕。每一个因移植物移除而产生的缺损都会产生一个小的瘢痕，因此实际上会产生大量的瘢痕。然而，它不是一个线性瘢

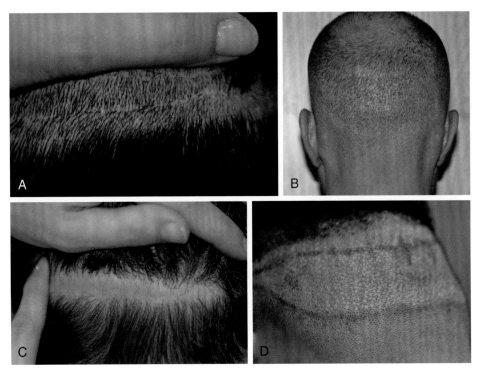

图 29.4 比较两种获取方法的瘢痕。（A）头皮条法的细小线状瘢痕，此方法在头皮和头发颜色对比高的患者中效果较好。（B）在适当的供区以适当的密度用小打孔器提取毛囊的 FUE 法，瘢痕几乎不可见。（C）头皮条法术后增宽瘢痕。其原因可能包括技术不佳、患者愈合能力不佳、术后随访不完善等。（D）FUE 法术后非常明显的点状瘢痕。FUE，毛囊单位提取

痕，因此，如果操作得当且细致认真，FUE 供区可以很快愈合，而看不到明显瘢痕（图 29.4C）。

所提取的毛囊移植物按照毛囊数量分类、分级和部分修剪。FUE 通常比头皮条法获得的毛球部分有保护组织包绕的毛囊移植体更脆弱。因此，移植物的处理非常重要。使用植入器减少移植时的损伤可能会改善结果。

表 29.1 阐明两种毛囊移植物获取技术之间的一些区别。需要强调的最重要一点是，这两种技术都可以产生更好或更坏的瘢痕（图 29.4A ～ D），没有孰优孰劣，外科医生需要熟练掌握两种技术，并紧跟最新进展。

FUE 最重要的优势是，如果操作得当，患者可以留很短的发型，而看不到明显瘢痕。并且供区范围可比头皮条法的范围广泛，这些范围包括头皮条法造成明显线状瘢痕和不适合形条形切除的区域。FUE 最重要的缺点

是，它降低了供区的毛发密度，并且不能从边缘区的持久区域获得最大量毛发[7]。关于这些移植物存活的数据也有限，迄今为止仅有的研究表明，与头皮条获取法相比，FUE 处理后移植物存活率更低[7]。

头皮条获取技术最大的好处是可以在一次手术中移植大量相对永久的毛发，同时对供区的毛发密度及其对受区的持久效果的影响甚小。它最大的缺点是患者不能留很短的发型。

受区的规划和毛囊移植物的植入

尽管很多医生关注毛囊获取技术的更新，但毛囊植入这一步骤仍然是最重要的。用根据移植物的大小定制的小刀片或不同型号的针头进行受区打孔。打孔应该模仿自然外观，顺着头发原有的方向和角度，形成不规则的形状，而不是直线。头发密度也应该有

表 29.1　毛囊单位移植（FUT）的两种取毛方法的优缺点比较

获取方法	优点	缺点
头皮条法	<ul><li>毛囊单位数量获取多</li><li>供区窄</li><li>毛囊存活率高</li><li>毛囊周围有更多的保护组织</li><li>获取毛发在 SDA 范围内</li><li>可以选择移植物的大小</li><li>供区毛发密度无明显变化</li><li>不管移植毛发的数量多少，只有一条线形瘢痕</li></ul>	<ul><li>短发时可看到长的线形瘢痕</li><li>术后疼痛较明显</li><li>术后恢复期长</li><li>在未被确认的休止期脱发患者中，休止期毛囊损失的可能性更大</li></ul>
FUE	<ul><li>术后愈合时间短</li><li>术后疼痛轻</li><li>短发型时，小圆形瘢痕也不明细，特别是头发头皮颜色对比低的患者</li><li>当头皮松弛受到限制或需要修复时，这是一个很好的补充技术</li><li>可以一定程度在颞部和枕部增加头皮供区</li><li>潜在的休止期毛囊组织丢失较少</li><li>可以使用其他潜在来源的移植物（胡子、胸毛等）也被称为 BHT[a]</li></ul>	<ul><li>FUE 使用"长发提取技术"越多，提取的毛囊单位数越少</li><li>供区剃掉毛发，在术后即刻显得更为明显</li><li>供区范围更大（一些毛发修复医生 HRS 为了获得更多的移植物超出了 SDA）</li><li>毛囊周围组织减少（细小移植物）导致毛囊存活率低</li><li>被不恰当地称为"小切口手术"[b]</li><li>BHT 生长问题</li><li>取毛后，供体边缘的密度有明显变化，尤其是在多次手术后——每一个毛囊切除后都会留下瘢痕</li></ul>

[a] BHT 最理想的应用是供体头皮上可用的头发已经用完，或者在之前移植的头发已经存在的地方。
[b] FUE 最近被不恰当地称为"小切口手术"。如果考虑切口的总长度，产生 2000 个 FU，FUE 需要 2000 个 1 mm 直径打孔切口（2×3.14×0.5）总计 628 cm，而 24 cm 长的头皮条，生产 2000 个 FU，只需要 48 cm 的切口长度（24 cm×2 边）。
BHT，体毛移植，FUE，毛囊单位提取

一个自然的梯度：有一个外观羽化的发际线，从前向中后方向，头发密度逐渐增加（图 29.5A ～ C）。毛发移植中应保护原有头发不被破坏。作者认为，随着患者年龄的增长，对潜在脱发区域的治疗也很重要，以避免未来头发分布不自然。其他的外科医生治疗当前的脱发区域及将来可能脱发累积的区域。

毛囊移植物从提取到植入的过程中都必须小心保存。使用的保存液多种多样，最常见的是生理盐水，乳酸林格液，和含 / 不含三磷酸腺苷的 HypoThermosol 低温保存液[8]。作者多使用后者，并在移植前使用富血小板血浆（platelet-rich plasma，PRP）敷浴移植物，并将其注射到受区。尽管有关术中应用 PRP 益处的临床客观数据有限，但很多经验强烈表明，添加 PRP 能加速修复并提高生长速度。

毛囊移植物植入也是一个非常重要的步骤。如果不仔细和精确地操作，将会影响手术效果。用小毛囊移植镊抓住毛囊移植物的底部，轻轻将其滑到孔径内。合适大小的移植物需要植入在合适的位置，松紧合适不能紧绷，移植物应与表皮平齐。

植发器在植发手术中的应用越来越广泛。有两种方式可供选择：一种是锐性植发器，它可以打孔同时插入移植物；另一种是钝性植发器，它允许外科医生预先打孔，再用植发器植入毛囊。

术后过程

总体而言，毛发移植手术是非常安全的，术后并发症较少。约 20% 的患者出现通常持续约 3 天前额水肿。部分患者术后出现毛囊

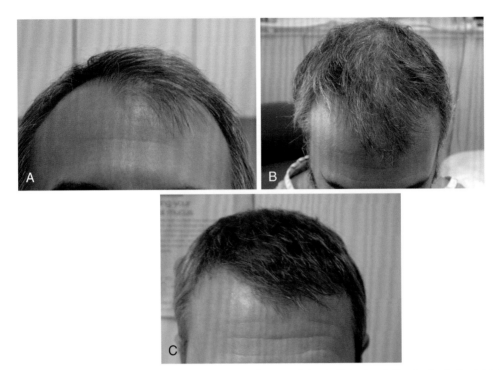

图 29.5 男性患者，42 岁，保留前额额发。（A）患者术前。（B）同一患者术后 5 个月。（C）术后一年生长完全

炎。少数情况下，患者的供区可能出现轻微出血、感染或不适。这些并发症通常是轻微且容易治疗。

约 20% 的患者会发生一种称为"休克性脱发"或休止期脱发的并发症。这是指在植发手术后一定比例的受区原有毛发出现休止期脱发。通常为暂时性，头发会重新长出来。然而，有时一部分休克过的头发（如果已经发生微小化）不会再生。早期毛发变薄和存在大量原有头发的患者更容易出现休克性脱发。休克性脱发在女性中更常见。受区含较多头发的患者需要注意这个潜在的并发症。一些外科医生认为，在手术中使用 PRP 可以减少休止期脱发的发生率。

术后效果是逐渐显现的。移植后的头发通常在 2 ~ 3 周左右脱落，此时患者看起来就像术前一样。大约 3 个月时，移植物开始重新生长，移植后 3 到 6 个月之间变化显著，大多数患者此时已达到约 60% 的效果。改善将持续 1 年，通常到一年后会逐渐减少。

头皮切除、皮瓣、组织扩张器

头皮切除，皮瓣和组织扩张器是用于治疗头皮秃发的其他方法。这些手术目前最常用于整形病例：治疗烧伤、外伤后或先天性畸形患者。它们有时也被用作降低发际线的第一步，然后再用毛囊单位移植修饰前发际线。

实现患者满意度

头发移植手术中最重要的一步实际上并非手术，而是诊疗过程中的交流，与患者详细沟通手术过程、可能使用的各种方法以及长远的手术计划。许多就诊的患者希望立即得到满意的效果，并不特别关心今天的选择对未来的影响。植发外科医生有义务对患者进行教育，并提出现实的目标。在一位早期MPB 的年轻人头皮上画一条低、密、直的发际线，随着年龄的增长，无疑会显得不自然。如果一个女人在头顶上用了自己有限的头发，随着年龄的增长，前额变稀疏后，她会后悔自己的选择。

要治疗的面积大小和可以治疗的密度在很大程度上取决于患者长期的供区毛发的数量。不论患者的年龄，手术计划都应该包含这些信息。可供移植的毛囊单位的平均数目从 4000 到 10 000 不等。外科医生应该能够估算出患者一生中可用的毛发数量，并利用这些信息来决定移植的区域大小。如前所述，一些男性在胡须区域也有可用的供体毛发，当与头皮毛发混合使用并用于中央后部头皮时，可用于增厚该区域。

目前的植发手术技术可以产生令人难以置信的自然效果。小移植物可用于创建自然的、羽状的发际线，并覆盖大片的秃发区或加密某一集中区域。

头发移植的实际应用

最初，当只有大的移植物可用时，毛发移植技术几乎只用于治疗 MPB。然而，随着毛囊单位移植和微小的 1 ～ 3 根毛囊移植物的引入，适应证已经扩大。毛发移植现在可以用来治疗面部精细部位的脱发，如眉毛、睫毛、上唇胡须和下巴胡子。其他适应证包括意外、烧伤和手术引起的头皮继发性瘢痕。虽然有争议，毛发移植甚至可以用来治疗一些原发瘢痕性秃发及炎症性秃发。在这一节中，我们将讨论毛发移植常见和不太常见的适应证。

男性型秃发

MPB，也称为雄激素性秃发，是男性脱发最常见的原因，也是 FUT 最常用的适应证（图 29.6A ～ D）。只要有合理的期望和足够的供体面积，大多数男性可以通过现代技术获得良好的效果。通过仔细的手术规划与操作，可以达到非常自然的效果[9]。

女性型秃发

女性型秃发（female pattern baldness，FPB，FPHL）的发生率比大多数人意识到的要高（图 29.7A ～ D）。Norwood 报告说，在 30 岁以上

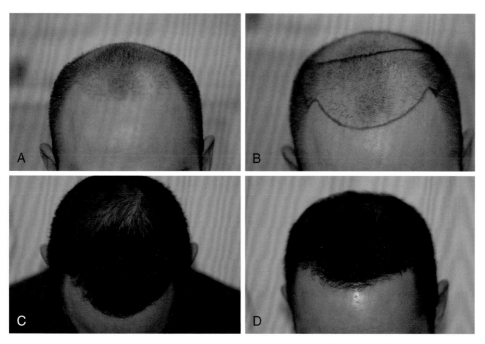

图 29.6　（A 和 B）一名 32 岁男子额部植发手术过程。请注意，边缘延伸到现有头发的侧缘，这些头发注定会在未来脱落。有残存毛发的中央额发被视为已经脱落，因为任何现有的头发都会随着患者年龄的增长而脱落。（C 和 D）同样的患者，额部植发 10 个月后，效果非常致密

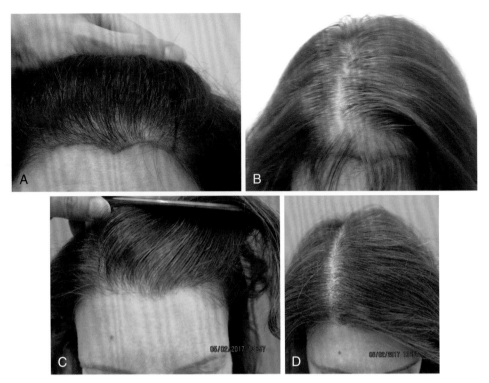

图 29.7 （**A**、**B**）植发（hair transplantation，HT）前女性型秃发的前额部及发缝处。确定了具有最大美容意义的区域，并聚焦于这些区域的密度。（**C** 和 **D**）同一患者在 HT 治疗 4 年后发生 FPHL

的女性中，女性型秃发的比例高达 30%[10-11]。总体不太重视的一个原因是，她们很擅长用各种发型、产品和假发来隐藏头发稀疏。当今社会，可以接受男人掉头发，被认为是"正常"现象。女性脱发不像男性那样被社会所接受。出现 FPB，女性会觉得"不正常"，并且不舒服。寻求毛发修复手术的女性数量正在上升。

FPHL 的脱发模式通常与 MPB 不同，尽管有些女性确实会出现额颞叶发际线后退。大多数女性发际线相对完好，头发越来越稀疏。Ludwig 创建了一个量表，她把 FPHL 分为 Ludwig1 型、2 型和 3 型，从 1 型到 3 型严重程度逐渐加重。Olsen 描述了一种"圣诞树"型脱发，这种脱发开始是一个"变宽的部分"，但逐渐发展成一个脱发区域，紧贴前发际线的地方最宽，向后逐渐变窄[12]。

值得注意的是，女性比男性更容易发生术后"休克性脱发"的并发症。植发手术的局部刺激会诱导原有的头发进入休止期，从而发生术后冲击脱发。在男性，这种情况发生的概率为 10% 到 20%，而在女性，这种情况发生的频率更高，大约为 30% 到 50%。一般来说，这种冲击脱发是暂时的，发生在手术后 2～3 个月，4～6 个月后恢复。

一位合适的手术候选人应该有合理的期望和足够的供区头发。少数女性不适合做手术，因为她们是弥漫性脱发，影响了所有的头皮。更常见的情况是，有一片不受脱发影响的头皮，可以巧妙覆盖到脱发区域，使患者比较满意。最好的女性脱发手术候选人是容易暴露脱发区域的适度脱发者。

女性的一个特殊情况为高发际线。有些天生的高发际线的女性想要降低发际线。这可以通过头发移植来实现，但可能会使用全部或大部分供区的头发，如果他们患上了 FPHL，他们可能会后悔这个决定。也可以选择一种发际线改良手段，用一些移植物修饰前额。

眉毛和睫毛

眉毛在面部美学中起着至关重要的作用。许多女性和一些男性为眉毛减少或缺失寻求治疗方案。随着 FUT 的细化，通常可以恢复为正常外观的眉毛[13]。眉毛脱失的原因可能是外伤，如烧伤和撕脱；甲状腺功能减退等疾病；遗传；额部纤维化性脱发（frontal fibrosing alopecia，FFA）等。也可能是由于长期拔眉或拔毛癖（一种强迫性的拔毛障碍）而导致。毛发移植前需要保证任何潜在的疾病得到治疗并且稳定，移植后也需要继续监测和治疗。必须告知患者，毛发会像正常的头皮头发一样生长，他们需要定期修剪毛发，使其达到所需的长度。如果手术后眉毛的形状不是患者想要的，可以电解后修整。大多数患者可以获得良好的令人满意的结果。

睫毛移植也被推广用于不因外伤或疾病引起的睫毛稀疏的美容提升。由于可能出现的潜在并发症，如眼睑感染、眼睑变形、睑板损伤、毛发错向损伤角膜等，这种手术的适宜性仍存在争议。然而，睫毛移植方面的一些创新，可以更好地控制毛发的方向，并更温和地插入眼睑边缘。

胡子与小胡子（下巴山羊胡和上唇八字胡）

许多男性的胡子或小胡子上有局部的脱落或稀疏。FUT 是理想的填充方法。正常的面部毛发通常由含有非常粗大单根毛发的毛发单元组成。在枕部供区很难找到这么粗的毛发。因此，通常用两根头发来代替一根毛发，以匹配粗胡须的稀疏程度。该手术常见用途之一是覆盖唇腭裂修复所造成的唇部缺损或外伤所留下的瘢痕。

外伤引起的瘢痕组织

毛发移植可用于治疗不同类型的创伤，包括烧伤、爆炸或事故造成的瘢痕（图 29.8 和 29.9）。部分瘢痕是医源性，由外科手术产生，如拉皮、提眉、放疗或切除头皮肿瘤。在移植到瘢痕区域时需要特别注意[14]。

瘢痕组织血供是否充足的问题经常出现。供血不足除了可导致移植物低存活率外，还可能使受区更容易感染，从而进一步缺血和

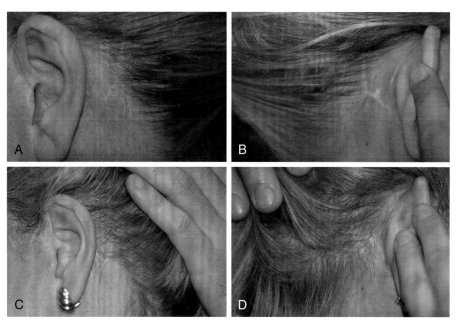

图 29.8　（A 和 B）毛发移植前（HT），耳后区域的瘢痕和秃发区域。（C 和 D）术后 9 个月，显示出良好的掩饰瘢痕和弥补秃发的效果。患者现在可以把头发向上梳了

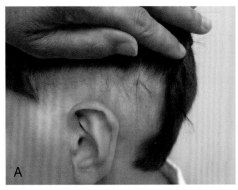
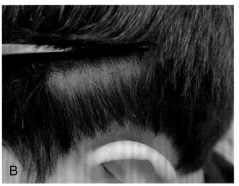

图 29.9 （A）肿瘤放疗后脱发患者植发（HT）前。（B）同一患者在 HT 后仅 6 个月

坏死。尽管这些担忧是合理的，但经验表明，瘢痕组织中的血液供应通常足以满足合理植入毛囊单位移植物。不过，仍应该采取某些预防和改进措施。首先，外科医生需要评估血供，通过评估血流量来确定手术部位，并相应地调整种植的深度和密度。

一般来说，第一次移植时，应将少量的移植物隔开放置，以免对血液供应造成压力。对于瘢痕组织，最好是计划进行多次小的成功治疗，而不是一次大的治疗，以避免失败。也可以延长治疗间期。我们注意到，第一次保守地移植到萎缩瘢痕区域后，组织特征得到改善，更有利于进行第二次的移植。组织变得更厚、更软、血管更加丰富。这可能是因为 FU 移植类似于多个微小的皮片移植并且可以刺激血管生成。

对于头皮上的脱发区域，手术切除应该考虑作为移植的一种替代或辅助方法。如果瘢痕的面积相对较小，而且外科医生确信瘢痕可以通过单独的手术切除来消除，那么就应该考虑手术切除。如果瘢痕区域非常大，最好先切除一部分瘢痕，留下一小部分待以后移植。

原发性瘢痕性秃发

瘢痕性秃发是指由炎症过程引起的脱发，并形成瘢痕，如中央离心性瘢痕性秃发、假性斑秃、毛发扁平苔藓（lichen planopilaris,

LPP）、FFA、盘状红斑狼疮等（图 29.10）。炎症性瘢痕性秃发的移植存在争议[15]。

目前植发医生的理念是，在进行植发手术之前，要确定疾病病程已经"熄灭"。一般的经验法则是等待至少 1 到 2 年，直到没有活动性疾病的迹象。如可以对受区进行活检以证明可能没有炎症。对于接受毛发移植的瘢痕性秃发患者，有医生建议同时进行原发病的维持治疗。

手术的风险在于，疾病过程可能会被重新激活并破坏移植的毛发，或者更糟，疾病被激活后继续进展。这类患者没有足够数量进行毛发移植的案例，因此无法获得有统计学意义的数字。坊间传闻既有成功的，也有失败的。有时疗效可能持续 2 ～ 3 年，然后再次变稀疏。也有的报告疗效持续了 10 年之久[16]。

在过去的 10 年中，植发外科医生观察到 LPP 和 FFA 的发病更加频繁。未明确的是，发病率是否真的在上升，还是只是我们更加

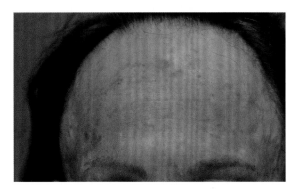

图 29.10 前额纤维性秃发患者，同时伴有眉毛受累

关注了。通常情况下，最初毛发移植成功后，没有明显原因的情况下毛发变稀疏，在几年后活检查出是 LPP。这种情况引出以下问题：毛发移植是否会新引发 LPP，还是我们只是遗漏了最初的诊断？

富血小板血浆

PRP 是一种自体血浆，其血小板浓度是生理血小板浓度的 1 到 8 倍。获得 PRP 的过程为离心患者的全血，并将红细胞和白细胞从血浆中分离出来。这种血浆富含生长因子、细胞因子和趋化因子，对组织修复和血管生成至关重要。PRP 已被证明在医学的其他领域（牙科、骨科等）有助于愈合。它在脱发和毛发移植中的应用是近年来才出现的，但由于相关研究非常有限，其益处备受争议[17]。目前植发医师使用 PRP 的方式有两种：（1）术中使用；（2）非手术、独立使用。

术中，向移植受体区域注射 PRP，希望能加快愈合并强健生长的毛发。它在供体区域也得到了类似的应用。

非手术方面，通过向稀疏的头皮区域中多次浅表注射的中胚层疗法，PRP 已被用于治疗微小化的头发。由于可用的研究有限，这种疗法的疗效仍然是有争议的，尽管坊间的证据相当令人鼓舞。

ACell MatriStem

Acell 是从猪膀胱中提取的细胞外基质，可以购买到。它含有胶原和蛋白质，已被用于医学的其他领域，以帮助伤口愈合[18]。其含有生长因子，已知可以招募祖细胞，可能有助于组织再生并且帮助毛囊再生[19]。它在手术中已被用于受区和供区，有希望促进愈合并且刺激更多的毛发生长。

许多植发医生报道，将 Acell 和 PRP 联合，无论应用于术中还是作为脱发的单独治疗，效果都非常显著。不过在将其推荐为标准疗法之前，还需要在这方面进行进一步的研究。

参考文献

1. Nordstrom R. Classification of androgenetic alopecia. In: Unger W, Unger R, Shapiro R, Unger M, eds. *Hair Transplantation*. 5th ed. New York, NY: Informa; 2011:37–39.
2. Mubki T, Rudnicka L, Olszeska M, Shapiro J. Evaluation and diagnosis of the hair loss patient. *J Am Acad Dermatol*. 2014;71:415–428.
3. Devroye J. The safe donor area. In: Unger W, Unger R, Shapiro R, Unger M, eds. *Hair Transplantation*. 5th ed. New York, NY: Informa; 2011:225–262.
4. Varothai S, Bergfeld W. Androgenetic alopecia: an evidence-based treatment update. *Am J Clin Dermatol*. 2014;12:217–230.
5. Shapiro R, Callender VD. Hair transplantation for dermatologist. In: McMichael A, Hordinsky M, eds. *Hair and Scalp Diseases: Medical, Surgical and Cosmetic Treatments*. 2nd ed. Taylor and Francis; 2008.
6. Josephitis D, Shapiro R. A side by side study of 20 consecutive FUE patients comparing the use of a 0.9 mm sharp vs. 0.9 mm. *Blunt Punch*. 2016;26(5):256–259.
7. Beehner M. MFU grafts and strip harvesting. *Hair Transpl Forum Int*. 2014;24(4):125–126.
8. Cooley J. Bio-enhanced hair restoration. *Hair Transpl Forum Int*. 2014;24(4):121–130.
9. Unger WP. Planning and organization. In: Unger WP, Shapiro R, Unger RH, Unger M, eds. *Hair Transplantation*. 5th ed. New York: Marcel Dekker; 2011:106–152.
10. Ludwig E. Classification of the types of androgenetic alopecia (common baldness) occurring in the female sex. *Br J Dermatol*. 1977;97:247–254.
11. Unger R. Female hair restoration. In: Konior R, Gabel S, eds. *Facial Plastic Surgery Clinics of America*. vol. 21. 2013:407–417.
12. Olsen EA. Androgenetic alopecia. In: Olsen EA, ed. *Disorders of Hair Growth: Diagnosis and Treatment*. New York: McGraw-Hill; 1994:257–283.
13. Epstein Jeffrey. FAC eyebrow transplantation. *Hair Transpl Forum*. 2006;16(4):121–123.
14. Unger W, Unger R, Wesley C. The surgical treatment of cicatricial alopecia. *Dermatol Ther*. 2008;21:295–311.
15. Bolduc C, Sperling L, Shapiro J. Primary cicatricial alopecia. *J Am Acad Dermatol*. 2016;75(6):1101–1117.
16. Dahdah M, Iorizzo M. The role of hair restoration surgery in primary cicatricial alopecia. *Skin Appendage Disord*. 2016;2:57–60.
17. Alves R, Grimalt R. Randomized placebo-controlled, double-blind, half-head study to assess the efficacy of platelet-rich plasma on the treatment of androgenetic alopecia. *Derm Surg*. 2016;42:491–497.
18. Brown B, Lindberg K, Reing J, et al. The basement membrane component of biologic scaffolds derived from extracellular matrix. *Tissue Eng*. 2006;12(3):519–526.
19. Gentile P, Garcovich S, Bielli A, Scioli MG, Orlandi A, Cervellia V. The effect of platelet-rich plasma in hair regrowth: a randomized placebo-controlled trial. *Stem Cells Transl Med*. 2015;4(11):1317–1323.

索引